常用中药三百味

孙家和　编著

学苑出版社

图书在版编目（CIP）数据

常用中药三百味/孙家和编著．—北京：学苑出版社，2022.4（2022.6重印）
ISBN 978－7－5077－6388－1

Ⅰ．①常…　Ⅱ．①孙…　Ⅲ．①中药学　Ⅳ．①R28
中国版本图书馆 CIP 数据核字（2022）第 045558 号

责任编辑： 高　赫
出版发行： 学苑出版社
社　　址： 北京市丰台区南方庄 2 号院 1 号楼
邮政编码： 100079
网　　址： www．book001．com
电子邮箱： xueyuanpress@163．com
销售电话： 010－67601101（销售部）、010－67603091（总编室）
印 刷 厂： 北京建宏印刷有限公司
开本尺寸： 880mm×1230mm　1/16
印　　张： 29.5
字　　数： 498 千字
版　　次： 2022 年 4 月第 1 版
印　　次： 2022 年 6 月第 2 次印刷
定　　价： 98.00 元

前　言

中医中药，在我国有着悠久的历史，是我们值得骄傲的宝贵遗产，是我们的国粹，我们有责任学习好、传承好，并且利用前人的智慧为现代人民的身体健康服务。

中药学是中医学的重要组成部分，是中医学者的必修课。学好中药知识，对提高医疗水平，防止药物毒副作用发生，做到合理用药，安全用药，提高疗效，增进患者的健康水平大有裨益。

中医治病是在整体观念和辨证论治体系指导下，根据病人的病情、体质和配伍原则，选择最佳的药物。俗话说：用药如用兵。好的指挥官制定作战方案，下达作战命令，必须对每一位将士都要全面了解，利用其特长。用药亦是如此。以此类比，学好中药知识对于每一位中医学者是至关重要的。

随着现代科学技术的发展和运用，除学好中药学的传统药理知识外，还要深入挖掘每一味中药未发现的特性，使其发挥更大的效能，这也是我们每一个中医工作者今后长期而艰巨的任务。

本书分为解表药、清热药、祛暑药、祛风湿药、祛寒药、泻下药、利水渗湿药、安神药、平肝息风药、开窍药、止咳化痰药、理气药、理血药、补益药、收涩药、消导药、驱虫药、催吐药、外用药、抗癌药二十章，共收入常用中药311味，附药54味。除了有中药来源的科属与产地、性味归经、功能主治这些基础理论外，还附有歌诀，并将古代先贤名医的用药心得辑录，以加深读者对每味中药特性的理解，其中歌诀主要摘录自明代龚廷贤《药性歌括四百味》。本书编写的主要目的是指导临床应用，故笔者查阅大量资料，广泛搜集经方、验方及近代应用效方进行汇编，并写明用法用量及注意事项，以帮助中医临床人员提高运用中药的技能，指导人们合理用药。

本书得到了九三学社滨州市委原秘书长、著名中医专家王大生先生的关心和支持。王老在百忙中审阅了全书，并对诸多内容提出了许多宝贵的修改意见，在此表示真诚感谢。

由于本人水平有限，书中难免有一些缺点和错误，万望读者给予批评指正，以便今后补充、修改，使之臻于完善。

孙家和

2021 仲夏于山东滨州

目　录

第一章　解表药

解表药，以发散表邪，解除表证为主要功效，是用于治疗外感表证的药物，又名发表药。

本类药物多味辛质轻，主入肺、膀胱经，偏行肌表，能促进机体发汗，使表邪由汗出解，即《素问·阴阳应象大论》篇："其在皮者，汗而发之。"其主要功效是发散解表，用于治疗感受外邪所致的恶寒、发热、头疼、身痛、无汗或有汗、脉浮等外感表证。部分药物兼能利水消肿，止咳平喘，透疹，止痛，消疮等，还可用于水肿、咳喘、麻疹、风疹、风湿痹痛、疮疡初起等兼有表证者。

根据药性及功效主治差异，解表药可分为辛温解表药与辛凉解表药两类，又称发散风寒药及发散风热药。

使用解表药时，除针对外感风寒、风热表邪的不同，相应选择长于发散风寒或风热的药物外，还应根据四时气候变化的不同而恰当地配伍。暑多挟湿，秋多兼燥，应当配合祛暑、化湿、润燥药；若虚人外感，正虚邪实者，又应根据体质不同，分别与益气、助阳、养阴、补血药配伍，以扶正祛邪；温病初起，邪在卫分，除选用发散风热药物外，应同时配伍清热解毒药。

使用发汗力较强的药物时，用量不宜过大，以免发汗太过，耗伤阳气，损及津液。表虚自汗、阴虚盗汗以及疮疡日久、淋证、失血患者，虽有表证，也应慎用。注意因时因地而异，增减药量，如春夏腠理疏松，用量宜轻；秋冬腠理致密，用量宜重；北方地区用量宜重，南方地区用量宜轻。本类药物多属辛散轻扬之品，入汤剂不宜久煎，以免有效成分挥发而降低药效。

第一节　辛温解表药

本类药物性味多属辛温，发汗作用较强，以发散风寒邪气为主要作用。

主治风寒表证，症见恶寒发热，无汗或汗出不畅，头身疼痛，鼻塞流涕，口不渴，舌苔薄白，脉浮紧等。部分药物兼有宣肺平喘、利水、胜湿止痛等功效，还可用以治疗喘咳、水肿、痹症等。

麻 黄

本品为麻黄科植物草麻黄、中麻黄，或木贼麻黄的干燥草质茎。主产于河北、山西、内蒙古等地。生用或蜜炙用。

【性味归经】 味辛、微苦，性温。归肺、膀胱经。

【功能主治】 发汗解表，宣肺平喘，利水消肿。主治风寒表实证之咳嗽气喘，风水，小便不利，风湿痹痛，肌肤不仁，风疹瘙痒，阴疽痰核。

【歌诀】 麻黄味辛，解表出汗，身热头痛，风寒发散。

【经典应用】

（1）发汗解表，主治外感风寒，恶寒无汗，发热身痛的表实证。常与桂枝相须为用，能开腠发汗，解除在表之风寒，如"麻黄汤"。

（2）宣肺平喘，主治实喘。本品配杏仁、甘草，能宣肺平喘，治风寒咳嗽、气喘，如"三拗汤"；配石膏，能清肺平喘，治风热或肺热咳喘鼻煽，如"麻杏石甘汤"；配苏子，能温肺平喘，可治风寒喘逆、咳嗽，如"麻黄定喘汤"。

（3）利水消肿，用于水肿兼有表证者，有利尿消肿作用，可配石膏、白术、生姜，如"越婢加术汤"。

【文献辑录】

《神农本草经》：主中风，伤寒头痛，温疟。发表出汗，祛邪热气，止咳逆上气，除寒热，破癥坚积聚。

《本草纲目》：散目赤肿痛，水肿，风肿。麻黄乃肺经专药，故治肺病多用之。张仲景治伤寒，无汗用麻黄，有汗用桂枝。

《医学衷中参西录》：麻黄……为发汗之主药。于全身之脏腑经络，莫不透达，而又以逐发太阳风寒为其主治之大纲。故《神农本草经》谓其主中风伤寒头疼诸证，又谓其主咳逆上气者，以其善搜肺风兼能泻肺定喘也。谓其破癥瘕积聚者，以其能透出皮肤毛孔之外，又能探入积痰凝血之中，而消坚化瘀之药可借之以奏效也。且其性善利小便，不但走太阳之经，兼能入太阳之府，更能由太阳而及于少阴，并能治疮疽白硬、阴毒结而不消。

【近代应用】

（1）本品与荆芥、白芷、苍术、鹅不食草配伍，治疗风寒感冒，症见恶寒发热，头痛，流鼻涕，肢体酸重，喉痒咳嗽、咳痰清稀者。

（2）麻黄 6 克，附子 9 克，细辛 3 克，羌活 3 克，防风 3 克，水煎服。治疗阳虚外感，脉沉无力，热轻寒重，头痛无汗者。

（3）麻黄 6 克，杏仁 10 克，石膏 50 克，甘草 5 克，黄芩 10 克，鱼腥草 15 克，水煎服，日 1 剂，分 2 次服。本方辛凉宣泄，清肺平喘。主治外感风热，发热口渴，咳逆气喘，鼻翼煽动，有汗或无汗，舌苔薄白或黄，脉滑数。临床常用于急性支气管炎、肺炎。

（4）治疗冻疮：本品与附子、细辛各 25 克，大黄、生姜各 15 克，桂枝 10 克配伍，制成酊剂，用棉签蘸药涂在患处。

（5）鼾静通口服液：本品与益母草、桔梗、生甘草的提取浓缩液，治疗睡眠呼吸暂停综合征，能改善换气，有止咳、化痰、消炎之功。

（6）运用麻黄附子细辛汤治疗过敏性鼻炎，一般服药后 45 分钟开始显效，效果可持续 3~4 小时。

（7）治疗急性风湿病，全身尽痛：麻黄 10 克，白术 10 克，薏苡仁 15 克，桂枝 9 克，甘草 6 克，水煎服。

（8）治疗小儿遗尿，每晚睡前取生麻黄（5~7 岁 3 克，8~15 岁 6 克，15 岁以上 10 克），水煎 1 次，去上沫顿服。一般服药 1~3 次见效，连服 1 个月即愈。

【效验方】

甘草麻黄汤（《金匮要略》）：甘草二两，麻黄四两。上二味，以水五升，先煮麻黄，去上沫，内甘草，煮取三升，温服一升。重覆汗出，不汗再服。主治剧烈喘息或一身及面目浮肿，腰以上为甚者。临床常见于以浮肿为特征的疾病，如急性肾小球肾炎、慢性肾盂肾炎、血管神经性水肿等；以喘息为主症者，如支气管哮喘。

治疗小儿腹泻：用麻黄 2~4 克，前胡 4~8 克，水煎 1 次顿服。

【用法用量】煎服，3~9 克。发汗解表宜生用，止咳平喘多蜜炙用。捣绒缓和发汗，小儿、年老体弱者宜用麻黄绒或炙用。

【注意事项】表虚自汗、阴虚盗汗、肺肾虚喘者及高血压者均当慎用。

桂　枝

本品为樟科常绿乔木肉桂的干燥嫩枝。主产于广东、广西、云南等地。春、夏两季采收，生用。

【性味归经】 味辛、甘,性温。归心、肺、膀胱经。

【功能主治】 散寒解表,温经,通阳。主治风寒表证,寒湿痹痛,四肢厥冷,经闭痛经,癥瘕结块,胸痹,心悸,痰饮,小便不利。

【歌诀】 桂枝小梗,横行手臂,止汗舒筋,治手足痹。

【经典应用】

(1) 发汗解表,用以治疗外感风寒,表虚汗出而表证不解。本品可配白芍、生姜等,发散风寒,解肌和营,治疗恶风发热,汗出,脉浮缓等;也可用以治疗风寒表实证,常配麻黄,发汗解表,治疗风寒表证,恶寒无汗,脉浮紧。

(2) 温通血脉,本品善治寒凝血滞诸痛,风寒痹证,肩背肢节疼痛,有横通肢节的特点,能引诸药横行至肩、臂、手指,故又为上肢病的引经药。本品配附子、防风、白术、羌活等品,能通血脉,祛风湿,常用于治疗风湿性关节炎等病症;本品可配当归、赤芍、白芍、川芎、桃仁、红花等,用以治疗经寒血滞、痛经、闭经、月经不调等症。

(3) 胸痹心痛,本品配瓜蒌、薤白,能温通胸中阳气,如"枳实薤白桂枝汤";若配炙甘草,又能助阳复脉,如"炙甘草汤"。

(4) 助阳化气,用以治疗脾肾阳虚,阳不化气,水湿内停引起的痰饮眩悸,水肿胀满,小便不利等症。本品常配茯苓、猪苓、白术、泽泻、苏子、桑白皮等,能温化水饮,治疗水饮凌心的心悸,怔忡,浮肿等。

【文献辑录】

《本草纲目》:桂枝透达营卫,故能解肌而风邪去,脾主营,肺主卫,甘走脾,辛走肺也。

《本经疏证》:凡药须究其体用,桂枝能利关节,温经通脉,此其体也。……用之道有六:曰和营,曰通阳,曰利水,曰下气,曰行瘀,曰补中。其功之最大,施之最广,无如桂枝汤,则和营之首功也。

《医学衷中参西录》:桂枝……力善宣通,能升大气、降逆气、散邪气。仲景苓桂术甘汤用之治短气,是取其能升也;桂枝加桂汤用其治奔豚,是取其能降也;麻黄,桂枝,大、小青龙诸汤用之治外感,是取其能散也。

【近代应用】

(1) 本品与龙骨、白芍、生姜、大枣、炙甘草、牡蛎、黄连、半夏、瓜蒌、炒杏仁配伍,水煎服,用以治疗外感风寒,痰湿阻肺引起的咳嗽、气喘、痰涎壅盛,急慢性气管炎见上述症状者。

（2）本品与白芍、党参、半夏、柴胡、黄芩、甘草、生姜、大枣配伍，用以治疗各种发作型的癫痫。

（3）治疗房室传导阻滞：以桂枝15克，白芍20克，炙甘草15克，大枣5枚，生姜3片，田七6克（磨服），黄芪30克为主方，随证加减，有较好的效果。

（4）治疗肺心病：以桂枝、杏仁各15克，白芍30克，生姜、大枣、厚朴各12克，炙甘草10克为基本方，随证加减，效果显著。

（5）治疗原发性低血压：以桂枝20克，炙甘草10克为基本方，气虚者加黄芪，血虚者加当归，阴虚者加五味子、麦门冬。

（6）治疗小儿支气管哮喘：以桂枝、杏仁、生姜、白芍各9克，炙甘草、炙厚朴各6克，大枣12枚为基本方，随证加减，临床有效。

（7）治疗慢性乙型肝炎：以桂枝10克，柴胡15克，干姜8克，黄芩6克，天花粉12克，生牡蛎15克，炙甘草6克为基本方，临床有效。

（8）治疗肝硬化：以桂枝10克，茯苓30克，赤芍15克，桃仁15克，丹皮15克为基本方，随证加减，效果良好。

（9）治疗颈椎病：以桂枝12克，白芍15克，甘草10克，生姜10克，大枣15克，葛根20克为基本方，按神经根型、交感型、椎动脉型、脊髓型加减，并配合牵引。

（10）治疗病态窦房结综合征：桂枝10克，甘草10克，羌活6克，乳香5克，没药5克，水煎服，日1剂。

（11）治疗小儿多动症：桂枝6克，白芍15克，炙草4克，生姜4片，大枣4枚（此为5岁左右的量），水煎服，日1剂，7天为1疗程。根据年龄加减。

【效验方】

桂枝甘草汤（《伤寒杂病论》）：桂枝四两，炙甘草二两，水煎，1次顿服。主治：汗多而心下悸。现代常用于以心阳虚为主的各型心脏病。

【用法用量】 煎服，3～9克；大剂量可用至30克，但须审慎。

【注意事项】 温热病及阴虚阳盛，血热妄行诸证均忌用。孕妇及月经过多者慎用。

紫苏叶（附：苏梗）

本品为唇形科一年生草本植物紫苏的叶。中国大部分地区均产。夏季枝叶茂盛时采收。切段生用。

【性味归经】味辛，性温，叶轻入肺，梗入脾胃。

【功能主治】散寒解表，行气化痰，安胎，解鱼蟹毒。主治风寒表证，咳嗽痰多，胸脘胀满，恶心呕吐，腹痛吐泻，胎气不和，妊娠恶阻，食鱼蟹中毒。

【歌诀】紫苏叶辛，风寒发表，梗下诸气，除胀满好。

【经典应用】

（1）发表散寒，主治风寒感冒，恶寒无汗；风寒犯肺，咳嗽痰多，外感风寒，内兼气滞者用之更良。本品配荆芥，可治风寒感冒；配杏仁、前胡等可宣肺止咳，如"杏苏散"；若兼有气滞胸闷者，常配香附、陈皮、甘草理气解表。

（2）行气宽中，善治脾胃气滞，中焦失和，胸闷脘胀，气逆呕恶，及妊娠恶阻，胎动不安等症。偏寒者，可配藿香，能解表化湿，治外寒内湿之腹痛吐泻，如"藿香正气散"；偏热者，可配黄连，能和中止呕，治妊娠呕吐，胎动不安；配大腹皮、陈皮、人参、川芎、当归等，能行气和中，可治子悬胎气不和，胀满疼痛，兼治临产惊恐，气结连日不下。

（3）解鱼蟹毒，适用于鱼蟹变质，食后吐泻、腹痛。常配藿香、陈皮、半夏、生姜，能和中解毒。

【文献辑录】

《本草纲目》：行气宽中，消痰利肺，和血，温中，止痛，定喘，安胎。

《本草汇言》：（紫苏）一物有三用焉，如伤风伤寒，头疼骨痛，恶寒发热，肢节不利，或脚气、疝气，邪在表者，苏叶可散寒解表；气郁结而中脘痞满，胸膈不利，或胎气上逼腹胁胀痛者，苏梗可以顺气而宽中；设或上气喘逆，苏子可以定喘而下气；痰火奔迫，苏子可以降火而清痰。三者所用不同，法当详之。紫苏，散寒气，清肺气，宽中气，安胎气，下结气，化痰气，乃治气之神药也。

【近代应用】

（1）本品与苍术、厚朴、羌活、桂枝配伍，水煎服，用以治疗感冒之兼内伤食滞者，症见恶寒发热，头痛身困，食少纳呆，嗳腐吞酸，腹痛泄泻。

（2）本品与苍术、黄柏、没药配伍，水煎服，亦可散剂外用，用以治疗湿毒郁阻肌肤所致的湿疮、臁疮、黄水疮，症见皮肤湿烂、溃疡、渗出脓水。

（3）本品与藿香、薄荷、羌活配伍，用以治小儿风寒感冒，停食停乳，发热，鼻塞，咳嗽痰多，呕吐泄泻。

（4）苏前芦鱼汤：苏叶、前胡、白僵蚕各5～9克，芦根、鱼腥草各9～10克，桔梗3～6克，辨证加减，治疗小儿咳嗽疗效较好。

（5）连苏畅中饮：黄连4克，苏叶4克，吴茱萸3克，肉豆蔻5克，百合15克，乌药10克，柴胡10克，川楝子10克，太子参10克，甘草3克。可调节神经功能，改善胃肠功能障碍，清除幽门螺杆菌，治疗功能性消化不良效果良好。

（6）黄连苏叶汤：以苏叶30克，黄连5～6克，半夏12克，丹参15克，玉米须30克为基础方，治疗慢性肾衰随证加减，有较好疗效。

【效验方】

治疗小儿感冒方：苏叶6克，生姜3片，红糖适量。开水冲泡，温饮。

【用法用量】煎服，6～12克。治食鱼蟹中毒可用30～60克。不宜久煎。

【附药】

紫苏梗　为紫苏的干燥茎。味辛，微温。归肺、脾经。具有理气宽中之效，且止痛，安胎。还可治疗胸膈痞闷，胃脘疼痛，嗳气呕吐，胎动不安等症。煎服，5～10克。

荆　芥

本品为唇形科一年生草本植物荆芥的干燥地上部分。主产于江苏、浙江、河南等地。夏、秋两季花开到顶，穗绿时采割，阴干切段用，或与花穗分用。生用或炒炭用。

【性味归经】味辛，性微温。归肺、肝经。

【功能主治】解表散风，透疹消疮，止血。主治外感表证，无论风寒、风热或寒热不明显者，均可应用；用以治疗麻疹不透，风疹瘙痒；又有消散疮疡之效，用以治疗疮疡初起兼有表证。此外，炒炭止血，用以治疗多种出血症，如吐血、衄血、便血、崩漏。

【歌诀】荆芥味辛，能清头目，发汗祛风，治疮消瘿。

【经典应用】

（1）祛风解表，药性比较平和，随配伍用于感冒风寒或风热之证均可。治风寒表证，常与防风、羌活等配伍能疏风解表；治风寒感冒及疮疡初起，如"荆防败毒散"；治风热表证，常配连翘、薄荷、桑叶、菊花等。

（2）疏散透疹，用于风疹或麻疹透发不畅，常配薄荷、蝉蜕、牛蒡子等。

（3）祛邪消痈，能治疮疡初起有表证者，本品有解表消疮之效，常与防风、金银花、连翘同用。

（4）荆芥炒炭止血，用于衄血、便血、崩漏等症，有止血作用，常与其他止血药同用。

【文献辑录】

《神农本草经疏》：主寒热，鼠瘘，瘰疬生疮，破结聚气，下瘀血，除湿痹。

《药性论》：治恶风贼风，口面㖞邪，遍身顽痹，心虚忘事，益力填精。主辟邪毒，除劳，治疗肿。

《本草纲目》：散风热，清头目，利咽喉，消疮肿。治项强，目中黑花及生疮，阴颓，吐血、衄血、下血、血痢、崩中、痔漏。

【近代应用】

（1）本品与防风、柴胡、前胡、薄荷、豆豉配伍水煎服，用以治疗感冒，症见发热头痛，干咳咽喉痛者。

（2）荆芥穗、枯矾、白芷、苍术配伍，水煎泡脚，治疗湿热所致的脚气，症见趾缝湿烂浸渍，瘙痒难忍者。

（3）治疗小儿外感咳嗽：用荆芥、前胡、百部、蝉蜕、桔梗各 4 克，僵蚕 5 克，板蓝根 12 克，苦杏仁、陈皮、甘草各 3 克为基本方，若风寒咳嗽加防风、紫苏叶各 3 克；风热咳嗽加金银花 10 克，薄荷 5 克，燥热、肺热者不宜用荆芥，疗效较好。

（4）辛芷荆防散外敷治疗局限性湿疹：用荆芥、防风、细辛、白芷各等分，共研细末，装瓶备用。使用时取川椒适量，煎水熏洗患处，继用醋调药末外敷，每日 2 次，3 日为 1 疗程。

（5）治疗阴痒：用荆芥、防风、地肤子、蛇床子各 10~30 克，加水 1000 毫升煎沸 10 分钟，滤出药液热敷、坐浴、冲洗，每剂可煎用 2 次。效果良好。

（6）治疗产后大出血：荆芥穗炒焦黄，研细末，每服 6 克，用童便 30 克送下。

【效验方】

治疗阴囊肿大：荆芥穗 30 克，朴硝 60 克，萝卜、葱白同煎淋洗。（《洁古家珍》）

治疗子宫脱垂：荆芥穗、藿香叶、臭椿根皮。煎汤熏，即入。（《世医得

效方》)

【用法用量】煎服，5～10克。不宜久煎。发表透疹消疮宜生用；止血宜炒炭用；荆芥穗长于祛风。

防 风

本品为伞形科多年生草本植物防风的干燥根。主产于东北及内蒙古东部。春秋两季采挖未抽花茎支柱的根，晒干切片，生用或炒炭用。

【性味归经】味辛、甘，性微温。归膀胱、肝、脾经。

【功能主治】祛风解表，胜湿止痛，止痉，止痒。主治外感风寒，偏正头痛，风湿痹痛，腹痛泄泻，肠风下血，破伤风，小儿惊风，风疹瘙痒，疮疡初起。

【歌诀】防风甘温，能除头晕，骨节痹痛，诸风口禁。

【经典应用】

（1）祛风解表，用以治疗外感风寒头痛，风热头痛，风疹瘙痒。本品配荆芥、羌活，能发表散风，可治风寒表证；配荆芥、薄荷、连翘，能治感冒发热；配蝉蜕，能散风止痒等。

（2）胜湿止痛，用以治疗风湿痹症，关节疼痛，四肢痉急。常与羌活、当归等配伍，如"蠲痹汤"。也常用于皮肤病，借以祛风胜湿而止痒。

（3）祛风止痉，用以治疗破伤风角弓反张，抽搐痉挛。本品能祛风解痉，常与天南星、白芷、白附子、天麻配伍，如"玉真散"。

此外，本品入肝脾经，有疏肝理脾功效，用于肝气乘脾，肝胃不和，腹痛泄泻者，与白术、白芍、陈皮同用，即痛泻要方；以其升清之性，用于脾虚湿盛，清阳不升所致的泄泻，与人参、黄芪、白术等补气健脾药配伍，即升阳益胃汤。

【文献辑录】

《神农本草经疏》：主大风头眩痛，恶风，风邪，目盲无所见，风行周身，骨节疼痛，烦满。

《本草汇言》：防风，散风寒湿痹之药也，故主诸风周身不遂，骨节酸痛，四肢挛急，痿躄痫痉等症。

《本草纲目》：杲曰，防风，治一身尽痛，乃卒伍卑贱之职，随所引而至，乃风药中润剂也。若补脾胃，非此引用不能行。凡脊痛项强，不可回顾，腰似折，项似拔者，乃手足太阳证，正当用防风。防风能制黄芪，黄芪得防风其功愈大，乃相畏而相使也。

【近代应用】

（1）本品与荆芥穗、薄荷、麻黄、大黄、芒硝、栀子、滑石、桔梗、石膏、川芎、当归、白芍、黄芩、连翘、甘草、白术配伍，水煎服，用以治疗外寒内热，表里俱实，恶寒壮热，头痛咽干，小便短赤，大便秘结，瘰疬初起，风疹湿疮。

（2）本品与当归、川芎、透骨草、海风藤、络石藤配伍，用以治疗风寒湿痹，四肢麻木，关节疼痛，脘腹冷痛。

（3）防风归芎汤：防风、当归、川芎、桃仁、红花，水煎服。治疗脑震荡效果令人满意。

（4）治偏、正头痛，年久不愈，风湿热上壅损目及脑痛不止：用川芎15克，柴胡27克，黄连、防风、羌活各30克，炙甘草45克，黄芩90克，共研细末，每服6克，茶水冲服。如痛剧，可加服细辛末0.5克；亦有医家用防风、白芷各等量为末，蜜丸，每丸重6克，每次服1丸，茶水送服。

（5）治疗周围性面神经麻痹：防风10克，蜈蚣2条（研末）。以防风煎汤冲服蜈蚣粉，药后避风，每日1剂，10天为1疗程。

【效验方】

玉屏风散：黄芪15克，白术10克，防风6克，水煎服。用于预防感冒，治疗多汗症及过敏性鼻炎。

【用法用量】 煎服，3~10克。

【注意事项】 阴血亏虚、热病动风者慎用或忌用。

羌　活

本品为伞形科草本植物羌活或宽叶羌活的干燥根茎及根。主产于四川、云南、青海等地。春秋两季采挖。晒干，切片，生用。

【性味归经】 味辛、苦，性温。归膀胱、肾经。

【功能主治】 散风寒，祛风湿，利关节，止痛。主治外感风寒，头疼无汗，风寒湿痹，风水浮肿，疮疡肿毒。

【歌诀】 羌活微温，祛风除湿，身痛头疼，舒筋活络。

【经典应用】

（1）散寒解表，用以治疗风寒感冒，恶寒无汗，头痛身痛等症，本品常与防风、白芷、苍术等配伍，如"九味羌活汤"。

（2）胜湿止痛，用以治疗风湿痹痛，关节及肩背疼痛，常与防风、秦艽、威灵仙、独活等配伍，能祛风除湿，可治风寒湿痹、周身痛、肢痛等症，如"羌活胜湿汤"。对于风寒头痛，多配细辛、川芎，祛风止痛。

【文献辑录】

《神农本草经疏》：味苦，平，无毒。治风寒所击，金疮，止痛，奔豚，痫痉，女子疝瘕。

《药性论》：治贼风、失音不语，多痒血癞，手足不遂，口面㖞斜，遍身顽痹。

《本草汇言》：羌活，苦辛之剂。功能条达肢体，通畅血脉，攻彻邪气，发散风寒风湿。故疡症以之能排脓托毒，发溃生肌；目症以之治羞明隐涩，肿痛难开；风症以之治痿、痉、癫痫、麻痹厥逆。盖其体轻而不重，气清而不浊，味辛而能散，性行而不止，故上行于头，下行于足，遍达肢体，以清气分之邪也。

【近代应用】

（1）本品与防风、苍术、细辛、川芎、白芷、黄芩、甘草、地黄配伍，水煎服。用以治疗外感风寒夹湿所致的感冒，症见恶寒，发热，无汗，头重而痛，肢体酸痛等。

（2）羌活与葛根、青蒿、生地、黄芩配伍，水煎服，用以治疗感冒之表邪未解，入里化热者，症见恶寒高热，头痛，四肢酸痛，咽痛，鼻塞咳嗽等。

（3）羌活与益母草、柴胡、木香配伍，用以治疗气滞血瘀，肝气不舒所致的月经诸证，症见月经不调，经量少有血块，经前烦躁易怒，胸闷不舒，乳房胀痛者。

（4）治疗白癜风：羌活90克，当归60克，赤芍60克，旱莲草90克，熟地黄60克，制水泛丸，为1疗程。每次服9克，日服两次，每获良效。

（5）治疗顽固性痛经：在辨证施治的基础上，伍用羌活，取其通行血脉之功，取得较满意的疗效。

（6）治疗丛集性头痛，重用羌活，疗效显著。羌活30克，附子10克，延胡索12克，川芎15克。如顶枕部疼痛甚者加吴茱萸、鹿角霜，额颞部痛甚者加柴胡，眼眶痛者加白芷。

（7）治疗霉菌性阴道炎外阴炎：用羌活50克，白鲜皮30克，水煎2次，每日早晚熏洗坐浴，10日左右可基本恢复正常。

（8）治疗浮肿或妊娠水肿：炒羌活、炒莱菔子等量为末，每服6克，温酒调服。

【效验方】

治眉骨疼不可忍：炙甘草（夏月生用）、羌活、防风各10克，酒黄芩3克（冬不用），水煎服。

【用法用量】煎服，3～10克。治感冒，用量宜轻；治风湿，用量宜重；一般不宜多用。

【注意事项】阴虚血热者忌用。用量过多，易致呕吐，脾胃虚弱者不宜服。

细　辛

本品为马兜铃科多年生草本植物北细辛、汉城细辛或华细辛的干燥根和根茎。前两种习称"辽细辛"，主产于东北地区；华细辛主产于陕西、河南、山东等地。夏季果熟期或初秋采挖，除净地上部分和泥沙，阴干，切段，生用。

【性味归经】味辛，有小毒。归心、肺、肾经。

【功能主治】散寒祛风，止痛，温肺化饮，通窍。主治风寒表证，头疼牙疼，风湿痹痛，痰饮咳喘，鼻塞，鼻渊，口疮。

【歌诀】细辛辛温，少阴头痛，利窍通关，风湿皆用。

【经典应用】

（1）散寒解表。本品既可发散在表之寒邪，又能祛除入里之寒邪。用以治疗素体阳虚感冒风寒而见恶寒，发热，脉反沉者，常配麻黄、附子散寒解表；若见外感风寒，偏正头痛，鼻塞不通者，可配羌活，能散寒解表，如"九味羌活汤"。

（2）祛风止痛。本品配独活，能通痹止痛，可治寒湿腰痛，少阴头痛，如"独活寄生汤"；配当归、桂枝，治风寒湿痹，关节疼痛或手足厥冷等症。

（3）温肺化饮，用以治疗肺寒咳喘，痰液清稀，常配干姜、半夏、五味子等，能温肺止咳，如"小青龙汤"；配麻黄、射干，能降逆平喘，可治痰饮阻肺，咳逆上气，咽中有水鸣声，如"射干麻黄汤"。

（4）通关开窍醒神。本品辛温行散，芳香透达，吹鼻取嚏，有通关开窍醒神之功，用以治疗中恶或厥疾所致猝然口禁气塞，昏不知人，牙关紧闭之闭证，与皂角研末，吹鼻取嚏，如"通关散"。

此外，用以治疗鼻渊头痛，又有散风通窍之功效。

【文献辑录】

《神农本草经疏》：细辛……无毒。主咳逆，头痛脑动，百节拘挛，风湿痹痛，死肌，温中，下气，破痰，利水道，开胸中，除喉痹，齆鼻，风痫疾，下乳结，汗不出，血不行，安五脏，益肝胆，通精气。久服明目，利九窍，轻身长年。

《长沙药解》：细辛，敛降冲逆而止咳，驱寒湿而荡浊，最清气道，兼通水源，温燥开通，利肺胃之壅阻，逐水饮而逐湿寒，润大肠而行小便，善降冲逆，专止咳嗽。其诸主治，收眼泪，利鼻壅，去口臭，除齿痛，通经脉，皆其行郁破结，下冲降逆之力也。

【近代应用】

（1）朱宗云治鼻衄善用细辛，治过敏性鼻炎，配当归、黄芪、补骨脂、五味子、制首乌等补气血、益肝肾之品，收效良好。

（2）敷贴治疗复发性口疮：吴茱萸、细辛各10克，上肉桂2克，共研细末，醋调，取蚕豆大小1粒，敷于两足涌泉穴，覆盖纱布，以胶布固定，每日换药1次。

（3）细辛与黄芩、荆芥、防风、白芷、苍耳子、黄芪、白术、桂枝、石菖蒲配伍，共研细粉，每服6克，早晚各一次。用以治疗肺气不足，风邪外袭所致的鼻痒，喷嚏，流清涕，易感冒，过敏性鼻炎见上述症候者。

（4）治疗阳痿：用细辛5克，韭子7.5克，加开水200毫升浸泡10分钟后，当茶频频饮服，每日1剂。治疗期间忌房事。

（5）牙科麻醉：用细辛1.5克，川乌3克，急性子0.9克，研极细末，涂于齿根，3分钟后即麻木。

（6）治疗类风湿性关节炎：细辛30~160克，制附子10~30克，豨莶草30~100克，水煎服（煎煮时间要超过2小时）。

（7）细辛二乌散治疗女性不孕症：制川乌、制草乌各9克，细辛3克，丹参、益母草各15克，共为1料。细辛研末，余药用火焙焦，研末混合。于月经来潮后1周左右，将上药分3次冲服，白酒为引，两料为1疗程，治疗肾阴不足，寒凝胞宫或胚血内阻所致的不孕症，颇具效验。

【效验方】

治疗各型牙痛方：细辛6克，荜茇10克，水煎，半小时含漱1次。

治疗复发性口腔溃疡，用细辛10克，加水500毫升，煎取250毫升，漱口每次10~15毫升，漱后吐出，不可吞咽入胃。溃疡面愈合后即可停药。

【用法用量】丸散剂，1～1.5 克；煎汤，1.5～5 克，现代研究煎汤可用至 15 克。外用适量。

【注意事项】阴虚阳亢头疼，肺燥伤阴干咳者忌用。不宜与藜芦同用。细辛用量过大或煎煮时间过短，易引起中毒。

白　芷

本品为伞形科多年生草本植物白芷或杭白芷的干燥根，产于河南长葛、禹县者，习称"禹白芷"；产于河北安国者，称为"祁白芷"；产于四川省遂宁者称为"川白芷"。此外，陕西和东北亦产。杭白芷主产于浙江、福建等省。现多用"杭白芷"和"川白芷"。夏、秋两季间叶黄时采挖，晒干或低温干燥。切片，生用。

【性味归经】味辛，性温。归胃、肺、大肠经。

【功能主治】祛风除湿，通窍止痛，消肿排脓。主治感冒头疼，眉棱骨痛，牙疼，鼻塞，鼻渊，湿盛久泻，赤白带下，痈疽疮疡。

【歌诀】白芷辛温，阳明头痛，风热瘙痒，排脓通用。

【经典应用】

（1）祛风胜湿，散寒止痛，用以治疗风寒外感，头痛，牙痛，眉棱骨痛（治眉棱骨痛属风寒者可单独应用，属风热者可与黄芩同用），口眼㖞斜，鼻塞流涕，妇女白带等。本品配生姜，能祛风散寒，可治风寒感冒而致头痛鼻塞；配细辛，能通窍止痛，治牙痛；配辛夷、苍耳子，能散寒通窍，治鼻塞流涕，鼻渊不闻香臭；配海螵蛸、白术、茯苓等可治妇女寒湿白带；配苍术、黄柏、薏苡仁可治湿热带下。

（2）消肿排脓，用以治疗疮疡初起或脓成不溃，本品有生肌长肉，去腐生新的功能。本品配牡丹皮、冬瓜仁、败酱草、红藤、生大黄等可治肠痈；配瓜蒌可治乳痈。金银花、防风、赤芍、贝母、穿山甲等组成的"仙方活命饮"中就有白芷，是外科常用的著名方剂。

此外，本品还有祛风、燥湿、止痒、祛斑、除臭等功效，外用可治多种皮肤病，如风湿瘙痒、湿疹、面部色斑、狐臭、白癜风等。

【文献辑录】

《神农本草经疏》：味辛，温，无毒。主女人漏下赤白，血闭阴肿，寒热，风寒侵目泪出。长肌肤，润泽，可作面脂。久泻，呕吐，两胁满，风痛，头眩，目痒。可作膏药，面脂，润颜色。

《本草经百种录》：凡驱风之药，未有不枯耗精液者，白芷极香，能驱风燥湿，其质又极滑润，能和利血脉，而不枯耗，用之则有利而无害者也。

《本草纲目》：白芷，色白味辛，行手阳明经；性温气厚，行足阳明；芳香上达，入手太阴肺经。如头、目、眉、齿诸病，三经之湿热也；风热者辛以散之，湿热者温以除之。为阳明主药，故又能治血病、胎病，而排脓生肌止痛。治鼻渊，鼻衄，齿痛，眉棱骨痛，大肠风秘，小便出血，妇人血风眩晕，反胃呕吐；解砒毒，蛇伤，刀箭金伤。

【近代应用】

（1）本品与川芎配伍，水煎服，用以治疗感冒头痛，症见头胀痛或刺痛，痛有定处，反复发作，遇风寒诱发或加重者。

（2）白芷与黄芩、麻黄、苍耳子、辛夷、鹅不食草、薄荷配伍，水煎服或散剂服，用以治疗急性鼻炎。

（3）白芷与蛇床子、花椒、土木香、苦参、黄柏，水煎熏洗或坐浴，用以治疗湿热下注所致的阴痒、带下病，症见外阴红肿、瘙痒，带下量多、色黄，外阴炎、外阴溃疡、阴道炎见上述症状者。

（4）由茵陈、白芷、秦皮、茯苓皮、黄柏、藿香组成基本方治疗慢性肠炎，偏寒者加干姜、附子，有热者加黄芩、黄连、白头翁，虚者加当归、白术、党参、黄芪、薏苡仁，气滞者加木香、枳实等。1日1剂，1个月为1疗程。

（5）治疗痔疮：白芷60克，紫草15克，苦参30克，滑石30克，黄柏30克，水煎熏洗，每日2次，每次40分钟左右。

（6）治疗卵巢囊肿：白芷30克，浙贝母15克，莪术15克，大青叶10克，白花蛇舌草20克，蒲公英20克，水煎服。

（7）治疗跟骨骨刺：用白芷、白芥子、川芎以3∶1∶1的比例，研末，醋调成稠膏，外敷。

（8）治鼻渊：辛夷、防风、白芷各3克，苍耳子3.5克，川芎1.5克，细辛2克，甘草1克，水煎服，连服4剂，忌牛肉。

（9）治鼻流清涕不止：白芷为末，以葱白捣烂为丸，小豆大。每服20丸，茶水送下。

（10）治疗血管神经性头痛：川芎、细辛、白芷等量，冰片1/3量，研末装胶囊，每粒含药量0.2克。每日服3次，每次2粒，14日为1疗程，本方亦可做汤剂。

（11）治疗消化性溃疡：枳实与白芷等分，共研细末，每次 9 克，日服 2 次，饭前半小时水冲服。1 个月为 1 疗程。

【效验方】

治疗乳头皲裂：白芷、川芎各 10 克，共为细末，香油适量，调匀外敷。敷药前用温水洗净擦干，敷后用消毒纱布包扎，每日用药 2 ~ 3 次。

【用法用量】 煎服，3 ~ 10 克，最大剂量可用至 30 克。

【注意事项】 阴虚血热者忌服。

藁 本

本品为伞形科多年生草本植物藁本的干燥根茎及根。主产于陕西、甘肃、河南等地。辽藁本产于辽宁、吉林、河北等地。秋季茎叶枯萎或次春出苗时采挖，晒干或烘干，切片，生用。

【性味归经】 味辛，性温。归膀胱经。

【功能主治】 祛风胜湿，散寒止痛。主治风寒头疼，巅顶疼痛，风湿痹痛，疥癣，寒湿泄泻，腹痛疝瘕。

【歌诀】 藁本气温，除头巅顶，寒湿可祛，风邪可屏。

【经典应用】

（1）祛风散寒，用以治疗风寒感冒巅顶头痛，本品配白芷，能祛风止痛，善治偏正头痛，如"白龙丸"；配荆芥、防风，能祛风解表，可治风寒袭表，恶寒发热，头痛，如"和解散"。

（2）胜湿止痛，用以治疗风寒湿痹，肢节疼痛，本品配苍术、川芎、羌活等，能散寒燥湿止痛，主治风湿痹痛；配羌活、防风，能祛风散寒止痛，治外感风寒湿邪，一身尽痛。

此外，亦可用于寒疝腹痛。

【文献辑录】

《神农本草经疏》：藁本……无毒。主妇人疝瘕，阴中寒肿痛，腹中急，除风头痛，长肌肉，说颜色，辟雾露，润泽，疗风邪，金疮。可作沐药，面脂。

《本草纲目》：元素曰，藁本乃太阳经风药，其性雄壮，寒气郁于本经头痛必用之药，颠顶痛，非此不能除。……

《本草汇言》：藁本，升阳而发散风湿，上通颠顶，下达肠胃之药也。其气辛香雄烈，能清上焦之邪，避雾露之气，故治风头痛，寒气犯脑以连齿痛。

又能利下焦之湿，消阴障之气，故兼治妇人阴中作痛，腹中急疾，疝瘕淋带，及老人风客于胃，久利不止。

【近代应用】

（1）本品与水牛角浓缩粉、天麻、川芎配伍，共研细粉装胶囊或散剂服。用以治疗风邪上扰所致之头痛眩晕，症见头痛头晕、恶心呕吐、视物不清、肢体麻木、耳鸣、高血压、动脉硬化者。

（2）祛风益损汤：熟地15克，川芎、藁本、前胡各6克，防风12克，当归20克，治疗眼球顿挫伤前房积血，出血在3天内加仙鹤草、白茅根各15克，黄芩10克，三七粉3克；3天后加桃仁、红花各10克；大便燥加大黄6克。可配合西医检查治疗。

【效验方】

治风湿性关节痛：藁本、苍术、防风各9克，牛膝12克，水煎服。

治干白头屑：用藁本、白芷等分为末，夜擦旦梳，垢自去也。

【用法用量】煎服，3~10克。

【注意事项】血虚头痛及热证均慎用。

苍耳子（附：苍耳草）

本品为菊科一年生草本植物苍耳的干燥成熟带总苞的果实。中国大部分地区均产。秋季果实成熟时采收，干燥，除去杂质，炒去硬刺用。

【性味归经】味甘、苦，性温，有毒。归肺经。

【功能主治】祛风散热，除湿解毒。主治感冒，头风，头晕，鼻渊，目赤，目翳，风湿痹痛，拘挛麻木，风癞，疔疮，疥癣，皮肤瘙痒，痔疮，痢疾。

【歌诀】苍耳子苦，疥癣洗疮，驱风湿痹，瘙痒堪尝。

【经典应用】

（1）散风除湿，用于风湿性关节疼痛，肌肉麻痹，可与羌活、独活、防风等配伍。

（2）宣肺通窍，用于风寒头痛，鼻渊流涕，常与辛夷同用，如"苍耳子散"。

此外，本品有祛风杀虫止痒功效，治风疹瘙痒，与地肤子、白鲜皮、蒺藜等药同用；治疥癣麻风，常与大风子等药同用。

【文献辑录】

《本草汇言》：苍耳子，通颠顶，去风湿之药也。甘能益血，苦能燥湿，温能通畅，故上中下一身风湿众病不可缺也。

《本草备要》：善发汗，散风湿，上通脑顶，下行足膝，外达皮肤。治头痛，目暗，齿痛，鼻渊，去刺。

《本草正义》：苍耳子，温和疏达，流利关节，宣通脉络，遍及孔窍肌肤而不偏于燥烈，乃主治风寒湿三气痹者之最有力而驯良者。又独能上达颠顶，疏通脑户之风寒，为头风病之要药。而无辛香走窜，升泄过度，耗散正气之虑。

【近代应用】

（1）本品与防风、黄芪、白芷、辛夷配伍，煎服或散剂服，用以治疗风热蕴肺，表虚不固所致的鼻塞时轻时重，鼻流清涕或浊涕，前额头痛，慢性鼻炎，过敏性鼻炎，鼻窦炎病症者。

（2）本品与辛夷、金银花、茜草、冰片配伍，共研细粉，每服6克，早晚各一次，用以治疗鼻塞鼻渊，通气不畅，流涕黄浊，嗅觉不灵，头痛，眉棱骨痛。

（3）苍耳子汤：苍耳子10克，龙胆草6克，黄芩10克，板蓝根15克，薏苡仁15克，生甘草6克，紫草15克，水煎分2次服，日1剂。治疗扁平疣，属于肝火内动型者；治疗肝火内动症状轻者，可用苍耳子单方服用。

（4）苍耳10克，白芷10克，辛夷12克，薄荷10克，辨证加减，治疗鼻炎、鼻息肉，效果良好。

（5）治疗腮腺炎：苍耳子加水煎服，每日4次，连服3天。新生儿每天1.5克，1~2岁5克，以后每大2岁增加5克，一般轻症服2~3天即可。

（6）治疗下肢溃疡：苍耳子炒黄研末60~120克，生猪板油120~180克，共捣成糊状。用时先用石灰水（石灰500克，加开水4000毫升冲泡，静置1小时吸取上清液）洗净创面，揩干后涂上药膏，外用绷带包扎。冬季5~7天；夏季3天更换敷料。

【效验方】

治疗腮腺炎外用方：用苍耳草捣如泥敷患处。

【用法用量】 煎服，6~12克，或入丸、散。外用适量。

【注意事项】 血虚头痛不宜服用。过量服用易致中毒（1次不能超过30克）。

不良反应：本品有一定毒性。中毒主要为肾脏损害，引起氮质血症，使肝脏充血、脂肪变性，肝功能急剧损害，继发脑水肿，引起强直性痉挛，最后导致死亡。

【附药】

苍耳草　为苍耳的茎叶。性味苦、辛，微寒。功能祛风清热解毒。治风湿痹痛，四肢拘急，麻风疔毒，皮肤瘙痒等症。用量6～15克，水煎或熬膏及入丸散。本品有毒，内服不宜过量，亦不能持续服用。外用适量。

辛　夷

本品为木兰科落叶灌木望春花、玉兰或武当玉兰的干燥花蕾。主产于河南、安徽、湖北等地。玉兰多为庭院栽培。冬末春初花未开放时采收，阴干入药。

【性味归经】味辛，性温。归肺、胃经。

【功能主治】散风寒，通鼻窍。主治风寒头疼，鼻塞，鼻渊，鼻流浊涕。

【歌诀】辛夷味辛，鼻塞流涕，香臭不闻，通窍之剂。

【经典应用】

（1）散风通窍，主治鼻渊头痛，鼻塞不通等症。证偏于寒者，常与白芷、细辛、防风、藁本等配伍，如"辛夷散"；证偏于热者，常于薄荷、黄芩、苍耳子等配伍。

【文献辑录】

《神农本草经疏》：辛夷……无毒。主五脏，身体寒热，头风脑痛，面皯，温中解肌，利九窍，通鼻塞涕出，治面肿引齿痛，眩目，身兀兀如在车船之上者。生须发，去白虫。久服，下气，轻身明目，增年耐老。可作膏药。用时去心及外毛。

《本草纲目》：鼻气通于天，天者，头也、肺也。肺开窍于鼻，而阳明胃脉环鼻而上行。脑为元神之府，而鼻为命门之窍，人之中气不足，清阳不升，则头为之倾，九窍为之不利。辛夷之辛温走气而入肺，其体轻浮，能助胃中清阳上行通于天，所以能温中治头面目鼻九窍之病。

【近代应用】

（1）辛夷、金银花、麻黄、黄芩、冰片配伍，散剂服，用以治疗风热蕴肺所致鼻塞，鼻流清涕或浊涕、发热、头痛及急性鼻炎者。

（2）辛夷与苍耳子、薄荷、紫苏叶、防风、白芷、菊花、藿香、鹅不食草、板蓝根、鱼腥草、三叉苦、甘草配伍，水煎服，用以治疗风热上攻，热毒壅肺所致的鼻塞、鼻流清涕或浊涕，发热，头痛，慢性鼻炎，过敏性鼻炎，神经性头痛等病者。

（3）取辛夷细粉 50 克，用醇浸泡 3 天过滤，滤液浓缩成黏稠状浸膏，以凡士林 100 克，调匀即成软膏。用时做成 12 厘米×3 厘米的油纱条，填入鼻腔，如鼻甲甚肥大，纱条不易填入时，可先滴 1% 麻黄素后再填入。纱条一端应露于鼻外，胶布固定，以免滑入咽内。2～3 小时取出。每日或隔日 1 次，10 次为 1 疗程。治疗鼻炎，效果良好。

【效验方】

治疗慢性鼻炎：苍耳子 160 克（打碎）、辛夷 16 克，加入温热的麻油 1000 毫升中，浸泡 24 小时，文火炸制成 800 毫升左右，冷却后过滤，装瓶。每日滴鼻 3～4 次，效果良好。

【用法用量】煎服，3～10 克，宜纱布包煎。外用适量。

【注意事项】阴虚火旺者忌服。

香　薷

本品为唇形科多年生草本植物石香薷及江香薷的地上干燥部分。前者称"青香薷"，后者称"江香薷"。青香薷主产于广西、湖北、湖南等地；江香薷以江西分宜县产量大而质量佳。夏、秋两季茎叶茂盛，花盛时采割，除去杂质，阴干，切段，生用。

【性味归经】味辛，性微温。归肺、胃经。

【功能主治】发汗解暑，化湿，利水。主治夏月外感风寒，内伤于湿，恶寒发热之头疼无汗，脘腹疼痛，呕吐腹泻，小便不利，水肿。

【歌诀】香薷味辛，伤暑便涩，霍乱水肿，除烦解热。

【经典应用】

（1）解表化湿，用以治疗夏月着凉感冒，内伤生冷暑湿，恶寒发热，吐泻腹痛等症。常配荷叶、扁豆、佩兰、藿香等。

（2）利水消肿，用以治疗脾虚水肿、小便不利等症，可单用浓煎，或配白术同用，如"香薷饮"。

【文献辑录】

《名医别录》：香薷……主霍乱腹痛吐下，散水肿。

《本草汇言》：香薷，和脾治水之药。伤暑用之，即消蓄水；霍乱用之，即定烦躁；水肿用之，即利小便。其辛温利水，有彻上彻下之效；甘温和脾，有拔浊回清之功。所以肺得之则清气而蕴热自下，脾得之则浊气不干而水道流行也。

【近代应用】

（1）本品与紫苏、白芷、防风配伍，水煎服，用以治疗暑湿感冒，症见胸闷呕吐，腹泻便溏，发热，汗出不畅等。

（2）香薷与连翘、藿香、菊花、荷叶、薄荷、蝉蜕配伍，水煎服，用以治疗外感暑热所致的感冒，暑瘟，症见发热重，恶寒轻，汗出热不退，心烦口渴，尿赤等。

（3）香薷与地锦草、金毛耳草、樟树根、藿香、佩兰配伍，水煎服，用以治疗大肠湿热所致的泄泻、痢疾，症见大便泄泻，或大便脓血，里急后重，腹痛腹胀，急慢性胃肠炎，细菌性痢疾，小儿消化不良。

（4）治疗轻症低钾性病：用香薷、薄荷各6～10克，厚朴3～8克，扁豆10～12克，鸡苏散0.5～1包，水煎，1日1剂分服，有一定效果。

【效验方】

治疗口腔溃疡：用香薷煎液含漱口腔，日3次。

【用法用量】 煎服，3～10克。利水消肿须浓煎服。

【注意事项】 表虚多汗当忌用。

生 姜（附：生姜皮、生姜汁）

本品为姜科多年生草本植物姜的新鲜根茎。中国大部分地区均产。秋、冬两季采挖，除去须根及泥沙，鲜用或埋入沙中备用。切片，生用。

【性味归经】 味辛，性微温。归肺、脾、胃经。

【功能主治】 散寒解表，降逆止呕，化痰止咳，解诸毒。主治风寒感冒之恶寒发热，头疼鼻塞，呕吐，反胃，痰饮喘咳，泄泻，鱼蟹等食物中毒。

【歌诀】 生姜性温，通畅神明，痰嗽呕吐，开胃极灵。

【经典应用】

（1）发汗解表，用于风寒表证，常合红糖煎服，或配伍其他发散风寒药，增强发汗解表之效。

（2）温肺止咳，用以治疗风寒咳嗽，常配伍其他散寒止咳药。

（3）温中止呕，主治胃寒呕吐，适当配伍，可用于多种呕吐。

【文献辑录】

《神农本草经疏》：生姜……无毒。主胸满咳逆上气，温中止血，出汗，逐风湿痹，肠癖下痢，寒冷腹痛，中恶霍乱胀满，风邪诸毒，皮肤间结气，止唾血。生者尤良。……生姜所禀与干姜性气无殊，消痰，止呕，出汗，散风，祛寒，疏肝，导滞，则功优于干姜。

《医学衷中参西录》：生姜为子姜，嫩姜。生姜能透表发汗。与大枣同用，善和营卫；其辛散之力，善开痰理气，止呕吐，逐除一切外感不正之气。若单用其皮，其温性稍减，又善通利小便。能解半夏毒及菌菇诸物毒。食料中少少加之，可为健胃进食之品。孕妇食之，令儿生支指。疮家食之，致生恶肉，不可不知。

【近代应用】

（1）生姜与补骨脂、闹羊花配伍，浸入酒精内。7天后，用酒精擦患处，用以治疗经络阻滞气血不畅所致的油风，症见头发成片脱落，头皮光亮，无痛痒者。

（2）生姜与葶苈子、青皮、陈皮配伍，水煎服，用以治疗支气管哮喘急性发作期热哮痰郁伏肺症，症见气粗痰涌，痰鸣如吼，呛咳阵作，痰黄稠厚。

（3）治晨泻：生姜（切如豆大）120克，黄连（锉）60克，上药共腌一宿，慢火炒姜紫色，祛姜不用。将黄连末每服6克，用醋茶清调，1剂而愈。

（4）治疗胃、十二指肠溃疡，对改善症状有较好效果。用鲜姜60克，切碎，加水300毫升，煎30分钟，每日3次，2日服完。

（5）治疗细菌性痢疾：用鲜姜45克，红糖50克，共捣成糊状，每日3次分服，7天为1疗程。

【效验方】

治感冒风寒：生姜5片，紫苏叶30克，水煎服。

【用法用量】 煎服，3～10克。或捣汁服。

【注意事项】 阴虚内热及热盛者忌服。

【附药】

生姜皮　生姜皮为生姜的外表皮。性味辛，凉。入脾、胃经。功能和脾行水，用于治疗皮肤水肿，小便不利。煎服3～10克。

生姜汁　为生姜榨汁入药。性味辛，凉。入肺、脾、胃经。功能化痰止呕，用于天南星、半夏中毒的喉舌麻木肿痛及中风痰迷，口禁昏厥，呕逆不止者。冲服3～10滴。

葱　白

本品为百合科多年生草本植物葱近根部的鳞茎。中国大部分地方生产。

采挖后，除去须根及叶，剥去外膜，鲜用。

【性味归经】味辛，性温。归肺、胃经。

【功能主治】温肾，明目，解毒。主治肾虚阳毒，遗精，目眩，视物昏暗，疮痈，药食中毒。

【歌诀】葱白辛温，发表出汗，伤寒头痛，肿痛皆散。

【经典应用】

（1）发汗解表，适用于外感风寒的轻症，常与豆豉配伍，即"葱豉汤"。也可与其他发散风寒药配伍应用。

（2）散寒通阳，可用于阴寒内盛，格阳于外，脉微，厥逆，腹泻等症。常与附子、干姜等配伍，如"白通汤"；治寒凝气阻，脘腹疼痛，或小便不通者，单用捣烂，外敷脐部或小腹，再施温熨。

此外，本品外敷能散结通络下乳，治乳汁郁积不下，乳房胀痛；又兼有解毒散结，治疮痈肿毒。

【文献辑录】

《神农本草经疏》：葱白，辛，平。主伤寒寒热，出汗，中风面目肿，伤寒骨肉痛，喉痹不通，安胎，归目，除肝邪气，安中利五脏，益目睛，杀百药毒。

《本草纲目》：葱，所治之症，多属太阴、阳明，皆取其发散通气之功。通气故能解毒及理血病。气者，血之帅也，气通则血活矣。

【近代应用】

（1）治疗各种尿潴留：用葱白、冰片敷脐，效果良好。

（2）葱白甘草汤：治疗痉挛性咳嗽（尤以百日咳多见）疗效较好。

（3）治疗鸡眼：连须葱白1根，蜂蜜少许。温水洗净患处，消毒后用手术刀削去老皮，渗血为度；将葱白洗净捣泥，加蜜调匀，敷患处，包扎，每3日换药1次。

（4）治乳房胀痛，乳汁不通：葱白适量捣碎，加盐少许，用锅煎成饼，贴患处。

（5）治疗感冒：取葱白、生姜各15克，食盐3克，捣成糊状，用纱布包裹，涂擦前胸、后背、脚心、手心、腘窝、肘窝1遍后，让患者安卧。部分患者30分钟后出汗退热，自觉症状减轻，次日可完全康复。

（6）治疗急性乳腺炎：用生半夏、葱白等量，共捣为泥，做成枣核大小的栓剂，塞入健侧鼻腔，30分钟后取出栓剂，每日3~5次。治疗期间嘱患者多饮开水。

【用法用量】煎服，3～10克，或3～5枚。外用适量，捣泥外敷。

【注意事项】表虚多汗者慎用。

鹅不食草

本品为菊科一年生草本植物鹅不食草的干燥全草。中国大部分地区均产。夏、秋两季花开时采收，洗去泥土。鲜用或晒干生用。

【性味归经】味辛，性温，归肺经。

【功能主治】祛风通窍，解毒消肿。主治感冒头疼，鼻渊，鼻息肉，咳嗽，哮喘，喉痹，耳聋，目赤翳膜，疟疾，痢疾，风湿痹痛，跌打损伤，肿毒，疥癣。

【歌诀】鹅草性温，风寒痰渊，湿疮肿毒，内服外敷。

【经典应用】

（1）治风寒头疼及鼻渊鼻塞者，与薄荷、苍耳子、辛夷等宣通鼻窍药同用。治偏于风热者，与薄荷、黄芩等药同用。

（2）治咳嗽痰多，较宜于寒痰所致者，与麻黄、细辛、百部等药同用。

此外，尚有解毒消肿之功，还可治湿疮肿毒。治癣疮湿毒，无名肿毒、跌打肿痛，捣烂外敷；治各种肿毒，与穿山甲、当归尾捣烂绞汁服，药渣敷患处。治牛皮癣、蛇伤、鸡眼等，以鲜品捣烂外敷。

【文献辑录】

《本草纲目》：鹅不食草，上达头脑，而治顶痛目病，通鼻气而落息肉。

《本草拾遗》：祛目翳，揉塞鼻中，目膜自落。

《四声本草》：通鼻气，利九窍，吐风痰。

【近代应用】

（1）本品与北柴胡配伍，用以治疗外感热病，疟疾，症见高热面赤，头疼身楚，口干口渴或疟疾所致的发热等。

（2）本品与黄芩、白芷、麻黄配伍，水煎服，用以治疗急性鼻炎。

（3）鹅不食草30克，猫爪草60克，夏枯草30克，苍耳草30克，辛夷15克，炒薏苡仁30克，石上柏30克，山豆根10克。治疗鼻咽癌，根据不同分型采用不同的治则，在基础方上加减。每天1剂，水煎分2次服。

（4）苍耳子用文火焙成深棕色后去壳，碾碎；鹅不食草5克碾碎，同浸泡于10毫升香油1周，治疗急慢性鼻炎，效果良好。

（5）治疗胆石症：鹅不食草25克，白芍15克，郁金15克，金钱草20

克，海金沙 12 克，延胡索 12 克，柴胡 12 克，枳实 12 克，大黄 12 克，鸡内金 12 克，黄芩 12 克，甘草 6 克。气滞证加川楝子 12 克，陈皮 10 克；湿热证加茵陈 30 克，栀子 12 克，水煎服，日 1 剂。效果良好。

【效验方】

鹅不食草与北柴胡配伍，代茶饮。主治外感热病，疟疾，症见高热面赤，头疼身楚，口干口渴或疟疾所致的发热者。

【用法用量】 煎服，6~9 克，或散剂服。外用适量，或油浸涂患处。

【注意事项】 胃溃疡及胃炎患者慎用。

第二节 辛凉解表药

本类药物性味多辛凉，发汗作用较发散风寒药缓和，以发散风热为主要作用。主治风热感冒以及温病初起邪在卫分，症见发热，微恶风寒，咽干口渴，头疼目赤，舌边尖红，苔薄黄，脉浮数等。其中部分药物兼有清热利咽，透疹，明目，止咳等功效，还可用以治疗咽喉肿痛、麻疹不透、风疹、风热目赤、风热咳嗽等症。临床多配合清热药物使用。

薄 荷

本品为唇形科多年草本植物薄荷的干燥地上部分。主产于江苏以及浙江、湖南等地。夏秋两季茎叶茂盛或花开三轮时分次采割，晒干或阴干，切段，生用。

【性味归经】 味辛，性凉。归肺、肝经。

【功能主治】 宣散风热，清利头目，利咽，透疹，疏肝解郁。主治风热表证，头疼目赤，咽喉肿痛，麻疹不透，风疹瘙痒，肝郁胁痛。

【歌诀】 薄荷味辛，最清头目，祛风化痰，骨蒸宜服。

【经典应用】

（1）疏散风热，主治风热感冒，温病初起而有发热、微恶寒、无汗、头身痛等症。本品配金银花、连翘等，能辛凉解表，治风热感冒。

（2）清利头目，主治风热上犯头痛、目痛、咽痛等。本品配菊花、甘草，能清热明目，可治目赤肿痛，痒涩多泪，如"薄荷散"；配川芎、白芷等，能疏风止痛，治风邪偏正头痛，如"川芎茶调散"；配夏枯草，泄热散结，治肝火目赤肿痛、瘰疬痰核；配桔梗，能清热利咽，治咽喉肿痛。

（3）解表透疹，用以治疗痘疹初起，隐隐不透，或麻疹将出之际，外感风邪，束闭不出等，有疏风解表透疹之作用。常与葛根、升麻、牛蒡子、蝉蜕等配伍应用。

（4）疏肝解郁，常用少量薄荷配伍柴胡、白芍使用，有疏解肝郁之效，如名方"逍遥散"。

此外，本品能芳香辟秽，还可用以治疗夏令感受暑湿秽浊引起的痧胀、腹胀吐泻，与广藿香、连翘等同用。

【文献辑录】

《神农本草经疏》：薄荷……无毒。主贼风伤寒，发汗，恶气，心腹胀满，霍乱，宿食不消，下气。

《本草纲目》：薄荷，辛能发散，凉能清利，专于消风散热。故头痛、头风、眼目、咽喉、口齿诸病，小儿惊热及瘰疬、疮疥为要药。

《医学衷中参西录》：薄荷味辛，气清郁香窜，性平，少用则凉，多用则热。其力能内透筋骨，外达肌表，宣通脏腑，贯串经络，服之能透发凉汗，为瘟病宜汗解者之要药。痢疾初起挟有外感者，亦宜用之，散外感之邪，即亦清肠中之热，则其痢易愈。为其味辛而凉，善表瘾疹，愈皮肤瘙痒，为儿科常用之品。

【近代应用】

（1）治疗咽喉红肿疼痛：薄荷、金莲花等量，共研细粉，每服3克，日服3次。

（2）薄荷12克，蝉蜕10克，石膏20克，甘草5克，水煎服。治疗温病初起，头疼，周身骨节酸痛，发热，微恶寒无汗，脉浮滑者。

（3）治疗癌症在辨证方中加入薄荷效果良好。英国科学家发现，中药中常见的一种薄荷叶对治疗癌症有特殊的功效。薄荷叶能够阻止癌症病变处的血管生长，使癌肿得不到血液供应，最终"饥饿"而死。

【效验方】

治疗荨麻疹：薄荷15克，桂圆肉6粒，水煎分2次服。

治一切牙痛、风热肿痛：薄荷、樟脑、花椒等分，研细末，擦患处。

治血痢：用薄荷叶煎汤单服。

【用法用量】 煎服，3～10克，鲜者可用15～30克。宜后下。薄荷长于发汗，薄荷梗偏于行气。

【注意事项】 体虚多汗、阴虚血燥者慎用。

牛蒡子

本品为菊科二年生草本植物牛蒡的干燥成熟果实。中国大部地区均产。秋季果实成熟时采收果实，晒干，打下果实，除去杂质。生用或炒用，用时捣碎。

【性味归经】 味辛、苦，性寒。归肺、胃经。

【功能主治】 疏散风热，宣肺利咽，透疹解毒，通便。主治风热感冒，温病初起，咳嗽，咽喉肿痛，麻疹不透，风疹瘙痒，痈肿疮毒，便秘。

【歌诀】 鼠黏子辛，能除疮毒，隐疹风热，咽痛可除。

【经典应用】

（1）疏散风热，用于外感风热的咽喉肿痛、咳嗽、吐痰不利等症，本品可配金银花、连翘、薄荷、甘草等，如"牛蒡子汤"。

（2）解毒透疹，主治麻疹不透或透而复隐，大便秘结等，常与葛根、薄荷、蝉蜕等配伍。

（3）清热解毒，用以治疗风热外袭，火毒内结，痈肿疮毒，兼有便秘者，与大黄、栀子、芒硝等药同用；治风热疫毒上攻之大头瘟，恶寒发热，头面红肿焮痛，目不能开，咽喉不利等，与黄芩、黄连、板蓝根等清热解毒，疏风散邪药同用，如"普济消毒饮"。

【文献辑录】

《药品化义》：牛蒡子能升能降，力解热毒。味苦能清火，带辛能疏风，主治上部风痰，面目浮肿，咽喉不利，诸毒热壅，马刀瘰疬，颈项痰核，血热痘，时行疹子，皮肤瘾疹，凡肺经郁火，肺经风热，悉宜用此。

【近代应用】

（1）治疗斑疹时毒及痄腮肿痛：牛蒡子、柴胡、连翘、川贝母、荆芥各6克，水煎服。每日1剂。

（2）本品与羚羊角、荆芥、淡豆豉配伍，水煎服，用以治疗风热感冒，症见发热恶风，头痛头晕，咳嗽，胸闷，咽喉肿痛者。

（3）本品与金银花、连翘、蒲公英配伍，水煎服，用以治疗小儿外感风热所致的感冒，症见发热恶风，头痛咳嗽，鼻塞流涕，咽喉痛痒。

（4）预防猩红热：取炒牛蒡子粉，2～5岁每次服1克，5～9岁每次服1.5克，10～15岁每次服2克，成人每次服3克。每日3次，饭后温开水送服，共服2天。

（5）炒牛蒡子200克，研末去皮，每日3次，内服，每次3～5克，治疗扁平疣。

（6）大黄6克，水蛭6克，牛蒡子10克，水煎服，每日1剂，疗程1个月，治疗高脂血症，有效。

（7）治疗肾炎蛋白尿在辨证方中加入黄芪20克，牛蒡子10克，效佳。

【效验方】

治疗习惯性便秘方：以生牛蒡子（捣碎）15克，开水500毫升，冲泡20分钟后代茶饮，1日3次，10天1疗程。效果良好。

【用法用量】 煎服，5～12克。入汤剂宜捣碎，炒用滑肠及寒凉之性略减。

【注意事项】 性寒滑肠，脾虚便溏者慎用。

蝉　蜕

本品为蝉科昆虫黑蚱若虫羽化时脱落的皮壳。中国大部分地区均产，主产于山东、河北、河南等省。夏、秋两季采收，除去泥土杂质，晒干，生用。

【性味归经】 味咸、甘，性寒。归肺、肝经。

【功能主治】 宣散风热，透疹利咽，祛风止痉。主治风热感冒，咽喉肿痛，咳嗽音哑，麻疹不透，风疹瘙痒，目赤翳障，惊痫抽搐，破伤风。

【歌诀】 蝉蜕甘寒，消风定惊，杀疳除热，退翳侵睛。

【经典应用】

（1）散风热，用以治疗感冒发热或瘟病初起，症见咽痛音哑，发热等，常与薄荷、连翘等配伍，如"蝉蜕散"。

（2）利咽喉。本品配胖大海，能治肺热音哑；配凤凰衣，治阴虚感受风热，音哑声嘶；配牛蒡子、生甘草，治急性喉炎，急性支气管炎。

（3）退目翳，适用于风热攻目，目赤目昏，目生云翳之症，常与菊花、木贼草、桑叶、决明子、蔓荆子等同用。

（4）定惊痫，用以治疗小儿惊风和破伤风，常与全蝎配伍，如"蝉蝎散"。小儿夜啼不眠，常与钩藤、朱灯心配伍应用。

（5）透疹止痒，治风热外束，麻疹初期，透发不畅，与薄荷、紫草等药配伍，如"透疹汤"；治风疹瘙痒，与荆芥、防风、苦参等配伍，如"消风散"。

【文献辑录】

《医学衷中参西录》：蝉蜕，无气味，性微凉。能发汗，善解外感风热，为瘟病初得之要药。又善托隐疹外出，有以皮达皮之力，故又为治隐疹要药。蝉蜕，其前之两大足甚刚硬，有开破之力。若用之退目翳，消疮疡，带此足更佳；若用发汗，则宜去足，盖不欲于发表中寓开破之力也。

【近代应用】

（1）本品与桑叶、菊花、胖大海配伍，代茶饮，用以治疗风热邪毒所致之急喉痹，症见咽部红肿、疼痛、口干口渴者。

（2）本品与地黄、元参、西青果配伍，水煎服，用以治疗肺热阴伤所致的咽喉红肿，咽痛，口干咽燥，急慢性咽炎见上述证候者。

（3）蝉蜕通黄汤：以蝉蜕10克，通草5克，生大黄9克（后下），随病情加味，治疗产后急性尿潴留，疗效较好。

（4）治疗小儿阴茎水肿：用蝉蜕10克，生甘草梢10～15克，加水200～300毫升，煎煮10～15分钟，滤渣，先温洗小儿患处数次，再用药棉蘸水外敷3～5分钟，每日3～5次。

（5）治疗百日咳：用蝉蜕10克，百部5克，桑白皮5克，杏仁10克，浙贝10克，厚朴5克，茯苓10克，陈皮5克为基本方，每日1剂。随症加减。

（6）治疗癫痫：用蝉蜕、苍术各20克，僵蚕、川芎各15克，制白附子10克，水煎服，效果较好。

（7）治疗小儿发热：蝉蜕、山栀各9克，地骨皮5克，钩藤3克。上药共研细末，加入少量鸡蛋黄，搅匀成泥状，作成4个5分硬币大小的蝉蜕饼，贴于患儿的两涌泉穴，外包纱布，再用胶布固定。次晨取下。

【效验方】

治疗慢性咽炎方：蝉蜕3克，生地黄10克，元参10克，西青果6克。水煎，含服慢咽。

治疗急性气管炎咳嗽、失音方：蝉蜕3克，牛蒡子10克，甘草3克，桔梗5克。水煎服。

【用法用量】煎服，3～6克，或单用研末冲服。一般病症用量宜小，解痉则需大量。

【注意事项】孕妇慎用。

桑　叶

本品为桑科落叶灌木桑的干燥叶。中国大部分地区均产，以江南最多。

初霜后采收，晒干。生用或蜜炙用。

【性味归经】味甘、苦，性寒。归肺、肝经。

【功能主治】疏散风热，清肺润燥，清肝明目。主治风热感冒，风温初起，发热头疼，汗出恶风，咳嗽胸痛；或肺燥干咳无痰，咽干口渴；风热及肝阳上扰，目赤肿痛。

【歌诀】桑叶性寒，善散风热，明目清肝，又兼凉血。

【经典应用】

(1) 疏散风热，用于风热感冒之头痛、目赤，风温初起之发热、咳嗽等症，常与菊花、连翘、薄荷、杏仁等同用，如"桑菊饮"。

(2) 清肺止咳，用于燥热伤肺之咳嗽咽干之症，常与杏仁、浙贝母、麦门冬、石膏等同用，如"桑杏汤""清燥救肺汤"等。

(3) 平肝明目，用于肝阳上升之头晕、目眩，常与菊花、钩藤等配伍，如"羚羊钩藤汤"；若肝阴不足之目视昏花及肢体麻木不仁者，可用桑叶500克，黑芝麻120克研末蜜丸久服，即"桑麻丸"；用于风热之目赤涩痛，可配菊花、决明子等；治风眼泪下，可单用煎汤温洗；若沙眼目赤目痒，可用桑叶30克，芒硝10克煎汤乘热熏洗。

此外，本品略能凉血止血，用于血热吐血之轻证，单用或入复方。

【文献辑录】

《医林纂要》：桑叶甘酸平寒，清金敛神。清金能止嗽，敛神能止盗汗，能清肝火故明目。

《重庆堂随笔》：桑叶，虽治盗汗，而风温暑热服之，肺气清肃，即能汗解。息内风而除头痛，止风行肠胃之泄泻，已肝热妄行之崩漏，胎前诸病，由于肝热者尤为要药。

【近代应用】

(1) 本品与连翘、菊花、杏仁、紫苏、干姜配伍，水煎服，用以治疗外感风热，痰浊阻肺之感冒，症见发热头痛，咽喉肿痛，咳嗽痰白。

(2) 本品与菊花、连翘、薄荷、杏仁、桔梗、甘草、芦根配伍，水煎服，用以治疗风热感冒初起，症见头痛咳嗽，口干咽痛。

(3) 桑芦汤：桑叶20克，芦根60克，鱼腥草60克，白茅根60克，刺黄柏30克，水煎服，日1剂，治疗肺脓肿。连续服药，定期复查，治愈后停药。疗程一般14～47天，疗效较好。

(4) 治疗褐色斑：桑叶500克隔水蒸煮消毒，去杂质，干燥后备用。每日 15 克,沸水浸泡后代茶饮。连服 1 个月为 1 疗程。

(5)桑杷祛风汤:桑叶 20 ~ 40 克,蚤休、生地各 10 ~ 15 克,枇杷叶 10 ~ 20 克,生甘草 5 ~ 10 克,水煎 3 次,分 3 次服。取渣再煎汁外洗,治疗红斑类皮肤病效果良好。

(6)治疗盗汗:用霜桑叶 45 克干燥研末,每日晚上用米汤送服 9 克,儿童用量酌减。

【效验方】

治疗喉炎、喉痹方:桑叶 10 克,菊花 10 克,蝉蜕 3 克,胖大海 3 枚,水煎服或代茶饮。

外感咳嗽代茶饮:苏子 10 克,黄芩 10 克,桑叶 10 克,杏仁 10 克。

治痰喘方:霜桑叶 30 克,煎汤代茶饮。

【用法用量】煎服,6 ~ 12 克;或入丸散。单味洗眼可用 30 ~ 120 克。桑叶蜜炙能增强润肺止咳的作用,故肺燥咳嗽多用蜜炙桑叶。

【注意事项】风寒感冒不宜用;肝经有寒不宜用;肝燥者禁用。

菊 花

菊花为多年生草本植物菊的干燥头状花序。主产于浙江、安徽、四川等地。药材根据产地和加工方法的不同,分为亳菊、滁菊、贡菊、杭菊,以亳菊和滁菊品质为优。因花的颜色差异,又有黄菊花和白菊花之分。秋末花盛时分批采收,阴干或焙干,或熏、蒸后晒干,生用。

【性味归经】味辛、甘、苦,性微寒。归肺、肝经。

【功能主治】疏风清热,平肝明目,解毒消肿。主治外感风热或风温初起之发热头疼,眩晕,目赤肿痛,疔疮肿毒。

【歌诀】菊花味甘,除热祛风,头晕目赤,收泪殊功。

【经典应用】

(1)疏散风热,主治外感风热或瘟病初起之发热、头痛等症,常与桑叶相须为用,如"桑菊饮"。

(2)清热解毒,可用于乳痈、疔疮、咽肿等症,常与金银花、连翘、蒲公英、紫花地丁等同用。有时用野菊花。

(3)平肝明目,用以治疗肝阳上亢之头晕、目眩。本品常配石决明,能平肝潜阳,治肝肾阴虚,目暗不明;配枸杞子,能滋肝肾,清头目,可治肝肾亏虚所致头昏眼花、目暗不明。

【文献辑录】

《神农本草经疏》：菊花，味苦、平。主诸风，头眩肿痛，目欲脱，泪出，皮肤死肌，恶风湿痹。久服，利血气，轻身，耐老延年。一名节华，生川泽及田野。

《本草纲目》：菊花，昔人谓其能除风热，益肝补阴。盖不知其尤多益金、水二脏也，补水所以制火，益金所以平木，木平则风息，火降则热除，用以治疗诸风头目，其旨深微。

《本草新编》：甘菊花，凡有胃火俱可清之，而尤相宜者痿病也。痿病责在阳明，然而治阳明者，多用白虎汤，而石膏过于寒凉，恐伤胃气，而胃病尤多是阳明之虚热，白虎汤是泻实火之汤也，尤为不宜，不若用甘菊花一二两，煎汤以代茶饮，既清阳明之火，而又补阳明之气，久服而痿病自痊，甘菊花退阳明之火病，其在斯乎。

【近代应用】

（1）本品与川芎配伍，水煎服，用以治疗外感风邪之头痛、伤风，症见恶风身热，偏正头痛，鼻塞流涕，牙痛喉痛等。

（2）本品与山楂、决明子、夏枯草、泽泻、小蓟配伍，水煎服，用以治疗阴虚阳亢所致的眩晕头痛者。

（3）本品与罗布麻叶、山楂配伍，水煎服，用以治疗肝阳上亢，肝火上攻所致的高血压、神经衰弱，症见眩晕、失眠等。

（4）治疗冠心病，用菊花煎剂，对改善心绞痛症状有效，以轻度患者疗效较好；对胸闷、心悸、气急及头晕、头疼、四肢麻木等症状，亦有不同程度的疗效；对部分高血压患者有降血压作用。

（5）治疗高血压病、动脉硬化症，用金银花、菊花各24~30克（头晕明显者加桑叶12克，动脉硬化、血脂高者加山楂12~24克），混匀，分4次用沸水冲泡10~15分钟后当茶饮，冲泡2次即可弃掉另换，不可煎熬。

【效验方】

三花清热代茶饮：金银花3克，金莲花3克，菊花2克。主治上焦有热诸证。

【用法用量】煎服，6~12克。疏散风热多用黄菊花，平肝明目多用白菊花。

【注意事项】风寒感冒及肝胃虚寒均不宜用。

蔓荆子

本品为马鞭草科植物单叶蔓荆或蔓荆的干燥成熟果实。单叶蔓荆主产于山东、江西、浙江等地；蔓荆主产于广东、广西等地。秋季果实成熟时采收，除去杂质，晒干，生用或炒用。

【性味归经】味辛、苦，性平。归膀胱、肝、胃经。

【功能主治】疏散风热，清利头目。主治外感风热之头昏头疼，偏头痛，牙龈肿痛，目赤肿痛多泪，目睛内痛，昏暗不明，湿痹拘挛。

【歌诀】蔓荆子苦，头痛能治，拘挛湿痹，泪眼堪除。

【经典应用】

（1）疏散风热，适用于外感风热所致的头痛、偏头痛等症。本品可配荆芥、薄荷、菊花、牛蒡子等，疏散头面风热，主治头痛等症。

（2）清利头目，适用于风热上攻，目赤肿痛，常与决明子、蝉蜕、白蒺藜等同用。

（3）治疗风湿痹痛，常与防风、秦艽、木瓜等药配伍使用。

【文献辑录】

《神农本草经疏》：主筋骨间寒热，湿痹拘挛，明目，坚齿，利九窍，去白虫。

《本草汇言》：蔓荆子，主头面诸风疾之药也。前古主通利九窍，活利关节，明目坚齿，祛除风寒、风热之邪。推其通九窍，利关节而言，故后世治湿痹拘挛，寒疝脚气，入汤散中，屡用奏效，又不拘于头面上部也。

【近代应用】

（1）治疗坐骨神经痛：用蔓荆子50克，炒至焦黄，轧为粗末，加入白酒500毫升内浸泡3～7天，兑凉开水适量，取汁700毫升，每日分早、晚两次各饮50毫升，7日为1疗程。

（2）本品与百部、藤苦参、苦冬瓜等配伍，水煎服，用以治疗感冒发热、咽喉炎，胸腹胀痛，虚劳心悸，月经不调，产后流血等症。

（3）治疗耳聋：炒蔓荆子500克，白酒1000毫升，浸泡7天，适量饮用，对新、久耳聋都有一定疗效。

（4）治疗急性鼻炎，用蔓荆子12克，苍耳子10克，辛夷10克，白芷10克，桑叶15克，桔梗10克，随症加减，趁热熏鼻，温后口服。

（5）单用蔓荆子为末，酒调外敷，治疗初、中期急性乳腺炎，效果满意。

（6）治高血压病头晕头痛：用蔓荆子 9 克，野菊花、钩藤、决明子各 12 克，水煎服，日一剂。

【效验方】

治疗偏头痛方：蔓荆子 10 克，菊花 8 克，川芎 4 克，细辛 3 克。水煎服。

【用法用量】 煎服，6～10 克。外用适量。研末内服，或酒调外敷。

【注意事项】 风寒头疼及胃虚者慎用。

葛　根（附：葛花）

本品为豆科多年生草质藤本植物野葛的干燥根，习称野葛。中国大部分地区均产。秋冬两季采挖，除去外皮，趁鲜切片或小块，干燥。生用或煨用。

【性味归经】 味甘、辛，性凉。归脾、胃、肺经。

【功能主治】 解肌发表，生津止渴，升阳止泻。主治外感发热之头项强痛，麻疹初起，疹出不畅，温病口渴，消渴病，泄泻，痢疾。

【歌诀】 葛根味甘，祛风发散，温疟往来，止渴解酒。

【经典应用】

（1）发表解肌，主治外感发热头痛、项背强痛等症，如属风寒所致，本品配麻黄、桂枝、白芍等，能解肌发表，可治恶寒发热，项背强痛，如"葛根汤"；如属风热所致，配柴胡、石膏、黄芩，能解肌散热，治三阳邪热头痛，鼻塞，如"柴葛解肌汤"。

（2）升阳透疹，主治麻疹初期发热畏寒、疹出不畅者。本品与升麻同用，能解肌透疹，如"升麻葛根汤"。葛根善于升发清阳，鼓舞脾胃阳气上升，而有止泻作用，配黄芩、黄连，可治湿热痢疾；配党参、白术，可治脾虚泄泻。

（3）解热生津，用于热病口渴或消渴症，单用或与天花粉、麦门冬等配用。

（4）热痢泄泻，治外感表证未解，邪热入里，身热下利，胸脘烦热，口干或渴，或喘而汗出，舌红，苔黄，脉数，或湿热泻痢，与黄芩、黄连、甘草同用，如"葛根芩连汤"；治脾虚泄泻，常与人参、白术、木香等补气健脾药配伍，如"七味白术散"。

【文献辑录】

《神农本草经》：葛根主消渴，身大热，呕吐，诸痹，起阴气，解诸毒。

《本草纲目》：杲曰，干葛，其气轻浮，鼓舞胃气上行，生津液，又解肌热，治脾胃虚弱泄泻药也。

《本草经疏》：伤寒头痛兼项强，腰脊痛及遍身骨痛者，足太阳也，邪犹专入阳明，故无渴证，不宜服（葛根）。

【近代应用】

（1）本品与地龙、生地、川芎、姜黄配伍，水煎服。用以治疗风湿郁滞所致颈椎病，症见头晕、颈项僵硬、肩背酸痛、手臂麻木等。

（2）葛根与鲜松叶、珍珠层粉配伍，散剂服，用以治疗肝阳上亢所致的头痛、急躁易怒、心悸、失眠，高血压及原发性高脂血症见上述症候者。

（3）葛根与黄芩、黄连、炙草配伍，水煎服，用以治疗湿热蕴结所致的泄泻腹痛、便黄而黏、肛门灼热，风热感冒所致的发热恶风、头痛身痛等症。

（4）在辨证用药的基础上加用葛根治疗病毒性心肌炎所致的心律失常，可明显缩短用药时间，并且效果显著。

（5）治疗高血压病方：葛根 30 克，槐米 15 克，茺蔚子 15 克。水煎服，日 1 剂。

【效验方】

治疗突发性耳聋方：葛根细粉，每服 5 克，日服 3 次。

【用法用量】煎服，3～15 克。退热、透疹、生津宜生用，升阳止泻宜煨用。

【注意事项】表虚多汗与虚阳上亢者慎用。

【附药】

葛花　为葛未开放的花蕾。性味甘，平。功能解酒醒脾。用于饮酒过度之头痛头昏、烦渴、呕吐、胸膈饱胀。煎服 3～15 克。

升　麻

本品为毛茛科多年生草本植物大三叶升麻、兴安升麻或升麻的干燥根茎。主产于辽宁、吉林、黑龙江等地。秋季采挖，除去须根，晒干，切片，生用或蜜炙用。

【性味归经】味辛、甘，性微寒。归肺、脾、胃、大肠经。

【功能主治】发表透疹，清热解毒，升阳举陷。主治外感风热之头疼寒热，咽痛，斑疹，麻疹发表不畅，时疫火毒，口疮，痈肿疮毒，中气下陷，脾虚泄泻，久痢下重，脱肛，内脏下垂，妇女带下、崩中。

【歌诀】升麻性寒，清胃解毒，升提下陷，牙痛可逐。

【经典应用】

（1）发表透疹，主治外感风热及麻疹初起，透发不畅者，常与葛根同用，如"升麻葛根汤";若斑疹热毒较盛者,宜与牛蒡子、紫草等配用。

(2) 清热解毒,用于热毒引起的疮疡疔肿、牙痛口疮、胃火头痛、瘟病发斑等症。本品配连翘能清热解毒,可治痈疽始起未成脓、肿痛等症;配黄连能泻火解毒,治口舌生疮、牙龈肿痛;配大青叶能清热解毒,治口舌生疮、咽部肿痛;配石膏、白芷,可治阳明头痛等。

(3) 治疗中气下陷,脏器脱垂,崩漏下血用以治疗气虚下陷所致的食少倦怠、久泻脱肛、肾下垂、胃及子宫下垂等脏器脱垂,多与黄芪、人参、柴胡等补气升阳药配伍,如"补中益气汤";治气虚之崩漏下血,与人参、黄芪等补气摄血药同用,如"举元煎";治气虚下陷之气短、神疲,与黄芪、柴胡、桔梗等药同用,如"升陷汤"。

【文献辑录】

《本草经集注》:升麻……主解百毒,杀百精老物殃鬼,辟温疫瘴气邪气,毒蛊入口皆吐出,中恶腹痛,时气毒疠,头疼寒热,风肿诸毒,喉痛口疮。久服不夭。

《脾胃论》:升麻,引胃气上腾而复其本位,便是行春升之令。

《本草发挥》:洁古云,升麻乃足阳明胃、足太阴脾行经药也。若补脾胃,非此为引不能补。若得白芷、葱白之类亦能走手阳明、太阴,非此四经不能用也。能解肌肉间热,此手足阳明伤风之药也。《主治秘要》云,其用有四:手足阳明引经一也;升阳于至阴之下二也;阳明经分头痛三也;祛风邪在皮肤及至高之上四也。

【近代应用】

(1) 升麻连苡汤:升麻 10 克,连翘 10 克,薏苡仁 20 克,丹参 10 克,徐长卿 15 克,地肤子 15 克,白鲜皮 15 克,苏叶 10 克,生甘草 4 克,水煎服,治疗多型渗出性红斑有较满意的效果。

(2) 升麻贯众汤:升麻 10 克,贯众 12 克,白芷 10 克,金银花 10 克,苦参 6 克,蒲公英 10 克,紫草 6 克,丹皮 6 克,千里光 12 克,甘草 10 克,绣球防风 10 克,蝉蜕 6 克,水煎服。治疗神经性皮炎有较好疗效。

(3) 治疗急性细菌性痢疾:升麻 9 克,葛根 12 克,赤芍 9 克,甘草 5 克。水煎服,每日 1 剂。

(4) 治疗膈肌痉挛:升麻、柴胡、枳壳各等分,共研细末,每服 4 克,温开水冲服。

(5) 治疗带状疱疹:升麻 30～50 克,浓煎汁用纱布蘸药汁湿敷患处,保持局部湿润。同时禁食生姜、大蒜、辣椒、鱼、蛋等物。

【效验方】

治疗小儿血尿：升麻3克，水煎分3次服，日1剂。

【用法用量】煎汤，3~6克。用量不宜过大。解表宜生用，升提中气宜灸用。

【注意事项】阴虚阳浮，喘满气逆及麻疹已透者忌用。服用过量可产生头晕、震颤、四肢拘挛等。

柴　胡

本品为伞形科多年生草本植物柴胡或狭叶柴胡的干燥根。按产地及性状不同，分为"北柴胡"及"南柴胡"。北柴胡主产于河北、河南、辽宁等地；南柴胡主产于湖北、四川、安徽等地。春秋两季采挖，除去茎叶及泥沙，干燥，切段，生用或醋灸用。

【性味归经】味苦，性平。归肝、胆、肺经。

【功能主治】解表退热，疏肝解郁，升举阳气。主治外感发热之寒热往来，疟疾，肝郁胁痛乳胀，头疼头眩，月经不调，气虚下陷之脱肛、子宫脱垂、胃下垂。

【歌诀】柴胡味苦，能泻肝火，寒热往来，疟疾均可。

【经典应用】

（1）透表泻热，主治邪犯少阳，寒热往来，胸胁苦满，头晕、目眩等症。本品配黄芩、半夏、党参、甘草、生姜、大枣，如"小柴胡汤"，能和解少阳，治口苦咽干，往来寒热；配青皮、草果，能透邪截疟，治寒热往来、胸满疟疾等。

（2）疏肝解郁，主治胸胁胀痛，头晕目眩，耳鸣以及月经不调等症。本品配白芍、茯苓、当归等，能疏肝解郁，治胸胁疼痛，月经不调，寒热诸证，如名方"逍遥散"。若用以治疗肝胆湿热郁结者，常配茵陈、栀子、龙胆草，可治急、慢性肝炎。

（3）升举阳气，适用于气虚下陷所致的气短、倦怠、脏器下垂等症，本品常与升麻、党参、黄芪等配伍，能升阳举陷，可治中气下陷，久泻脱肛，子宫脱垂等症，如"补中益气汤"。

【文献辑录】

《神农本草经疏》：柴胡……无毒。主心腹，去肠胃中结气，饮食积聚，寒热邪气，推陈致新。除伤寒心下烦热，诸痰热结实，胸中邪逆，五脏间游气，大肠停积水胀及湿痹拘挛。久服轻身，明目益精。

《本草纲目》：劳有五劳，病在五脏。若劳在肝、胆、心及包络有热，或少阳经寒热者，则柴胡乃手足厥阴、少阳必用之药；劳在脾胃有热，或阳气下陷，则柴胡乃引清气退热必用之药；惟劳在肺肾者不可用尔。

《医学衷中参西录》：柴胡……禀少阳生发之气，为足少阳主药，而兼治足厥阴。肝气不舒畅者，此能舒之；胆火甚炽盛者，此能散之；至外感在少阳者，又能助其转输以透膈升出之，故《神农本草经》谓其主寒热，寒热者少阳外感之邪也。又谓其主心腹肠胃中结气，饮食积聚，诚以五行之理，木能疏土，为柴胡善达少阳之木气，则少阳之气自能疏通胃土之郁，而其结气饮食积聚自消化也。

【近代应用】

（1）治口糜生疮：柴胡（去苗）、地骨皮各 30 克。上两味捣筛。每用 10 克，水煎去渣，细细含咽之。

（2）柴胡与黄芩配伍，水煎服，用以治疗风热感冒，症见发热，周身不适，头痛目眩，咽喉肿痛等。

（3）柴胡桂枝汤加减治疗心阳不振、痰气痹阻型冠心病，有较好的疗效。基本方：柴胡 20 克，桂枝 20 克，黄芩 15 克，红参 15 克，白芍 20 克，生姜 10 克，甘草 10 克，半夏 15 克，大枣 8 枚，水煎，日 1 剂，早晚 2 次温服。

【效验方】

治疗口腔溃疡方：柴胡、吴茱萸各等分，为细末。每用 3 克，好酒调敷涌泉穴。

【用法用量】煎汤，3～10 克。和解退热宜生用；疏肝解郁宜醋炙；升举阳气可生用或酒炙；骨蒸劳热宜鳖血拌炒。

【注意事项】肝阳上亢，肝风内动，阴虚火旺及气机上逆者忌用或慎用。

淡豆豉（附：大豆黄卷）

本品为豆科植物大豆的成熟种子发酵加工品。中国大部分地区均产。晒干，生用。

【性味归经】味辛、甘、微苦，性寒。归肺、胃经。

【功能主治】解肌发表，宣郁除烦。主治外感表证，寒热头疼，心烦，胸闷，懊烦不眠。

【歌诀】淡豆豉寒，能除懊恼，伤寒头痛，兼理瘴气。

【经典应用】

（1）解表，主治外感表证之恶寒发热、头痛等症。单用力弱，多配伍其他解表、清热药，如"葱豉汤""银翘散"。

（2）除烦，用于热病后胸中烦闷、虚烦不眠等症。常与栀子配伍，如"栀子豉汤"。

【文献辑录】

《本草纲目》：黑豆性平，作豉则温。既经蒸熟，故能升能散；得葱能发汗，得盐则能吐，得酒能治风，得薤能治痢，得蒜则止血；炒熟则又能止汗，亦麻黄根节之义也。

【近代应用】

（1）本品与金银花、连翘、牛蒡子配伍，水煎服，用以治疗外感风热，温病初起，发热恶寒，高热口渴，头痛目赤，咽喉肿痛等症。

（2）本品与羚羊角、牛蒡子、金银花配伍，散剂服，用以治疗流行性感冒，症见发热恶风，头痛头晕，咳嗽，胸闷，咽喉肿痛。

（3）三黄石膏汤：黄连9克，黄芩9克，黄柏9克，栀子9克，淡豆豉9克，麻黄8克，石膏40～50克（先煎），生姜3片，大枣3枚，细茶10克。每日1～2剂，水煎服，治疗流行性感冒高热，有较好的疗效。

（4）癌热灵：治疗癌症发热，以淡豆豉、地骨皮各15克，焦山栀5克，柴胡12克，白薇30克，水煎服，2周为1个疗程。

【效验方】

栀子豉汤：栀子10～15克，香豉10～15克。水煎，分3次服。主治虚烦不得眠，心中懊恼，难以名状；或胸中窒，心下痞；或心中结痛，饥不欲食。

【用法用量】煎服，10～15克。本品以桑叶、青蒿发酵者多用以治疗风热感冒，热病胸中烦闷之证；以麻黄、紫苏发酵者，多用以治疗风寒感冒头痛。

【注意事项】表虚自汗者慎用；胃虚易泛恶者慎用。

【附药】

大豆黄卷　为大豆发芽后干燥的炮制加工品。性味甘平。归脾、胃、肺经。功能解表祛暑，清热利湿。用于暑湿感冒，湿温初起，发热汗少，胸闷脘痞，肢体酸重，小便不利。煎服9～15克。

浮　萍

本品为浮萍科多年生草本植物紫萍的干燥全草。中国各地池沼均产。6～

9 月采收，除去杂质，晒干，生用。

【性味归经】 味辛，寒，归肺经。

【功能主治】 发汗解表，利水消肿，清热解毒。主治风热表证，麻疹不透，隐疹瘙痒，水肿，癃闭，疮癣，丹毒，烫伤。

【歌诀】 浮萍辛寒，散风清热，透疹止痒，水肿莫缺。

【经典应用】

（1）治风热感冒，发热无汗等症，可与薄荷、连翘、荆芥等药配伍；治疗风寒感冒，恶寒无汗，与麻黄、香薷、羌活等药同用。

（2）用以治疗麻疹初起，透发不畅，与薄荷、蝉蜕等药配伍；治风疹瘙痒，与荆芥、蝉蜕、地肤子等疏风止痒药同用。

（3）治水肿尿少兼表证者，可单用，或与麻黄、连翘、冬瓜皮等药配伍。

【文献辑录】

《神农本草经疏》：浮萍……无毒。主暴热身痒，下水气，胜酒，长须发，止消渴，下气。以沐浴生毛发。久服轻身。一名水花。

《滇南本草》：发汗，解毒。治疗癫，疥癣，去皮肤瘙痒之风。

《本草纲目》：浮萍，其性轻浮，入肺经，达皮肤，所以能发扬邪汗也。

【近代应用】

主要用于透疹，如麻疹隐隐不出，或疹出不透，发热而无汗，无并发症者可用。内服、外洗均可。亦可用于荨麻疹止痒。

【效验方】

治急性肾炎：浮萍 60 克，黑豆 30 克，水煎服。

【用法用量】 煎服 3～9 克。外用适量，煎汤浸洗。

【注意事项】 表虚自汗者勿用。

小 结

本章解表药分为辛温解表药与辛凉解表药两类。

辛温解表药中的麻黄、桂枝发汗解表之力较强。二者均主散太阳经肌表风寒，但麻黄发汗作用较强，故麻黄适用于无汗表证，桂枝不论有汗无汗均可应用。且麻黄又能开宣肺气，而桂枝又可温通经脉，助阳化气，可治风寒湿痹，血寒经闭及阳虚不能化气的痰饮、蓄水等症。

紫苏、荆芥、防风发汗解表作用不及麻、桂，性质和缓。紫苏散寒力强，荆芥散风力胜，风寒、风热皆可用。且紫苏偏于气分，荆芥兼散血中风热。

防风功同荆芥，唯荆芥发汗之力较胜。防风又能胜湿止痛，又可用以治疗风湿痹痛。

羌活、细辛发表作用亦强，但羌活主散太阳经风寒之邪，并祛风胜湿。细辛善散少阴经风寒之邪。

白芷、藁本、辛夷、苍耳子均能发散风寒，用以治疗感冒头痛。但白芷入阳明经，善治前额头痛，眉棱骨痛、牙痛鼻渊；藁本走太阳经，主治巅顶头痛连及脑后；辛夷善于宣肺通窍，主治鼻渊头痛，为治鼻塞流涕的专药。苍耳子解表散寒，又治鼻渊头痛，常与辛夷、白芷相须配伍。

香薷辛温气味芳香，外能发汗解表散寒，内能化湿和中祛暑，最宜于夏季外感风寒。

生姜发表散寒，又为温中止呕要药。葱白发表散寒，善通阳气。

鹅不食草辛散温通，虽能发散风寒，但很少使用，主要用于宣通鼻窍，治疗鼻渊是其特长。

辛凉解表药中薄荷、牛蒡子、蝉蜕均能发散风热，宣肺透疹。其中薄荷发汗解表作用较大，牛蒡子、蝉蜕次之。此外，薄荷善散头目风热，又兼能理气开郁，可治头痛目赤及肝郁不舒之症；牛蒡子宣肺止咳，清解热毒，兼治痰气咳嗽，痈肿疮毒；蝉蜕甘寒质轻，并治失声，缓解痉挛。

桑叶、菊花、蔓荆子发散作用不及薄荷，皆善疏散头目风热，又能平肝明目。桑叶发散之力较菊花为强，又能轻宣润肺；菊花平肝作用较桑叶为胜。

葛根、升麻、柴胡都有发表升阳作用。葛根为阳明经药，善治表证发热，项背发紧，又能鼓舞胃气上行，生津止渴；升麻能散肌表风邪，解疫毒，善治阳明头痛，斑疹不透，并能升举脾胃阳气，以治阳气下陷，久泻脱肛；柴胡主散少阳之邪，善治寒热往来，并能疏肝解郁，升举阳气。

豆豉发汗作用平稳，又善除胸中余邪以治胸中烦闷。

浮萍味辛，性寒，主入肺经，疏散风热，透疹止痒是其特长，兼能利尿消肿。辛凉解表诸药，各有其长，浮萍所具有者，是以上各药有未具者，故临床当予重视。

第二章　清热药

清热药，是指以清解里热为主要作用的药物，用以治疗里热证。

清热药性皆寒凉，寒能清热，沉降入里，使里热得以清解，此即《素问·至真要大论》篇"热者寒之"及《神农本草经》"疗热以寒药"之所谓。

清热药均能清除里热，然其功效特点各有所长，或偏于清热泻火，或长于清泄湿热，或能凉血，或善解毒，或清虚热。主要用以治疗温热病，高热烦渴，湿热泻痢，温毒发斑，痈肿疮毒及阴虚发热等里热证。由于致病因素、病证发展阶段及脏腑、部位之殊，故里热证有热在气分、血分之分，有湿热、热毒之异，有实热、虚热之别，需要选择不同的清热药治疗。根据清热药的功效及其主治证的不同特点，又将其分为清热泻火药、清热燥湿药、清热凉血药、清热解毒药、清虚热药五类，分别用以治疗气分实热证、湿热证、血分实热证、热毒证及虚热证。

使用清热药时，首先应辨证准确，选药精当。同时注意有无兼证，若里热兼有表证，当先解表后清里，或与解表药同用，以表里双解；若里热兼积滞，宜与通里泻下药同用。

本类药物性多寒凉，易伤脾胃，故脾胃气虚，食少便溏者慎用；苦燥药易伤阴，阴虚者慎用或酌情配伍养阴生津药；阴盛格阳或真寒假热证忌用。注意中病即止，避免克伐太过以伤正气。

第一节　清热泻火药

本类药物性味多苦寒或甘寒，以清热泻火为主要功效，主要用于气分实热证及脏腑火热证，症见高热、口渴、出汗、烦躁，甚或神昏谵语、脉洪大等，以及肺热咳嗽、胃热口渴、心火烦躁、肝火目赤等。若里热炽盛而正气已虚，则宜酌情配伍补虚药。

石　膏

本品为硫酸盐类矿物硬石膏族石膏，主要成分为含水硫酸钙。主产于湖北、安徽、四川等地。采挖后，除去杂石及泥沙。打碎生用或煅用。

【性味归经】味辛、甘，性寒。归肺、胃经。

【功能主治】清热泻火，除烦止渴。主治热病高热，烦渴，神昏谵语，发狂，发斑，肺热喘咳，中暑，胃火头疼，牙疼，口舌生疮。煅则生肌敛疮，治痈疽疮疡溃不收口，烧伤。

【歌诀】石膏大寒，能泻胃火，发渴头痛，解肌立妥。

【经典应用】

（1）清热泻火，止渴除烦，适用于热病烦渴，气分实热，高热口渴；气血两燔，壮热发斑。治温病，邪在气分，壮热烦渴，脉洪大等实热亢盛之症，本品配知母相须为用，如常用名方"白虎汤"；又常与犀角（代）、牡丹皮、玄参等清热凉血药同用，共奏解毒化斑，气血两清之效，如"清温败毒饮"。近世以本品同其他清热解毒药配伍用以治疗流行性乙型脑炎、流行性脑脊髓膜炎，均获得良好效果。

（2）治邪热入肺，高热喘急，常以本品配麻黄、杏仁、甘草，能清肺平喘。胃火上攻，牙痛，咽肿，头痛，可以本品配生地黄、玄参、黄芩、升麻等。

（3）收湿敛疹（煅用），主治湿疮湿疹，水火烫伤等，有清热，收敛之效，可单用或配伍青黛、黄柏等。

（4）治胃火亢盛所致的牙龈肿痛，常与升麻、黄连等配伍，如"清胃散"；若胃热阴虚，牙疼烦渴者，常与知母、牛膝等配伍，如"玉女煎"；若治火热上炎之头疼，可与川芎、黄芩配伍，如"石膏散"。

此外，外用尚能止血，用于外伤出血等。

【文献辑录】

《医学衷中参西录》：《神农本草经》谓石膏治金疮，是外用以止其血也。愚尝用煅石膏细末，敷金疮出血者甚效。盖多年壁上石灰，善止金疮出血，石膏经煅与石灰相近，益见煅石膏之不可内服也。石膏，医者多认为大寒而煅用之，则宣散之性变为收敛，以治外感有实热者，竟将其痰火敛住，凝结不散，用至一两即足伤人，是变金丹为鸩毒也。迨至误用煅石膏偾事，流俗之见，不知其咎在煅，不在石膏，转谓石膏煅用之其猛烈犹足伤人，而不煅者更可知矣，于是一倡百和，遂视用石膏为畏途。即有放胆用者，亦不过七八钱而止。夫石膏之质甚重，七八钱不过一大撮耳，一微寒之药，欲用一大撮扑灭寒温燎原之热，又何能有大效。是以愚用生石膏以治外感实热，轻证亦必用至两许，若实热炽盛，有恒重用至四五两，或七八两。或单用，或与他药同用，必煎汤三四茶杯，分四五次徐徐温饮下，热退不必尽剂。

【近代应用】

治疗烧伤：清洗创面后，用普鲁卡因溶液涂布创面。再用炒过的石膏粉装入纱布袋内均匀地撒布于创面上（可撒厚些）。如创面渗出物较多，可继续撒布。一般在 12～24 小时后即可形成石膏痂片。此方能很快结痂，减少分泌物的渗出，防止感染，促进创面愈合，减少患者换药的痛苦。

【用法用量】煎服，15～60 克，大剂量可用至 120 克，宜打碎先煎。外用适量，研末撒敷患处。清热泻火、除烦止渴，宜生用；敛疮、止血宜煅用。

【注意事项】凡阳虚寒证，脾胃虚弱及血虚、阴虚发热者忌用。

知　母

本品为百合科多年生草本植物知母的干燥根茎。主产于河北、山西、陕西等地。春、秋两季采挖，除去须根及泥沙，晒干，习称"毛知母"。或新鲜时除去外皮，晒干，习称"知母肉"。切厚片，生用或盐水炙用。

【性味归经】味苦，性寒。归肺、胃、肾经。

【功能主治】清热泻火，滋阴润燥。主治温热病高热烦渴，肺热咳嗽，骨蒸潮热，遗精，盗汗，虚烦不眠，消渴。

【歌诀】知母味苦，热渴能除，骨蒸有汗，痰咳皆舒。

【经典应用】

（1）清热泻火，可治外感温热，壮热烦渴，脉洪大有力的气分实热证。本品配石膏、竹叶，能泻火除烦。

（2）滋阴润燥，用以治疗肺燥干咳，内热消渴，阴虚火旺，骨蒸劳热等症。本品配浙贝母，可治肺热咳嗽，气逆等症；配川贝母治肺虚久咳痰少咽燥等症；配山药、五味子等，能滋阴生津，可治消渴，口渴引饮，消谷善饥；配黄柏，能滋阴降火，可治阴虚火旺，骨蒸潮热，盗汗等。

（3）润肠通便，治阴虚肠燥便秘，常与地黄、元参、麦门冬等药配伍。

【文献辑录】

《神农本草经疏》：知母……无毒。主消渴热中，除邪气，肢体浮肿，下水，补不足，益气。疗伤寒，久疟烦热，胁下邪气，膈中恶，及风汗内疸。多服令人泄。

《本草纲目》引李东垣曰，知母，其用有四：泻无根之肾火，疗有汗之骨蒸，止虚劳之热，滋化源之阴。

《本草纲目》：（知母）乃二经（肺、肾）气分药也，黄柏则是肾经血分药，故二药必须相须而行，昔人譬之虾与水母，必相依附。

《医学衷中参西录》：（知母）苦寒皆非甚大而又多液，是以能滋阴也。有谓知母但能退热，不能滋阴者，犹浅之乎视知母也。是以愚治热实脉数之证，必用知母；若用黄芪补气之方，恐其有热不受者，亦恒辅以知母。惟有液滑能通大便，其人大便不实者忌之。

【近代应用】

（1）本品与三颗针、五味子、人参、葛根配伍，散剂服，用以治疗 2 型糖尿病，症见口渴多饮、消谷善饥、尿频量多、形体消瘦、体倦乏力属阴虚燥热者。

（2）知母与淫羊藿、续断、丹参、骨碎补配伍，水煎服或散剂服，用以治疗骨质疏松症，症见腰脊疼痛、足膝酸软、骨脆易折属肝肾不足，瘀血阻络者。

（3）知母与人参、五味子、石菖蒲、远志配伍，水煎服或散剂服，用以治疗冠心病心绞痛，症见胸痛胸闷、心悸气短、失眠多汗属气阴两虚者。

（4）治疗头皮毛囊周围炎：用知母、夏枯草煎水，冷敷患处，效佳。

（5）知柏坤草汤：知母、黄柏、丹参、益母草、大黄、牛膝，治疗前列腺肥大，效果良好。

【效验方】

治疗支气管肺炎方：知母 2 克，鲜茅根 10 克，桑皮 10 克，麦门冬 10 克。水煎服。

治疗盗汗方：炒知母、炒黄柏各 5 克，炙甘草 1.5 克，水煎，睡前顿服。

【用法用量】 煎服，3 ~ 12 克。清热泻火宜生用；滋阴润燥宜盐水炙用。

【注意事项】 本品性寒质润，有滑肠之弊，脾胃虚寒便溏者慎用。

天花粉

本品为葫芦科多年生草质藤本植物瓜蒌或双边瓜蒌的干燥根。主产于河南、山东、江苏等地。秋、冬两季采挖，洗净，除去外皮，切厚片。生用。

【性味归经】 味苦、微甘，性寒。归肺、胃经。

【功能主治】 清热生津，润肺化痰，消肿排脓。主治热病口渴，消渴多饮，肺热燥咳，疮疡肿毒。

【歌诀】 天花粉寒，止渴祛烦，排脓消毒，热痢者蠲。

【经典应用】

（1）清热生津，用以治疗热病津伤口渴及消渴等证，常配生地黄、山药、五味子等，如"玉液汤"；又能清肺润燥，常配麦门冬、天冬，可治虚热咳嗽，喉痒干咳，如"润燥汤"。

（2）消肿排脓，可用以治疗痈肿疮疡，偏于热毒炽盛者，常配连翘、蒲公英、金银花、浙贝母等，共奏解毒消肿之效。

【文献辑录】

《神农本草经》：瓜蒌根……主消渴，身热，烦满，大热，补虚安中，续绝伤。

《医学衷中参西录》：天花粉，瓜蒌根也，色白而亮者佳，味苦微酸，性凉而润，清火生津，为止渴要药。为其能生津止渴，故能润肺，化肺中燥痰，宁肺止咳，治肺病结核。又善通行经络，解一切疮家热毒，疗痈初起者，与连翘、山甲并用即消；疮疡已溃者，与黄芪、甘草（皆须用生者）并用，更能生肌排脓，即溃烂至深，旁串他处，不能敷药者，亦可自内生长肌肉，徐徐将脓排出。

【近代应用】

（1）本品与川贝母、百药煎、葛根、诃子肉配伍，散剂服，用以治疗慢性喉炎，症见咽喉不利、口舌干燥、声哑失音，属肺胃津亏者。

（2）天花粉与地黄、葛根、麦门冬、五味子、山药配伍，水煎服，用以治疗2型糖尿病，症见口渴喜冷饮、多食易饥、多尿而赤、咽干口燥、心烦、便秘属阴虚内热者。

（3）天花粉、牙皂，制成栓剂，阴道塞药，治疗恶性滋养细胞肿瘤、恶性葡萄胎、绒毛癌，均有效。

（4）治疗男子尿精：天花粉、泽泻、土瓜根各60克，上3味研细末，牛膝煎汁合为丸，桐子大，每服3丸，饭前服。

（5）治疗胃及十二指肠溃疡：天花粉30克，浙贝15克，鸡蛋壳10个，共为细粉，每服6克，开水送服。

【效验方】

治疗糖尿病方：天花粉研细粉，每次6克冲服，日服2次。

治天疱疮：天花粉、软滑石等分为末，水调搽。

【用法用量】 煎服，10～15克。

【注意事项】本品寒凉性润，脾胃虚寒，大便溏泄者慎服。孕妇慎用。不宜与川乌、制川乌、草乌、制草乌、附子同用。

栀　子

本品为茜草科常绿灌木栀子的干燥成熟果实。主产于浙江、湖南、江西等地。9～11月，果实成熟呈红黄色时采收，除去果梗和杂质，蒸至上气或置沸水中略烫，取出，干燥。生用、炒用或炒焦用。

【性味归经】味苦，性寒。归心、肺、三焦经。

【功能主治】泻火除烦，清热利湿，凉血解毒。主治热病心烦，肝火目赤，头疼，湿热黄疸，淋证，吐血，衄血，血痢，尿血，口舌生疮，疮疡肿毒，扭伤肿痛。

【歌诀】栀子性寒，解郁除烦，吐衄胃痛，火降小便。

【经典应用】

（1）泻火除烦，适用于热扰心神之病症。本品配淡豆豉，能清心除烦，可治郁热心中烦躁不宁，失眠等症。若火毒炽盛，高热烦躁，神昏谵语者，可配黄连、连翘、黄芩等凉血解毒、泻火除烦之品，如"清温败毒饮"。

（2）凉血解毒，用以治疗血分热毒病症。治由于血热而出现衄血、吐血、咯血、尿血等症，本品与生地黄、牡丹皮、侧柏叶、白茅根、生藕节、白及等同用。若见肝热目赤，本品配伍菊花、甘草。

（3）清利湿热，适用于肝胆及下焦湿热病症。本品配黄柏、茵陈、生大黄、车前子等，可治由于湿热郁蒸而致的黄疸病；配瞿麦、萹蓄，能清热通淋，可治热淋，小便赤涩热痛等，常用方如"八正散"。

此外，生栀子粉，用水调成糊状，湿敷，对外伤性肿痛，有消肿止痛作用。涂敷疔肿，亦有疗效。

【文献辑录】

《神农本草经疏》：栀子……主五脏邪气，胃中热气，面赤酒疱齇鼻，白癞赤癞，疮疡。疗目热赤痛，胸心大小肠大热，心中烦闷。

《本草思辨录》：栀子，苦寒涤热，而所涤为瘀郁之热。黄疸之郁热在表，其本在胃，栀子入胃涤热下行，更以走表利便之茵陈辅之，则瘀消热解而疸亦愈。至治肝则古方不可胜举，总不离乎解郁火。凡肝郁则火生，胆火外扬，肝火内伏，栀子解郁火，故不治胆而治肝。古方如"泻青丸""凉肝汤""越鞠丸""加味逍遥散"等用栀子皆是。

【近代应用】

（1）治疗冠心病：栀子、桃仁各 12 克，共轧成末，加炼蜜（或蛋清）30 克调成糊状。将药摊敷在心前区，纱布覆盖固定。3 天换药 1 次，两次后改 7 天换药 1 次，6 次为 1 疗程。

（2）栀子与茵陈、金银花、黄芩配伍，水煎服，治疗急慢性肝炎，症见黄疸，胸胁胀痛，恶心、呕吐、小便黄赤属肝胆湿热者。

（3）栀子与半枝莲、茵陈、板蓝根、柴胡、甘草配伍，水煎服，用以治疗急慢性肝炎，胆囊炎，症见胁肋胀痛，口苦口干，尿黄或身目发黄，属湿热蕴毒者。

（4）治疗闭合性软组织损伤：用栀子研为细末，鸡蛋清、面粉、白酒适量，共调成糊状，贴扭伤部位，效果良好。

（5）柴栀通瘀汤：栀子、柴胡、大黄、败酱草、丹参、黄芩配伍，治疗急性水肿型胰腺炎，疗效满意。

【效验方】

栀子柏皮汤（《伤寒杂病论》）：栀子十五枚，黄柏二两，炙甘草一两，水煎服。主治身黄发热心烦。

【用法用量】 煎服，6～10 克。外用生品适量，研末调敷。生用清热泻火，炒用可缓和其苦寒，炒黑多入血分而止血。

【注意事项】 本品苦寒伤胃，阴血亏虚，脾虚便溏者不宜用。

芦 根

本品为禾本科多年生草本植物芦苇的新鲜或干燥根茎。主产于安徽、江苏、浙江等地。全年均可采挖，除去芽、须根及膜状叶。鲜用，或晒干生用。

【性味归经】 味甘，性寒。归肺、胃经。

【功能主治】 清热除烦，透疹解毒。主治热病烦渴，胃热呕哕，肺热咳嗽，肺痈吐脓，热淋，麻疹；解河豚鱼毒。

【歌诀】 芦根甘寒，清热生津，烦渴呕吐，肺痈尿频。

【经典应用】

（1）清热生津，用于热病伤津，烦热口渴，舌燥津少之症，常与天花粉、麦门冬等同用。

（2）清肺泻热，用于肺痈咳吐腥臭脓痰，或痰中带血，以及风热感冒咳嗽而有口干舌燥者。前者常与薏苡仁、桃仁、冬瓜仁、鱼腥草等同用，如

"苇茎汤"；后者常与银花、连翘等同用，如"银翘散"。

（3）清胃止呕，用于胃热呕哕、反胃、呃逆等症，通常与竹茹、枇杷叶等同用；如配竹茹、姜汁、粳米，水煎服，可治反胃呕哕，如"千金苇茎饮"。

（4）宣毒透疹，用于麻疹初起，疹透不畅，单用或与其他宣毒药同用。

此外，亦可解河豚毒，用芦根500克捣汁服，或水煎顿服。

【文献辑录】

《医学衷中参西录》：芦根，其性凉能清肺热，中空能理肺气，而又味甘多液，更善滋阴养肺。芦根，其善发痘疹者，以其有振发之性也；其善利小便者，以其体中空且生水中，自能行水也。其善止吐血、衄血者，以其性凉能治血热妄行，且血亦水属，其性能引水下行，自善引血下行也。

【近代应用】

（1）本品与金银花、淡竹叶、滑石粉配伍，水煎服，用以治疗暑热或高温作业中暑，症见烦热口渴，头晕乏力等。

（2）本品与枇杷叶、紫菀、杏仁配伍，水煎服，用以治疗上呼吸道感染，急慢性气管炎，症见发热咳嗽，痰黄，气促属外感风热，肺气失宣者。

（3）治疗急性扁桃体炎，用芦根、大黄配伍，剂量按年龄酌定，水煎服。效佳。

【效验方】

治消化不良腹胀方：鲜芦根2节，谷芽10克，竹茹5克，山楂10克，陈皮3克，霜桑叶6克。水煎服。

用单味干芦根300克，文火煎两次，取汁分3次服完，治疗肺脓疡。

【用法用量】煎服，15～30克。鲜品用量加倍，或捣汁用，用鲜者尤佳。

【注意事项】脾胃虚寒者慎用。

第二节 清热明目药

本类药物都具有清肝明目，降血压之功效，故多用于治疗肝热目疾与高血压之症；又能益肾阴，故对风热肝火及肝肾阴亏之目疾，皆可应用，为治眼疾常用药。

夏枯草

本品为唇形科多年生草本植物夏枯草的干燥果穗。主产于江苏、浙江、安徽等地。夏季果穗呈棕红色时采收果穗及全草，除去杂质，晒干。生用。

【性味归经】味苦，性寒。归肝、胆经。

【功能主治】清肝明目，散结解毒。主治目赤羞明，目珠疼痛，头疼眩晕，耳鸣，瘰疬瘿瘤，乳痈疖腮，痈疖肿毒，急、慢性肝炎，高血压病。

【歌诀】夏枯草苦，瘰疬瘿瘤，破癥散结，湿痹能瘳。

【经典应用】

（1）清肝明目，主治肝火上炎，目赤肿痛，羞明流泪，头痛，眩晕等症，本品常与石决明、菊花配伍；如肝阴不足，目珠疼痛，至夜尤剧者，可配当归、白芍等养肝益血药。

（2）消肿散结，适用于痰火凝结、瘰疬、瘿瘤。可单味熬汤或熬膏敷。复方中常以之与玄参、连翘、牡蛎、昆布等伍用。治肝郁不舒，痰火蕴结所致之乳痈、乳癖、乳房肿胀疼痛，常与蒲公英、金银花、浙贝母等清热解毒，消肿散结药同用。

此外，本品可用以治疗高血压属于肝火或肝阳上亢类型者，多配草决明、黄芩、珍珠母等品应用。

【文献辑录】

《神农本草经疏》：夏枯草……无毒。主寒热，瘰疬，鼠瘘，头秃，破癥，散瘿结气，脚肿湿痹，轻身。

《本草纲目》：楼全善云，夏枯草治目珠疼至夜则甚者，神效，或用苦寒药点之反甚者，亦神效。盖目珠连目本，肝系也，属厥阴之经。夜甚及点苦寒药反甚者，夜与寒亦阴故也。夏枯草禀纯阳之气，补厥阴血脉，故治此如神，以阳治阴也。

《灵兰要览》：从来不寐之证，前人皆以心肾不交治之，投剂无效，窃思阴阳违和二气亦不交。春天每用制半夏、夏枯草各五钱，取阴阳相配之义，浓煎长流水，经覆杯而卧。

【近代应用】

（1）本品单味代茶饮，用以治疗甲状腺肿大，淋巴结核，乳腺增生，颈间瘿瘤，瘰疬，乳房肿痛等属火热内蕴，气滞痰结者。

（2）夏枯草与菊花、葛根、地龙配伍制成片剂，用以治疗原发性高血压，症见头痛眩晕、耳鸣、口苦咽干属肝火上扰者。

（3）夏枯草配伍昆布、海藻、浙贝母、甘草，制成丸剂，用以治疗单纯型地方性甲状腺肿，证属痰火郁结之瘿瘤初起者。

（4）治疗慢性乙型肝炎：用夏枯草、白花蛇舌草、白茅根、甘草、板蓝根、山豆根，水煎服，日 1 剂，疗效显著。

【效验方】

清肝饮：夏枯草 5 克，薄荷 3 克，白菊花 5 克，主治肝经有热，血压偏高。开水冲，代茶饮。

治疗手脱皮方：用夏枯草 100 克，水煎 2 次，泡洗双手。

【用法用量】 煎服，10～15 克。或熬膏服。

【注意事项】 脾胃寒弱者慎用。

决明子

本品为豆科一年生草本植物决明或小决明的干燥成熟种子。主产于安徽、广西、四川等地。秋季采收成熟果穗，晒干，打下种子，除去杂质。生用，或炒用，用时捣碎。

【性味归经】 味甘，苦，咸，性微寒。归肝、大肠经。

【功能主治】 清肝明目，利水通便。主治目赤肿痛，羞明泪多，青盲，雀目，头疼头晕，视物昏暗，臌胀，习惯性便秘，肿毒，癣疾。

【歌诀】 决明子甘，能祛肝热，目痛收泪，仍止鼻血。

【经典应用】

（1）清肝明目，主治肝热目赤、羞明多泪等症，轻者可单用本品煎服，重者可与夏枯草、千里光配合；治风热目赤多泪，则常与桑叶、菊花、白蒺藜同用。

（2）润肠通便，可用以治疗热结便秘或肠燥便秘，可单味煎服，或研末冲服。

此外，本品可治肝阳性高血压，常与黄芩、菊花、钩藤等配用。

【文献辑录】

《神农本草经疏》：决明子……无毒。主青盲，目淫肤赤白膜，眼赤痛泪出，疗唇口青。久服益精光，轻身。

《本草正义》：决明子明目，乃滋益肝肾，以镇潜补阴为宜，是培本之正治，非如温辛散风，寒凉降热之止为标病立法者可比，最为有利无弊。

【近代应用】

（1）本品与山楂、菊花、夏枯草配伍，制成片剂，用于治疗高血压病，症见头痛眩晕、耳鸣健忘、腰膝酸软、五心烦热、心悸失眠属阴虚阳亢者。

（2）决明子与制何首乌、枸杞子、黄精配伍，水煎服，用以治疗高脂血症，症见头晕、目眩、视物昏花、目涩、耳鸣、肢体麻木属肝肾不足所致者。

（3）用炒决明子 20 ~ 30 克，打碎开水泡，代茶饮，治高脂血症，有良好疗效。

（4）用决明子 30 克，加水煮沸 20 分钟后熏洗外阴及阴道，治疗霉菌性阴道炎，疗效较好。

（5）治高血压病：①决明子适量炒黄，研成细粉，加糖开水冲服，日服 3 次。②决明子 15 克，夏枯草 9 克，水煎服，连服 1 个月。

【效验方】

降低胆固醇：用决明子 50 克，水煎分 2 次服。日 1 剂。

【用法用量】煎服，10 ~ 15 克。用于润肠通便，不宜久煎。单味亦可开水泡服。

【注意事项】气虚便溏者不宜用。

第三节　清热凉血药

本类药物味多苦、咸，性寒，以清解营分、血分热邪为主要功效，主要用于营分、血分等实热证。如热入营血，症见舌绛，身热夜甚，心烦不寐，脉细数，甚则神昏谵语，斑疹隐隐；若热入血分，热盛迫血，症见舌色深绛，吐血衄血，尿血便血，斑疹紫暗，躁扰不安，甚或昏狂等。部分药物尚具有滋阴生津或活血散瘀作用。

生地黄

本品为玄参科多年生草本植物地黄的块根。中国大部分地区有栽培，但主产于河南，为"四大怀药"之一。秋季采收，鲜用，或烘焙至八成干，前者习称"鲜地黄"。切片，生用。

【性味归经】味甘、苦，性寒。归心、肝、肾经。

【功能主治】清热凉血，养阴生津。主治各种热性病症，瘟毒发斑，血热出血，热病伤阴，阴虚发热，以及津伤便秘等症。

【歌诀】生地微寒，能消温热，骨蒸烦劳，养阴凉血。

【经典应用】

（1）凉血清热，适用于血热证，血分热盛，高热谵语，舌绛而干。本品可配玄参、连翘、栀子、郁金、竹叶心、牡丹皮、赤芍、生石膏、犀角等，如"清营汤""化斑汤""犀角地黄汤"等。

（2）血热动血，适用于吐血，衄血，尿血，崩漏等症，临床可选不同配伍，如配白芍，可治营血炽盛，发斑，吐血，舌绛唇焦；配小蓟，治尿血；配白茅根，治血热妄行之吐衄；配大黄，治心胃火炽，气火升腾，挟火上逆之吐血、衄血、便秘等症；配侧柏叶、茜草，治血热妄行之吐血、衄血、尿血、崩漏等。

（3）治热病后期，低热不退，或慢性病的阴虚内热，临床可配青蒿、鳖甲、地骨皮，如"青蒿鳖甲汤"。

（4）养阴生津，适用于津液亏损之证。热病伤阴，口干口渴，舌红无苔者，本品可配麦门冬、沙参、玉竹等养阴生津。

（5）治内热消渴，烦渴多饮，配天冬、枸杞、山药、山萸肉等可治糖尿病。

（6）治热伤阴液，肠燥便秘，可配元参、麦门冬滋阴增液，润肠通便。

【文献辑录】

《神农本草经疏》：干地黄……无毒。主折跌绝筋，伤中，逐血痹，填骨髓，长肌肉。作汤，除寒热积聚，除痹，主男子五劳七伤，女子伤中胞漏下血，破恶血，尿血，利大小肠，祛胃中宿食，饱力断绝，补五脏内伤不足，通血脉，益气力，利耳目。生者尤良。久服轻身不老。

《本草纲目》：元素曰，地黄生则大寒而凉血，血热者须用之。熟则微温而补肾，血衰者须用之。又脐下痛属肾经，非熟地黄不能除，乃通肾之药也。

《医学衷中参西录》：鲜地黄，性寒，微苦微甘，最善清热、凉血、化瘀血、生新血。治血热妄行、吐血、衄血、二便因热下血。其中含有铁质，故晒之蒸之则黑，其生血凉血之力，亦赖所含之铁质也。干地黄，经晒干，性凉而不寒，主血脉，益精髓，聪耳明目，治骨蒸劳热，肾虚生热。

【近代应用】

（1）本品与金莲花、大青叶、生石膏、知母配伍，水煎服，用以治疗流行性感冒，上呼吸道感染，症见高热口渴，咽干，咽痛，咳嗽，痰稠属热毒壅盛证者。

（2）生地黄与天花粉、葛根、麦门冬、五味子配伍，水煎服，用以治疗 2 型糖尿病，症见口渴，多饮，多食，多尿，消瘦，五心烦热属阴虚燥热者。

（3）治疗上消化道出血：生地黄 30 份，大黄 15 份，黄连 9 份，生黄芪

15 份，生甘草 6 份共为末制成四黄粉。用时取四黄粉 30 克，加水 200 毫升，煮沸 2 分钟，去渣冷服，每天 2 次分服，重症加倍，5 天为 1 疗程。

（4）治疗风湿、类风湿性关节炎：生地黄 90 克，切碎，加水 600～800 毫升，煮沸 1 小时，煎得药液 500 毫升，1 日内 1～2 次服完，儿童减量。

（5）治疗湿疹、神经性皮炎、荨麻疹等皮肤病：用生地黄 90 克，切碎，加水 1000 毫升，煎煮 1 小时，得药液 300 毫升，1～2 次服完。

（6）治疗红斑狼疮性肢痛：生地黄 120 克，黄芩 60 克，苦参 30 克，水煎服。全部治愈。

（7）治疗功能性子宫出血：生地黄 60 克，黄酒 500 毫升，为 1 日量。将生地黄放入锅中，先加黄酒 375 毫升，再加冷水 125 毫升，煎取药液 100 毫升左右，倒入杯中，然后将剩下的 125 毫升黄酒加冷水 250 毫升，倒入锅中，再煎取药液 100 毫升，将两次药液混合，放红糖少许调味，早晚 2 次分服。临床有效。

【效验方】

治疗原发性血小板减少性紫癜：生地黄 30～60 克，随症加味，水煎服。

【用法用量】煎服，10～15 克。鲜品用量加倍，或以鲜品捣汁入药。用于止血可炒炭用。

【注意事项】脾虚湿滞，腹满便溏者不宜使用。

牡丹皮

本品为毛茛科落叶小乔木牡丹的干燥根皮。主产于安徽、山东、河北等地。秋季采挖，晒干。生用或炒用。

【性味归经】味辛、苦，性寒。归心、肝、肾经。

【功能主治】清热凉血，活血散瘀。主治温热病热入血分，发斑，吐衄，热病后期热伏阴分发热，骨蒸潮热，血滞经闭，痛经，癥瘕，痈肿疮毒，跌扑伤痛，风湿热痹。

【歌诀】牡丹苦寒，破血通经，血分有热，无汗骨蒸。

【经典应用】

（1）清热凉血，用以治疗血分热证，症见热入营血，高热发斑，血热吐血，衄血等，常与犀角、生地黄同用；又可用于热入血分，夜热早凉，骨蒸无汗。本品配青蒿、鳖甲、地骨皮、秦艽等，能内清外透，如"青蒿鳖甲汤"。

（2）活血散瘀，适用于血分瘀滞证。可有两种不同的用途：一是血瘀停滞而致的月经闭止，腹中癥块等症，可用本品散瘀血，化癥块，常与当归尾、赤芍、延胡索、牛膝、三棱、莪术、桂心、红花等同用，如"牡丹皮散"。二是活血消痈，可治肠痈，可与大黄、桃仁、冬瓜子、赤芍等同用，如"大黄牡丹皮汤"。

此外，跌打损伤，瘀肿作痛，亦可应用本品，常与赤芍、乳香、没药配伍。

【文献辑录】

《神农本草经疏》：牡丹……无毒。主寒热，中风瘛疭，痉惊痫邪气，除癥坚淤血留舍肠胃，安五脏，疗痈疮，除时气头疼，客热五劳，劳气头腰疼，风噤癫疾。

《本草纲目》：牡丹皮治手足少阴、厥阴四经血分伏火，盖伏火即阴火也，阴火即相火也。古方惟以此治相火，故仲景肾气丸用之。后人乃专以黄柏治相火，不知牡丹之功更盛也。此乃千载秘奥，人所不知，今为拈出。

【近代应用】

（1）本品与丹参配伍，水煎服或散剂服，用以治疗瘀血痹阻所致的胸痹，症见胸闷、心痛者。

（2）本品与猪蹄甲、地黄、赤芍配伍，水煎服，用以治疗原发性血小板减少性紫癜热伤阴挟瘀证，症见皮肤紫癜，齿衄，鼻衄，妇女月经过多，口渴，烦热，盗汗等症。

（3）用牡丹皮清水浸泡后的蒸馏液滴鼻，治疗过敏性鼻炎，有效。

【效验方】

治疗高血压方：牡丹皮30克，水煎分3次服。

【用法用量】 煎服，5～10克。清热凉血宜生用，活血祛瘀宜酒炙用。

【注意事项】 血虚有寒，月经过多及孕妇不宜用。

赤芍药

本品为毛茛科多年生草本植物芍药或川赤芍的干燥根。芍药主产于黑龙江、吉林、辽宁等地；川芍药主产于四川、西藏、山西等地。春、秋两季采挖。切片，生用，或炒用。

【性味归经】 味苦，性寒。独入肝经。

【功能主治】 清热凉血，活血祛瘀。主治瘟毒发斑，吐血，衄血，肠风下血，目赤肿痛，痈肿疮疡，闭经，痛经，崩带淋浊，瘀滞胁痛，疝瘕积聚，跌打损伤。

【歌诀】赤芍酸寒，能泻能散，破血通经，产后勿犯。

【经典应用】

（1）清热凉血，主治热入营分，高热谵语，发斑出疹，血热出血等症，常配生地黄、牡丹皮等。

（2）散瘀止痛，主治月经不调，经闭，痛经，腹痛，胸胁疼痛，臃肿跌扑损伤等。本品配香附，调经止血，可治冲任受损，月经量多；配当归养血活血，可治血瘀痛经、经闭；配柴胡、郁金、丹参，治胸胁痛；配金银花、天花粉、生甘草、当归，治热毒臃肿疔疮等症；配当归、桃仁、川芎，治跌打损伤，瘀血作痛；配菊花、黄芩、夏枯草，治目赤肿痛。

【文献辑录】

《用药法象》：赤芍药破瘀血而疗腹痛，烦热亦解。仲景方中多用之者，以其能定寒热，利小便也。

《本草求真》：赤芍与白芍主治略同，但白则有敛阴益营之力，赤则只有散邪行血之意；白则能于土中泻木，赤则能于血中活滞。故凡腹痛坚积，血痕疝痹，经闭目赤，因于积热而成者，用此则能凉血逐瘀，与白芍主补无泻，大相远耳。

【近代应用】

（1）本品与丹参、川芎、红花、香附配伍，水煎服，用以治疗冠心病心绞痛，多发性脑梗死，症见头痛，眩晕，胸痛，心悸属气滞血瘀者。

（2）赤芍与当归、益母草、川芎、桃仁、阿胶配伍，水煎服，用以治疗产后恶露不尽，症见恶露不止，色紫暗或有血块，小腹冷痛属瘀血阻滞、冲任不固者。

（3）治疗急性乳腺炎：用赤芍、甘草各50克。如乳腺炎已溃，脓性分泌物多者，加黄芪30克；局部伴有慢性湿疹者，加地肤子20克；乳腺炎原有乳房结核者，加穿山甲10克，昆布20克。每日1剂，煎汤分2次饭后服。

【效验方】

治疗冠心病：单味赤芍煎服，每日120克，水煎分3次服。连服70天。

【用法用量】煎服，6~12克。外用适量，或入丸、散。

【注意事项】血虚经闭者不宜用。不宜与藜芦同用。

紫　草

本品为紫草科多年生草本植物新疆紫草、内蒙紫草的干燥根。新疆紫草主产于新疆、西藏，内蒙紫草主产于内蒙古、甘肃。春、秋两季采挖。晒干。切片，生用。

【性味归经】 味甘，性寒。归心、肝经。

【功能主治】 凉血活血，解毒透疹。主治吐血，衄血，尿血，紫癜，斑疹，麻疹，黄疸，痈疽，烫伤。

【歌诀】 紫草苦寒，能通九窍，利水消膨，痘疹最要。

【经典应用】

（1）凉血活血透疹，用以治疗麻疹或其他热病，由于热毒炽盛而斑疹透发不畅或紫暗之症，常与赤芍、蝉蜕等配伍，如"紫草快斑汤"；如兼有咽喉肿痛者，可与牛蒡子、山豆根、生甘草等配伍，如"紫草消毒饮"。

（2）治疮疡，湿疹，水火烫伤。治痈肿疮疡，与金银花、连翘、蒲公英等药同用；治湿疹，可配黄连、黄柏等清热燥湿药，如"紫草膏"；治水火烫伤，可用本品以植物油浸泡，滤取油液，外涂患处，或配黄柏、牡丹皮、大黄等药，麻油熬膏外搽。

【文献辑录】

《神农本草经疏》：紫草……无毒。主心腹邪气，五疸，补中益气，利九窍，通水道，疗腹肿胀满痛。

《本草纲目》：紫草，其功长于凉血活血，利大小肠。故痘疹欲出未出，血热毒盛，大便闭涩者，宜用之。已出而紫黑便闭者，亦可用。若已出而红活，及白陷大便利者，切宜忌之。

【近代应用】

（1）本品与乳香、当归、轻粉、白芷配伍，熬成软膏，用以治疗各类创面感染，Ⅱ度烧伤。

（2）紫草与斑蝥、糯米配伍，散剂服，用以治疗急慢性肝炎，症见胁肋刺痛，赤缕红斑，口苦尿黄属毒热郁滞者。

（3）用紫草20~30克，水煎服，每日3次，治疗淋病尿道狭窄，效果良好。

【效验方】

治疗玫瑰糠疹：紫草、甘草各15克，水煎，每日1剂，早晚分服。服药期间忌用热水肥皂浴。

【用法用量】 煎服，3~10克。外用适量，熬膏或用植物油浸泡涂擦。

【注意事项】 本品性寒而滑利，脾虚便溏者忌服。

白茅根

本品为禾本科多年生草本植物白茅的干燥根茎。中国大部分地区均产，以华北地区较多。春、秋两季采挖，除去须根及膜质叶鞘，洗净，晒干，切段。生用。

【性味归经】 味甘，性寒。归肺、胃、膀胱经。

【功能主治】 清热生津，凉血止血，利尿通淋。主治热病烦渴，肺热喘咳，胃热呕逆，血热出血，小便淋漓涩痛，水肿，黄疸。

【歌诀】 茅根味甘，通关逐瘀，止血衄血，客热可祛。

【经典应用】

（1）凉血止血，主治血热妄行所致之吐血、衄血、尿血等多种出血症。可单用或与仙鹤草、蒲黄、小蓟同用。

（2）利尿通淋，用于热淋及水肿、黄疸小便不利属热证者，常与车前草、木通、金钱草等同用。

此外，又常用于热病津伤口渴，多与芦根同用。

【文献辑录】

《本草纲目》：止吐衄诸血，伤寒哕逆，肺热喘急，水肿黄疸，解酒毒。

《药镜》：内热则瘀，瘀则气滞，滞以津枯，性寒凉血，故补中而止吐衄。热去则血和，和则瘀消，消则闭通，性甘能益血，故扶脾而利淋便。

《医学衷中参西录》：白茅根必用鲜者，其效方著。春前秋后刨用之味甘，至生苗盛茂时，味即不甘，用之亦有效验，远胜干者。若久煎，其清凉之性及其宣通之力皆减，服之无效矣，所煮之汤，历一昼夜即变绿色，若无发酵之味，仍然可用。

【近代应用】

（1）本品与西瓜翠衣、紫皮大蒜配伍，水煎服，用于急、慢性肾盂肾炎、肾小球肾炎。

（2）白茅根与土茯苓、槐花、益母草、藿香配伍，水煎服，用以治疗热淋涩痛，急性肾炎水肿，慢性肾炎急性发作。

（3）用鲜白茅根 800 克，白糖 20 克，水煎服，每日 1 剂，治疗急性肾炎，有效。

（4）用白茅根 100 克，鱼腥草、车前子各 60 克，水煎代茶饮，每日 1 剂，治疗乳糜尿，效果良好。

【效验方】

治疗急、慢性肾炎水肿方：白茅根、土茯苓、槐花、益母草各 20 克，藿香 10 克，水煎服，日 1 剂。

治鼻衄：鲜白茅根约 250 克，去根皮，洗净，切为小段，放暖水瓶内，冲入开水，30 分钟后开始饮用，连饮 3 天。

【用法用量】 煎服，6～12 克。鲜者可用 50 克。

【注意事项】 血虚有寒者慎用。

第四节　清热燥湿药

本类药物性味苦寒，以清热燥湿为主要功效，主要用于湿热证。如湿温或暑温夹湿，症见身热不扬、胸脘痞闷、小便短赤；脾胃湿热，症见脘腹胀满、恶心呕吐；大肠湿热，症见泄泻、痢疾、里急后重；肝胆湿热，症见黄疸尿赤、胁肋胀痛、耳肿流脓；下焦湿热，症见带下色黄，或热淋涩痛；若湿热流注关节，则可见关节红肿热痛；若湿热浸淫肌肤，则可见湿疹、湿疮等。以上湿热诸证多可见舌苔黄腻，均属本类药物主治范围。多味药物兼有清热泻火，解毒之功，亦可用以治疗实热证及热毒证。

本类药物苦寒伐胃，性燥伤阴，凡脾胃虚寒，津伤阴亏者应慎用，或酌情配伍健胃药或养阴药同用。

黄　芩

本品为唇形科多年生草本植物黄芩的干燥根。主产于河北、山西、河南等地。春、秋两季采挖，除去须根及泥沙，晒后撞去粗皮，晒干。蒸透或开水润透切片，干燥。生用、炒用或酒炙用。

【性味归经】 味苦，性寒。归肺、胆、脾、大肠、小肠经。

【功能主治】 清热泻火，燥湿解毒，止血，安胎。主治肺热咳嗽，热病高热神昏，肝火头疼，目赤肿痛，湿热黄疸，泻痢，热淋，吐衄，崩漏，胎热不安，痈肿疔疮。

【歌诀】 黄芩苦寒，枯泻肺火，子清大肠，湿热皆可。

【经典应用】

（1）清热燥湿，用于湿热痢疾，腹痛便脓血，里急后重。本品配白芍、甘草，清热止痢；配白头翁，可治下痢脓血，赤多白少。

（2）利胆清热。本品配茵陈、栀子、黄柏等，治湿热黄疸，身目黄染。外感湿温，发热胸闷，舌苔黄腻，则须配用白蔻仁、滑石、通草等渗利化湿之品，如"黄芩滑石汤"。

（3）治湿热下注，热淋涩痛，小便不利，可与鸭跖草、车前草等同用。

（4）肺热咳嗽，痰黄黏稠，舌红咽痛，可用黄芩1味煎服，亦可用桑白皮、地骨皮配合应用。外感风热，邪郁上焦，壮热烦渴者，多同栀子、石膏同用。

（5）治内热亢盛，迫血妄行引起的出血症。本品配栀子，可治吐血、衄血；配大黄、黄连，治热病烦躁，便秘，或热盛迫血妄行，咯血，吐血，衄血；配白术、黑芥穗、黑地榆，可治崩漏下血。

（6）治热毒疮疡，咽肿目赤，实火所致者，常与连翘、金银花配伍使用。

（7）安胎，主治胎热内扰，胎动不安。常与白术配合，以疗胎热不安。

【文献辑录】

《神农本草经》：黄芩主诸热，黄疸，肠澼，泄痢，逐水，下血闭，恶疮疽蚀，火疡。

《本草图经》：张仲景治伤寒心下痞满，泻心汤四方皆用黄芩，以其主诸热，利小肠故也。又太阳病下之利不止，有葛根黄连黄芩汤，及妊娠安胎散，以多用黄芩。

《医学衷中参西录》：黄芩，味苦，性凉，中空像肺，最善清肺经气分之热，由脾而下通三焦，达于膀胱以利小便。色黄属土，又善入脾胃清热，由胃而下及于肠，以治肠澼下利脓血。又因其色黄而微青，青者木色，又善入肝胆清热，治少阳寒热往来。为其中空兼能调气，无论何脏腑其气郁而作热者，皆能宣通之；为其中空又善清躯壳之热，凡热之伏藏于经络散漫于腠理者，皆能消除之。治肺病、肝胆病、躯壳病，宜用枯芩，治肠胃病宜用条芩。究之，皆为黄芩，其功用原无甚差别也。

【近代应用】

（1）本品与十大功劳、虎杖、穿心莲配伍，水煎服，用以治疗急性咽炎、上呼吸道感染、急性肠炎、急性膀胱炎、皮肤疖肿等，症见咽喉肿痛，口舌生疮，感冒发热，湿热泄泻，痈肿疮疡属风热上攻，湿热内蕴者。

（2）黄芩与羚羊角、夏枯草、槲寄生配伍，制成片剂，用以治疗原发性高血压病、紧张性头痛、偏头痛、神经性耳聋等，症见头痛眩晕，面红目赤，烦躁易怒，口苦而干，耳鸣，耳聋等属肝火上炎，肝阳上亢者。

（3）治疗顽固性皮肤溃疡：黄芩200克，加清水1500毫升，武火煮沸后以文火煎至700毫升，纱布过滤，再浓缩为500毫升，冷后装瓶备用。治疗时以洁净纱布浸透药液外敷溃疡面，干后淋以药液，保持湿润，直至痊愈。

【效验方】

治疗更年期综合征，症见潮热面红，自汗盗汗，心烦不宁，手足心热属阴虚火旺者，用黄芩10克，熟地20克，黄连3克，白芍15克，水煎服。

治疗皮肤疖肿方：黄芩、黄柏等量，共研细粉，米醋调涂。

【用法用量】 煎服，3～12克。清热多生用，安胎多炒用，清上部火热宜用酒炒，止血可炒炭用。

【注意事项】 本品苦寒伤胃，脾胃虚寒者不宜用。

黄　连

本品为毛茛科多年生草本植物黄连、三角叶黄连或云连的干燥根茎。以上3种分别习称"味连""雅连""云连"。主产于四川、云南、湖北等地，多系栽培。秋季采挖，除去须根及泥沙，干燥，撞去残留须根。生用或清炒、姜汁炙、酒炙、吴茱萸水炙用。

【性味归经】 味苦，性寒。归心、脾、胃、肝、胆、大肠经。

【功能主治】 清热泻火，燥湿，解毒。主治热病邪入心经之高热，烦躁，谵妄或热盛迫血妄行之吐衄，湿热胸痞，泄泻，痢疾，心火亢盛之心烦失眠，胃热呕吐，消谷善饥，肝火目赤肿痛，以及热毒疮疡，疔毒走黄，牙龈肿痛，口舌生疮，聤耳，痔血，湿疹，烫伤。

【歌诀】 黄连味苦，泻心除痞，清热明眸，厚肠止痢。

【经典应用】

（1）清热燥湿，适用于湿热中阻，胸闷苔腻，不饥，呕吐。本品配合厚朴、枳实、瓜蒌、半夏等清热开结，可治结胸，心下痞，按之痛。

（2）治实热痢疾，腹痛腹泻，里急后重，便脓血。如见泻痢而发热甚者，可配黄芩、葛根增强其泻火解毒作用；如下痢不爽，里急后重者，可配木香调气行滞，后重自除，如"香连丸"。

（3）泻火解毒，治实热内盛，烦躁谵语，壮热神昏。本品配黄芩、栀子，可治心火偏盛，烦躁不眠，血热吐、衄出血；本品配朱砂、生地黄，可治心火偏旺，烦躁不眠；配黄芩、大黄，治心火内炽，迫血妄行，衄血，吐血者。

（4）治热毒疮疡，疔毒内攻。本品配黄柏、黄芩、连翘，疗效尤其显著。

近来用以治疗败血症，也取得明显效果。

（5）治肝火上炎目赤，肝火犯胃呕吐。前者本品配伍龙胆草，既可煎汁内服，亦可浸汁外用滴眼。后者可配吴茱萸、姜汁煎服。

【文献辑录】

《神农本草经》：黄连主热气，目痛，眦伤，泪出，明目，肠澼，腹痛，下痢，妇人阴中肿痛。久服令人不忘。

《神农本草经百种录》：黄连，苦味属火，其性皆热，此固常理，黄连至苦而反至寒，则得火之味与水之性也，故能除水火相乱之病，水火相乱者，湿热是也。凡药能去湿者必增热，能除热者必不能去湿，惟黄连能以苦燥湿，以寒除热，一举两得，莫神于此。

《医学衷中参西录》：黄连，味大苦，性寒而燥。苦为火之味，燥为火之性，故善入心以清热；心中之热清，则上焦之热皆清，故善治脑膜生炎；脑部充血，时作眩晕，目疾肿痛，胬肉遮睛，及半身以上赤游丹毒。其色深黄，能入脾胃以除实热，使之进食，更由胃及肠，治肠澼下利脓血。为其性凉而燥，故治湿热郁于心下作痞满，女子阴中因湿热生炎溃烂。

【近代应用】

（1）本品单味药研细粉制成胶囊，用以治疗细菌性痢疾，症见发热，腹痛，里急后重，大便脓血属大肠湿热蕴结者，口服量 2 ~ 12 克（据年龄酌定），用药 5 ~ 7 天治愈。或用以治疗病毒性肝炎，症见发热，黄疸，胁痛，纳呆属肝胆湿热蕴毒者。

（2）黄连与黄芪、金银花配伍，散剂服，用以治疗轻、中度 2 型糖尿病，症见口渴喜饮，易饥多食，气短乏力属内热兼气虚者。

（3）黄连与太子参、大黄、茯苓、丹参配伍，水煎服，用以治疗慢性肾功能衰竭，症见面色微黄，腰痛倦怠，恶心呕吐，食欲不振，小便不利，大便黏滞属气虚血滞，浊瘀内阻者。

（4）治疗大叶肺炎：用黄连粉内服，每次 0.5 克，日服 4 ~ 6 次。疗效可靠。

（5）治疗中耳炎：黄连 15 克，冰片 1 克，75% 乙醇 100 毫升，制成醇浸滴耳液。先用 3% 过氧化氢溶液冲洗外耳道，拭净，将滴耳剂滴入患耳，每日 2 次，每次两滴，至痊愈。

【效验方】

治疗烫伤：黄连研细粉，香油调搽。

【用法用量】煎服，1.5～5克。研末吞服每次1克。外用适量。生黄连清热燥湿泻火力强；炒用可缓其寒性；酒黄连善清上焦火热；姜黄连善清胃和胃止呕；萸黄连善疏肝和胃止呕。

【注意事项】本品苦寒易伤脾胃，脾胃虚寒者禁用；苦燥易伤阴津，阴虚津伤者慎用。

黄 柏

本品为芸香科落叶乔木黄皮树或黄檗的干燥树皮。前者习称"川黄柏"，后者习称"关黄柏"。川黄柏主产于四川、贵州、湖北等地；关黄柏主产于辽宁、吉林、河北等地。清明之后剥取树皮，除去粗皮晒干压平；润透，切丝，干燥。生用或盐水炙、炒炭用。

【性味归经】味苦，性寒。归肾、膀胱经。

【功能主治】清热燥湿，泻火解毒。主治湿热痢疾，泄泻，黄疸，梦遗，淋浊，带下，骨蒸劳热，痿躄，以及口舌生疮，目赤肿痛，痈疽疮毒，皮肤湿疹。

【歌诀】黄柏苦寒，降火滋阴，骨蒸发热，下血堪任。

【经典应用】

（1）清热燥湿，主治下焦湿热诸症。治痢疾，本品配白头翁、黄连，如"白头翁汤"；治黄疸，可配栀子、大黄，如"栀子柏皮汤"；治白带，配白果、车前子、山药、芡实，如"易黄汤"；治足膝肿痛，配苍术、牛膝，如"三妙丸"等。

（2）泻火解毒，适用于热毒为患及相火偏旺之证。治热毒疮疡，湿疮湿疹，前者多与黄连、栀子同用，并以本品细粉调猪胆汁外涂；后者，可与荆芥、苦参等同用煎服，并以之同滑石、甘草为末撒敷。治阴虚发热、骨蒸盗汗及遗精等症，有退虚热、制相火之能，常与知母相须为用，可滋肾阴之不足，兼泻妄动之相火。

（3）治阴虚火旺，骨蒸潮热，腰酸耳鸣，盗汗遗精，每与知母、地黄、山药等药配伍，如"知柏地黄丸"。

【文献辑录】

《本草要略》：黄柏……走少阴而泻火。今人谓其补肾，非也。特以肾家火旺，两尺脉盛为身热、为眼疼、为喉痹诸疾者，用其泻火，则肾亦坚固，而无狂荡之患矣。岂诚有补肾之功哉？故肾之无火而两尺脉微弱，或左尺独旺者，皆不宜用此剂。《内经》所谓强肾之阴，热之犹可。此又不可不知。

《医学入门》：丹溪谓肾家无火而两尺脉微，或左尺独旺者，皆不宜用，惟两尺脉俱旺者最宜。

【近代应用】

（1）本品与金银花、连翘、蒲公英配伍，水煎浓缩，外用以治疗软组织急性化脓性感染溃后，症见局部红肿热痛，溃后脓液稠厚或外伤所致溃疡属热毒、火毒所致者。

（2）黄柏与贯众、土茯苓、黄芩配伍，水煎服，用以治疗乙型肝炎，症见肝区热痛，全身乏力，口苦咽干，小便少而黄，属肝胆湿热型者。

（3）用黄柏水煎服，治疗细菌性痢疾，有效。

（4）用黄柏煎液滴眼，治疗结膜炎，有效。

（5）治疗盗汗：炒黄柏、炒知母各5克，炙甘草1.5克，水煎服。

（6）治糖尿病静脉曲张合并溃疡：大黄20克，红花10克，黄柏20克，桃仁10克，水煎洗，水温38℃～43℃为宜。如不收口者，可加冰片、白矾。

【效验方】

治疗湿热蕴蒸型梨状肌综合征方：黄柏10克，苍术10克，归尾12克，防己12克，牛膝10克。水煎，分2次口服。日1剂。

【用法用量】煎服，3～10克。外用适量。生黄柏苦燥性寒，泻火解毒，清热燥湿力强；盐黄柏入肾，泻相火、退虚热效佳；黄柏炭兼具涩性，清热止血功著。

【注意事项】本品苦寒易伤胃气，脾胃虚寒者禁用。

龙胆草

本品为龙胆科多年生草本植物条叶龙胆、龙胆、三花龙胆或滇龙胆的干燥根及根茎。前三种习称"龙胆"，主产于东北地区；后一种习称"坚龙胆"，主产于云南、四川等地。春、秋两季采挖，洗净，干燥，切段。生用。

【性味归经】味苦，性寒。归肝、胆经。

【功能主治】清肝胆实火，泻下焦湿热。主治头胀头疼，目赤肿痛，耳聋耳肿，口苦胁痛；湿热黄疸，小便淋痛，阴肿阴痒，带下；热病惊风抽搐。

【歌诀】龙胆苦寒，疗眼赤痛，下焦湿热，肝经热烦。

【经典应用】

（1）泻肝胆实火，治疗肝胆二经有实热火邪之证，症见头痛头胀，目赤肿痛，口苦咽痛，胁痛，耳聋耳肿，口渴，尿黄，尿少，黄疸等。临床常用本品配黄芩、栀子、泽泻、木通、车前子、柴胡、生地黄等，泻肝胆实火，如名方"龙胆泻肝汤"。

（2）清下焦湿热，用以治疗阴囊肿，女子阴痒、肿痛、带下、下部湿疹，小便赤涩等症，可配苦参、黄柏；配黄连浸汁点滴耳目，可治目赤，耳肿。

（3）祛惊风抽搐，治肝经热盛，热极生风所致之高热惊风，手足抽搐，常与牛黄、青黛、黄连等药配伍，如"凉惊丸"。

【文献辑录】

《神农本草经》：龙胆……主骨间寒热，惊痫，邪气，续绝伤，定五脏，杀蛊毒。久服益智不忘，轻身耐老。

《医学衷中参西录》：龙胆草，味苦微酸，色黄属土，为胃家正药。其苦也能降胃气，坚胃质；其酸也能补益胃中酸汁，消化饮食。凡胃热气逆，胃汁缺少，不能食者，服之可以开胃进食……

《国药诠证》：龙胆治湿已化热之病奏效甚捷，惟燥而不润，故血热者须与润药同用，以燥血可以伤气而助热也。

【近代应用】

（1）本品与金钱草、虎杖、猪胆膏配伍，制成片剂，用以治疗胆囊炎、胆石症，症见胁肋胀痛，口苦，便干，尿黄属肝胆湿热者。

（2）龙胆草与茵陈、猪胆膏、栀子、黄芩等药配伍，制成胶囊，用以治疗急、慢性肝炎，症见胁痛，口苦，尿黄，身目发黄属肝胆湿热者。

（3）龙胆草与黄芩、栀子、泽泻配伍，散剂服，用以治疗神经性耳聋，症见听力下降，耳鸣，头痛眩晕，口苦咽干，烦躁易怒属肝胆火盛者。或用以治疗化脓性中耳炎，症见耳内生疮，肿痛流脓，听力下降等属肝经湿热，邪毒蕴结者。

（4）用加味龙胆泻肝汤治疗肛肠病（包括肛门湿疹、炎症外痔、肛裂、内痔嵌顿、初期肛周脓肿等）疗效显著。

【效验方】

治疗急性眼结膜炎：龙胆草15克，水煎取液，放微量食盐，洗眼，日3～4次，2～3天即愈。

【用法用量】 煎服，2～6克。不宜多用。

【注意事项】 脾胃虚弱者不宜用，阴虚津伤者慎用。

苦 参

本品为豆科灌木苦参的干燥根。主产于山西、河南、河北等地。春、秋两季采挖，除去根头及小枝根，洗净，干燥；或趁鲜切片，干燥。生用。

【性味归经】 味苦，性寒。归心、肝、胃、大肠、膀胱经。

【功能主治】 清热燥湿，祛风杀虫。主治湿热泻痢，肠风便血，黄疸，小便不利，水肿，带下，阴痒，疥癣，麻风，皮肤瘙痒，湿毒疮疡。

【歌诀】 苦参味苦，痈肿疮疥，下血肠风，眉脱赤癞。

【经典应用】

（1）清热燥湿，用以治疗湿热黄疸、泻痢、白带等症。本品配栀子、龙胆草，能清热燥湿，主治黄疸；单味煎服可治痢疾，亦可同马齿苋、车前草等解毒利湿之品配伍；治白带多与黄柏、白芷、蛇床子同用。

（2）祛风杀虫，适用于风疹瘙痒、疮、疥、皮癣、麻风等症。既可煎服，又可外用。如煎汤浴洗，治皮肤瘙痒、脓疱疮；配白矾、硫黄制成软膏，涂治疥癣；同大枫子浸酒服，可治麻风。

（3）利尿通淋，善治热结膀胱，湿热淋痛。单用有效，与黄柏、石韦配伍则清热解毒、利尿通淋之效更佳。

此外，本品用以治疗阴道滴虫有良效。

【文献辑录】

《神农本草经百种录》：苦参以苦为治，苦入心，寒除火，故苦参专治心经之火，与黄连功用相近。但黄连似去心脏之火为最多，苦参似去心腑小肠之火为多，则以黄连之气味清，而苦参之气味浊也。

《名医别录》：养肝胆气，安五脏，定志益精，利九窍，除伏热，肠澼，止渴，醒酒，小便黄赤，治恶疮，下部䘌，平胃气。

【近代应用】

（1）本品与当归配伍，制成丸剂，用以治疗痤疮、酒皶鼻，症见颜面、胸背粉刺疙瘩，或鼻、颊、额、下颌部出现红斑、脓疱，鼻头增大，其型如赘等属湿热瘀阻者。

（2）苦参与土茯苓配伍，散剂服，用以治疗癌性疼痛、出血，症见灼热疼痛，出血，口苦口干，身热不扬，小便黄赤等属湿热瘀毒内结者。

（3）苦参与玉竹、五味子、丹参配伍，水煎服，用以治疗轻、中型小儿病毒性心肌炎，症见胸闷心悸，气短乏力，多汗，心前区不适或疼痛属气阴两虚兼心脉瘀阻者；用苦参、丹参、炙甘草为基本方加减，治疗成人病毒性心肌炎，效果良好。

（4）治疗慢性直肠炎：苦参、槐花，水煎，滤液浓缩，用时加锡类散、奴夫卡因作直肠内点滴或灌肠，效果显著。

【效验方】

治疗脚气（真菌感染）：用苦参30克，煎汤泡脚，日2~3次，每次30~40分钟。

【用法用量】 煎服，3~10克。外用适量，煎汤洗患处。

【注意事项】 不宜与藜芦同用。脾胃虚寒者禁用。

白鲜皮

本品为芸香科多年生草本植物白鲜的干燥根皮。主产于辽宁、河北、山东等地。春、秋两季采挖根部，除去泥沙及粗皮，剥取根皮，干燥。生用。

【性味归经】 味苦，性寒。归脾、胃、肺、膀胱经。

【功能主治】 清热燥湿，祛风止痒，解毒。主治风热湿毒所致的风疹湿疹，疥癣，黄疸，风湿热痹。

【歌诀】 白鲜皮寒，疥癣疮毒，痹痛发黄，湿热可逐。

【经典应用】

（1）清热燥湿，祛风止痒治疗湿热疮毒，风疹疥癣，皮肤瘙痒症，急慢性湿疹。

（2）治湿热蕴蒸肝胆之黄疸、尿赤，常与茵陈、栀子等药配伍。

（3）治风湿热痹，关节红肿热痛者，每与苍术、黄柏、薏苡仁等同用。

【文献辑录】

《神农本草经》：白鲜主头风黄疸，咳逆，淋沥，女子阴中肿痛，湿痹死肌，不可屈伸起止行步。

《本草原始》：白鲜皮入肺经，故能去风，入小肠经，故能去湿，夫风湿既除，则血气自活而热亦去。

【近代应用】

（1）本品与地黄、当归、苦参、蝉蜕配伍，水煎服或煎汤熏洗，用以治疗皮肤瘙痒，症见皮肤干燥、脱屑、瘙痒、色素沉着等属血虚风燥者；另用白鲜皮、苦参各90克，为水丸，每服6克，日服2次，温开水送服，治皮肤湿疹、瘙痒，有一定疗效。

（2）白鲜皮与金银花、蒲公英、土茯苓、蛇床子配伍，煎汤熏洗，用以治疗急性、亚急性湿疹及阴道炎，症见皮肤红斑、丘疹、水疱、糜烂、瘙痒，或白带量多，阴部瘙痒属湿热蕴阻者。

（3）用白鲜皮粉内服，治疗胃及十二指肠溃疡效果良好。

（4）用白鲜皮、地骨皮、苦参、甘草，水煎趁热滤出药液，先熏洗患处，待温度适宜时浸泡患处，平时患处外涂甘草油，治疗手足皲裂效果显著。

【效验方】

治疗阴痒方：白鲜皮 15 克，蛇床子 15 克，苦参 20 克。水煎熏洗。

【用法用量】 煎服，6～12 克。外用适量，煎汤洗或研粉敷。

【注意事项】 脾胃虚寒者慎用。

第五节　清热解毒药

本类药物性味多苦寒，以清解热毒或火毒为主要功效，主要用于热毒所致的痈疮疔疖、咽喉肿痛、丹毒、痄腮、痢疾等症，部分药物兼能泻火、凉血、收敛生肌、解毒消肿、利湿，还可用以治疗温热病、水火烫伤、蛇虫咬伤、癌肿等病证以及湿热证。热毒证、火毒证范围广泛，而本节药物数量较多，功效特性各异，因此，临床用药时，应根据各种症候的不同表现及兼证，结合各味药物的具体特点，有针对性地选择应用，并根据病情的需要给予相应的配伍。

金银花（附：忍冬藤）

本品为忍冬科多年生半常绿木质藤本植物忍冬、红腺忍冬、山银花或毛花柱忍冬的干燥花蕾或带初开的花。中国大部分地区均产，主产于河南、山东等地。夏初花开放前采摘，阴干。生用或炒炭用，或制成露剂使用。

【性味归经】 味甘，性寒。归肺、心、胃经。

【功能主治】 清热解毒。主治外感风热或温病发热，中暑，热毒血痢，痈肿疔疮，喉痹，多种感染性疾病。

【歌诀】 金银花甘，疗痈无对，未成则散，已成则溃。

【经典应用】

（1）解表清热。瘟病初起，邪在卫分，热在上焦，症见身热头痛，口渴，咳嗽咽干，脉浮数等，可用本品配连翘、牛蒡子、荆芥、薄荷、豆豉等，清热解表，如"银翘散"。

（2）清热解毒，用以治疗热毒疮疖及肺痈、肠痈等。本品可单用，亦可配合蒲公英、野菊花等，以加强解毒消肿作用，如"五味消毒饮"；配蒲公英、生甘草，可治肠痈；与乳香、没药等配伍，取其解毒之力，能治一切痈疽。

（3）清热止痢，常与当归、白芍、葛根、黄连、木香、白头翁、赤芍、甘草等同用，治疗热毒血痢。习以金银花炒炭，然近年临床证实，单用生品浓煎频服，亦有解毒、凉血、止痢作用。

（4）治热毒内盛所致的咽喉肿痛，与射干、山豆根等解毒利咽之品同用；若咽喉肿痛为风热外袭者，常与薄荷、牛蒡子等散风热、利咽喉药配伍。

此外，本品经蒸馏制成金银花露，有清解暑热作用，可用于暑热烦渴，以及小儿热疖、痱子等症。

【文献辑录】

《滇南本草》：清热，解诸疮，痈疽发背，丹流瘰疬。

《本经逢原》：金银花，芳香而甘，入脾、通肺。主下痢脓血，为内外痈肿之要药；解毒去脓，泻中有补，痈疽溃后之圣药。今世但知消肿之功，昧其能利风虚也。但气虚脓清，食少便泻者勿用。

【近代应用】

（1）本品与赤芍、绵马贯众配伍，水煎服，用以治疗上呼吸道感染，症见发热、头痛、鼻塞、喷嚏、咽痛、全身乏力、酸痛等外感风热者。

（2）金银花与黄芩、连翘配伍，水煎服，用以治疗上呼吸道感染、急性支气管炎、急性咽炎、急性扁桃体炎，症见发热、咳嗽、咽痛等属外感风热者。

（3）用金银花水煎服，治疗急性肾盂肾炎，有效。

（4）以金银花为主适当配伍，可治疗肝癌、白血病、淋巴肉瘤、肺癌、鼻咽癌等多种癌症，可使症状缓解、肿块缩小、疼痛减轻。

【效验方】

治疗软组织急性化脓性感染溃后症：金银花 20 克，连翘 20 克，黄柏 15 克，蒲公英 30 克，水煎浓汁，涂患处。

治疗扁桃体肿大：金银花 15 克，连翘 10 克，皂角刺 10 克，水煎服。

【用法用量】煎服，10～15 克。热盛毒重者，可用至 60 克。

【注意事项】脾胃虚寒或气虚疮疡脓稀者慎用。

【附药】

忍冬藤 又名银花藤，为忍冬的干燥茎叶。性味甘寒。归肺、胃经。功能清热疏风，通络止痛。用于治疗温病发热，风湿热痹，关节红肿热痛，屈伸不利。煎服 10～30 克。

连 翘

本品为木犀科落叶灌木连翘的干燥果实。主产于山西、陕西、河南等地。秋季果实初熟尚带绿色时采收，蒸熟，晒干，习称"青翘"；果实熟透时采收，晒干，习称"黄翘"或"老翘"。种子作连翘心用。生用。

【性味归经】 味苦、辛，性寒。归肺、心、小肠经。

【功能主治】 清热解毒，消肿散结。主治风热感冒，温病，热淋尿闭，痈疽，肿毒，瘰疬，瘿瘤，喉痹。

【歌诀】 连翘苦寒，能消痈毒，气聚血凝，温热堪逐。

【经典应用】

（1）清热解毒，适用于外感热病。本品常与金银花、桔梗、薄荷、竹叶、荆芥穗、淡豆豉、牛蒡子、芦根、甘草等同用，治热在卫表，瘟病初起，证见身热头痛，口渴，微恶寒或不恶寒，微咳，咽喉痛，脉浮数等。如咳嗽较多者，可配桑叶、菊花、杏仁等清热止咳，常用方"桑菊饮"。若见热陷心包，可配栀子，清热除烦，可治高热神昏，烦躁不安，方如"连翘栀豉汤"。

（2）消肿散结，善治热毒疮疖及瘰疬结核。常与金银花、菊花、赤芍、红花、紫花地丁、蒲公英等同用。因本品常用于治疗各种疮毒痈疖，所以前贤称其为"疮家要药"。治瘰疬结核，多和夏枯草、贝母等配伍，亦增强解毒消肿散结的作用。

【文献辑录】

《神农本草经疏》：连翘，……无毒。主寒热，鼠瘘瘰疬，痈肿恶疮，瘿瘤结热，蛊毒，祛白虫。

《医学衷中参西录》：连翘具升浮宣散之力，流通气血，治十二经血凝气聚，为疮家要药。能透肌解表，清热逐风，又为治风热要药。且性能托毒外出，又为发表疹瘾要药。为其性凉而升浮，故又善治头目之疾，凡头痛、目痛、齿痛、鼻渊，或流浊涕成脑漏症，皆能主之。按：连翘诸家皆未言其发汗，而以治外感风热，用至十钱，必能出汗，且其发汗之力甚柔和，又甚绵长。连翘善理肝气，既能舒肝气之郁，又能平肝气之盛。

【近代应用】

（1）本品与金银花、黄芩、丁香叶配伍，水煎服，用以治疗上呼吸道感染、扁桃体炎、急性支气管炎等，症见发热，微恶风寒，咽喉肿痛，咳嗽，痰白或黄，口干微渴等属外感风热者。

（2）连翘与山银花、薄荷、牛黄配伍，制成胶囊，用以治疗流行性感冒、上呼吸道感染等，症见发热恶寒，高热口渴，头痛目赤，咽喉肿痛等属外感风热，温病初起者。

（3）以连翘配合黄芩、延胡索、冰片、紫草等药混合研细粉，撒吹于溃疡面，治疗小儿口腔溃疡，有效。

（4）连翘水煎，于饭前服，每日 3 次，治疗视网膜动静脉血栓阻塞，黄斑区出血，可提高视力，改善偏盲症状。

（5）治乳腺炎：连翘 15 克，蒲公英 30 克，王不留行 9 克，野菊花 15克。水煎服。

【效验方】

治易怒症（脉弦）：连翘 12 克，水煎服。日 1 剂。

【用法用量】煎服，6～15 克。

【注意事项】脾胃虚寒或气虚疮疡脓稀者不宜服。

蒲公英

本品为菊科多年生草本植物蒲公英、碱地蒲公英，或同属数种植物的干燥全草。中国各地均有分布。夏至秋季花初开时采收，晒干。生用或鲜用。

【性味归经】味苦、甘，性寒。归肝、胃经。

【功能主治】清热解毒，消痈散结。主治乳痈，肺痈，肠痈，疔腮，瘰疬，疗毒疮肿，目赤肿痛，感冒发热，咳嗽，咽喉肿痛，胃炎，肠炎，痢疾，肝炎，胆囊炎，尿路感染，蛇虫咬伤，烧烫伤。

【歌诀】蒲公英苦，溃坚消肿，结核能除，食毒堪用。

【经典应用】

（1）清热解毒，主治乳痈肿痛，疔疮热毒，肺痈，肠痈等症。单用有效，鲜品尤良，复方可提高疗效。本品配金银花，能清热消痈，可治乳痈红肿坚痛；配野菊花，能泻火解毒，用以治疗疔疮热毒；配鱼腥草、芦根、冬瓜仁，能解毒消痈，治肺痈，咳吐脓血痰；配赤芍、牡丹皮、大黄等可治肠痈。

（2）利湿散结，适用于湿热黄疸及小便淋漓涩痛，前者多与茵陈配伍；

后者常与金钱草、白茅根同用。近来用以治疗胆囊炎、肝炎、流行性腮腺炎也有效验。

【文献辑录】

《神农本草经疏》：蒲公英……无毒。主妇人乳痈肿，水煮汁饮之，又封之，立消。……蒲公英，其味甘平，其性无毒，当是入肝入胃，解热凉血之要药。如痈属肝经，妇人经行后，肝经主事，故主妇人乳痈肿、乳毒并宜，生啖之良。

《滇南本草》：敷诸疮肿毒，疥癞癣疮；祛风，消诸疮毒，散瘰疬结核；止小便血，治五淋癃闭，利膀胱。

【近代应用】

（1）本品与鱼腥草、野菊花配伍，水煎服，用以治疗上呼吸道感染，急性支气管炎，慢性支气管炎急性发作等，症见发热头痛，咳嗽痰黄等属肺卫热盛者。

（2）蒲公英与忍冬藤、鸡血藤、益母草配伍，水煎服，用以治疗妇科盆腔炎，症见带下量多色黄，小腹隐隐作痛等湿热阻滞者。

（3）用鲜蒲公英捣成糊状，外敷治疗乳腺炎、颌下腺软组织炎、颈背蜂窝组织炎等；捣取汁滴耳治疗中耳炎，涂于创面治疗烫伤等。

【效验方】

治疗腮腺炎方：鲜蒲公英50克，鲜野菊花20克，捣如泥敷患处。

【用法用量】 煎服，10~15克，大剂量可用至30克。外用适量。

【注意事项】 大剂量可致缓泻，脾虚便溏者慎用。

大青叶

本品为十字花科二年生草本植物菘蓝的干燥叶。主产于河北、陕西、江苏等地。夏、秋两季分2~3次采收。鲜用或晒干，生用。

【性味归经】 味苦，性大寒。归心、肺、胃经。

【功能主治】 清热解毒，凉血消斑。主治温热病高热烦渴，神昏，斑疹，吐血、衄血；黄疸，泻痢；丹毒，喉痹，口疮，痄腮。

【歌诀】 大青气寒，伤寒热毒，黄汗黄疸，时疫宜服。

【经典应用】

（1）清热解毒，主治心胃热毒上攻，咽喉肿烂，口舌生疮，热毒疮疡等症。本品单用有效，亦可配伍应用，如配板蓝根，可清热泻火，治高热烦渴，口疮喉痛，病毒感冒；配石膏，能泻火解毒，治麻疹发热，疹红太甚或子暗；配栀子，清肝泻火，治肝胆实火，脑热耳聋。

（2）凉血消斑，可用以治疗热入营血，热毒发斑，高热神昏等症。常配犀角，能凉血化斑，可治火毒发斑发狂，吐血，衄血等症。

【文献辑录】

《名医别录》：疗时气头痛，大热，口疮。

《本草正》：治瘟疫，热毒发狂，风热斑疹，痈疡肿痛，除烦渴，止鼻衄，吐血，杀疳蚀，金疮箭诸毒。凡以热兼毒者，皆宜捣汁用之。

【近代应用】

（1）本品与山银花、拳参、大黄、羌活配伍，水煎服，用以治疗流行性感冒、腮腺炎、急性病毒性肝炎，症见发热头痛，咽喉肿痛，耳下肿痛，胁痛黄疸等属外感风热或瘟毒所致者。

（2）本品与蒲公英、紫花地丁、甘草配伍，水煎服，用以治疗上呼吸道感染、皮肤化脓性炎症等，症见发热头痛，咽干口渴，咽喉肿痛，以及疮疖肿痛等属外感热病，热毒壅盛者。

（3）用大青叶、板蓝根、金钱草、大黄水煎服、熏洗及外敷患处，治疗男性尖锐湿疣，疗效确切。

（4）用大青叶、板蓝根、白花蛇舌草各等分水煎服，治疗掌跖脓疱病，疗效满意。

（5）治疗咽炎、急性扁桃体炎、腮腺炎：大青叶、鱼腥草、元参各30克，水煎，分3次服。

【效验方】

治疗流感方：大青叶、板蓝根各30克，薄荷6克，煎水代茶。主治流行性感冒。

【用法用量】煎服，6～15克，鲜者可用30～60克。外用适量。

【注意事项】脾胃虚寒者忌用。大剂量长期应用对肝脏有损伤。

板蓝根

本品为十字花科二年生草本植物菘蓝的干燥根。主产于河北、陕西、江苏等地。秋季采挖，晒干，切厚片。生用。

【性味归经】味苦，性寒。归心、胃经。

【功能主治】清热，解毒，凉血，利咽。主治风热感冒，流感，流脑，乙脑，大头瘟疫，烂喉丹痧，丹毒，痄腮，咽喉肿痛，黄疸，水痘，麻疹。

【歌诀】板蓝根寒，清热解毒，凉血利咽，大头瘟毒。

【经典应用】

（1）清热凉血解毒，用于瘟疫热病，高热头痛，或大头瘟，头面红肿，或咽喉肿痛，烂喉丹痧等症（如，流感、乙脑、颜面丹毒、流腮、扁桃体炎），常与大青叶、生石膏、黄芩、黄连以及金银花、连翘、生地、元参等随症配用，如"普济消毒饮"。

（2）清利肝胆，治疗急性传染性肝炎，用板蓝根30克，茵陈30克，栀子10克，水煎服，有助于消除症状；本品亦可单用。

【文献辑录】

《日华子本草》：治天行热毒。

《分类草药性》：解诸毒恶疮，散毒去火，捣汁或服或涂。

《本草便读》：板蓝根即靛青根，其功用性味与靛青叶同。能入肝胃血分，不过清热、解毒、辟疫、杀虫四者而已。

【近代应用】

（1）单用本品水煎服，治疗急性咽炎、急性扁桃体炎、急性腮腺炎等，症见咽喉肿痛，口眼干燥，腮部肿胀等属肺胃热毒炽盛者。

（2）用板蓝根、大青叶、马齿苋、薏苡仁研末，水调糊状外敷，治疗扁平疣，疗效可靠。

（3）治疗丹毒：板蓝根18克，金银花、甘草各9克，水煎服。

（4）治疗腮腺炎：板蓝根30克，夏枯草12克，水煎服。

（5）治疗肝炎：板蓝根、茵陈各15克，赤芍9克，甘草3克，水煎服。转氨酶高加夏枯草10克。

【效验方】

乙脑1号验方：大青叶60克，板蓝根60克，金银花30克，紫花地丁30克，连翘15克，生石膏15克，薏苡仁15克，知母10克，黄芩12克，粳米15克。水煎，1次服，日1剂。主治暑伤卫气型流行性乙型脑炎。

【用法用量】煎服，6～15克，大剂量可用15～30克。

【注意事项】脾胃虚寒，无实火者忌用。

鱼腥草

本品为三白草科多年生草本植物蕺菜的干燥地上部分。主产于长江以南各省。夏季茎叶茂盛花穗多时采收，晒干。生用。

【性味归经】味辛，性微寒。归肺经。

【功能主治】清热解毒，排脓消痈，利尿通淋。主治肺痈吐脓，肺热咳喘，喉蛾，痈肿疮毒，痔疮，热痢，热淋，水肿，带下，疥癣。

【歌诀】蕺菜微寒，肺痈宜服，熏洗痔疮，清热解毒。

【经典应用】

（1）解热毒，消痈肿，治肺痈，常与桔梗、苇茎、大贝等配用；亦可治大叶肺炎，身热咳嗽，咳痰秽臭之证；用于痈疮肿痛及毒蛇咬伤，可单用（或鲜者捣汁）内服，或取鲜品捣烂外敷；治痔疮肿痛，可煎汤外洗。

（2）治热淋小便涩痛，常与车前子、海金沙、金钱草等利尿通淋药同用。

【文献辑录】

《神农本草经疏》：鱼腥草，味辛性温，入手太阴经。能治痰热壅肺，发为肺痈吐脓血之要药。肺主气，肺与大肠为表里，大肠湿热盛，则为痔疮，得辛温之气，大肠清宁，故又为痔疮必须之药。

《滇南本草》：治肺痈咳嗽带脓血，痰有腥臭，大肠热毒，疗痔疮。

《本草纲目》：散热毒痈肿，痔疮脱肛，断痞疾，解硇毒。

【近代应用】

（1）单用本品水煎服，用以治疗肺脓疡，症见咳嗽，肺热，胸痛，咯吐腥臭痰浊属痰热壅肺者；治疗尿路感染，症见小便短数，灼热刺痛，尿色黄赤等属湿热下注者；治疗皮肤化脓性感染，症见皮肤红肿热痛，身热恶寒等属热毒壅盛者。

（2）鱼腥草与金银花配伍水煎服，用以治疗上呼吸道感染、支气管肺炎、病毒性肺炎等，症见发热咳嗽，痰黄等属风热犯肺，热毒壅盛者。

（3）治疗慢性气管炎：桔梗15克，鱼腥草20克，水煎服。日服3~4次。

（4）治疗急性黄疸性肝炎：鱼腥草180克，白糖30克，水煎服，日1剂，连服5~10剂。

治疗流行性腮腺炎：鲜鱼腥草适量，捣烂外敷患处，以纱布包扎固定，每日2次。

【效验方】

治疗上呼吸道感染方：鱼腥草、大青叶、元参各30克。水煎，分3次服。

【用法用量】煎服，15~25克。鲜品加倍，水煎或捣汁服。外用适量。

【注意事项】虚寒证慎用。不宜久煎。

射 干

本品为鸢尾科多年生草本植物射干的干燥根茎。主产于湖北、河南、江苏、安徽等地。春初刚发芽或秋末茎叶枯萎时采挖，晒干，切片。生用。

【性味归经】 味苦，性寒。归肺、肝经。

【功能主治】 清热解毒，祛痰利咽，消瘀散结。主治咽喉肿痛，痰壅咳喘，瘰疬结核，疟母癥瘕，痈肿疮毒。

【歌诀】 射干味苦，逐瘀通经，喉痹口臭，痈毒堪凭。

【经典应用】

（1）解毒利咽，用以治疗肺火热毒上攻，咽喉肿痛，兼有痰火壅滞者，可单用，如《医方大成》治喉痹不通，以之捣汁含咽，或以醋研汁噙，引涎出即可；亦可与黄芩、桔梗、甘草等同用。本品是治喉痹咽痛的要药。

（2）消痰止咳，主治痰多咳喘，常与前胡、瓜蒌、贝母等同用；治寒痰喘咳，可配细辛、生姜、紫菀等温肺化痰之品。

【文献辑录】

《神农本草经疏》：射干……有毒。主咳逆上气，喉痹咽痛，不得消息，散结气，腹中邪逆，食饮大热，疗老血在心脾间，咳唾，言语气臭，散胸中热气。久服令人虚。

《本草纲目》：射干能降火，故古方治喉痹咽痛为要药。

《本草新编》：射干，化湿痰湿热，平风邪作喘殊效，仍治胸满气胀，咳嗽气结，此物治风火湿热，可以为君，但可暂用而不可久用者也。

【近代应用】

（1）本品与山豆根、青果、金果榄配伍，水煎服，用以治疗急性咽炎、急性喉炎等，症见胸膈不利，口渴心烦，咳嗽痰多，咽部红肿，咽痛，失音声哑等风热外袭，肺胃热盛者。

（2）射干与麻黄、杏仁、桑白皮配伍，水煎服，用以治疗上呼吸道感染、支气管炎、喘息型支气管炎等，症见咳嗽，痰多稠黏，胸闷憋气，气促作喘，喉中痰鸣等属痰热壅肺者。

（3）用射干、山豆根、辛夷、细辛，水煎服，治疗慢性鼻窦炎，疗效可靠。

（4）用射干水煎加糖适量口服，治疗乳糜尿效佳。

（5）用射干、甘松各3克，研末以白酒冲服，治疗阳痿效果好。

【效验方】

治疗关节炎，跌打损伤：射干 90 克，白酒 500 克，浸泡 7 天。每次饮 15 克，每日 2 次。

【用法用量】 煎服，3~10 克。外用适量。或入丸、散，或浸酒服。

【注意事项】 脾虚便溏及孕妇慎用。

山豆根

本品为豆科小灌木越南槐的干燥根及根茎。主产于广东、广西、云南、贵州等地。秋季采挖，晒干，切片。生用。

【性味归经】 味苦，性寒。有小毒。归肺、胃经。

【功能主治】 泻火解毒，消肿止痛。主治咽喉肿痛，齿龈肿痛，肺热咳嗽，烦渴，黄疸，热结便秘，热肿秃疮，痔疮癣疥，虫毒咬伤。

【歌诀】 山豆根苦，疗咽肿痛，敷蛇虫伤，可救急用。

【经典应用】 清热解毒利咽，主治肺胃热毒上攻，咽喉肿痛及实火牙痛。轻者单用煎服，并含漱；重者须配伍玄参、射干、板蓝根等，以增强疗效。治胃火炽盛，牙龈肿痛，可单用煎汤漱口，或与黄连、石膏、升麻等同用，以增强清胃泻火之力。

【文献辑录】

《神农本草经疏》：山豆根……主解诸药毒，止痛，消疮肿毒，人及马急黄，发热咳嗽，杀小虫。

《本草求真》：山豆根，功专泻心保肺及降阴经火逆，解咽喉肿痛第一要药。缘少阴之脉，上循咽喉，咽喉虽处肺上，而肺逼近于心，故凡咽喉肿痛，多因心火挟其相火交炽，以致逼迫不宁耳。治常用此以降上逆之邪，俾火自达下，而心火因而以除。

《本草备要》：解热毒，祛肺大肠风热，含之咽汁，止喉痛、齿肿、齿痛。

【近代应用】

（1）本品与天花粉、板蓝根、了哥王配伍，水煎服，用以治疗腮腺炎、扁桃体炎、急性咽炎、慢性咽炎急性发作等，症见两腮肿痛，咽部红肿，咽痛等属热毒内蕴者。

（2）山豆根与人工牛黄、冰片、寒水石配伍，共研细粉，吹患处，用以治疗急性咽炎、复发性口疮、急性多发性口炎、牙龈炎等，症见咽喉肿痛，口腔糜烂，齿龈肿痛等属肺胃热毒炽盛者。

（3）用山豆根、桔梗各 4.5 克，生甘草 3 克，水煎服，治疗小儿寻常型银屑病，效佳。

【效验方】

治疗咽炎、扁桃体炎方：山豆根 5 克，甘草 2 克，元参 5 克，升麻 2 克。水煎服。

【用法用量】 煎服，3～6 克，或入丸、散。外用适量。

【注意事项】 本品大苦大寒，且有小毒，过量服用易致恶心、呕吐、腹泻、腹痛、心悸、胸闷、乏力、头昏头疼等，甚至四肢厥冷、抽搐，故用量不宜过大。

贯 众

本品为鳞毛蕨科多年生草本植物粗茎鳞毛蕨的干燥根茎及叶柄残基。主产于黑龙江、吉林、辽宁等地。秋季采挖，晒干，切片。生用或炒炭用。

【性味归经】 味苦，性微寒，有小毒。入肝、脾经。

【功能主治】 清热解毒，凉血止血。主治温热毒邪，血热妄行，血热崩漏，兼能杀虫，用以治疗虫积腹痛。

【歌诀】 贯众微寒，解毒清热，止血杀虫，预防瘟疫。

【经典应用】

（1）清热解毒，用于湿热疮毒，痄腮肿痛，可单用研末，油调涂。

（2）防治疫病，在疫病流行时，用本品与苍术、石菖蒲、雄黄等浸入水缸中，预防传染；近代预防流感，单用贯众 10 克，水煎服，每日 1 剂，1 次服完；防治麻疹，可用贯众 10 克，丝瓜络 15 克，煎汤代茶；预防流脑，可配甘草、野菊花，煎服，连服 3 至 7 天；如治病毒性疾病，可配大青叶、板蓝根等煎服。如治疗以上疾病可用抗毒汤（贯众、山豆根、茵陈各 10 克，大青叶、紫草根、板蓝根各 15 克，桔梗、甘草各 6 克）。

【文献辑录】

《神农本草经疏》：贯众……有毒。主腹中邪热气，诸毒，杀三虫，祛寸白，破癥瘕，除头风，止金疮。

《本草纲目》：治下血崩中，带下，产后血气胀痛，斑疹毒，漆毒，骨鲠。

【近代应用】

（1）本品与土茯苓、黄芩、胡黄连配伍，水煎服，用以治疗乙型肝炎，症见肝区疼痛，全身乏力，口苦咽干，头晕耳鸣，心烦易怒，大便干结，小便少而黄等属肝胆湿热者。

（2）用贯众、玉米须、白茅根各 30 克，水煎服，治疗乳糜尿，有效。

（3）用贯众 30 克，穿山甲 12 克，珍珠末 6 克，冰片 3 克等共研细末，外用撒于患处，治疗婴幼儿脐炎，有效。

（4）治疗慢性铅中毒：用贯众、萆薢、党参、鸡血藤水煎服，有效。

（5）治疗绝经后阴道不规则出血方：贯众 60 克，生黄芪 30 克，桑叶 10 克。水煎服，每日 1 剂。

【效验方】

预防感冒和流感：成人每次用贯众 9 克，甘草适量，煎汤代茶饮。

【用法用量】煎服，3～10 克。解毒宜生用，止血可炒炭用。

【注意事项】脾胃虚寒者慎用。

土茯苓

本品为百合科多年生攀缘藤本植物光叶菝葜的干燥根茎。主产于长江流域或南部各省。夏、秋两季采挖晒干，切薄片。生用。

【性味归经】味甘、淡，性平。归肝、胃经。

【功能主治】清热除湿，泄浊解毒，通利关节。主治梅毒，淋浊，泄泻，筋骨挛痛，脚气，痈肿，疮癣，瘰疬，瘿瘤及汞中毒。

【歌诀】土茯苓平，梅毒宜用，既能利湿，解毒有功。

【经典应用】

（1）清热解毒除湿，用于杨梅疮毒，单用煎服，或与金银花、白鲜皮、威灵仙、甘草等配用。用于痈肿疮疖，或反复发作的慢性疮疡，可与金银花、连翘、蒲公英等配用。用于牛皮癣，单用 30 克水煎，当茶常饮。慢性湿疹，可配生地、赤芍、地肤子等同用。治热淋，常与木通、车前子、海金沙等利湿通淋药配伍。治湿热带下，常配黄柏、苦参等以增强清热燥湿之力。治疮痈瘰疬，可单用研末，醋调外敷，或与连翘、夏枯草、元参等清热散结药配伍。

此外，亦可用以治疗风湿性关节疼痛，或辅助其他药用以治疗急性肝炎。

【文献辑录】

《本草汇编》：病杨梅毒疮，药用轻粉，愈而复发，久则肢体拘挛，变为痈漏，延绵岁月，竟致废笃。惟锉土萆薢三两，或加皂荚、牵牛各一钱，水六碗，煎三碗，分三服，不数剂多瘥。……《内经》所谓湿气害人皮肉筋骨是也。土萆薢甘淡而平，能去脾湿，湿祛则营卫从而筋脉柔，肌肉实而拘挛痛漏愈矣。初病服之不效者，火盛而湿未郁也。此药长于祛湿，不能去热，病久则热衰气耗而湿郁为多故也。

《本草纲目》：土茯苓能健脾胃，祛风湿，脾胃健则营卫从，风湿祛则筋骨利。

《本草正义》：土茯苓，利湿去热，能入络，搜剔湿热之蕴毒。其解水银、轻粉毒者，彼以升提收毒上行，而此以渗利下导为务，故专治杨梅毒疮，深入百络，关节疼痛，甚至烂；又毒火上行，咽喉痛溃，一切恶症。

【近代应用】

（1）本品与大黄、白茅根、栀子等配伍，水煎二次取液，灌肠。用以治疗慢性肾功能衰竭、尿毒症、肾性高血压等，症见全身浮肿，恶心呕吐，大便不通，无尿少尿，头痛烦躁等属湿浊内阻，脾肾衰败者。

（2）治疗类丹毒：用土茯苓 30 克，配伍野菊花、忍冬藤、虎杖、透骨草，水煎浸泡熏洗患处，疗效可靠。

（3）治疗急性睾丸炎红、肿、热、痛而无脓液者，用土茯苓研末与仙人掌按 2:1 的比例捣烂，加少许鸡蛋清混匀为膏状，敷患处，有效。

（4）治疗食道贲门癌：土茯苓、薏苡仁、麦芽、谷芽、乌梅、瓜蒌等，水煎服，能改善症状，延长存活期。

【效验方】

治疗黄褐斑：土茯苓 100 克，水煎，分 2 次服，间日 1 次。治疗期间避免日晒。

【用法用量】 煎服，15～60 克。外用适量。

【注意事项】 肝肾阴虚，血虚血燥者慎用。

漏 芦

本品为菊科多年生草本植物祁州漏芦的干燥根。主产于河北、辽宁、山西等地。春秋两季采挖，晒干，切厚片。生用。

【性味归经】 味苦、咸，性寒。归胃、大肠经。

【功能主治】 清热解毒，消散痈肿。主治乳痈胀痛，乳汁不下；尚可舒筋通脉，用以治疗湿痹拘挛。

【歌诀】 漏芦性寒，去恶疮毒，补血排脓，生肌长肉。

【经典应用】

（1）清热解毒消肿，主治热毒疮痈，乳痈红肿。常与连翘、蒲公英、大黄同用，则泻火散结之效尤胜。

（2）通乳，常与王不留行配合，治气血郁滞，乳房作胀，乳汁不下等症。

（3）治风湿热痹，筋脉拘挛，可与秦艽、木瓜等祛风湿、通经络之品配伍。

【文献辑录】

《神农本草经》：主治皮肤热，恶疮疽痔，湿痹，下乳汁。

《本草纲目》：下乳汁，清热毒，排脓，止血，生肌，杀虫，故东垣以为手、足阳明药，而古方治痈疽发背，以漏芦汤为首称也。

【近代应用】

（1）本品与黄芪、熟地、党参配伍，水煎服，用以治疗产后缺乳，症见产后乳少、无乳、乳汁不通等属气血亏虚者。

（2）用漏芦、决明子、泽泻、荷叶、汉防己各15克，水煎浓缩至100毫升，每日分2次口服，治疗肥胖症，有效。

（3）用漏芦、黄柏、白茅根、山楂、甘草各20克，水煎服，治疗多种原因引起的蛋白尿，效果良好。

（4）用于疮痈初起红肿热痛，本品与连翘、大黄水煎服，效佳。

【效验方】

下乳方：王不留行10克，漏芦10克，瞿麦8克，丝瓜络8克。水煎服。

【用法用量】煎服，3~12克。

【注意事项】气虚、疮疡平塌不起者及孕妇忌服。

第六节　清退虚热药

本类药物性寒凉，主归肝、肾经，以清虚热、退骨蒸为主要功效，主要用于肝肾阴虚，虚火内扰所致的骨蒸潮热，午后发热，手足心热，虚烦不眠，盗汗遗精，舌红少苔，脉细数等症。亦可用于温热病后期，邪热未尽，阴液伤耗，而致夜热早凉，热退无汗，舌质红绛，脉细数等症，亦可用以治疗实热证。本类药物常可配伍清热凉血及清热养阴药，以标本兼顾。

青　蒿

本品为菊科一年生草本植物黄花蒿的干燥地上部分。中国大部分地区均有分布。夏、秋两季采收。鲜用或阴干，切段生用。

【性味归经】味苦、辛，性寒。归肝、胆、三焦、肾经。

【功能主治】清热，解暑，除蒸，截虐。主治暑热，暑湿，湿温，阴虚发热，疟疾，黄疸。

【歌诀】青蒿气寒，童便熬膏，虚热盗汗，除骨蒸劳。

【经典应用】

（1）抗疟，主治疟疾引起的寒热往来，《肘后方》治疟疾寒热，单用较大量的鲜品，加水捣汁服。若兼暑湿而有恶心，脘闷，发热甚之症，可配伍黄芩、半夏之类，如“蒿芩清胆汤”。

（2）清虚热，用以治疗温热病恢复期，因邪热伤阴，夜热早凉，口干舌红等症，可配鳖甲等，如“青蒿鳖甲汤”。治阴虚发热，常与秦艽、鳖甲、知母等同用，有显著的退虚热作用。用于暑热外伤，发热无汗，多用鲜青蒿同绿豆、西瓜翠衣、荷叶等配用，有清热解暑之功效。

此外，亦有退黄之功，用以治疗湿热黄疸，与茵陈、栀子等同用。

【文献辑录】

《神农本草经》：主疥瘙痂痒，恶疮，杀虱，留热在骨节间，明目。

《本草拾遗》：主妇人血气，腹内满，及冷热久痢。秋冬用子，春夏用苗，并捣绞汁用。

《读医随笔》：青蒿……清而能散，入肝胆，清湿热，开结气，宣气之滞于血分者。凡芳香而寒者，皆能疏化湿盛气壅之浊热及血滞气虚之郁热。

【近代应用】

（1）本品与板蓝根、连翘、杏仁、菊花、桔梗配伍，水煎服，用以治疗小儿外感风热，内郁化火，发热头痛，咳嗽，咽喉肿痛。

（2）本品与柴胡、葛根、金银花、连翘、黄芩配伍，水煎服，用以治疗感冒，症见发热恶风，头痛鼻塞，咽喉肿痛，咳嗽，周身不适属外感风热者。

（3）常用鲜青蒿搓烂塞鼻，或用蒸馏法将鲜青蒿制成滴鼻剂，治疗鼻出血效佳。

【效验方】

青蒿鲜汁饮：鲜青蒿 300 ~ 400 克，加入开水浸泡 20 分钟，然后纱布包裹榨汁，顿服。主治疟疾寒热往来。

【用法用量】煎服，6 ~ 15 克，大剂量可用 18 ~ 30 克。不宜久煎。或鲜用绞汁服。

【注意事项】脾胃虚弱，肠滑泄泻者忌服。

白　薇

本品为萝藦科多年生草本植物白薇或蔓生白薇的干燥根及根茎。主产于山东、安徽、辽宁等地。春、秋两季采挖，晒干，切段，生用。

【性味归经】味苦、咸，性寒。归胃、肝、肾经。

【功能主治】清热益阴，利尿通淋，解毒疗疮。主治温热病发热，身热斑疹，潮热骨蒸，肺热咳嗽，产后虚烦，热淋，血淋，咽喉肿痛，疮痈肿毒，毒蛇咬伤。

【歌诀】白薇大寒，疗风治疟，人事不知，昏厥堪却。

【经典应用】

（1）清热凉血，可用以治疗热入营血，经久不退，或阴虚发热，骨蒸发热及产后虚热等症。前者常与青蒿、生地黄等同用；后者常与地骨皮、知母、熟地黄等同用。

（2）利尿通淋，用于热淋、血淋，常配竹叶、木通、滑石、生地黄等。

（3）解毒疗疮，适用于疮痈肿毒，咽喉肿痛，以及毒蛇咬伤等症。内服外用均可。

此外，清泄肺热而透邪，可治肺热咳嗽；清退虚热而益阴，与豆豉、薄荷、玉竹同用，治疗阴虚外感，发热咽干，口渴心烦等症，如"加减葳蕤汤"。

【文献辑录】

《神农本草经疏》：白薇……无毒。主中风身热支满，忽忽不知人，狂惑邪气，寒热酸痛，温疟洗洗，发作有时。疗伤中淋露，下水气，利阴气，益精。久服利人。

《本草新编》：白微功用，善能杀虫，用之于补阴之中，则能杀痨瘵之虫也；用之健脾开胃之中，则能杀寸白、蛔、蛲也；以火焚之，可以避蝇而断虱；以水敷之，可以愈疥而敛疮也。

【近代应用】

（1）本品与藿香、连翘、菊花、薄荷、大青叶、板蓝根、地骨皮配伍，水煎服，治疗小儿风热感冒，症见发热重，头胀痛，咳嗽痰黏，咽喉肿痛，或流感见上述症候者。

（2）用白薇、党参（或人参）、当归、炙甘草，水煎服，随证加减，治疗血管抑制性眩晕。

（3）用白薇、泽兰、金银花、玄参、白芍等，水煎服，治疗红斑性肢痛，效果良好。

（4）治疗半身不遂：用白薇15克，泽兰10克，穿山甲6克，水煎服，效果满意。

（5）治体虚低热、盗汗：用白薇、地骨皮各20克，水煎服。

（6）治尿路感染：用白薇25克，车前草50克，水煎服。

（7）治热淋、血淋：白微、白芍各等分，研为细粉，每服6克，酒调下立效。

（8）治小便不禁：白微、白蔹、白芍各30克，共为细粉，每服6克，饭前粥调下。

【效验方】

治疗产后虚热、结核潮热方：白薇10克，知母6克，地骨皮10克，丹皮6克。水煎服。

治疗虚热盗汗方：白微、地骨皮各12克，银柴胡、鳖甲各9克。水煎，睡前服。

【用法用量】 煎服，6～12克。

【注意事项】 脾胃虚寒，食少便溏者不宜服。

不良反应：现代研究证明白薇有较强的强心作用，内服过量，易引起强心苷样中毒反应，中毒量为30～45克，可出现心悸、恶心、呕吐、头晕、头痛、腹泻、流涎等中毒症状。

银柴胡

本品为石竹科多年生草本植物银柴胡的干燥根。主产于宁夏、甘肃、内蒙古等地。春、夏间植株萌发或秋后枝叶枯萎时采挖，晒干，生用。

【性味归经】 味甘，性微寒。归肝、胃经。

【功能主治】 清虚热，除疳热。主治阴虚发热，骨蒸劳热，阴虚久虐，潮热盗汗，小儿疳积发热。

【歌诀】 银柴胡寒，虚热能清，又兼凉血，善治骨蒸。

【经典应用】

（1）凉血退蒸，用于阴虚血热，劳热骨蒸，常与青蒿、鳖甲、地骨皮等配用，如"清骨散"；若久疟不止，体虚低烧，或热病后期，余热未尽者，亦可随症配用。

（2）清疳热，用于小儿疳积，消瘦发热，烦渴躁急，可与胡黄连、鸡内金、党参、白术等配用。

【文献辑录】

《本草从新》：治虚劳肌热，骨蒸劳疳，热从髓出，小儿五疳，羸热。

《本草汇言》：柴胡有银柴胡、北柴胡、软柴胡三种之分。银柴胡清热，治阴虚内热也；北柴胡清热，治伤寒邪热也；软柴胡清热，治肝热骨蒸也。

【近代应用】

（1）本品与白术、莲子、沙参、炒麦芽、冰糖配伍，水煎服或散剂服，用以治疗脾虚食滞所致的小儿疳积，症见体弱，厌食，多汗，性情急躁，大便异常。

（2）治疗骨蒸劳热：胡黄连、银柴胡、鳖甲，根据年龄酌定剂量，水煎服，用于治疗小儿疳症，潮热，盗汗，或寒热往来，或夜热早凉等症。

【效验方】

治疗骨蒸潮热方：银柴胡 10 克，青蒿 12 克，地骨皮 10 克。水煎服。

【用法用量】煎服，3～10 克。

【注意事项】外感风寒，血虚无热者忌用。

地骨皮

本品为茄科落叶灌木枸杞或宁夏枸杞的干燥根皮。枸杞主产于河南、山西、江苏等地；宁夏枸杞主产于宁夏、甘肃。春初或秋后采挖，剥取根皮，晒干，切段生用。

【性味归经】味甘、微苦，性寒。归肺、肝、肾经。

【功能主治】清虚热，泻肺火，凉血。主治阴虚劳热，骨蒸盗汗，小儿疳积发热，肺热喘咳，吐血、衄血、尿血，消渴。

【歌诀】地骨皮寒，解肌退热，有汗骨蒸，强阴凉血。

【经典应用】

（1）凉血退蒸，用以治疗阴虚发热及有汗骨蒸；血热妄行，吐血，衄血等症。本品配银柴胡，能退热除蒸，可治骨蒸潮热；配牡丹皮，能凉血除蒸，治血热妄行之吐血、衄血、斑疹、妇女月经不调之血虚骨蒸，亦治痈肿。

（2）清泻肺热，适用于肺热喘咳，常与桑白皮配伍，能清肺降火止咳。

（3）生津止渴，可治内热消渴，与地黄、天花粉、五味子等同用。

此外，煎水外洗，可治外阴痒肿。

【文献辑录】

《神农本草经》：主五内邪气，热中消渴，周痹。

《本草纲目》：祛下焦肝肾虚热。

《本草新编》：地骨皮，非黄柏、知母之可比，地骨皮虽入肾而不凉肾，止入肾而凉骨耳，凉肾必至泄肾而伤胃，凉骨反能益肾而生髓；黄柏、知母泄肾伤胃，故断不可多用而取败也；地骨皮益肾生髓，断不可少用而图功。欲退阴虚火动，骨蒸痨热之症，用补阴之药，加地骨皮或五钱或一两，始能凉骨中之髓，而去骨中之热也。

【近代应用】

（1）本品与麻黄、石膏、杏仁、苏子配伍，水煎服或散剂服，用以治疗小儿肺炎、咽喉炎，症见发热微汗，咳嗽痰稠，呼吸急促，口渴欲饮属风热犯肺者。

（2）本品与藿香、连翘、菊花、冰糖配伍，代茶饮，用以治疗小儿流感，症见发热重，头胀痛，咳嗽痰黏，咽喉肿痛属风热所致者。

（3）用生、熟地骨皮各100克，分别研末，高压消毒，外撒患处，用于化脓性溃疡，视脓液多少，溃疡深浅，选择生、熟品用药。手术切开引流者亦可使用。效果良好。

（4）治疗耳聋、耳流脓水不止：地骨皮45克，五倍子0.3克，共为细末，用少许吹入耳中。

（5）治脚鸡眼、胼胝：地骨皮、红花等分研细，食用油调敷患处。

（6）治原发性高血压：地骨皮60克，水煎服，加少量白糖，隔日1剂。

【效验方】

治疗痔疮方：地骨皮30克。水煎熏洗。隔2～3天1次，每次半小时。

【用法用量】煎服，10～15克。外用适量，或散剂，或水煎洗。

【注意事项】外感风寒发热，脾胃虚弱便溏者慎用。

胡黄连

本品为玄参科多年生草本植物胡黄连的干燥根茎。主产于西藏、云南。秋季地上部分枯萎时采挖，晒干，切薄片或用时捣碎。生用。

【性味归经】味苦，性寒。归肝、胃、大肠经。

【功能主治】退虚热，消疳热，清热燥湿，泻火解毒。主治阴虚骨蒸，潮热盗汗，小儿疳疾，湿热泻痢，黄疸，吐血、衄血，目赤肿痛，痈肿疮疡，痔疮肿毒。

【歌诀】胡黄连苦，治劳骨蒸，小儿疳痢，盗汗虚惊。

【经典应用】

（1）退虚热，适用于阴虚潮热等症，常与银柴胡、地骨皮等配伍应用，如"清骨散"。

（2）除疳热，用于小儿疳积发热，常与白术、使君子、山楂等配伍，如"肥儿丸"。

（3）清湿热，用于湿热下痢。可单用，也可与其他清热燥湿药同用。

【文献辑录】

《神农本草经疏》：……无毒。主久痢成疳，伤寒咳嗽，温疟骨热，利腰肾，去阴汗，小儿惊痫寒热，不下食，霍乱，下痢。

《唐本草》：主骨蒸劳热，补肝胆，明目。治冷热泻痢，益颜色，厚肠胃，治妇人胎蒸虚惊，三消五痔，大人五心烦热；以人乳浸点目甚良。

《新修本草》：主骨蒸劳热，补肝胆，明目，治冷热泻痢，益颜色，厚肠胃，治妇人胎蒸虚惊，三消五痔，大人五心烦热。

【近代应用】

（1）本品与贯众、土茯苓、黄芩、黄柏、大黄、草河车、黑矾配伍，水煎服，用以治疗乙型肝炎，症见肝区热痛、全身乏力、口苦咽干、头晕耳鸣、心烦易怒、大便干结、小便少而黄，属肝胆湿热者。

（2）本品与黄连、熊胆粉、牛黄、牛胆汁、冰片等配伍，散剂服或制成胶囊，用治邪毒内蕴所致的口舌生疮，牙龈、咽喉肿痛，小儿高热，烦躁易惊。

【效验方】

治疗小儿消化不良方：胡黄连 5 克，黄连 1 克，山楂 10 克，槟榔 6 克。水煎服。

【用法用量】煎服，3~9 克。

【注意事项】脾胃虚弱者慎服。

小　结

本章清热药共分五类：

石膏、知母均能清热泻火，除烦止渴，凡肺胃气分火热，烦躁口渴之症，石膏、知母二药常用同用。然石膏重在清解，知母偏于清润。又石膏清热降火之力较强，而知母能滋阴生津，润燥滑肠，可治阴虚劳热，大便不利等症。

栀子清热泻火的药力较轻，常用于热病初期发热心烦之症，兼有利胆利尿、凉血止血及解毒作用。

天花粉、芦根皆能清热生津，适用于热病伤津，烦热口渴之症，天花粉还能散血消肿，芦根能清肺胃之热。

夏枯草与决明子都能清肝明目，降血压，都可治疗肝热目疾与高血压之症。但夏枯草清肝降火力强，兼能散结，为治肝火郁结，目赤肿痛以及痰火凝结，瘰疬瘿瘤之主药；决明子既能祛风热，又能益肾阴，故对风热肝火及肝肾阴亏之目疾，皆可应用。

生地黄能清热凉血，滋阴生津，适用于热入营血，高热神昏，吐衄斑疹等症。

丹皮与赤芍均能清热凉血，活血散瘀，适用于热病斑疹，血热吐衄及血热淤滞，经闭积聚。丹皮能清肝降压，用于肝郁火旺，而赤芍能清肝明目，用以治疗肝热目赤及胁肋疼痛。

紫草为凉血解毒，利尿滑肠之品。

茅根凉血止血，并能利尿消肿。槐花长于凉血止血。

黄芩、黄连、黄柏三药作用近似，均能清热泻火，治湿热诸症。黄芩偏于上焦，善清肺火；黄连偏于中焦，善清心胃之火；黄柏偏于下焦，能清肾火。这是三黄的主要区别。

龙胆草能泻肝胆实火，又能清下焦湿热。

苦参能燥湿杀虫，内服外用均效。

白鲜皮常用以治疗湿热疮毒，风疹疥癣。

银花与连翘均能清热解毒，兼有清透散热作用。连翘散结，可用于瘰疬结核。

蒲公英常用于痈肿疮毒，兼散滞气，为治乳痈要药。

大青叶与板蓝根作用亦极相似，均能清热凉血，解心胃热毒，用以治疗瘟疫热毒。大青叶多用以治疗热毒斑疹，咽喉肿痛；板蓝根习惯用于大头瘟症。临床二药常用于病毒传染性疾病。

鱼腥草善解毒消痈，主治肺痈。

射干与山豆根均常用于咽喉肿痛。惟射干降火散血，适用于热结血瘀者；山豆根大苦大寒，宜于热毒较甚者。射干又能消痰散结；山豆根解毒，可治溃疡龈肿。

贯众能治疗疮毒，又治湿热邪毒，妇女血崩。

土茯苓利湿解毒，专治杨梅疮毒。近年来试用于肿瘤、牛皮癣等症。

漏芦长于清热解毒，消散痈肿，用治热毒疮痈，尤为治乳痈之要药。

青蒿、白薇、银柴胡、地骨皮、胡黄连均为清热凉血除蒸之品，常用于虚热骨蒸等症。青蒿长于清透阴分伏热，且能解暑治疟；白薇善于清解营分之热，并有降压利尿作用；银柴胡退虚热，除骨蒸。然牡丹皮用于无汗之骨蒸；地骨皮用于有汗之骨蒸。

第三章　祛暑药

祛暑药，具有发表解暑、化湿开胃、理气止呕、和中化湿、补脾止泻，以及清暑邪、化秽浊等作用。

藿　香

本品为唇形科多年生草本植物广藿香的干燥地上部分。主产于广东、海南等地。枝叶茂盛时采割，日晒夜闷，反复至干，切段，生用，或鲜用。

【性味归经】味辛，性微温。归脾、胃、肺经。

【功能主治】祛暑解表，化湿和胃。主治夏令感冒，寒热头疼，胸脘痞闷，呕吐泄泻，妊娠呕吐，鼻渊，手、足癣。

【歌诀】藿香辛温，能止呕吐，发散风寒，霍乱为主。

【经典应用】

（1）芳香化湿。本品为芳化湿浊要药，用以治疗湿浊内阻，中气不运所致的胸脘痞闷，少食作呕，神疲体倦等症，可配苍术、厚朴等，能化湿和中，如"不换金正气散"。

（2）和中止呕，对治湿阻中焦而见苔垢浊腻的呕吐，最为捷要，单用或配伍法半夏均有效。本品长于止呕，可灵活配伍应用，如偏于寒湿者，可加丁香、白豆蔻等；偏于湿热者，可加黄连、竹茹等；脾胃虚弱者，可配党参、白术等；胎前恶阻者，可配砂仁、香附、苏梗等。

（3）发散表邪，常配苏叶、白术、白芷、厚朴等，能解表化湿，治外感风寒，内伤湿滞，寒热头痛，胸膈满闷，脘腹疼痛，恶心呕吐，肠鸣泄泻，舌苔白腻等。

（4）治暑月外感风寒，内伤生冷所致恶寒发热，头疼，脘腹痞闷，呕恶吐泻，与厚朴、紫苏、半夏等配伍，如"藿香正气散"；治湿温初起，湿热俱重，与黄芩、滑石、茵陈等配伍，如"甘露消毒丹"。

【文献辑录】

《神农本草经》：微温。疗风水毒肿，祛恶气，疗霍乱心痛。

《本草图经》：治脾胃吐逆，为最要之药。

《本草正义》：藿香芳香而不嫌其猛烈，温煦而不偏于燥热，能去除阴霾湿邪，而助脾胃正气，为湿困脾阳，倦怠无力，饮食不甘，舌苔浊垢者最捷之药。

【近代应用】

（1）外感咳嗽：藿香 10 克，苏子 10 克，黄芩 10 克，桑叶 10 克，杏仁 10 克。水煎服。

（2）本品与板蓝根、连翘、芦根配伍，散剂服，用以治疗风热感冒，温病发热及上呼吸道感染、流感、腮腺炎等病毒感染疾病。

（3）本品与土茯苓、益母草等配伍，水煎服，治急性肾炎水肿，慢性肾炎急性发作。

【效验方】

治疗妊娠呕吐：藿香、竹茹各 9 克，砂仁 4.5 克，水煎服。

【用法用量】煎服，6～12 克，鲜品加倍。不宜久煎。藿香叶偏于发表，藿香梗偏于和中。鲜藿香气味芳香，夏季泡水代茶饮，能清凉解暑。

【注意事项】阴虚血燥者不宜服。不宜久煎。

佩　兰

本品为菊科多年生草本植物佩兰的地上干燥部分。主产于江苏、浙江、河北等地。夏、秋两季分两次采割，除去杂质，晒干，切段。生用，或鲜用。

【性味归经】味辛，性平，气清香。归脾、胃、肺经。

【功能主治】解暑化湿，醒脾和中。主治暑湿或暑温初起，发热头重，胸闷腹胀，脘痞不饥，恶心呕吐，口中甜腻，消渴。

【歌诀】佩兰辛平，芳香辟秽，祛暑和中，化湿开胃。

【经典应用】清暑辟浊，醒脾化湿，用于夏伤暑湿，发热头痛，胸闷不饥，或湿浊内蕴，郁于中焦，胸痞腹胀，口甘口臭，苔腻等症，常与藿香、半夏、厚朴、陈皮等同用。

【文献辑录】

《本草便读》：佩兰，功用相似泽兰，而辛香之气过之，故能解郁散结，杀蛊毒，除陈腐，濯垢腻，辟邪气。至于行水消瘀之效，二物亦相仿耳。但泽兰治水之性为优，佩兰理气之功为胜，又为异也。

《本草正义》：凡胃有陈腐之物，及湿热蕴结于胸膈，皆能荡涤，使之宣散，故口中时时溢出甜水者，非此不除。

【近代应用】

佩兰、藿香、白术、扁豆、茯苓、杏仁、苡仁、滑石配伍，水煎服，治疗暑温夹湿，伤及肠胃之腹泻效果良好。

【效验方】

夏季护心凉茶：薄荷3克，藿香10克，佩兰10克，荷叶12克，双花10克。

【用法用量】 煎服，6～12克，鲜品加倍。不宜久煎。

【注意事项】 阴虚血燥，气虚者不宜用。

白扁豆（附：扁豆衣、扁豆花）

本品为豆科植物白扁豆的干燥种子。主产于安徽、河南、江苏、浙江等地。秋、冬两季采收成熟果实，晒干，取出种子，再晒干，生用或炒用。

【性味归经】 味甘，性微温。归脾、胃经。

【功能主治】 健脾，化湿，消暑。主治脾虚生湿，食少便溏，白带过多，暑湿吐泻，烦渴胸闷。

【歌诀】 扁豆微温，转筋吐泻，下气和中，酒毒能化。

【经典应用】

（1）消暑化湿，用于夏月暑湿内伤所致的吐泻腹痛，可用炒扁豆、藿香等分（扁豆散），共为末，每服6克，白水送服；若防治暑病，可与藿香、厚朴、甘草同用。

（2）补脾止泻，用于脾虚泄泻，妇女带下，常与白术、山药等健脾药同用；亦可单用炒扁豆为末，每服6克，治赤白带下。

（3）解毒和中，用于酒精、鱼蟹、河豚等中毒引起的吐泻腹痛，可用生扁豆末6克，凉开水送服。

【文献辑录】

《本草纲目》：硬壳扁豆，其子充实，白而微黄其味腥香，其气温平，得乎中和，脾之谷也。入太阴气分，通利三焦，能化湿降浊，故专治中宫之病，消暑除湿而解毒也。其软壳及黑鹊色者，其性微凉，但可供食，亦调脾胃。

《本草新编》：味轻气薄，单用无功，必须同补气之药共用为佳。

【近代应用】

（1）本品与鸡内金、山药、白术配伍，共研细粉，治疗消化不良，属于脾虚食积者。

（2）治疗慢性肾炎、贫血：白扁豆30克，大枣20粒，水煎服。

【效验方】

治疗小儿腹泻方：白扁豆、炒白术、山药、茯苓等量，研细粉。每次5克，日服3次，饭前服。

【用法用量】煎服，10～12克。治暑湿、解毒宜生用，健脾和胃宜炒用。

【注意事项】阴虚血燥者不宜用。

【附药】

扁豆衣 为白扁豆的干燥种皮。性味甘、苦，温。归脾、大肠经。功能消暑化湿，健脾和胃。用于暑湿内蕴，呕吐泄泻，胸闷纳呆，脚气浮肿，妇女带下。用量5～10克。

扁豆花 为白扁豆的花。性味甘，平，归脾、胃、大肠经。功能消暑化湿，用于暑湿泄泻及带下。用量5～10克。

小 结

本章祛暑药，作用各有不同，因此，必须抓住主要矛盾，才能辨证准确，用药适当。

藿香、佩兰均为芳香化浊之品，藿香辛散微温，发表解暑，化湿开胃，理气止呕，并治中焦不和。佩兰性平，作用与藿香相似，二药常用以治暑湿之症，然佩兰不能发表理气止呕，开胃之功较藿香为胜。

白扁豆能清暑，味甘而微温，尚能和中化湿，补脾止泻。

第四章　祛风湿药

以祛风除湿，解除痹痛为主要作用，常用于治疗风湿痹证的药物，称为祛风湿药。

本类药物性或温或凉，因痹证有寒痹与热痹，长于治疗寒痹的祛风湿药性温或热，长于治疗热痹的性寒或凉；祛风湿药味多辛香苦燥走散，辛能祛散风湿，苦能燥除湿邪。肝主筋，肾主骨，脾主肌肉，风湿痹证的病变部位主要在肌肉、经络、筋骨，故主入肝、肾，次归脾经。本类药物中如马钱子等为有毒或大毒之品。

本类药物都有祛风除湿之功效，能祛除留于肌肉、经络、筋骨的风湿之邪，部分药还分别兼有止痹痛、通经络、强筋骨等作用，主要用于风湿痹痛、筋脉拘挛、麻痹不仁、半身不遂、腰膝酸痛、下肢痿弱等。

使用祛风湿药时，应根据痹症的类型、邪犯的部位、病程的新久等，选择药物，并适当配伍。如风邪偏盛的行痹，应选择善能祛风的祛风湿药，佐以活血养营之品；湿邪偏盛的着痹，应选用温燥的祛风湿药，佐以健脾渗湿之品；寒邪偏盛的痛痹，当选用温性较强的祛风湿药，佐以通阳温经之品；外邪入里而从热化或郁久化热的热痹，当选用寒凉的祛风湿药，酌情配伍凉血清热解毒药；感邪初起，病邪在表，当配伍散风胜湿的解表药；病邪入里，须与活血通络药同用；若挟有痰湿、瘀血者，须与祛痰、散瘀药同用；久病体虚，肝肾不足，气血不足者，应选用强筋骨的祛风湿药，配伍补肝肾、益气血的药物扶正以祛邪。

痹症多属慢性病，为服用方便，可制成酒或丸散剂。酒还能增强祛风湿药的功效。也可制成外敷剂型，直接用于患处。

辛温燥湿的祛风湿药，易伤阴耗血，阴血亏虚者应慎用。有毒之品，应注意其炮制、配伍、剂型、剂量、煎法等，以防中毒。

独　活

本品为伞形科多年生草本植物重齿毛当归的干燥根。主产于四川、湖北、安徽等地。初春或秋末采挖，烘干，切片，生用。

【性味归经】味辛、苦，性微温。归肾、膀胱经。

【功能主治】祛风除湿，散寒止痛。主治风寒湿痹，腰膝疼痛，头疼齿痛。

【歌诀】独活辛苦，颈项难舒，两足湿痹，诸风能除。

【经典应用】

（1）祛风止痛，用以治疗风寒湿痹，腰膝疼痛，伏风头痛，缠绵不愈。本品配桑寄生、秦艽、细辛等，能祛风除痹，可治风寒湿痹，腰膝酸痛，两足痛，顽麻等症，方如"独活寄生汤"；配细辛，能解表散寒止痛，治风寒客于少阴，头痛连颊久不止，如"独活细辛汤"。

（2）解表祛湿，用以治疗风寒外感，兼湿邪较盛者，症见恶寒发热，头痛身重，舌苔白厚等。本品配羌活、柴胡、川芎等，能祛风解表止痛，方如"败毒散"。

此外，其具有止痛作用，还可用于风火牙痛之症，有发散郁火之效，宜配伍石膏、升麻、川芎等品；若阴虚有热者，应同生地黄、牛膝、地骨皮等药配伍。

【文献辑录】

《神农本草经》：主风寒所击，金疮止痛，奔豚，痫痉，女子疝瘕。

《药性论》：治中诸风湿冷，奔喘逆气，皮肌苦痒，手足挛痛，劳损，主风毒齿痛。

《本草求真》：独活，辛苦微温，比之羌活，其性稍缓。凡因风干足少阴肾经，伏而不出，发为头痛，则能善搜而治矣。故两足湿痹，不能动履，非此莫痊；风毒牙痛，头眩目晕，非此莫攻。羌行上焦而上理，则游风头痛，风湿骨节痛可治；独行下焦而下理，则伏风头痛，两足湿痹可治。二治虽属治风，而用各有别，不可不细审耳。

【近代应用】

（1）本品与桑寄生、牛膝、杜仲等配伍，水煎服，用以治疗腰椎骨质增生，腰脊劳损，腰椎间盘突出等，症见腰膝冷痛，屈伸不利，属风寒湿痹阻，肝肾两亏者。

（2）独活9克，红糖15克，水煎服，治慢性气管炎，疗效较好。

（3）治疗腰椎骨质增生、椎间盘突出方：独活6克，桑寄生10克，牛膝10克，杜仲10克，威灵仙10克。水煎，分2次服。

【效验方】

治疗腰腿痛方：独活6克，桑寄生10克。代茶饮或泡酒饮，适量。

【用法用量】煎服，5~10克。外用适量。

【注意事项】阴虚血燥者忌用。

秦　艽

本品为龙胆科多年生草本植物秦艽、麻花秦艽、粗茎秦艽或小秦艽的干燥根。前三种按性状不同分别称"秦艽"和"麻花艽"，后一种称"小秦艽"。主产于陕西、甘肃、内蒙古等地。春、秋两季采挖，晒干，去芦头，切片，生用。

【性味归经】味苦、辛，性微寒。归胃、肝、胆经。

【功能主治】祛风湿，清虚热，退黄。主治风湿痹痛，筋骨拘挛，手足不遂，骨蒸潮热，小儿疳热，湿热黄疸。

【歌诀】秦艽微寒，除湿疏筋，肢节风痛，下血骨蒸。

【经典应用】

（1）祛风湿，主治风湿痹证，寒痹、热痹均可使用。治热痹配防己，可治风湿痹痛，关节发热肿痛；治风寒湿痹，可配天麻、羌活，能散寒祛风止痛。

（2）退虚热，可治阴虚发热，骨蒸劳热。常与鳖甲、地骨皮等配伍应用。

（3）治脑卒中半身不遂，口眼㖞斜，四肢拘急，舌强不语等，单用大量水煎服即能奏效。治脑卒中，口眼㖞斜语言不利，恶风恶寒者，配升麻、葛根、防风、芍药等祛风散寒药，如"秦艽升麻汤"；治血虚脑卒中者，配当归、熟地、白芍等补血药，如"秦艽汤"。

此外，还可退黄，治疗湿热黄疸，多配茵陈、栀子等清利湿热之品。

【文献辑录】

《神农本草经》：秦艽，味苦平。主寒热邪气，寒湿，风痹，肢节痛，下水，利小便。

《本草备要》：秦艽，长于养血，故能退热疏筋。治风先治血，血行风自灭，故疗风不问新久。

《药义明辨》：秦艽，肝胃合病，经络热结者宜之。盖此味以风木行湿土之化，使气血悉归调理，而脉络无不贯通，不似诸风剂但以升生为其功。

【近代应用】

单用本品水煎服，用于治疗风寒引起的周身疼痛，以及多年风湿性腰腿痛，治疗风湿性和类风湿性关节炎、脑脊髓膜炎，亦有较好疗效。

【效验方】

治小便艰难，胀满闷：秦艽30克（去苗），水煎，食前分作2服。

【用法用量】 煎服，6～12克。或散剂服。

【注意事项】 久痛虚羸、溲多、便溏者慎用。

苍 术

本品为菊科多年生草本植物茅苍术或北苍术的干燥根茎。前者主产于江苏、湖北、河南等地，以产于江苏茅山一带者质量最佳，名"茅苍术"，简称"茅术"；后者主产于内蒙古、山西、陕西等地。春、秋两季采挖，除去泥沙，晒干，撞去须根，切片，生用，或麸炒用。

【性味归经】 味辛、苦，性温。归脾、胃、肝经。

【功能主治】 燥湿健脾，祛风湿，明目。主治湿困脾胃，倦怠嗜卧，胸痞腹胀，食欲不振，呕吐泄泻，痰饮，湿肿，表证夹湿，头身重痛，痹证湿胜，肢节酸痛重着，痿躄，夜盲。

【歌诀】 苍术苦温，健脾燥湿，发汗宽中，更祛瘴疫。

【经典应用】

（1）燥湿健脾，用以治疗湿邪困脾，症见食欲不振，胸闷呕吐，腹胀腹泻，苔白腻浊等最为适宜。本品配厚朴、陈皮、甘草，能燥湿和中，如"平胃散"；配茯苓，能燥湿止泻，治脾胃湿困，腹痛泄泻，如"胃苓汤"；若脾虚湿盛，湿邪下注，妇女带下过多者，可配黄柏、红鸡冠花等。

（2）祛风除湿，用以治疗外感风湿证，有祛风湿、止痹痛、驱散风寒湿邪之功效。本品配独活、防风、秦艽等，可治风湿或寒湿所致的关节肢体疼痛，尤宜寒湿偏重的痹痛；若为湿热痹痛，可配黄柏，能清热燥湿，可治湿热下注，脚膝肿痛，痿软无力等症；配羌活、防风，能祛风胜湿，可治外感风寒湿邪的头痛，身痛，无汗等症。

此外，可用以治疗夜盲症和角膜软化症。单用有效，若与猪肝或羊肝蒸煮服食，则效果更好。

【文献辑录】

《本草纲目》：治湿痰留饮，或挟瘀血成窠囊，及脾湿下流，浊沥带下，滑泻肠风。……杲曰，本草但言术，不分苍、白，而苍术别有雄壮上行之气，能除湿下安太阴，使邪气不传入脾也。以其经泔浸火炒，故能出汗，与白术止汗特异，用者不可以此代彼，盖有止发之殊，其余主治则同。……震亨曰，苍术治湿，上、中、下皆有可用。又能总解诸郁。痰、火、湿、食、气、血六郁，皆因传化失常，不能升降，病在中焦，故药必兼升降，将欲升之，必先降之，将欲降之，必先升之，故苍术为足阳明经药，气味辛烈，强胃健脾，发谷之气，能径入诸经，疏泄阳明之湿，通行敛涩。

《玉楸药解》：燥土利水，泄饮消痰，行瘀，开郁，去漏，化癣，除癥，理吞酸祛腐，辟山川瘴疠，回筋骨之痿软，清溲尿之浑浊。

【近代应用】

（1）本品与艾叶、薄荷、地肤子等配伍水煎熏洗，用以治疗真菌性、滴虫性及非特异性阴道炎，症见阴部瘙痒红肿，带下量多，色黄或如豆渣状，口苦口干，尿黄便结属湿热下注者。

（2）本品与茯苓、防己、人参配伍，水煎服或散剂服，治慢性肾炎，症见浮肿，腰痛，乏力，怕冷，尿多属脾肾阳虚，水湿内停者。

（3）本品与厚朴、枳壳、半夏配伍，水煎服或散剂服，治慢性胃炎、消化性溃疡、慢性胆囊炎，症见胸胁胀满，胃脘痞塞疼痛，嘈杂嗳气，呕吐酸水，大便不调属肝胃不和，湿浊中阻者。

（4）用苍术煎汁，冲服生鸡内金末，治疗小儿厌食症，有良效。

（5）用苍术 10～15 克，配入黄芪、沙参、五味子等组成"金水相生饮"，治疗糖尿病，有效。

（6）用苍术 20 克，白芷 20 克，乌梅 15 克，五味子 15 克，水煎，采用蒸气吸入法，治疗鼻息肉，每可收效。

（7）补虚明目，健骨和血：苍术（泔浸）120 克，熟地（焙）60 克，为末，酒为丸，每服 6 克，日 3 次。

【效验方】

治疗胃下垂：苍术 15～20 克，煎服 1～3 个月。

【用法用量】 煎服，5～20。生用燥性强，炒用燥性稍减。

【注意事项】 阴虚内热、气虚多汗者忌用。

木　瓜

本品为蔷薇科落叶灌木贴梗海棠的干燥近成熟果实。夏、秋两季果实绿黄时采收，置沸水中烫至外皮灰白色，对半纵剖，晒干，切片。生用。

【性味归经】 味酸，性温。归肝、脾经。

【功能主治】舒筋活络，和胃化湿。主治风湿痹痛，肢体酸重，筋脉拘挛，吐泻转筋，脚气，水肿，痢疾。

【歌诀】木瓜味酸，湿肿脚气，霍乱转筋，足膝无力。

【经典应用】

（1）舒筋活络，用以治疗风湿痹痛、脚气肿痛、筋脉拘挛等症。本品配虎骨、地龙、当归等，能活血通络止痛，如"虎骨木瓜丸"；配乳香、没药、生地黄等，治项强筋急，不能转侧；脚气肿痛，甚或冲心烦闷，常配吴茱萸、槟榔、生姜，如"吴萸木瓜汤"。

（2）和胃化湿，本品配藿香，可治伤暑、恶寒发热，头痛体倦，如"六合汤"。若吐利较甚，腹痛转筋者，应与薏苡仁、蚕砂、黄连、吴茱萸等药配伍，如"蚕矢汤"。

此外，本品尚有消食作用，用于消化不良；能生津止渴，可治津伤口渴。

【文献辑录】

《本草拾遗》：下冷气，强筋骨，消食，止水痢后渴不止，作饮服之。又脚气冲心，取一颗祛子，煎服之，嫩者更佳。又止呕逆，心膈痰唾。

《本草正》：木瓜，用此者用其酸敛，酸能走筋，敛能固脱，得木味最正，故尤专入肝益筋走血。疗腰膝无力、脚气，引经所不可缺，气滞能和，气脱能固。以能平胃，故除呕逆、霍乱转筋，降痰，去湿，行水。以其酸收，故可敛肺禁痢，止烦满，止渴。

【近代应用】

（1）治疗小腿腓肠肌痉挛（俗称转筋），用木瓜配藿香、木香、砂仁等，水煎服。

（2）贫血、血虚引起的肌肉抽搐，可用木瓜配当归、白芍等治疗。

（3）用木瓜配吴茱萸、炙甘草、小茴香、生姜等，水煎服，治疗寒湿引起的腹痛、腹泻，疗效可靠。

（4）治疗脚癣：木瓜、甘草各30克，水煎去渣，待温洗脚5～10分钟，每日1剂。

【效验方】

治荨麻疹：木瓜18克，水煎，分2次服，日1剂。

【用法用量】煎服，6～15克。或散剂，或浸酒。

【注意事项】内有郁热，小便短赤者忌服。

威灵仙

本品为毛茛科草质藤本植物威灵仙、棉团铁线莲或东北铁线莲的干燥根及根茎。前一种主产于江苏、安徽、浙江等地，应用较广，后两种部分地区应用。秋季采挖，除去泥沙，晒干，切段，生用。

【性味归经】 味辛、咸，性温。归膀胱经。

【功能主治】 祛风除湿，通络止痛。主治风湿痹痛，肢体麻木，筋脉拘挛，屈伸不利，脚气肿痛，疟疾，骨鲠咽喉。并治痰饮积聚。

【歌诀】 威灵苦温，腰膝冷痛，消痰疟癖，风湿皆用。

【经典应用】

（1）祛风湿，通经络，风湿痹痛，肢体麻木，筋脉拘挛，关节屈伸不利之症，均可应用。单用本品为末，温酒调服，治足跟疼痛有验；亦可配伍应用，如配桑寄生，能养血祛风，治血虚风湿痹痛；配羌活，祛风湿，止痹痛。治风湿痹痛，尤以上半身痹痛为好；配川牛膝，治风湿阻络，关节疼痛，尤以下半身为好。

（2）消痰水，可用于痰饮积聚，凝滞而成的痃癖症。

此外，本品治诸骨鲠喉颇验，可与砂糖、酒、醋同煎，慢慢咽下。

【文献辑录】

《本草纲目》：威灵仙，气温，味微辛咸。辛泄气，咸泄水，故风湿痰饮之病，气壮者服之有捷效。其性大抵疏利，久服恐损真气，气弱者亦不可服之。

《神农本草经疏》：威灵仙，主诸风，而为风药之宣导善走者也。腹内冷滞，多由于寒湿，心膈痰水，乃停饮于上、中二焦也。风能胜湿，湿病喜燥，故主之也。

《药品化义》：主治风湿痰壅滞经络中，致成疼风走注，骨节疼痛，或肿或麻木。风盛者患在上，湿盛者患在下，二者郁遏之久化为血热，血热为本而痰则为标矣。以此疏通经络，则血滞痰阻无不立豁。若中风手足不遂，以此佐他药宣行气道。

【近代应用】

（1）用威灵仙60克，煎服，治疗胆石症，有效。

（2）威灵仙、甘草各15克，水煎服，治疗病毒性肝炎，有效。

（3）鲜威灵仙根60克，水煎服，重者次日再服，治疗急性乳腺炎；或威灵仙研末，以米醋调成糊状，贴敷患乳，一般1～3天即愈。

（4）治疗足跟疼症：威灵仙 5～10 克，捣烂，用陈醋调成糊状备用。先将患足浸泡热水中 5～10 分钟，擦干后将药膏敷于患处，用绷带包扎，用热水袋热敷。

（5）治尿路结石：威灵仙 60～90 克，金钱草 50～60 克，日 1 剂煎服。

【效验方】

治疗前列腺肥大：用威灵仙 25 克，水煎服，日 1 剂。

【用法用量】 煎服，3～60 克。外用适量。

【注意事项】 本品辛散走窜，气血虚弱者慎服。

桑　枝

本品为桑科落叶乔木桑的干燥嫩枝。中国各地均产。春末夏初采收，去叶，或趁鲜切片，晒干。生用或炒用。

【性味归经】 味苦，性平。归肝经。

【功能主治】 祛风湿，通经络，行水气。主治风湿痹痛，中风半身不遂，水肿脚气，肌体风痒。

【歌诀】 桑枝苦平，通络祛风，痹痛拘挛，脚气有功。

【经典应用】

（1）祛风通络，用于风湿手臂指麻，常与威灵仙、防己、当归等同用，如"桑枝汤"；若用于风湿热痹，又常与络石藤、忍冬藤、地龙等同用，如"桑络汤"；若治白癜风，可用桑枝 2500 克，益母草 1000 克文火煮两次，去渣，熬膏，每次 1 匙，日 3 次，温黄酒或温水冲服。

此外，尚能利水，治水肿，脚气肿痛。

【文献辑录】

《本草备要》：利关节，养津液，行水祛风。

《本草撮要》：功专祛风湿拘挛，得槐枝、柳枝、桃枝洗遍身痒。

【近代应用】

治疗肩周炎：桑枝 20 克，鸡血藤、威灵仙各 30 克，羌活、白芍、姜黄、防风各 15 克，细辛 5 克（后下），水煎服，日 1 剂。加减：右肩痛者加黄芪 20 克；左肩痛者加首乌 20 克；痛甚者加乳香、没药各 15 克；麻木者加全蝎 5 克，僵蚕 10 克；腰膝痛者加川断 20 克，寄生 15 克；病久不愈者加穿山甲 10 克，乌梢蛇 15 克。

【效验方】

治疗肘关节炎方：桑枝 30 克，当归 10 克，羌活 6 克。水煎服，日 1 剂。

【用法用量】煎服，15～30 克。

桑寄生

本品为桑寄生科常绿小灌木桑寄生的干燥带叶茎枝。主产于广东、广西、云南等地。冬季至次春采割，除去粗茎，切段，干燥，或蒸后干燥，切厚片，生用。

【性味归经】味苦，性平。归肝、肾经。

【功能主治】补肝肾，强筋骨，祛风湿，安胎。主治腰膝酸痛，筋骨痿弱，肢体偏枯，风湿痹痛，头昏目眩，便血，胎动不安，崩漏下血，产后乳汁不下。

【歌诀】桑上寄生，风湿腰痛，安胎止崩，疮疡亦用。

【经典应用】

（1）祛风湿，主治风湿痹症，肢节疼痛，常与独活、杜仲、牛膝、当归等同用，能祛风湿，利关节，补肝肾，强筋骨而加强抗病能力，如"独活寄生汤"。

（2）补肝肾，善治肝肾不足，冲任不固之胎动不安、胎漏及崩中等证，本品能养血安胎，固冲止崩，常与续断、当归、阿胶等配伍，如"桑寄生散"。

【文献辑录】

《神农本草经》：桑上寄生，味苦平。主腰痛，小儿背强，痈肿，安胎，充肌肤，坚发齿，长须眉，其实明目，轻身通神。

《本草求真》：桑寄生号为补肾补血要剂，缘肾主骨，发主血，苦入肾，肾得补则筋骨有力，不致痿痹而酸痛矣。……故凡内而腰痛、筋骨笃疾、胎堕，外而金疮、肌肤风湿，何不借此以为主治乎。

【近代应用】

（1）单用桑寄生 40 克，水煎服，日一剂，治疗冠心病心绞痛有效。

（2）桑寄生 60 克，决明子 50 克，水煎服，治疗高血压，有效。

（3）治疗小儿麻痹症急性期和后遗症期及心律失常均有较好疗效。

【效验方】

治疗高脂血症方：桑寄生、葛根、丹参等量，共为细粉。每次服 4 克，每天 3 次。

【用法用量】煎服，10～60 克。或泡酒服，或散剂服。外用适量。

五加皮

本品为五加科落叶小灌木细柱五加的干燥根皮，习称"南五加皮"。主产于河北、河南、安徽等地。夏、秋两季采挖，剥取根皮，晒干，切厚片，生用。

【性味归经】味辛、苦，性温（一说为寒）。归肝、肾经。

【功能主治】祛风湿，补肝肾，强筋骨，活血脉。主治风寒湿痹，腰膝疼痛，筋骨痿软，小儿行迟，体虚赢弱，跌打损伤，骨折，水肿，脚气，阴下湿痒。

【歌诀】五加皮温，健步坚筋，祛痛风痹，益精止沥。

【经典应用】

（1）祛风湿，壮筋骨，适用于风寒湿痹，腰膝疼痛，筋骨拘挛等症。可单用浸酒，亦可同松节、木瓜等配伍应用，如"五加皮散"。

（2）利水消肿，可用于水肿、小便不利等症。多配茯苓皮、大腹皮、生姜皮等，共奏利水消肿之效，如"五皮饮"。

（3）治筋骨痿软，小儿行迟，体虚乏力。治肝肾不足，筋骨痿软，配杜仲、牛膝等，如"五加皮散"；治小儿行迟，配龟甲、牛膝、木瓜等。

【文献辑录】

《神农本草经》：主心腹疝气，腹痛，益气疗躄，小儿不能行，疽疮阴蚀。

《本草纲目》：治风湿痿痹，壮筋骨。

《名医别录》：主男子阴痿，囊下湿，小便余沥，女人阴痒及腰脊痛，两脚痛痹拘挛，五缓，虚赢，补中益精，坚筋骨，强志意，久服轻身耐老。

【近代应用】

（1）本品与羌活、秦艽、威灵仙配伍，水煎服，治疗肝肾不足之风湿痹痛，筋骨拘挛，腰膝酸痛等症，效果良好。也可单用浸酒服。

（2）对小儿肝肾不足，腰膝酸痛，下肢痿弱及小儿行迟等症，临床上常与牛膝、木瓜、川断等药同用。

【效验方】

治贫血，神经衰弱：五加皮、五味子各 6 克，加白糖开水冲泡代茶。

【用法用量】煎服，5～10 克。宜入酒剂，或入丸散。

【注意事项】 阴虚火旺者慎用。

海桐皮

本品为豆科常绿乔木刺桐的干皮。主产于浙江、云南、湖北等地。初夏剥取树皮，晒干。生用。

【性味归经】 味苦，性平。归肝经。

【功能主治】 祛风除湿，舒筋通络，杀虫止痒。主治风湿痹痛，肢节拘挛，跌打损伤，疥癣，湿疹。

【歌诀】 海桐皮苦，霍乱久痢，疳匶疥癣，牙痛亦治。

【经典应用】

（1）祛风通络，用于风湿痹痛，腰膝疼痛，手足拘挛等症。

（2）化湿杀虫，用于皮肤癣疮，可浸酒外涂；用于风虫牙痛，单味煎汤漱之（《圣惠方》）。

此外，还用于赤白泻痢，此乃化湿杀虫之效。

【文献辑录】

《日华子本草》：治血脉麻痹疼痛，及煎洗目赤。

《开宝本草》：主霍乱中恶，赤白久痢，除疳匶、疥癣。牙齿虫痛，并煮服及含之，水浸洗目，除肤赤。

《本草纲目》：能行经络，达病所，又入血分及祛风杀虫。

《本草求真》：海桐皮能入肝经血分，祛风除湿，及行经络，以达病所。用者须审病自外至则可，若风自内成，未可妄用。

【近代应用】

（1）治疗骨折后期关节功能障碍：海桐皮、鸡血藤、透骨草、伸筋草、桑寄生、续断、天仙藤各15克，上肢加姜黄12克，桑枝15克；下肢加牛膝、木瓜各20克，水煎熏洗患处，日3~4次，疗效显著。

（2）治疗泛发性神经性皮炎：海桐皮、梓白皮、川槿皮、榆白皮、白鲜皮、生地、熟地各15克，地肤子、蛇床子、当归、赤芍各9克，苦参、首乌各10克，红花6克，甘草5克，随症加减，小儿酌减，水煎服，日1剂。内服后的药渣再加苦参、蛇床子各30克，加水适量复煎，每晚睡前擦洗患处，疗效显著。

【效验方】

治疗肝硬化腹水：鲜海桐皮30克，炖猪骨服。

【用法用量】煎服，5～15克，或酒浸服。外用适量。

【注意事项】本品有蓄积作用。毒性表现主要为对心肌和心脏传导的抑制，大剂量可引起心律失常及低血压。

伸筋草

本品为石松科多年生草本植物石松的干燥全草。中国大部分地区均产。夏、秋两季采收，晒干，切段。生用。

【性味归经】味苦、辛，性温。归肝、肾、脾经。

【功能主治】祛风除湿，舒筋活血，止咳，解毒。主治风寒湿痹，关节酸痛，皮肤麻木，四肢软弱，黄疸，咳嗽，跌打损伤，疮疡，疱疹，烫伤。

【歌诀】伸筋草温，祛风止痛，通络舒筋，痹痛宜用。

【经典应用】

（1）祛风除湿，治风寒湿痹，关节酸痛，屈伸不利，配羌活、独活、桂枝、白芍等；若肢体软弱，肌肤麻木，配松节、寻骨风、威灵仙等。

（2）活血疗伤，治跌打损伤，瘀肿疼痛，配苏木、土鳖虫、红花、桃仁等活血通络药，内服外洗均可。

【文献辑录】

《本草拾遗》：主久患风痹，脚膝痛冷，皮肤不仁，气力衰弱。

《滇南本草》：石松，其性走而不守，其用沉而不浮，得槟榔良。

【近代应用】

用伸筋草、透骨草、红花各3克，水煎浸泡手足30～40分钟，每日3次，治疗脑血管意外后遗症手足拘挛，效果良好。

【效验方】

治疗关节酸痛方：伸筋草9克，虎杖15克，大血藤9克，水煎服。

【用法用量】煎服，10～15克。外用适量。

【注意事项】孕妇及月经过多者慎用。

路路通

本品为金缕梅科落叶乔木枫香树的干燥成熟果序。中国大部分地区有产。冬季果实成熟后采收，干燥。生用。

【性味归经】味苦，性平。归肝、肾经。

【功能主治】祛风活络，利水除湿。主治风湿痹痛，肢萎筋结，脘腹疼痛，经闭，乳汁不通，水肿，湿疹。

【歌诀】 路通苦平，通经活络，祛风利尿，筋脉可活。

【经典应用】

（1）祛风通络，治风湿痹痛，麻木拘挛，配伸筋草、络石藤、秦艽等；治气血郁滞，脉络痹阻，脑卒中后半身不遂，配黄芪、川芎、红花等。

（2）舒筋疗伤，治跌打损伤，瘀肿疼痛，配桃仁、红花、苏木等活血疗伤药。

（3）利水消肿，治水肿胀满，配茯苓、猪苓、泽泻等利水消肿药。

（4）通经，治气血郁滞之经少不畅或经闭，小腹胀痛，配当归、川芎、红花等。

（5）通乳，治乳汁不通，乳房肿痛，或产后乳少，配穿山甲、王不留行、青皮等。

此外，本品能祛风止痒，用于风疹瘙痒，配地肤子、蒺藜、苦参等，内服或外洗。

【文献辑录】

《本草纲目拾遗》：辟瘴却瘟，明目，除湿，舒筋络拘挛，周身痹痛，手脚及腰痛，焚之嗅其烟气皆愈。其性大能通十二经穴，故《救生苦海》治水肿胀之用，以其能搜逐伏水也。

《岭南采药录》：治风湿流注疼痛及痈疽肿毒。

【近代应用】

（1）本品与木香、乌药、枳壳等同用，水煎服，治疗脘腹胀满，大便不爽等症。

（2）本品与香附、茺蔚子等配伍，水煎服，治疗月经不调，月经量少而腹胀痛者。

（3）本品与当归、川芎、独活、桑寄生等同用，水煎服，治疗风湿痹痛，腰腿酸疼，筋络拘挛等症。

【效验方】

治疗耳鸣方：路路通15克，水煎频服，日1剂。

【用法用量】 煎服，5～15克。外用适量。

【注意事项】 月经过多及孕妇忌用。

千年健

本品为天南星科多年生草本植物千年健的干燥根茎。主产于云南、广西等地。春、秋两季采挖，晒干，切片，生用。

【性味归经】味苦、辛，性温。归肝、肾、胃经。

【功能主治】祛风湿，舒筋活络，止痛消肿。主治风湿痹痛，肢节酸痛，筋骨痿软，跌打损伤，胃痛，痈疽疮肿。

【歌诀】千年健温，除湿祛风，强筋健骨，痹痛能攻。

【经典应用】

（1）祛风湿，强筋骨，用于风寒湿痹，筋骨疼痛，拘挛麻木等症，常与钻地风相须为用。如治老人风寒性坐骨神经痛，常用方为：千年健、桂枝、白芍、制川乌、伸筋草、地风、牛膝、当归、甘草、姜、枣等，功效显著。

【文献辑录】

《本草纲目拾遗》：壮筋骨，浸酒；治胃痛，磨酒服。

《本草正义》：千年健，今恒用之于宣通经络，祛风逐痹，颇有应验，盖气味皆厚，亦辛温走窜之作用也。

【近代应用】

（1）治疗老年人寒湿腰膝痛，尤其腰脊僵硬疼痛，屈伸不便者，用千年健、川牛膝、海风藤、宣木瓜各9克，桑枝15克，杜仲9克，秦艽、桂枝各6克，熟地12克，当归9克，虎骨胶6克（溶化），水煎服。

（2）治风寒筋骨疼痛、拘挛麻木：千年健、地风各30克，老鹳草90克，研细粉，每服3克。

【用法用量】煎服，6~12克。或酒浸服。

【注意事项】阴虚内热者慎服。

络石藤

本品为夹竹桃科常绿植物络石的干燥带叶藤茎。主产于江苏、湖北、山东等地。冬季至次春采割，除去杂质，晒干，切段。生用。

【性味归经】味苦，性微寒。归心、肝、肾经。

【功能主治】通络止痛，凉血，消肿。主治风湿痹痛，腰膝酸痛，筋脉拘挛，咽喉肿痛，咳嗽喘息，疔疮肿毒，跌打损伤，外伤出血，蛇、犬咬伤。

【歌诀】络石微寒，经络能通，祛风止痛，凉血消痈。

【经典应用】

（1）祛风通络，用于风湿筋骨酸痛，常与千年健、独活、威灵仙、防己、秦艽等同用；若治风湿热痹，关节红肿，常与忍冬藤、白薇、丹参、海桐皮、苍术、黄柏、牛膝等同用。

（2）凉血消肿，用于痈疽肿痛，可与皂刺、乳香、瓜蒌仁、没药、甘草等同用，如"止痛灵宝散"；用于咽喉肿闭，可与桔梗、射干、木通、赤苓、紫菀等配伍，如"络石汤"。

（3）化瘀疗伤，治跌打损伤，瘀滞肿痛，配伸筋草、透骨草、红花、桃仁等。

【文献辑录】

《神农本草经疏》：络石，味苦温。主风热，死肌，痈伤，口干舌焦，痈肿不消，喉舌肿，水浆不下。久服，轻身明目，润泽，好颜色，不老延年。……禀少阳之性，兼得地之阴气，其味苦，其气温，微寒而无毒。故主风热死肌痈疡，口干舌焦，痈肿不消，喉舌肿，水浆不下，皆苦温通气血，血属阴，阴寒入血而除热之效也。又能除邪气养肾，主腰髋痛，筋骨痛，利关节，疗蛇毒心闷，刀斧伤，捣封立瘥，皆凉血除热之功也。

《本草汇言》：凡服此，能使血管流通，经络调达，筋骨强利。

【近代应用】

（1）用鲜络石藤 200 克，水煎洗双膝以下，早晚分洗，治疗小儿腹泻，有效。

（2）治疗中风：全虫（研末服）、丹参各 30 克，土元、地龙、僵蚕、钩藤、忍冬藤、海风藤、络石藤各 15 克，鸡血藤 60 克，蜈蚣 3 条，乌梢蛇 9 克，黄芪 120 克，当归 12 克，随证加减，水煎服，疗效满意。

（3）治疗痹症：海风藤、络石藤、钩藤、鸡血藤、威灵仙各 100 克，透骨草 50 克，川乌、草乌、细辛各 30 克，切碎，以 75% 的酒精 1000 毫升浸泡 1 个月制成抗风湿渗透液备用。治疗时将渗透液均匀地涂于疼痛关节部位，再加远红外理疗灯照射，经 5～10 分钟，局部温热，待药液烘干，如此再涂 1～2 次药液，每次治疗时间为 30 分钟。在治疗期间停用一切中西药。

（4）治筋骨拘挛，遍身疼痛，腰膝无力，行动艰难，不拘风寒湿毒，或精血损伤，筋骨衰败者，用络石藤 240 克（晒干，再炒燥）、枸杞子、当归各 120 克，浸酒，日逐饮。

（5）治尿血，血淋：络石藤 30 克（酒洗），牛膝 15 克，山栀仁（韭汁炒焦）6 克，共 1 剂，煎服立愈。

（6）治妇女小产不育：络石藤 240 克，当归身、白术各 120 克，与醋拌炒，共为细粉，蜜为丸桐子大，早晚各服 9 克，白水送下。

【效验方】

治疗痛疽疼痛：络石藤 15 克，甘草 10 克，忍冬藤 10 克，乳香、没药各 5 克，水煎服。

【用法用量】 煎服，6～30 克。外用适量，鲜品捣敷。

【注意事项】 气血虚寒，无瘀滞者忌用。

海风藤

本品为胡椒科常绿攀缘藤本植物风藤的干燥藤茎。主产于广东、福建、台湾等地。夏、秋两季采割，除去根、叶，晒干，切厚片。生用。

【性味归经】 味辛、苦，性温。归肝经。

【功能主治】 祛风湿，通经络，理气止痛。主治风寒湿痹，肢节疼痛，筋脉拘挛，脘腹冷痛，水肿。

【歌诀】 风藤苦温，祛风除湿，通络止痛，瘀肿可治。

【经典应用】

（1）祛风湿，治风寒湿痹，肢节疼痛，筋脉拘挛，屈伸不利，配羌活、独活、肉桂、当归等，如"蠲痹汤"。亦可入膏药方中外用。

（2）通络止痛，治跌打损伤，瘀肿疼痛，配三七、土鳖虫、红花等。

【文献辑录】

《开宝本草》：主风血，补衰老，起阳，强腰脚，除痹，变白，逐冷气。亦煎服，亦浸酒服，冬月用之。

《本草再新》：行经络，和血脉，宽中理气，下湿除风，理腰脚气，治疝，安胎。

《滇南本草》：治寒湿痹伤筋，祛风，筋骨疼痛，利小便及茎中痛，热淋初起，利小便急速。

【近代应用】

（1）单用海风藤 30 克，水煎服，治疗脑血栓等栓塞性疾病，效果良好。

（2）治疗腰腿痛方：海风藤 30 克，独活 20 克，桑寄生 30 克，白酒 1500 毫升，浸泡 15 天后开始饮用，每次 25 毫升，睡前服。

【用法用量】 煎服，6～30 克。外用适量。

【注意事项】 阴虚有热之痹症慎用。

徐长卿

本品为萝藦科多年生草本植物徐长卿的干燥根及根茎。主产于江苏、安徽、河北等地。秋季采挖，除去杂质，阴干。生用。

【性味归经】 味辛，性温。归肝、胃经。

【功能主治】 祛风除湿，行气活血，去痛止痒。主治风湿痹痛，腰痛，脘腹疼痛，牙疼，跌打伤痛，小便不利，泄泻，痢疾，湿疹，荨麻疹，毒蛇咬伤。

【歌诀】 长卿性温，祛风化湿，止痒止痛，活血疏通。

【经典应用】

(1) 祛风化湿，治风湿痹痛，单用本品煎服或泡酒服，或与威灵仙、八角枫等同用。

(2) 活血止痛，治跌打损伤疼痛，轻者单用，重者配伍红花、乳香等；治牙疼，单用水煎含漱并内服；治瘀滞痛经，配桃仁、川芎、当归等。

(3) 治风疹、湿疹、顽癣，单用煎汤内服、外洗或配伍苦参、白鲜皮、地肤子等。

【文献辑录】

《神农本草经》：主蛊毒，疫疾，邪恶气，温疟。啼哭，悲伤，恍惚。

《中国药植志》：治一切瘀症和肚痛，胃气痛，食积，霍乱。

《简易草药》：治跌打损伤，筋骨疼痛。

【近代应用】

(1) 治疗慢性气管炎：徐长卿30克，水煎分2次服，10天为1疗程。加鱼腥草，疗效更佳。

(2) 治疗皮肤病：对湿疹、荨麻疹、接触性皮炎以及顽癣等均有效果，每次用徐长卿6~12克，水煎服，亦可外洗。

(3) 治疗过敏性鼻炎：徐长卿30克，生地黄24克，当归、赤白芍各15克，川芎6克，苍耳子、辛夷各9克，伴头疼加白芷、菊花各9克，水煎服。

【效验方】

治疗体虚反复感冒方：黄芪20克，白术12克，防风10克，徐长卿10克。水煎服，每日1剂。

【用法用量】 煎服，3~30克，宜后下。

【注意事项】 体弱者慎服。孕妇慎用。

乌梢蛇（附：蛇蜕）

本品为游蛇科动物乌梢蛇的干燥体。中国大部分地区均有分布。多于夏、秋两季捕捉，剖开蛇腹或先剥去蛇皮留头尾，除去内脏，干燥。黄酒闷透，去皮骨用。

【性味归经】味甘，性平，归肝经。

【功能主治】祛风湿，通经络，止痉。主治风湿顽痹，肌肤麻木，筋脉拘挛，肢体瘫痪，破伤风，麻风，风疹疥癣。

【歌诀】乌蛇甘平，祛风通络，除湿止痉，能搜风邪。

【经典应用】

（1）祛风湿，通经络，治风痹，手足缓弱，麻木拘挛，配全蝎、天南星、防风等，如"乌蛇丸"；治顽痹瘫痪，挛急疼痛，或制酒饮，即乌蛇酒。治脑卒中口眼㖞斜，半身不遂，宜配通络、活血之品。

（2）搜风止痉，治小儿急慢惊风，配麝香、皂荚等，如"乌蛇散"；治破伤风之抽搐拘挛，配蕲蛇、蜈蚣，即"定命散"。

（3）解毒疗癣，治麻风，配白附子、大枫子、白芷等，如"乌蛇丸"；治干湿癣证，配枳壳、荷叶，即"三味乌蛇散"。

此外，本品又可治瘰疬、恶疮。

【文献辑录】

《药性论》：治热毒风，皮肤生疮，眉须脱落，瘑痒疥等。

《开宝本草》：主诸风瘙痒瘾疹，疥癣，皮肤不仁，顽痹诸风。

《本草纲目》：与白花蛇（即蕲蛇）同功而性善无毒。

【近代应用】

（1）在辨证方中加入乌梢蛇，治疗荨麻疹，能增强疗效。

（2）在辨证方中加入乌梢蛇，治疗湿疹、皮炎、皮肤瘙痒症、结节性痒疹及多形性红斑，能增强疗效。

【效验方】

治疗风湿性腰腿痛方：乌梢蛇300克，白酒1500毫升。浸泡15天后开始服，每次25毫升，睡前服。

【用法用量】煎服，6~12克；研末，每次2~3克；或入丸散、酒浸服。外用适量。

【注意事项】血虚生风者慎服。

【附药】

蛇蜕 为游蛇科多种蛇蜕下的皮膜。性味甘、咸，平。归肝经。功能祛风，定惊，退翳，解毒，止痒。适用于惊风癫痫，翳障，喉痹，口疮，痈疽疗毒，瘰疬，皮肤瘙痒，白癜风等。煎汤 2~3 克；研末吞服，每次 0.3~0.6 克。外用适量。

川　乌（附：草乌）

本品为毛茛科多年生草本植物乌头的干燥母根。主产于四川、云南、陕西等地。六月下旬至八月上旬采挖，除去子根、根须及泥沙，晒干。生用或制后用。

【性味归经】 味辛、苦，性热，有大毒。归心、肝、肾、脾经。

【功能主治】 祛风除湿，温经，散寒止痛。主治风寒湿痹，肢体麻木，半身不遂，头风头疼，心腹冷痛，寒疝作痛，跌打瘀痛，阴疽肿毒，亦可用于麻醉止痛。

【歌诀】 川乌性热，毒性最烈，散寒温经，止痛最灵。

【经典应用】

（1）祛风除湿，治寒湿侵袭，历节疼痛，不可屈伸者，配麻黄、芍药、甘草等散寒除湿止痛药，如"乌头汤"；治寒湿瘀血留滞经络，肢体筋脉挛痛，关节屈伸不利或脑卒中手足不遂，日久不愈者，配草乌、地龙、乳香等通经活络药，如"活络丹"。

（2）散寒止痛，治阴寒内盛之心腹冷痛，寒疝腹痛，手足厥冷者，单用本品浓煎加蜂蜜服，即"大乌头煎"。

此外，本品止痛作用颇强，可用以治疗跌打损伤，骨折瘀肿疼痛。古方又常以本品作为麻醉止痛药，如整骨麻药方、外敷麻药方。

【文献辑录】

《神农本草经》：主中风恶风，洗洗出汗，除寒湿痹，咳逆上气，破积聚寒热。

《长沙药解》：乌头，温燥下行，其性疏利迅速，开通关腠，驱逐寒湿之力甚捷，凡历节、脚气、寒疝、冷积、心腹疼痛之类并有良功。

《本草正义》：乌头主治，温经散寒，虽与附子大略相近，而温中之力较为不如。且专为去除外风外寒之向导者。

【近代应用】

（1）制川乌与三七、断节参、白云参配伍，用以治疗类风湿性关节炎、骨关节炎，证见关节冷痛刺痛，屈伸不利，肢体麻木属风寒湿痹阻，瘀血阻络者。亦可用于软组织损伤等。

（2）治疗肩关节周围炎，用川乌、草乌、樟脑各 90 克，共研细末，用时醋调敷患处，厚约 5 毫米，覆盖纱布，用热水袋热敷 30 分钟。

【效验方】

治疗外伤瘀肿方：川乌研粉，醋调敷患处。

【用法用量】 煎服，1.5～3 克，宜先煎久煎。外用适量。

【注意事项】 内服应炮制用，生品内服宜慎；酒浸、酒煎服易致中毒，应慎用。孕妇忌用。不宜与半夏、瓜蒌、瓜蒌子、瓜蒌皮、天花粉、川贝母、浙贝母、平贝母、伊贝母、湖北贝母、白蔹、白及同用。

【附药】

草乌 为毛茛科植物北乌头的干燥根。主产于东北、华北。性味归经、功效、应用、用法用量、使用注意事项与川乌同，而毒性更强。

独一味

本品为唇形科多年生矮小草本植物独一味的干燥地上部分。分布于四川、西藏、青海等高原地区，主产于四川。9～10 月采收，晒干。生用。

【性味归经】 味甘、苦，性平。归肝经。

【功能主治】 祛风除湿，活血止血，消肿。主治风湿痹痛，关节疼痛，跌打损伤，骨折，腰部扭伤。外用止血。

【歌诀】 独一苦平，独入肝经，祛风除湿，止血止疼。

【经典应用】

（1）祛风除湿，治风湿痹痛，关节疼痛，可单用本品泡酒服，或配独活、威灵仙等其他祛风除湿药。

（2）疗伤止痛，治跌打损伤，骨折，腰部扭伤。单用或配红花、乳香等活血祛瘀药。

此外，本品研末外敷，还可用于外伤出血。

【文献辑录】

《晶珠本草》：治风病。固精髓，引流黄水。

《四川中药志》：活血行瘀，止痛，行气，消肿，续筋接骨。治跌伤筋骨及闪腰岔气等症。

《青藏高原药物图鉴》：补髓，止血。治浮肿后流黄水、关节积黄水、骨松质发炎。

【近代应用】

（1）单用本品制成胶囊，治疗瘀血性头疼，每次3粒，日服3次。

（2）本品煎服，用于外科手术后的刀口疼痛、出血，外科骨折，筋骨扭伤，风湿痹痛以及崩漏，痛经，牙龈肿痛，出血。

【效验方】

治疗褥疮方：独一味研细粉，用凡士林调成软膏，敷于患处，日1次。

【用法用量】 煎服，2～3克；或浸酒或入散剂。外用适量，鲜品捣烂敷患处。

小 结

本类药物虽均有祛风湿作用，可治风湿痹痛之症，但在应用上各有特点。

独活微温，辛散力缓，善去在里之伏风，又可除湿，多用于人体下部腰膝筋骨间风湿痹痛。

秦艽性质和平，祛风除湿，通络舒筋，善治风湿痹痛，外感身楚，筋脉拘挛，又能退虚热，利二便。

苍术辛香燥烈，外可解风湿之邪，内能化湿浊之郁，对湿邪为病，不论表里或上下，皆可随证配伍；又能明目，治青盲、夜盲，具有良效。

木瓜祛湿舒筋，可治湿痹、脚气，又能醒脾和胃，以疗吐泻转筋。

威灵仙辛咸走散，温通十二经脉，治风湿痹痛之力较强。然能耗气，气弱者不能服。

桑枝祛风湿，通经络，达四肢，利关节，并有镇痛作用。

桑寄生祛风通络，兼能养血，凡血虚筋骨无力之症，用之最宜；又可用于胎动不安，胎漏下血，有安胎之效。

五加皮功能祛风湿，补肝肾，强筋骨，多用于风湿痹痛，腰脚软弱之症。

海桐皮祛风通络，长于治下身风湿热痹，止痛作用较强，但无补益之功。

伸筋草长于祛风通络，以治关节酸痛，伸屈不利，皮肤不仁，颇有疗效。

路路通功能祛风通络，利水，通经。

千年健祛风湿，强筋骨，多用于腰膝腿足关节疼痛，颇宜于老年人。

络石藤味苦微寒，虽能祛风通络，但祛湿之力不足，因兼能凉血消肿，近世多用于热痹。

海风藤功能祛风除湿，通络止痛。

徐长卿功能祛风，化湿，止痛，止痒。

　　乌梢蛇无毒，祛风通络，止痉，作用与白花蛇相似，但力较缓、弱。

　　川乌、草乌，性热毒烈，多用于风寒湿痹之疼痛证，尤宜于寒邪偏盛之风湿痹痛。又常用于阴寒内盛之心腹冷痛，寒疝疼痛；其止痛作用亦可用以治疗跌打损伤，骨折瘀肿疼痛；古方又常以本品作为麻醉止痛药。唯有大毒，内服宜用制川乌、制草乌，先煎久煎。

　　独一味，有较好的祛风除湿，活血止血，消肿止痛之功，既可治风湿痹痛，关节疼痛，又可治跌打损伤，骨折，腰部扭伤。外用还可止血。

第五章　祛寒药

以温里祛寒为主要功效，用于治疗里寒证的药物，称为祛寒药。

本类药均味辛而性温热，主归脾、胃经，有的兼入肾、肝、心、肺经。因其辛散温通，善走脏腑而能温经祛寒止痛，个别药物还能助阳、回阳，故可用以治疗里寒证，即《内经》所谓"寒者热之"，《神农本草经》所谓"疗寒以热药"之意。

本类药因其主要归经的不同而有多种效用，但均能温中散寒止痛，用以治疗外寒直中脾胃或脾胃虚寒证，症见脘腹冷痛，呕吐泄泻，舌淡苔白等。部分药物或能暖肝散寒止痛，用以治疗寒侵肝经证之少腹冷痛，寒疝作痛，厥阴头疼等；或能温肾助阳，用以治疗肾阳不足证之阳痿宫冷，腰膝冷痛，夜尿频多，滑精遗尿等；或能温阳通脉，用以治疗心肾阳虚证之心悸怔忡，畏寒肢冷，小便不利肢体浮肿等；或能温肺化饮，用以治疗肺寒痰饮证之痰鸣喘咳，痰白清稀，舌淡苔白滑等。少数药能回阳救逆，用以治疗亡阳证之畏寒蜷卧，汗出神疲，四肢厥逆，脉微欲绝等。

使用祛寒药应根据不同症候作适当配伍。若外寒内侵，表邪仍未解者，当配伍发散风寒药，以表里双解；寒凝经脉，气滞血瘀者，当配伍行气活血药，以达气血通畅；寒湿内阻者，宜配伍芳香化湿或温燥祛湿药，以散寒除湿；脾肾阳虚者，宜配伍温补脾肾药，以温阳散寒；亡阳气脱者，宜配伍大补元气药，以补气回阳固脱。

本类药物多辛热燥烈，易助火伤阴，凡实热证、阴虚火旺、津血亏虚者忌用；孕妇慎用。部分药物有毒，应注意炮制、用法及剂量，以免中毒。

附　子

本品为毛茛科多年生草本植物乌头的子根的加工品。主产于四川、湖南、湖北等地。6月下旬至8月上旬采挖，加工成"盐附子""黑顺片""白附子"三个品种。

【性味归经】味辛、甘，性热，有毒。归心、肾、脾经。

【功能主治】回阳救逆，散寒除湿。主治阴盛格阳，大汗亡阳，吐泻厥逆，心腹冷痛，冷痢，脚气水肿，风寒湿痹，阴疽疮漏及一切沉寒痼冷之疾。

【歌诀】附子辛热，性走不守，四肢厥冷，回阳功有。

【经典应用】

（1）回阳救逆，本品配干姜，能回阳救逆，可治久病体虚，阳气衰微，阴寒内盛，或大汗、大吐、大泻所致亡阳证；配人参，益气固脱，治久病气虚欲脱，或出血过多，气随血脱者。

（2）温肾助阳，可用以治疗肾阳不足，畏寒肢冷，常配肉桂、熟地黄、山萸肉等，如"右归丸"；治阴寒内盛，脾阳不振，脘腹冷痛，大便溏泻等症，可与人参、白术、干姜等同用，如"附子理中丸"；对于脾肾阳虚，水气内停而见小便不利、肢体浮肿之症，可配白术、茯苓，如"真武汤"。

（3）祛寒止痛，用以治疗风寒痹症，常配桂枝、白术，能祛寒除湿，温经止痛，如"甘草附子汤"。

【文献辑录】

《神农本草经疏》：附子……大热，有大毒。主风寒咳逆邪气，温中，金疮，破癥坚积聚血瘕，寒湿踒躄，拘挛膝痛，脚痛冷弱，不能行步，腰脊风寒，心腹冷痛，霍乱转筋，下痢赤白，坚肌骨，强阴，又堕胎，为百药长。

《本草汇言》：附子回阳气，散阴寒，逐冷痰，通关节之猛药也。诸病真阳不足，虚火上升，咽喉不利，饮食不下，服寒药愈甚者。附子乃命门主药，能入其窟穴而招之，引火归元，则浮游之火自息矣。凡属阳虚阴极之候，肺肾无热证者，服之有起死之殊功。

《医学衷中参西录》：附子、肉桂，皆气味辛热，能补助元阳，然至元阳将绝，或浮越脱陷之时，则宜用附子而不用肉桂。诚以附子但味厚，肉桂则气味俱厚，补益之中实兼有走散之力，非救危扶颠之大药。观仲景《伤寒论》少阴诸方，用附子而不用肉桂可知也。

《本草正》：虞抟曰，附子禀雄壮之质，有斩关夺将之气，能引补气之药行十二经，以追复散失之元阳，引补血药入血分，以滋养不足之真阴；引发散药开腠理，以驱逐在表之风寒；引温暖药达下焦，以祛除在里之冷湿。

【近代应用】

（1）本品与人参配伍（参附汤），水煎服，主要用以治疗感染性、失血性、失液性休克，症见四肢逆冷，汗出不止，脉微弱等属阳气暴脱者。此方还可用以治疗心律失常、心血管神经症、冠心病、心肌炎，症见畏寒肢冷，动则喘促，心慌不安等属心阳气虚者。

（2）附子、广木香、延胡索各 10 克，甘草 4 克，共研细末，生姜汁调匀，制成药饼，敷于脐腹部疼痛最明显处，治疗胃痛，有效，脾胃虚寒型胃脘痛疗效较好。

（3）附子 10~20 克，白术、生姜各 12~18 克，茯苓 15~24 克，白芍 10~15 克，水煎服，日 1 剂。随症加减，治梅尼埃病，有效。

【用法用量】煎服，3~12 克。不论生熟必须久煎（1 小时以上），以减其毒性。

【注意事项】热证、阴虚阳亢者忌用，孕妇忌用。附子、川乌、草乌忌与半夏、瓜蒌、白蔹、白及、贝母同用。

不良反应：附子中含多种乌头碱类化合物，具有较强的毒性，尤其表现为对心脏的毒性。但经水解后形成的乌头碱，毒性则大大降低。乌头碱类结构属二萜类生物碱，具有箭毒样作用，即阻断神经肌肉接头传导，还具有乌头碱样作用，表现为心律紊乱、血压下降、体温降低、呼吸抑制，肌肉麻痹和中枢神经功能紊乱等。附子大剂量粗制生物碱可导致多种动物全身性及呼吸麻痹症状，表现为呼吸停止先于循环紊乱。附子中毒原因主要是误食或用药不慎（如剂量过大，煎煮不当，配伍失宜等）或个体差异等，严重者可致死亡。因此必须严格炮制，按照规定的用法用量使用，才能保证用药安全。附子中毒救治的一般方法为：早期催吐，洗胃；有呼吸麻痹症状时，及时使用呼吸兴奋剂，给氧；心跳缓慢而弱时可皮下注射阿托品；出现室性心律紊乱可用利多卡因。

肉　桂

本品为樟科常绿乔木肉桂的干燥树皮。主产于广东、广西、海南等地。多于秋季剥取，刮去栓皮，阴干。生用。

【性味归经】味辛、甘，性大热。归肾、脾、心、肝经。

【功能主治】补火助阳，散寒止痛，温经通脉。主治肾阳不足，命门火衰之畏寒肢冷，腰膝酸软，阳痿遗精，小便不利或频数，短气喘促，浮肿尿少诸证；命门火衰，火不归源，戴阳、格阳，及上热下寒，面赤足冷，头晕耳鸣，口舌糜破；脾肾虚寒，脘腹冷痛，食减便溏；肾虚腰痛；寒湿痹痛；寒疝疼痛；宫冷不孕，痛经经闭，产后瘀滞腹痛；阴疽流注，或虚寒痈疡脓成不溃，或溃后不敛。

【歌诀】肉桂辛热，善通血脉，腹痛虚寒，温补可得。

【经典应用】

（1）补火助阳，用以治疗肾阳不足，命门虚衰，腰膝冷痛，阳痿尿频等症；或脾肾虚寒，脘腹冷痛，食少便溏者。前者用本品配附子、山茱萸、泽泻等，能温补肾脾；后者配附子、干姜、肉豆蔻等，治脾肾阳虚所致的食少便溏等病症。

（2）散寒止痛，治脘腹冷痛，可单用，或与干姜、吴茱萸同用；治寒湿腰痛，多与独活、桑寄生、杜仲等同用；治气血虚寒，经行腹痛，可与艾叶、当归、川芎同用。

（3）温通血脉，可用以治疗疮疡日久，气血虚寒及阴疽等。本品配人参、熟地黄、当归等，能鼓舞气血生长，如"十全大补汤"；本品配熟地黄、鹿角胶、炮姜、麻黄等，能温阳补虚，宣通气血，如"阳和汤"。

（4）治热结膀胱，尿闭不通之症，可用少量肉桂助膀胱之气化，辅佐知母、黄柏，共奏清热利尿之效。

此外，久病体虚，气血不足者，在补益气血方中加入少量本品，有温运阳气，鼓舞气血生长之功。

【文献辑录】

《神农本草经疏》：肉桂……有小毒。主温中，利肝肺气，心腹寒热冷疾，霍乱转筋，头疼，腰痛，出汗，止烦，止唾，咳嗽，鼻衄。能堕胎，坚骨节，通血脉，理疏不足，宣导百药，无所畏。久服神仙不老。

《医学衷中参西录》：肉桂，味辛而甘，气香而窜，性大热纯阳。为其树身近下之皮，故性能下达，暖丹田，壮元阳，补相火。其色紫赤，又善补助君火，温通经脉，治周身经脉因寒而痹，故治关节腰膝疼痛及疮家白疽。《本经》谓其为诸药之先聘通使。盖因其香窜之气，内而脏腑筋骨，外而经络腠理，倏忽之间莫不周遍，故诸药不能透达之处，有肉桂引之，则莫不透达也。附子、肉桂皆气味辛热，能补助元阳，然至元阳将绝，或浮越脱陷之时，则宜用附子而不宜用肉桂。诚以附子但味厚，肉桂则气味俱厚，补益之中实兼有走散之力，非救危扶颠之大药，观仲景《伤寒论》少阴诸方，用附子而不用肉桂可知也。

【近代应用】

（1）肉桂3克，樟脑2克，山莨菪碱400毫克，共研细末，加凡士林9克，调匀，外敷治疗冻疮，有效。

（2）治疗神经性皮炎：肉桂200克，研细末，用好米醋调成糊状，涂敷病损处。2小时后糊干即除掉。若不愈，隔1周后再依法涂敷1次，一般轻者1次。重者2～3次即愈，效果令人满意。

【效验方】

治疗肾阳虚型腰痛方：肉桂粉5克，1次服用，每日2次，3周为1疗程。

【用法用量】 煎服，1.5～5克，或研末冲服。作煎剂当后入。

【注意事项】 阴虚内热、血热妄行者忌用。孕妇慎用。

干　姜

本品为姜科多年生草本植物姜的干燥根茎。主产于四川、贵州、湖北等地，均系栽培。冬季采挖，切片晒干或低温烘干，生用。

【性味归经】 味辛，性热。归脾、胃、肾、心、肺经。

【功能主治】 温中散寒，回阳通脉，温肺化饮。主治脘腹冷痛，呕吐，泄泻，亡阳厥逆，寒湿痹痛，寒饮喘咳。

【歌诀】 干姜味辛，善散里寒，炮苦逐冷，虚寒尤堪。

【经典应用】

（1）回阳，适用于多种原因引起的四肢厥冷，脉微欲绝的亡阳证，多作附子的辅药用。

（2）温中，用以治疗脾胃虚寒，脘腹冷痛，呕吐泄泻等证，本品有温中祛寒的功效，单用有效，干姜为末，米饮调服即可。亦可配成复方，如本品配高良姜，能温中散寒，治中寒腹痛，呕吐泄泻；配半夏，能散寒降逆，治寒饮呕吐；配白术，散寒燥湿，可治脾虚泄泻。

（3）温肺化痰，用以治疗肺寒咳嗽，痰稀多白沫。本品温燥辛散，既能温肺散寒，又能燥湿化痰，常与细辛、五味子同用，治疗寒饮喘咳。

【文献辑录】

《神农本草经疏》：主胸满咳逆上气，温中止血，出汗，逐风，湿痹，肠澼，下痢，寒凉腹痛，中恶霍乱胀满，风邪诸毒，皮肤间结气，止唾血。生者尤良。久服去臭气，通神明。

《本草衍义补遗》：干姜入肺中，利肺气；入肾中，燥下湿；入肝经，引血药生血；同补阴药亦能引血药入气分生血，故血虚发热，产后大热者用之。盖产后大热，非有余之热，乃阴虚生热，忌用表药寒药，干姜同补阴药用之，乃热因热用，从治之法也。又止唾血、痢血，须炒黑用之。有血脱色白，面夭不泽，脉濡者，此大寒也，宜干姜之辛温以益血，甘热以温经。

《医学衷中参西录》：干姜……为补助上焦、中焦阳分之要药。为其味至辛，且具有宣通之力，与厚朴同用，治寒饮杜塞胃脘，饮食不化；与桂枝同用以治疗寒饮积于胸中，呼吸短气；与黄芪同用，治寒饮渍于肺中，肺痿咳嗽；与五味子同用，治感寒肺气不降，喘逆迫促；与赭石同用，治因寒胃气不降，吐血衄血；与白术同用，治脾寒不能统血，二便下血，或脾胃虚寒，常作泄泻；与甘草同用，能调其辛辣之味，使不刺激，而其温补之力转能悠长。

【近代应用】

（1）本品与党参、黄芪、高良姜配伍，散剂服，用以治疗十二指肠溃疡、慢性萎缩性胃炎，症见胃脘隐痛，喜温喜按，遇冷或空腹痛甚属脾胃虚弱者。

（2）定喘膏：干姜与附子、生川乌、胆南星配伍，熬制成膏，用以治疗喘息型支气管炎、阻塞性肺气肿、慢性支气管炎，症见气急作喘，咳痰清稀有沫，冬季加重或咳嗽痰多，形寒肢冷等属肾阳虚衰，痰饮阻肺者。

（3）干姜与高良姜配伍，散剂服，治脾胃虚寒，脘腹冷痛，呕吐泄泻。

【效验方】

甘草干姜汤（《伤寒杂病论》）：炙甘草四两，干姜二两，水煎服，分2次温服。主治虚寒吐逆、腹泻；或涎唾多而小便频数，或见血证者，临床常见于以分泌物、排泄物增多而清稀无味为特征的疾病。

【用法用量】煎服，3～10克。

【注意事项】阴虚内热、血热妄行者忌用。孕妇慎用。

高良姜

本品为姜科多年生草本植物高良姜的干燥根茎。主产于广东、海南、广西等地。夏末秋初采挖，晒干，生用。

【性味归经】味辛，性热。归脾、胃经。

【功能主治】暖胃散寒，温脾止痛。主治胃寒呕吐，脘腹冷痛，嗳气吞酸等症。

【歌诀】良姜性热，下气温中，转筋霍乱，酒食能攻。

【经典应用】

（1）散寒止痛。本品配干姜，能散寒止痛，可治胃寒脘腹冷痛，常与香附配伍。

（2）温中止呕。本品配半夏、生姜，可治胃寒呕吐；配荜茇，可治胃寒呕吐，脘腹疼痛。

【文献辑录】

《神农本草经》：大温。主暴冷，胃中冷逆，霍乱腹痛。

《本草汇言》：高良姜，去寒湿，温脾胃之药也。若老人脾肾虚寒，泄泻自利；妇人心胃暴痛，因气怒、因寒痰者。此药纯阳，除一切沉寒痼冷，功与桂、附同等。

《本草求真》：同姜、附则能入胃散寒；同香附则能除寒祛郁。若伤暑泄泻，实则腹痛切忌。此良姜与干姜性同，但干姜经炮制则能以祛内寒，此则辛散之极，故能以辟外寒之气也。

【近代应用】

（1）本品与桂枝、小茴香、砂仁配伍，散剂服，用以治疗慢性胃炎及十二指肠溃疡，症见胃脘冷痛，畏寒喜暖，泛吐清水等属阳虚胃寒者或嘈杂吞酸，脘胁胀痛属肝气犯胃者。

（2）高良姜、制香附、元胡各30克，姜半夏10克，共研末，每次3克，饭前温开水送服，治疗虚寒性胃痛。

（3）高良姜、黄芩、黄柏、干姜各9克，附子8克，水煎，日1剂，早晚分服，6剂为1疗程，治疗复发性口腔溃疡。

（4）高良姜、制川乌、制草乌各3克，北细辛2克，共研细粉。将药粉擦入牙缝内，治虫牙、风火牙痛，10分钟止痛。

【效验方】

治疗胃寒腹痛方：高良姜、五灵脂等量，研细粉。每服3克，日服2次。

【用法用量】煎服，3～6克，或散剂服。

【注意事项】阴虚有火者及孕妇忌服。

吴茱萸

本品为芸香科落叶灌木或乔木吴茱萸、石虎或疏毛吴茱萸的干燥近成熟果实。主产于贵州、湖南、四川等地。8至11月果实尚未开裂时采集，晒干或低温烘干。生用或制用。

【性味归经】味辛、苦，性热。有小毒。归肝、脾、胃、肾经。

【功能主治】散寒，温中，解郁，燥湿。主治脘腹冷痛，厥阴头疼，疝痛，痛经，脚气肿痛，呕吐吞酸，寒湿泄泻。

【歌诀】吴萸辛热，能调疝气，心腹寒痛，酸水能治。

【经典应用】

（1）温中止痛，用以治疗脘，腹冷痛，疝气，脚气疼痛，头痛以及虚寒久泻等症。又善治肝经瘀滞。如治脘腹冷痛，常配干姜、木香；治寒疝，常配乌药、小茴香；治脚气，常配木瓜；治肝胃虚寒，寒气上逆所致的头痛，呕吐涎沫，常配人参、生姜，如"吴茱萸汤"；治脾肾虚寒的五更泻，常配补骨脂、肉豆蔻、五味子，如"四神丸"。

（2）降逆止呕，主要用于胃寒所致的呕吐吞酸等症，有降逆止呕之功。治胃痛呕吐可配生姜；配代赭石，能降逆止呕，如"镇逆汤"；如肝郁化火胃有蕴热，以致肝胃失调，症见呕吐，吞酸，口苦，胁痛等，可配黄连，共奏辛开苦降，止呕止痛之效，如《丹溪心法》之"左金丸"。

【文献辑录】

《神农本草经疏》：吴茱萸……主温中，下气，止痛，咳逆，寒热，除湿血痹，逐风邪，开凑理，祛痰冷，腹内绞痛，诸冷实不消，中恶心腹痛，逆气，利五脏。

《本草汇言》：吴茱萸，开郁化滞，逐冷降气之药也。方龙谭曰，凡患小腹、少腹阴寒之病，或呕逆恶心而吞酸吐酸，或关格痰聚而隔食隔气，或脾胃停寒而泄泻自利，或肝脾郁结而胀满逆食，或疝瘕积气而攻引小腹，或脚气冲心而呕哕酸苦，是皆肝脾肾经之证也，吴茱萸皆可治之。

【近代应用】

（1）本品与黄连、白芍配伍，散剂服，用以治疗急慢性胃炎、消化性溃疡、功能性呕吐、急慢性腹泻、细菌性痢疾，症见胃脘灼热疼痛，呕吐吞酸，口苦嘈杂，腹痛泄泻等属胃火亢盛或肝火犯胃，肝胃不和者。

（2）本品与木香、白芍、吴茱萸配伍，散剂服，用以治疗肠炎、痢疾，症见赤白下痢，里急后重或暴注下泻，肛门灼热属大肠湿热者。

（3）本品与丁香、五倍子、磁石配伍，共研细粉，蜜调成膏，贴脐上，用以治疗小儿腹泻，症见大便稀溏，便次增多，腹痛，喜暖喜按等属脾胃虚寒者。

（4）吴茱萸10克，研细过100目筛，加凡士林90克，研匀，涂患处，治疗牛皮癣，效果颇佳。

【效验方】

治胃寒痛（神经性胃痛）：吴茱萸60克，肉桂10克，当归10克，共为细粉。每服 3 克，日服 3 次，温水冲服。

治疗高血压、口腔溃疡：用吴茱萸粉每次 18～30 克，醋调敷两足涌泉穴（睡前敷，用布包扎），晨起去除。

【用法用量】 煎服，2～5 克。一般甘草水炒用，治疝气可用盐吴萸。外用适量。

【注意事项】 阴虚有热者忌用。孕妇慎用。

小茴香（附：八角茴香）

本品为伞形科多年生草本植物茴香的干燥成熟果实。中国各地均有栽培，主产于内蒙古、山西等地。秋季果实初熟时采收，晒干。生用或盐水炙用。

【性味归经】 味辛，性温。归肝、肾、脾、胃经。

【功能主治】 温肾暖肝，行气止痛，和胃。主治寒疝腹痛，睾丸偏坠，脘腹冷痛，食少吐泻，胁痛，肾虚腰痛，痛经。

【歌诀】 小茴性温，能除疝气，腹痛腰痛，调中温胃。

【经典应用】

（1）祛寒止痛，用以治疗寒疝腹痛及睾丸偏坠胀痛。本品常配乌药，治寒疝腹痛；配橘核、山楂，能疏肝散寒止痛，治肝气郁滞，睾丸偏坠胀痛。

（2）理气和胃，可治胃寒胀痛，食少呕吐等症。本品配生姜，能温中散寒，治脘腹冷痛，呕逆食少；配高良姜，能温中止痛，治中焦虚寒的脘腹胀痛。

此外，以本品炒热，布包温熨下腹部，治受寒腹痛，有良好的止痛效果。

【文献辑录】

《神农本草经疏》：茴香……主诸瘘，霍乱及蛇伤。

《医林纂要》：茴香，大补命门，而升达于膻中之上，命门火固，则脾胃能化水谷而气血生，诸寒皆散矣。肝胆亦行命门之火，肝木气行，则水湿不留，虚风不作，故其功亚于附子，但力稍缓耳。

【近代应用】

（1）本品与八角茴香、盐橘核、川楝子配伍，散剂服，用以治疗睾丸坠痛，少腹胀满窜痛，痛引脐腹属寒凝气滞者。

（2）本品与三七、川芎、延胡索配伍，散剂服，用以治疗痛经，功能失调性子宫出血，症见经前或经行腹痛，喜热拒按或经血量多，有血块，色紫暗等属寒凝血瘀者。

（3）小茴香4～6克，丹参6～12克，木香4～6克，砂仁4～6克，白芍6～12克，台乌药4～6克，党参4～6克，水煎服，每日1剂，治疗小儿脐周腹痛，效佳。

【效验方】

治疗虚寒性痛经：小茴香、生姜各10克，于月经前3天及经期每日1剂，水煎分2次服。每月服3～5剂。可连续服用3个周期。

【用法用量】 煎服，6～10克。盐制小茴香温肾散寒止痛，用于寒疝腹痛，睾丸偏坠，经寒腹痛。

【注意事项】 阴虚火旺者慎用。

【附药】

八角茴香　为木兰科植物八角茴香的干燥成熟果实，又名大茴香。性味辛，温。归肝、肾、脾、胃经。功能温阳散寒，理气止痛。用于寒疝腹痛，肾虚腰痛，胃寒呕吐，脘腹冷痛。煎服，3～6克。

丁　香（附：母丁香）

本品为桃金娘科常绿乔木丁香的干燥花蕾，习称"公丁香"。主产于坦桑尼亚、马来西亚、印度尼西亚；我国广东、海南、广西等地也有栽培。通常在9月至次年3月，花蕾由绿转红时采摘，晒干。生用。

【性味归经】 味辛，性热。归脾、胃、肺、肾经。

【功能主治】 温中，降逆，暖肾。主治胃寒呃逆，呕吐，反胃，泻痢，脘腹冷痛，疝癖，疝气，奔豚气，癣症。

【歌诀】 丁香辛热，能除寒呕，心腹疼痛，温胃能舒。

【经典应用】

（1）温中降逆，用于胃寒呕吐呃逆，以及小儿吐乳等症，可用丁香1.5克，柿蒂5枚，党参10克，水煎服（丁香柿蒂汤）；若脾胃虚寒，吐泻食少，可用丁香3克，砂仁5克，白术10克，为末（丁香散），每次服1.5～3克，日2～3次服。

（2）下气止痛，用于奔豚气逆，胸腹气逆，可与五味子、莪术同用；若胃寒空痛，可与半夏、陈皮、白术、红豆蔻同用；若少腹寒疝疼痛，可用丁香、木香各10克，川楝子、全蝎各15克，延胡索、熟附子、小茴香、当归各30克，共为细末，酒泛为丸（丁香楝实丸），每服3～6克，日服2～3次。

（3）温肾助阳，用于阴冷、阳痿等症，可与雄蚕蛾、茴香、附子、肉桂等温肾助阳药同用。

此外，丁香研细末，可敷乳头皲裂，或用香油调涂。

【文献辑录】

《日华子本草》：治口气，反胃……及疗肾气，奔豚气，阴痛，壮阳，暖腰膝，治冷气，杀酒毒，消疬癖，除冷劳。

《本草正义》：能发诸香，辟恶祛邪，温中快气。治上焦呃逆翻胃、霍乱呕吐……除胃寒泻痢……七情五郁。

【近代应用】

（1）本品与党参、干姜、白术配伍，水煎服或散剂服。用以治疗慢性胃炎、胃及十二指肠溃疡、胆囊炎、神经性呕吐、小儿迁延性腹泻、慢性肠炎、消化不良、胃肠功能紊乱、肠易激综合征，症见脘腹挛痛，呕吐泄泻，消化不良等属脾胃虚寒者。

（2）本品与铁苋菜、石榴皮、炮姜，散剂服，治疗急慢性肠炎，症见泄泻清稀，甚则水样，肠鸣，脘腹冷痛，食少纳呆属寒湿内盛者。

（3）丁香5克，郁金、旋覆花（包煎）各10克，柿蒂5个，代赭石（包煎）15克，水煎服，治疗呃逆，效果显著。

（4）丁香1.5克，肉桂3克，共研细末，用水调成糊状，贴于脐上，治疗小儿腹泻效果良好。

【效验方】

治疗疔疮方：丁香5克，白芷5克。打碎，水煎1次服。

【用法用量】煎服，1.5~5克。或研末外敷。

【注意事项】内热及阴虚内热者忌用。不宜与郁金同用。

【附药】

母丁香　为桃金娘科植物丁香的干燥近成熟果实，又名鸡舌香。性味辛，温。归脾、胃、肺、肾经。功能温中降逆，补肾助阳。用于脾胃虚寒之呃逆呕吐，食少泄泻，脘腹冷痛、肾虚阳痿。煎服，1~3克。或研末外敷。不宜与郁金同用。

草　果

本品为姜科多年生草本植物草果的干燥成熟果实。主产于云南、贵州、广西等地。秋季果实成熟时采收。除去杂质，晒干或低温干燥。生用，炒用或姜汁炙用。

【性味归经】味辛，性温。归脾、胃经。

【功能主治】温中燥湿，除痰截疟。主治寒湿中阻，呕吐泄泻，疟疾寒热，消食除胀。

【歌诀】草果味辛，消食除胀，截疟除痰，解瘟辟瘴。

【经典应用】

（1）温中燥湿，用以治疗寒湿阻滞脾胃，腹满疼痛呕逆，苔腻脉滑等证。本品配砂仁、厚朴，能温中燥湿，治寒湿中阻之脘腹胀痛，呕吐泄泻；配附子、生姜，能温中散寒止呕，治脾胃虚寒反胃呕吐。

（2）除痰截疟，治寒湿偏胜的疟疾，及秽浊湿邪所致的瘴疟，可配槟榔、厚朴、黄芩等，如"达原饮"。

【文献辑录】

《本草纲目》：草果，与知母同用，治瘴疟寒热，取其一阴一阳，无偏胜之害，盖草果治太阴独胜之寒，知母治阳明独胜之火也。

《宝庆本草折衷》：主温中，祛恶气，止呕逆，定霍乱，消酒毒。

《饮膳正要》：治心腹痛，止呕，补胃，下气。

《本草正义》：辛温燥烈，善除寒湿而燥中宫，故为脾胃寒湿主药。

【近代应用】

（1）以草果15克，诃子5克，山奈5克，官桂5克，焙干研细末，再加樟脑5克，一起入香油125克中，装入盐水瓶，密封浸泡3天后，外擦，用以治疗斑秃。

【效验方】

治疗慢性胃炎、呕吐、腹胀、消化不良方：煨草果5克，高良姜5克，陈皮5克，炙甘草4克，白术6克，厚朴3克。水煎，日1剂，3次分服。

【用法用量】煎服，3～6克。外用适量。

【注意事项】阴虚血少者忌用。年老体弱者慎用。

川　椒（附：椒目）

本品为芸香科灌木或小乔木青椒或花椒的干燥成熟果皮。中国大部分地区均产，但以四川产者为佳，名川椒、蜀椒。秋季采收。生用或炒用。

【性味归经】味辛，性热。归脾、胃、肾经。

【功能主治】温胃散寒，健脾燥湿，止痛止泻，杀虫止痒。主治中寒腹痛，寒湿腹泻，虫积腹痛，湿疹瘙痒，阴痒。

【歌诀】 川椒辛热，祛邪逐寒，明目杀虫，温而不猛。

【经典应用】

（1）温中止痛，主治脾胃虚寒，脘腹冷痛，呕吐，泄泻等症。治脾胃虚寒吐泻，常与干姜、人参、饴糖同用，如"大建中汤"；治脘腹冷痛，又可以本品炒热，布包温熨痛处；若治寒湿泄泻，可与苍术、厚朴、陈皮等配伍。

（2）杀虫止痒，善治蛔虫腹痛、吐蛔、便蛔，可以单用，入复方更能提高疗效。如属寒证，可与乌梅、榧子、干姜、细辛等配伍；如属热证，常与乌梅、黄连、黄柏等同用。本品配黄柏、苦参等能燥湿止痒，可治湿疹瘙痒。

【文献辑录】

《神农本草经疏》：川椒……有毒。主邪气咳逆，温中，逐骨节皮肤诸毒，寒湿痹痛，下气，除六腑寒冷，伤寒，温疟，大风汗不出，心腹留饮宿食，肠澼下痢，泄精，女子乳余疾，散风邪，瘕结水肿，黄疸，鬼疰蛊毒，杀虫、鱼毒。久服头不白，轻身增年。开腠理，通血脉，坚齿发，调关节，耐寒暑。

《本草求真》：川椒，辛热纯阳，无处不达。能上入于肺，发汗散寒；中入于脾，暖胃燥湿消食；下入命门，补火治气上逆。凡因火衰寒痼，而见阴衰溲数，阴汗精泄，并齿动摇，目暗，经滞癥瘕，蛔痛鬼疰血毒者，服此辛热纯阳，无不奏效。以其寒去脏温，故能所治皆应。

【近代应用】

（1）姜春华用花椒治疗冠心病、室性早搏、肺炎，认为本品能温通心胸之阳，散上焦之浊，有活血通便、散寒止痛之功，配伍温补化瘀之品治疗冠心病、心绞痛，常能应手取效。对于肺炎用抗菌素效不显，投温补通阳之剂，对抗菌素有明显的增效作用，且川椒本身也有抗菌功能，故取得良好疗效。

（2）本品与笔管草、荷叶、三七配伍，散剂服，用以治疗高脂血症，症见胸闷肢麻，头晕头重神疲倦怠属痰郁阻滞者。

（3）本品与蛇床子、白芷、土木香配伍，水煎熏洗，用以治疗外阴炎、外阴溃疡、阴道炎，症见外阴红肿，瘙痒，带下量多，色黄等属湿热下注者。

（4）川椒20粒，食醋100克，糖少许，煎煮后去川椒，1次服用，治胆道蛔虫病，疗效可靠。

（5）川椒（去籽）25克，紫皮大蒜100克，研成泥，揉搓患处，每日1~2次，治疗顽癣，有效。

（6）治疗鸡眼：用大蒜1头，葱白10厘米，花椒3~5粒，共捣如泥，视鸡眼大小取不同量药泥敷于鸡眼上。用卫生纸搓成一细条围绕药泥，胶布包扎，密封，24 小时后去胶布及药。3 天后鸡眼开始发黑，逐渐脱落，最多半月即完全脱落。最多使用两次。

（7）治疗银屑病：取食醋 500 克，煮沸浓缩至 100 克，装入干净大口瓶内。将川椒 15 克，苦参 20 克洗净放入醋中，浸泡 7 天可用。用时用温水洗净患处，用消毒棉球蘸药液涂擦病变部位，每日早晚各 1 次。

【效验方】

治疗湿疹外用方：苦参 30 克，蛇床子 30 克，川椒 10 克，白矾 30 克，水煎洗患处。

【用法用量】煎服，1.5～6 克。外用适量，煎汤熏洗。

【注意事项】阴虚内热者慎用。

【附药】

椒目　为花椒的种子。性味苦，寒。归肺、肾、膀胱经。功能利水消肿，降气平喘。用于水肿胀满，痰饮喘咳。煎服，3～10 克。

胡 椒

本品为胡椒科攀缘状藤本植物胡椒的干燥近成熟或成熟果实。主产于广东、广西、云南等地。秋末至次春果实呈暗绿色时采收，晒干，为黑胡椒；果实变红色时采收，水浸，擦去果肉，晒干，为白胡椒。生用。

【性味归经】味辛，性热。归胃、大肠经。

【功能主治】温中散寒，下气止痛，止泻，开胃，解毒。主治胃寒疼痛，呕吐，受寒泄泻，食欲不振，中鱼蟹毒。

【歌诀】胡椒味辛，心腹冷痛，下气温中，跌扑堪用。

【经典应用】

（1）温中止痛，主治胃寒脘痛，呕吐腹泻，食少纳呆等症，可与高良姜、荜茇等同用。如以本品研末置膏药中，外贴脐部，可治受寒腹痛或泄泻。

（2）癫痫，治痰气逆上，蒙蔽清窍之癫痫痰多，可与温中下气之荜茇等分为末服。

此外，本品又有温脾健胃之功，少量调味，能够增进食欲。

【文献辑录】

《神农本草经疏》：胡椒……无毒。主下气，温中，祛痰，祛脏腑中风冷。

《本草纲目》：暖肠胃，除寒湿反胃，虚胀冷积，阴毒，牙齿浮热作痛。

《本草便读》：胡椒，能宣能散，开豁胸中寒痰冷气。虽辛热燥散之品，而又极能下气，故食之即觉胸膈开爽。又能治上焦浮热口齿诸病。至于发疮助火之说，亦在用之当与不当耳。

【近代应用】

（1）治疗小儿消化不良性腹泻，可用以下 2 种方法：①内服。用白胡椒粉 1 克，加葡萄糖粉 9 克配成散剂。1 岁以下每次服 0.3～0.5 克，3 岁以下服 0.5～1.5 克，一般不超过 2 克，每日 3 次，1～3 天为 1 疗程。如有脱水现象须补液。②外敷。以胡椒粉填敷患儿脐眼，外贴暖脐膏，固定 24 小时。未愈可再贴 1 次。

（2）治疗肾炎：取白胡椒 7 粒，新鲜鸡蛋 1 个。先将鸡蛋钻一小孔，然后把白胡椒装入鸡蛋内，用面粉封孔，外以湿纸包裹，放入蒸笼内蒸熟。去壳 1 次服下，成人每日 2 个，小儿每日 1 个。10 天为 1 疗程，一般用 3 个疗程。

【效验方】

治疗肠疝气腹痛方：胡椒 49 粒，乳香 4 克，研细粉。男子用生姜酒，女子用当归酒，调服。

【用法用量】 散剂每次 0.6～1.5 克吞服。外用适量。

【注意事项】 阴虚内热者慎用。

荜 茇

本品为胡椒科多年生草本植物荜茇的干燥近成熟或成熟果穗。国内主产于云南、广东、海南等地，国外主产于印度尼西亚、菲律宾、越南。果穗由绿变黑时采收，晒干。生用。

【性味归经】 味辛，性热。归胃、大肠经。

【功能主治】 温中散寒，行气止痛，呕吐泄泻。主治脾胃寒证之腹痛，呕吐泄泻，寒凝气滞，胸痹心痛，头痛及龋齿疼痛。

【歌诀】 荜茇味辛，温中下气，疝癖阴疝，霍乱泻痢。

【经典应用】

（1）温中散寒，主治呕吐呃逆，脘腹疼痛等里寒证。如《圣惠方》单用本品治寒证呃逆；若以本品配厚朴、广木香、高良姜等，能温中散寒，治由胃肠寒冷所致的脘腹疼痛、呕吐，腹泻。

（2）开痹止痛，治寒凝气滞之胸闷心痛，可配伍肉桂、高良姜、檀香等散寒行气止痛药同用；治龋齿疼痛，以本品配胡椒研末，填塞龋齿中。

【文献辑录】

《本草纲目》：荜茇为头痛、鼻渊、牙痛要药，取其辛热能入阳明经散浮热也。

《本草便读》：荜茇，大辛大热，味类胡椒，入胃与大肠，阳明药也。温中散寒，破滞气，开郁结，下气除痰。又能散上焦之浮热。凡一切牙疼、头风、吞酸等症，属于阳明湿火者，皆可用此以治之。

【近代应用】

（1）自制牙痛药水：荜茇5克，高良姜3克，川椒25克，生川、草乌各0.5克，洋金花0.2克，75%乙醇100毫升浸泡1周后，加入樟脑2克，密封备用。治疗牙痛，抹齿周围，1分钟内止痛。

（2）荜茇、木鳖子、藿香、冰片，按5∶5∶3∶1比例制成散剂，搐于鼻中，治疗三叉神经痛，效果颇佳。

【效验方】

治鼻流清涕不止：用荜茇研末吹鼻内即止。

【用法用量】 煎服，1~3克。外用适量，研末塞龋齿孔中。

【注意事项】 脾胃有火者忌用。

艾　叶

本品为菊科多年生草本植物艾的干燥叶。中国大部分地区均产，以湖北蕲州产者为佳，称"蕲艾"。夏季花未开时采摘，除去杂质，晒干或阴干。生用或捣绒制炭用。

【性味归经】 味苦、辛，性温，有小毒。归肝、脾、肾经。

【功能主治】 温经止血，安胎，逐寒湿，理气血。主治吐衄，下血，崩漏，月经不调，痛经，带下，胎动不安，心腹冷痛，泄泻久痢，霍乱转筋，疮疡，疥癣。

【歌诀】 艾叶温平，散寒温经，漏血安胎，心痛可宁。

【经典应用】

（1）温经止血，用以治疗虚寒性月经过多，崩漏及妊娠下血等症，常与阿胶、地黄等同用，如"胶艾汤"。如兼气虚不摄者，又当与党参、黄芪、白术等同用。用于温经止血，多炒炭用。对于血热妄行的吐血、衄血，也可配合生地黄、生侧柏叶等凉血止血药用，如"四生丸"。用于凉血止血方中，艾叶多生用。

（2）散寒止痛，主治虚寒性脘腹疼痛，少腹冷痛，痛经等，常与吴茱萸、当归、香附等同用。

此外，本品外用可治皮肤湿癣瘙痒，多与苍术、地肤子、白鲜皮等煎汤熏洗。

【文献辑录】

《神农本草经疏》：味苦，性温，无毒。主灸百病。可作煎，止下痢，吐血，下部䘌虫疮，妇人漏血。利阴气，生肌肉，辟风寒，使人有子。

《本草从新》：逐寒湿，暖子宫，止诸血，温中开郁，调经安胎。

《本草汇言》：艾叶烧则热气内行，通筋入骨，走脉流经，故灸百病，开关窍，醒一切沉涸伏匿内闭诸疾。若气血痰饮积聚为病，哮喘逆气，骨蒸痨结，瘫痪痛痹，瘰疬结核等疾，灸之立起沉疴。若入服食丸散中，温中除湿，调经脉，壮子宫，故妇人方中多用之。

【近代应用】

（1）治疗婴幼儿秋季腹泻：用鲜艾叶 10 克，每次加水 125 毫升，2 次煎取 180 毫升，趁热加适量冰糖拌溶，凉温后频频喂服，每日 1 次。

（2）治疗阴缩症：用艾叶 100 克，炒热，白酒与水各半拌至艾湿润，以不灼手时敷于局部，另用针刺三阴交，有效。

（3）治疗习惯性流产：用艾叶 6 克，鸡蛋 1 个，加水煮沸 30 分钟。将蛋皮去掉再煮 5 分钟，鸡蛋即呈褐色，将煮熟之热蛋作药服。怀孕 3 个月内，每次 2 个；怀孕 4 个月以上每次服 4 个。

（4）治疗痛经：当归 30 克，艾叶 15 克，红糖 60 克，每日 1 剂，水煎分 2 次服。每经行前 3 天开始服，服 6 剂止。

【效验方】

治疗妊娠中期皮肤瘙痒方：用艾叶 100 克，加水 1000 毫升，煎取汁，待水温达 35～40℃，熏洗皮肤。

【用法用量】 煎服，3～10 克。外用适量。捣绒作艾柱灸用。散寒湿，理血气宜生用，暖宫止血宜炒炭用。

【注意事项】 肝肾有火者忌用。

小　结

本章祛寒药，主要具有温里散寒的作用，适用于里寒证。其中有些药物还兼有补火、回阳的功效，适用于肾阳衰微，脾阳不振及亡阳欲脱之症。

附子为回阳救逆之要药，可用于亡阳欲脱之证，且可补火助阳，治肾阳不足，又能通十二经。乌头主散在表之风寒湿邪和在里寒湿，其发散逐痹之力较附子为胜，然不若附子之能回阳补火。肉桂作用较附子为缓，能温里回阳，散寒止痛，且可引火归元，多用于肾阳不足，心腹冷疼以及阴盛格阳于上之证；又入血分，温通经脉。此外，还常与补气血药同用。干姜主入脾胃，偏于温中散寒，又可与附子同用以回阳通脉。

干姜与高良姜均能散中焦寒邪，但干姜可回阳通脉，燥湿消痰，而良姜只适用于胃冷作痛及呕吐、噫气。

吴茱萸入肝经，能疏肝下气，亦入脾胃，能散寒燥湿，善治厥阴头痛及浊阴不降，肝气上逆的胸腹胀满、呕吐吞酸，又治脾肾阳虚的泄泻及寒疝、脚气等症。

小茴香能疏肝暖肾，善治寒疝作痛，又能温脾开胃。

丁香温中助阳，下气降逆，为治虚寒呃逆之要药，兼治脘腹冷疼吐泻及阴冷、阳痿等症。

草果散寒燥湿，除痰截疟。

川椒功能散寒燥湿补火，且可杀虫。

胡椒、荜茇皆能温中散寒，行气止痛，适用于胃寒脘腹疼痛，呕吐哕逆。但胡椒止痛见长，并能除寒饮，止冷泻；荜茇止泻为优，又治郁火头痛、牙痛、鼻渊。

艾叶为妇科常用要药，可以散寒湿，理气血，暖子宫。炒炭善止血。

第六章 泻下药

以泻下通便为主要功效，用于治疗里实积滞证的药物，称为泻下药。

泻下药根据作用特点及适应证的不同，分为攻下药、峻下逐水药及润下药三类。泻下药为沉降之品，促进排便，主归大肠经。其中攻下药多苦寒，苦能降泄，寒能清热泻火，泻下之力较强，攻下导滞兼能清热；峻下逐水药大多苦寒，部分为辛温，有毒，泻下作用峻猛，通下大便兼利小便；润下药多甘平，无毒，泻下之力平和，缓下通便兼能滋养。

本类药物主要功效为泻下通便或清热泻火，或逐水退肿，主要适用于大便秘结，胃肠积滞，实热内盛及水饮停蓄等里实证，可通过泻下大便，以排除胃肠积滞和有害物质等。《素问·灵兰秘典论》篇云："大肠者，传导之官，变化出焉。"也可通过泻下大便而导热，使热毒火邪通过泻下而清解，起到"上病治下""釜底抽薪"的作用；或通过逐水退肿，使水湿停饮随大小便排出，达到祛除停饮，消退水肿的目的。部分药还兼有解毒、活血祛瘀等作用，可用于疮痈肿毒及瘀血证。

使用本类药应根据里实证的兼证及病人的体质，选择作用程度不同的泻下药。使用本类药亦常配伍行气药，因里实积滞，容易壅塞气机，故常需配伍行气药，以消除气滞胀满，增强泻下通便作用。若属热积便秘，应配伍清热药；寒积便秘，应配伍温里药。里实兼表邪者，宜与解表药配伍，或先解表后攻里，或表里同治；里实而正虚者，应配伍补益药，攻补兼施。

使用泻下作用较强的攻下药和峻下逐水药时，因其作用峻猛，易伤正气及脾胃，故年老体虚、脾胃虚弱者当慎用；妇女胎前产后及月经期当忌用。应用作用较强的泻下药时，当奏效即止，切勿过剂，以免损伤胃气。对有毒性泻下药，一定要严守炮制法度，控制剂量，避免中毒，确保用药安全。

第一节 攻下药

本类药物多具苦寒沉降之性，主入胃、大肠经，具有较强的泻下通便作用，并具有清热泻火之功，主要用于胃肠积滞，里热炽盛，大便秘结，燥屎坚结，腹满急痛等里实证。攻下药的清热泻火作用，还可用于外感热病高热神昏，谵语发狂；或火热上炎之头疼目赤，咽喉肿痛，牙龈疼痛，以及火毒疮痈，血热吐衄等。

此外，对湿热下痢，里急后重，或饮食积滞，泻而不畅，也可适当配用本类药，以通因通用，清除积滞，消除病因。对肠道寄生虫病，使用驱虫药的同时，适当选用本类药，可促进虫体排出。

根据"六腑以通为用""不通则痛，通则不痛"的理论，以攻下药为主，配伍清热解毒药、活血化瘀药等，治疗胆石症、胆道蛔虫症、胆囊炎、急性胰腺炎、肠梗阻等急腹症，亦有较好的疗效。

大 黄

本品为蓼科多年生草本植物掌叶大黄、唐古特大黄或药用大黄的干燥根和根茎。掌叶大黄和唐古特大黄药材称为"北大黄"，主产于青海、甘肃等地；药用大黄药材称为"南大黄"，主产于四川。秋末茎叶枯萎或次年发芽前采挖，除去须根，刮去外皮，切瓣或段，绳穿成串干燥或直接干燥。生用，酒炒、酒蒸或炒炭用。

【性味归经】 味苦，性寒。归脾、胃、大肠、肝、心包经。

【功能主治】 攻积滞，清湿热，泻火，凉血，祛瘀，解毒。主治实积便秘，热结胸痞；湿热泻痢，黄疸，淋病，水肿腹满，小便不利；目赤，咽喉肿痛，口舌生疮，胃热呕吐；吐血，咯血，衄血，便血，尿血；蓄血，闭经，产后瘀滞腹痛，癥瘕积聚，跌打损伤；热毒痈疡，丹毒，烫伤。

【歌诀】 大黄苦寒，实热积聚，蠲痰润燥，疏通便闭。

【经典应用】

（1）攻积导滞，适用于腹满，潮热，谵语，大便难等症。胃肠实热积滞，高热谵语，腹痛便秘者，可以本品配芒硝、枳实、厚朴等，以增强攻下实热积滞之功，如"大承气汤"；寒积内停，腹满刺痛，便秘腹实者，可以本品与附子、干姜等温里药配伍，温脾通下，如"温脾汤"；湿热痢疾，里急后重，便脓血者，则以本品与黄连、芍药、木香等配伍，如"芍药汤"。

（2）泻火凉血，主治热毒为患，血分实热，迫血妄行，吐血、衄血者。本品配黄芩、黄连，能凉血清热化湿，治吐血、衄血、胸中烦热、痞满等症；配大蓟、小蓟、牡丹皮、茜草炭等药，凉血止血，治血热妄行的出血症；实火热毒所致咽肿、目赤、牙痛、疮疡，常以本品与黄连、黄芩同用，如"泻心汤"；肠痈腹痛，可配牡丹皮等清火消痈，如"大黄牡丹皮汤"。

（3）活血祛瘀，可治瘀血闭经，癥瘕积聚，外伤瘀肿等证。治闭经，多与当归、红花、赤芍等同用；配土元、桃仁、赤芍等治血瘀经闭，干血虚痨，肌肤甲错，癥瘕肿块，跌打瘀血肿痛等。

（4）利胆退黄，用以治疗湿热黄疸，多配茵陈、栀子，能泻热利湿，如"茵陈蒿汤"。

此外，本品尚有清热解毒作用，常用以治疗烫火伤及热毒疮疡，可单用或配地榆研末，油调敷患处。本品与陈石灰同炒至桃红色，祛石灰后研末撒布伤口，可以止血。

【文献辑录】

《神农本草经疏》：大黄……无毒。主下淤血，血闭，寒热，破癥瘕积聚，留饮，宿食，荡涤肠胃，推陈致新，通利水谷，调中化食，安和五脏，平胃下气，除痰实，肠间结热，心腹胀满，女子寒血闭胀，小腹痛，诸老血留结。

《药性论》：主寒热，消食，安五脏，通女子经候，利水肿，破痰实，冷热积聚，宿食，利大小肠，贴热毒肿，主小儿寒热时疾，烦热，蚀脓，破留血。

《药品化义》：大黄气味重浊，直降下行，走而不守，有斩关夺门之力，故号将军。专攻心腹胀满，胸胃蓄热，积聚痰实，便结瘀血，女人经闭。

【近代应用】

（1）张锡纯善用大黄治疗疮痈：大黄、天花粉各50克，皂刺20克，穿山甲、生乳香、生没药各15克，薄荷叶6克，蜈蚣3条，水煎服。

（2）大黄与茯苓、丹参配伍，散剂服，用以治疗慢性肾功能衰竭氮质血症期或尿毒症早期，症见少气乏力，腰膝酸软，恶心呕吐，肢体浮肿，面色萎黄，属脾肾亏损，湿浊内停，瘀血阻滞者。

（3）大黄与防己、丹参、山楂配伍，散剂服或水煎服，用以治疗单纯性肥胖。

（4）用生大黄10～20克，木香10克，开水浸泡后饮服，治疗胆绞痛，有效。

（5）单用大黄各种剂型，治疗急性胰腺炎，疗效显著。

（6）用大黄配白及，治疗急性胃黏膜病变所致的上消化道出血，有效。

（7）治疗高血黏综合征：生大黄、制首乌、槐米、丹参、川芎等分，共研细末，每次服 10 克，日服 3 次。

（8）治疗高脂血症：单味大黄磨细粉装胶囊，每粒胶囊 0.25 克。第 1 周每次 1 粒，日服 4 次；第 2 周起，每次服 1 粒，日服 3 次。1 个月为 1 疗程。

（9）治疗肾功能衰竭、尿毒症：用熟大黄 30 克，生大黄 3 克，制成粉剂，每次约服 5～10 克，日服 2 次。服药剂量视大便次数而定，每日 2 次为宜。适应症：大便不通，小便短少，恶心呕吐，厌食腹胀，头痛身重，手指颤抖，四肢抽搐，牙龈红肿，口臭有尿味，烦躁不安，皮肤瘙痒，舌苔腐腻或黄厚，脉弦数。

【效验方】

治疗癫狂：《寿世保元》用大黄 90 克，水煎。

大黄甘草汤（《金匮要略》）：大黄四两，甘草一两。水煎，分 2 次服。主治：食已即吐，或口干，或口苦，或口渴，或口臭，或便干。舌红苔黄，脉滑数。

将军丸（《鲁府禁方》），治吐血不止，一服如神。大黄酒拌，九蒸九晒为末，水丸。每服四五十丸，白滚水下。下血用条芩汤下。

【用法用量】煎服，3～15 克。外用适量，研末敷于患处。生用泻下力强，欲攻下宜生用，入汤剂宜后下，或用开水泡服，久煎则泻下力减弱；熟大黄泻下力较缓，泻火解毒，用于热毒疮肿；酒大黄泻下力较弱，善清上焦血分热毒，用于目赤咽肿，齿龈肿痛；大黄炭凉血化瘀止血，用于血热有瘀出血证。

【注意事项】脾胃虚寒，血虚气弱者慎用。孕妇及妇女月经期、哺乳期慎用。

芒　硝（附：玄明粉）

本品为硫酸盐类矿物芒硝族芒硝，经加工精制而成的结晶体，主含水合硫酸钠。主产于河南、河北、山东等地。将天然产品用热水溶解，过滤，放冷析出结晶，通称"皮硝"。再取萝卜洗净切片，置锅内加水与皮硝共煮，取上层液，放冷析出结晶，即芒硝。以青白色、透明块状结晶，清洁无杂质者为佳。芒硝经风化失去结晶水而成的白色粉末称玄明粉（元明粉）。

【性味归经】味辛、苦、咸，性大寒。归胃、大肠经。

【功能主治】泻火通便，软坚，消肿。主治实热积滞，大便秘结，腹胀痞痛，肠痈，乳痈，丹毒，目赤翳障，咽喉肿痛，口疮。

本品因加工方法不同有朴硝、芒硝、元明粉之分，三者基本功效相同，但朴硝为粗制品，杂质较多，因此临床以外用为主，治疗疮痈肿毒，乳痈初起等证；芒硝质地较纯，泻下力强，主要用于实热积滞，大便秘结，谵语发狂之证；元明粉质地最纯，泻下作用增强，但临床多用以治疗口腔、眼部疾患。

【歌诀】 芒硝味辛，能蠲宿垢，化积消痰，诸热可疗。

【经典应用】

（1）清肠通便，用于肠胃实热积滞，大便燥结不通，常与大黄、甘草等同用，如"承气汤"。

（2）泻火解毒，用于咽喉肿烂，口疮，可与冰片、硼砂配用，如"冰硼散"；若治目赤肿痛，可用芒硝适量放豆腐上蒸化，取汁点眼；若治皮肤湿疹、荨麻疹，可用芒硝、白矾各30克沸水溶化乘热烫洗。

此外，本品外敷尚可回乳。

【文献辑录】

《神农本草经疏》：大黄……主五脏积聚，久热胃闭，除邪气，破留血，腹中痰实结搏，通经脉，利大小便及月水，破五淋，推陈致新。

《药性论》：通女子月闭癥瘕，下瘰疬，黄疸病，主堕胎；患漆疮，汁敷之；主时疾热壅，能散恶血。马牙硝，能主五脏积热伏气。

【近代应用】

（1）本品与冰片、薄荷配伍，水煎服或装胶囊服，用以治疗热毒壅盛所致的急、慢性咽炎，急性扁桃体炎，口腔溃疡，口腔炎，牙龈肿痛等。

（2）冰硼散：本品与冰片、硼砂、朱砂配伍，用以治疗热毒蕴结，火毒上攻所致的急性咽炎、牙周炎、口腔炎、口腔溃疡，或用以治疗热毒湿浊引起的霉菌性阴道炎、宫颈糜烂者。

（3）金珀消石散：用芒硝100克，配伍海金沙100克，苏琥珀40克，南硼砂20克，共为细末，用以治疗砂石淋。

（4）治疗急性血栓性浅静脉炎：大黄、芒硝各250克，研碎后用醋调成糊状，摊于无菌纱布上，厚度不应小于3厘米，范围应当大于病变部位1~2厘米，外敷于患处，每日更换1次。

【效验方】

治疗高血压病便秘方：芒硝20克，大黄5克，陈皮5克，枳实10克，白术10克。水煎，日1剂，2次分服。

【用法用量】入汤剂烊化服，3～10克。外用适量。

【注意事项】脾胃虚寒及孕妇慎用。不宜与硫黄、三棱同用。

【附药】

玄明粉　为芒硝经风化干燥制得。主含硫酸钠。功能泻下通便，润燥软坚，清火消肿。用于实热积滞，大便燥结，腹满胀痛；外治咽喉肿痛，口舌生疮，牙龈肿痛，目赤，痈肿，丹毒。溶入药汁中服用，3～6克。外用适量。孕妇慎用；不宜与硫黄、三棱同用。

第二节　峻下逐水药

本类药物大多苦寒有毒，药力峻猛，服药后能引起剧烈腹泻，部分药物兼能利尿，使体内潴留的水液从二便排出，从而消除肿胀。适用于全身水肿，胸腹积水及痰饮积聚，喘满壅实等正气未衰之证。

甘　遂

本品为大戟科多年生草本植物甘遂的干燥块根。主产于陕西、山西、河南等地。春季开花前或秋末茎叶枯萎后采挖，撞去外皮，晒干。内服醋制后用，外用生用。

【性味归经】味苦，性寒。有毒。归肺、肾、大肠经。

【功能主治】泻水逐饮，破积通便。主治水肿，腹水，留饮，结胸，癥瘕积聚，癫痫，喘咳，大小便不通。

【歌诀】甘遂苦寒，破癥消痰，面浮蛊胀，利水能安。

【经典应用】

（1）泻水逐饮，用以治疗水湿壅滞，水肿胀满，二便不通的阳实水肿病；也用于癫狂痰迷，精神错乱者。常与大戟、芫花等同用，如"十枣汤"。

（2）消肿散结，外用可治痈肿疮疡，用时以之研末水调敷患处。

（3）祛痰通窍，治风痰癫痫，可用甘遂为末，入猪心煨后，与朱砂末为丸服，如"遂心丹"。

【文献辑录】

《神农本草经疏》：甘遂……主大腹，疝瘕腹痛，面目浮肿，留饮宿食，破癥坚积聚，利水谷道，下五水，散膀胱留热，皮中痞，热气肿满。反甘草。

《珍珠囊》：水结胸中，非此不能除。

《汤液本草》：甘遂可以通水，而其气直透达所结处。

《本草新编》：甘遂，破癥坚积聚如神，退面目浮肿，去胃中水结，又能利水。此物逐水湿而功缓，牵牛逐水湿而功速，二药相配，则缓者不缓，而速者不速矣。

【近代应用】

（1）方药中老在辨证治疗肝硬化腹水时，对于用消水方法不效时，往往采用甘遂 3 ~ 4.5 克研末，早晨空腹用生姜红糖水或蜂蜜水调匀服，或将药末装胶囊服，每天或隔天服 1 次。并辨证配合其他药物，每获效验。

（2）用甘遂与蟾蜍、砂仁、木香、鸡内金、焦山楂组成甘蟾砂仁合剂治疗肝硬化腹水，疗效显著。

（3）用甘遂 3 克，大黄、芒硝各 9 克，水煎服，治疗结核性渗出性胸膜炎，有效。

（4）用甘遂甘草汤（甘遂、枳壳、赤芍、昆布各 10 克，甘草 5 克）煎服，治疗小儿睾丸鞘膜积液，效佳。

（5）治癃闭：大黄 15 克，甘遂末 1.5 克（冲），阿胶（烊化）、赤芍、穿山甲各 10 克，生地黄 20 克，白花蛇舌草 30 克。一般用 1 ~ 3 剂小便即通。

（6）解克平临床用自制逐痰将军丸（甘遂、二丑、大黄、木香）、涤痰丸（甘遂、淮山药、大黄、磁石、颠茄酊）、756 丸（大黄、菖蒲、胆星、代赭石）任选 1 种，从小量开始，逐渐递增，连服 1 ~ 3 周，治疗精神分裂症，取得明显疗效。

【效验方】

治疗小便不通外用方：炒甘遂、甘草各 2 克，共研细粉，敷于脐上，胶布固定，数分钟即可排出小便。

【用法用量】 多入丸散用，0.6 ~ 1.5 克。内服醋炙以减轻毒性。外用适量，生用。

【注意事项】 气虚阴亏，脾胃虚弱及孕妇禁用。有效成分不溶于水，多入丸散剂。

大 戟（附：红大戟）

本品为大戟科多年生草本植物大戟的干燥根。主产于江西、四川等地。秋、冬两季采挖，洗净，晒干。生用或醋制后用。

【性味归经】 味苦，性寒。有毒。归肺、脾、肾经。

【功能主治】泻水逐饮，消肿散结。主治水肿，胸腹积水，痰饮积聚，二便不利，痈肿，瘰疬。

【歌诀】大戟苦寒，消水利便，腹胀癥坚，其功瞑眩。

【经典应用】

（1）泻水逐饮，用以治疗水肿胀满，二便不通形证俱实者；也可用于痰饮积聚，胸膈胀满，胁肋隐痛。前者本品单用有效，也可与甘遂、芫花等同用；后者可配甘遂、白芥子，如《三因方》之"控涎丹"。

（2）消肿散结，可用以治疗痈肿疮毒及痰火瘰疬，常与山慈菇、雄黄等配伍，如"紫金锭"。

【文献辑录】

《神农本草经疏》：大戟……有小毒。主蛊毒，十二水，肿满急痛，积聚，中风，皮肤疼痛，吐逆，颈腋痈肿，头疼，发汗，利大小肠。反甘草，畏菖蒲、芦草、鼠粪。

《本草纲目》：痰之本，水也，湿也，得气与火，则凝之而为痰、为饮、为涎、为涕、为癖。大戟能泄脏腑之水湿，甘遂能行经隧之水湿，白芥子能散皮里膜外之痰气，惟善用者能收奇功也。

【近代应用】

（1）治疗急慢性肾炎水肿：大戟根洗净，刮去粗皮，切片，每斤用食盐15克，加水适量拌匀，水被吸收后，晒干，或烘干，呈淡黄色，研细粉装胶囊备用。日服2次，每次0.45~0.6克，隔日1次，空腹服，白水送下，6~9次为1疗程。一般治疗6~7天后水肿即完全消失。患者服药后有不同程度的恶心、呕吐、腹泻，其泻下作用常在服药后2~4小时最为剧烈。如症状严重可进食水果或冷冰糖水，反应即可减轻。服药期间用低盐饮食，禁食生冷、辛辣、鱼及猪头肉等。此品孕妇、心力衰竭、食道静脉曲张及体弱者禁用。

（2）用大戟胶囊治疗晚期血吸虫病腹水或其他肝硬化腹水：成人每次0.6~0.9克，隔日或隔2日服药1次，服7~8次后停药1周，以后视病情再服。若腹水已退，可选用人参养荣丸调理。

（3）林永发临床善于将大戟与甘遂相配伍，治疗水臌胀满颇有效验。具体方法为：大戟、甘遂分别研末，各装入胶囊，轮流使用，每次用量2~3克；亦可将两药混合装胶囊服用。

【效验方】

治疗淋巴结核方：大戟60克，鸡蛋7个。将药和鸡蛋共放砂锅内，水煮

3 小时，将蛋取出，每早去壳食鸡蛋 1 个。7 天为 1 疗程。

【用法用量】 煎服，0.6～1.5 克。多入丸散剂，每次 1 克。内服醋炙后用。外用适量。

【注意事项】 虚寒阴水患者、体弱，及孕妇禁用。不宜与甘草同用。

【附药】

红大戟　为茜草科多年生草本植物红大戟的干燥块茎。性味苦寒；有小毒。归肺、脾、肾经。功能泄水逐饮，消肿散结。用于治疗水肿胀满，胸腹积水，痰饮积聚，气逆咳喘，二便不利，痈肿疮毒，瘰疬痰核。煎服 1.5～3 克，入丸散剂，每次 1 克，内服醋炙以减轻毒性。外用适量，生用。体虚孕妇禁用。

芫　花

本品为瑞香科植物芫花的干燥花蕾。主产于河南、安徽、江苏等地。春季花未开放时采收，除去杂质，干燥。生用或炙用。

【性味归经】 味辛，性温，有毒。归肺、脾、肾经。

【功能主治】 泻水逐饮，祛痰止咳，解毒杀虫。主治水肿，臌胀，痰饮胸水，喘咳，痈疖疮癣。

【歌诀】 芫花寒苦，能消胀蛊，利水泻湿，止咳痰吐。

【经典应用】

（1）泻水祛痰，用以治疗水肿胀满，二便不通的阳实水肿，亦可用以治疗痰饮喘咳。前者，本品常与大戟、甘遂、大枣同用；后者以本品与大枣同煮，单吃大枣。近年来用以治疗慢性气管炎属寒湿型者，有良好效果。

（2）杀虫疗疮，本品能杀虫，可治头疮、白秃、顽癣。可与雄黄共研细末，猪脂调膏外敷治冻疮，亦可与甘草煎汤外洗。

【文献辑录】

《药性论》：治心腹胀满，去水气，利五脏寒痰，涕唾如胶者。主通利血脉，治恶疮风痹湿，一切毒风，四肢挛急，不能行步，能泄水肿胀满。

《本草纲目》：芫花、甘遂、大戟之性，逐水泄湿，能直达水饮窠囊隐癖之处，但可徐徐用之，取效甚捷，不可过剂，泄人真元也。

《名医别录》：消胸中痰水，喜唾，水肿，五水在五脏、皮肤及腰间。下寒毒、肉毒。

【近代应用】

（1）张谷才临床善用芫花治疗如胸膜炎、气胸、肝硬化腹水、急性肾炎、肺性脑病、败血症、骨髓炎、淋巴结核等疑难痼疾，每能取得良好效果，且重用至 12 克，未发现毒副作用。主张初用宜轻（3 克），以后逐渐增加至 6 克，直至 12 克。在配伍上，主张配大枣或粳米，可减低毒性；需根据病症不同配伍其他不同药物。

（2）用芫花根皮制成药酒，外擦，治疗风湿性关节炎，有效。

【效验方】

治疗胸腔积液：炒芫花研细粉。每服 1 克，红枣 10 枚煎汤送服。日服 2 ~ 3 次。

【用法用量】煎服，1.5 ~ 3 克。入散剂，研末吞服，每次 0.5 ~ 0.9 克，每日 1 次。内服醋炙以减轻毒性。外用适量，生用。

【注意事项】体质虚弱，或有严重心脏病、溃疡病、消化道出血及孕妇禁用；不宜与甘草同用。中病即止，不可久服。

第三节　润下药

本类药多为植物种子或种仁，富含油脂，味甘质润，多入脾、大肠经，具有润燥滑肠功效，使大便易于排出，作用和缓，适用于年老、体弱、久病、产后所致津枯、阴虚、血虚之便秘。

火麻仁

本品为桑科一年生草本植物大麻的干燥成熟种子。产于山东、河北、黑龙江等地。秋季果实成熟时采收。除去果皮及杂质，晒干。生用或炒用，用时捣碎。

【性味归经】味甘，性平。归脾、胃、大肠经。

【功能主治】润燥滑肠，利水，活血。主治肠燥便秘，风痹，消渴，风水，脚气，热淋，痢疾，月经不调，疮癣，丹毒。

【歌诀】火麻味甘，下乳催生，润肠通便，小水能行。

【经典应用】

（1）润肠通便，滋养补虚，用于老人或体虚者之肠胃燥热，大便秘结，常与大黄、枳实等同用，如"麻仁丸"；治老人或产妇血虚便秘，可与肉苁蓉、当归、苏子等同用，如"麻仁苁蓉汤"。

【文献辑录】

《汤液本草》：麻仁，入足太阴、手阳明。多汗、胃热、便难三者皆燥热而亡津液，故曰脾约。约者，约束之义。《内经》谓燥者润之，故仲景以麻仁润足太阴脾之燥即通肠也。

《分类草药性》：治跌打损伤，祛瘀血，生新血。

【近代应用】

（1）本品与大黄、杏仁、白芍等配伍，水煎服，用以治疗习惯性便秘、老年性便秘、痔疮便秘等属胃肠积热，肠燥津亏者。

（2）火麻仁馏油，治疗神经性皮炎和慢性湿疹，均有良好疗效。

（3）以火麻仁18克，杏仁、枳实各19克，散剂服，可防术后大便干燥。

【效验方】

治疗口眼㖞斜方（三妙膏）：火麻仁30克，血竭12克，麝香2克，捣成膏，贴患处。

【用法用量】煎服，10～15克。捣碎入煎。

【注意事项】脾虚便溏，阳痿，遗精，带下者忌服。

小　结

本章泻下药，分攻下、峻下与润下药。

大黄、芒硝主泻热积，内服均泻热通肠，治胃肠实热积聚，大便燥结，谵语发狂，二者相须为用。大黄苦寒，既清肠胃实热，又清血分实热，还能行瘀破积。芒硝咸寒，长于软坚，主要适用于胃肠实热，燥粪坚结之症。

甘遂、大戟、芫花为逐水药，苦寒下泄，通利二便，为泄水逐痰峻烈之品。

火麻仁润燥滑肠，利水，活血，是常用于老年人或体虚者之肠胃燥热、大便秘结之品。

第七章　利水渗湿药

以通利水道，渗泄水湿为主要功效，用于治疗水湿内停病证的药物，称为利水渗湿药。

根据性能特点及功效主治之不同，本类药物大致可分为利水消肿药、利水通淋药、利湿退黄药三类。

本类药物味多甘淡，性平或寒凉，作用趋于下行，主归膀胱、肾经，次归小肠经；利湿退黄药主归肝、胆经。

淡能利湿，肾主水，司膀胱气化，"小肠主液"泌别清浊，故本类药物能通畅小便、增加尿量、促进体内水湿之邪的排泄，故有利水渗湿的作用，主治水湿内停所引起的水肿、小便不利、淋证、黄疸、痰饮、泄泻、带下、湿疮、湿温、湿痹等病证。其中利水消肿药以利尿除湿为主要功效，主治水湿内停所致的水肿，小便不利，及泄泻、痰饮等病证；利尿通淋药性偏寒凉，以清利下焦湿热、利尿通淋为主要功效，主治湿热蕴结于膀胱所致的淋证；利湿退黄药以清利肝胆湿热为主要功效，主治肝胆湿热之黄疸等。应用利水渗湿药时，应视不同病证，选配相应药物，并作适当配伍以增强疗效。如水肿骤起兼有表证，可配宣肺解表药；湿热合邪者配清热燥湿药；寒湿并重者配温里散寒药；水肿日久，脾肾阳虚者，当配温补脾肾药，以标本兼顾；热伤血络而尿血者，配凉血止血药。此外，气行则水行，此类药还常与行气药配伍，以提高疗效。

本类药物易耗伤津液，故阴亏津少，肾虚遗精，遗尿者应慎用或忌用。有些药物有较强的通利作用，孕妇慎用或忌用。

第一节　利水消肿药

本类药物味多甘淡，性平或微寒，以利水消肿为主要功效，主要用于水湿内停之水肿、小便不利及痰饮、泄泻等证。部分药物兼能健脾，对脾虚有湿者有标本兼顾之功。

茯 苓（附：茯苓皮、茯神）

本品为多孔菌科真菌茯苓的干燥菌核，寄生于松科植物赤松或马尾松等树根上。野生或栽培。主产于云南、安徽、湖北等地。产云南者称"云苓"，质较优。7~9月采挖。挖出后除去泥沙，堆置"发汗"后，摊开晾至表面干燥，再"发汗"，反复数次至现皱纹、内部水分大部散失后，阴干。生用。

【性味归经】味甘、淡，性平。归心、脾、肾经。

【功能主治】健脾利水，消肿渗湿。主治寒热虚实各种水肿，渗湿健脾，常用于痰湿及脾虚诸证。尚能宁心安神，为治心悸失眠之良药。

【歌诀】茯苓味淡，渗湿利窍，白化痰涎，赤通水道。

【经典应用】

（1）利水渗湿，主治脾虚湿停，小便不利，水肿。配白术，可健脾利水，治疗水湿内停，腹胀水肿，小便不利；配附子，可温阳利水，治阳虚水泛，水肿，小便不利；配桑白皮、生姜皮，可利水消肿，治水湿泛于肌肤，全身皮肤水肿等。

（2）补益脾胃，可治脾胃虚弱，水失运化，症见食少倦怠，腹胀肠鸣，大便溏泻者。配党参、白术，可益气健脾，治脾气虚弱，食少便溏。

（3）宁心安神，适用于心脾不足，气血两亏，失眠健忘等症。配远志，可治心慌，心悸，少气懒言，夜寐不宁及水肿，小便不利等症。

【文献辑录】

《神农本草经疏》：茯苓……无毒。主胸胁逆气（《御览》作疝气），忧恚，惊邪，恐悸，心下结痛，寒热，烦满，咳逆，口焦舌干，利小便，止消渴，好睡，大腹，淋漓，膈中痰水，水肿淋结，开胸腑，调脏气，伐肾邪，长阴益气力，保神守中。久服安魂养神，不饥延年。其有抱根者，名茯神。

《用药心法》：茯苓，淡能利窍，甘以助阳，除湿之圣药也。味甘平补阳，益脾逐水。湿淫所胜，小便不利，味淡渗泄，阳也。治水缓脾，生津导气。

《医学衷中参西录》：茯苓，气味俱淡，性平，善理脾胃，因脾胃属土，土之味原淡，是以《内经》谓淡气归胃，亦谓味淡能养脾阴。盖其性能化胃中痰饮为水液，引之输入脾而达于肺，复下循三焦水道以归膀胱，为渗湿利痰之主药。然其性纯良，泻中有补，虽为渗利之品，实能培土生金，有益于脾胃及肺。且以其得松根有余之气，伏藏地中不外透生苗，故又善敛心气之浮越以安魂定魄，兼能泻心下之水饮以除惊悸，又为心经要药。且其伏藏之性，又能敛抑外越之水气转而下注，不使作汗透出，兼为止汗之要药也。其抱根而生者为茯神，养心之力较胜于茯苓。茯苓若入煎剂，其切作块者，终日煎之不透，必须切薄片，或捣为末，方能煎透。

【近代应用】

（1）本品与桂枝、桃仁、丹皮、赤芍配伍，水煎服或散剂服，用以治疗子宫肌瘤，慢性盆腔炎包块，痛经，子宫内膜异位，卵巢囊肿，症见癥块，闭经，痛经，产后恶露不尽属瘀血阻络者。

（2）将茯苓和葱白捣碎敷于气海和关元穴上，上盖热水袋，治疗产后尿潴留，疗效显著。

【效验方】

治疗心脏性水肿方：茯苓10克，甘草3克，桂枝5克，生姜3片。水煎3次分服。

【用法用量】 煎服，10~30克。

【注意事项】 阴虚津亏，肠燥便秘者忌用。

【附药】

茯苓皮　为茯苓菌核的黑色外皮。味甘、淡，性平。归脾、肾、心经。功能利水消肿。其长于行皮肤水湿，多用以治疗皮肤水肿。煎服，15~30克。

茯神　为茯苓菌核中间带有松根的部分。性味甘、淡，平。归脾、肾、心经。功能宁心安神，用于心神不安、惊悸、健忘等。煎服，10~15克。

猪　苓

本品为多孔菌科真菌猪苓的干燥菌核。寄生于桦树、枫树、柞树等的根上。主产于陕西、山西、云南等地。春、秋两季采挖，除去泥沙，晒干，切片，生用。

【性味归经】 味甘、淡，性平。归肾、膀胱经。

【功能主治】 利水渗湿。主治小便不利，水肿胀满，泄泻，淋浊，带下，脚气浮肿。

【歌诀】 猪苓味淡，利水通淋，消肿除湿，多服损肾。

【经典应用】

（1）利水渗湿，本品利水渗湿作用比茯苓为强，但无补脾、宁心作用。用于水湿停滞，小便不利，水肿等症。病情轻者，单用即可见效。对脾虚水肿，常与茯苓、泽泻、白术配伍，如"四苓散"。若与阿胶、茯苓、滑石等配伍，能治阴虚小便不利、水肿等症，如"猪苓汤"。

【文献辑录】

《神农本草经疏》：猪苓，……无毒。主痎疟，解毒蛊疰不祥，利水道。久服轻身耐老。

《本草纲目》：猪苓淡渗，气升而又能降，故能开凑理，利小便，与茯苓同功。但入补药不如茯苓也。

《药品化义》：猪苓，味淡，淡主于渗，入脾以通水道，用以治疗水湿泄泻，通淋除湿，消水肿，疗黄疸，独此为最捷，故云与琥珀同功。但不能为主剂，助补药以实脾，领泄药以理脾，佐温药以暖脾，同凉药以清脾，凡脾虚甚者，恐泄元气，慎之。

【近代应用】

（1）单味猪苓水煎服，治疗慢性乙肝，疗效显著。

（2）用猪苓治疗肺癌、病毒性肝炎也有一定疗效。

【效验方】

治疗银屑病方：猪苓 10 克，开水冲泡代茶饮，或煎服。日 1 剂。

【用法用量】 煎服，10～15 克。

【注意事项】 阴虚津亏，肠燥便秘者忌用。

泽 泻

本品为泽泻科多年生沼生草本植物泽泻的干燥块茎。主产于福建、四川、江西等地。冬季茎叶开始枯萎时采挖，洗净，干燥，除去须根及粗皮，以水润透切片，晒干，生用，麸炒或盐水炒用。

【性味归经】 味甘、淡、微咸，性寒。归肾、膀胱经。

【功能主治】 利水渗湿，泄热通淋。主治小便不利，热淋涩痛，水肿胀满，泄泻，痰饮眩晕，遗精。

【歌诀】 泽泻甘寒，消肿止渴，除湿通淋，阴汗自遏。

【经典应用】

（1）利水渗湿，用以治疗水湿停滞，小便不利，水肿等症，本品可配茯苓、猪苓，能增强利水消肿之功效；配白术，如"泽泻汤"，可治支饮及胃内停饮而致的头目眩晕；配白术、茯苓、砂仁、神曲，能治水湿泄泻，腹鸣便溏等症。

（2）泻热。本品有清利下焦湿热作用，可用以治疗湿热带下及小便淋涩等症，常与薏苡仁、土茯苓配伍应用。

此外，配补阴药可治阴虚火旺所致诸症。如配黄柏，能泻肾火，除骨蒸。本品尚有化浊降脂作用，现用于高脂血症。

【文献辑录】

《神农本草经疏》：泽泻……无毒。主风寒湿痹，乳难，消水，养五脏，益气力，肥健，补虚损五劳，除五脏痞满，起阴气，止泄精，消渴，淋漓，逐膀胱三焦停水。久服耳目聪明，不饥，延年轻身，面生光，能行水上。

《本草纲目》：泽泻气平，味甘而淡，淡能渗泄，气味俱薄，所以利水而泻下。脾胃有湿热，则头重而目昏耳鸣。泽泻渗去其湿，则热亦随去，而土气得令，清气上行，天气明爽，故泽泻有养五脏、益气力、治头旋、聪明耳目之功。

《药品化义》：凡属泻病，小水必短数，以此清润肺气，通调水道，下属膀胱，主治水邪湿邪，使大便得实，则脾气自健也。因能利水道，令邪水祛，则真水得养，故消渴能止。

【近代应用】

（1）本品与决明子、制首乌、山楂配伍，水煎服或散剂服，用以治疗高脂血症，症见头重体困，大便秘结属痰浊阻滞者。

（2）本品与菊花、陈皮、白术、茯苓配伍，水煎服或散剂服，用以治疗高血压、梅尼埃病，症见头痛、眩晕、胸闷作恶等属痰浊中阻，风阳上扰者。

（3）泽泻、苍术水煎，加蜂蜜调制成膏，口服，治疗复发性丹毒，有效。

（4）治疗水肿：茯苓6克，泽泻6克，白术5克，甘草2克。水煎，日1剂，分3次服。

【效验方】

泽泻汤（《伤寒杂病论》）：泽泻五两，白术二两，水煎，分2次温服。通常上下午各1剂。主治：头晕目眩，泛恶作呕，如坐舟车之中，动则加重。小便不利而身重者。舌胖大苔白腻，脉沉。常用以治疗梅尼埃病、颈椎病、椎基底动脉供血不足、脑动脉硬化、中耳积液、化脓性中耳炎、脑积水、脑外伤后遗症、高血压病、低血压等以头眩为主证者。

【用法用量】煎服，6~10克。

【注意事项】阴虚津亏，肠燥便秘者忌用。

车前子（附：车前草）

本品为车前科多年生草本植物车前或平车前的干燥成熟种子。前者分布全国各地，后者分布北方各省。夏、秋两季种子成熟时采收果穗，晒干，搓出种子，除去杂质。生用或盐水炙用。

【性味归经】 味甘，性寒。归肝、肾、肺、小肠经。

【功能主治】 清热，利尿，明目，祛痰。主治小便不通，淋浊，带下，水肿，暑湿泻痢，目赤障翳，热痰咳喘。

【歌诀】 车前子寒，溺涩眼赤，小便能通，大便能实。

【经典应用】

（1）利水通淋，用以治疗湿热下注淋痛及水肿小便不利等症。单用有效，亦可与木通、滑石等配伍，以增强利尿通淋作用，如"八正散"。治小便不利，病情轻者，可以单用；病情重者，可配白术、茯苓、薏苡仁、泽泻，以增强利湿止泻之效。

（2）清热明目，用以治疗肝火上炎，目赤肿痛，本品配菊花、决明子、青葙子等，能清肝明目；如属肝肾不足，眼目昏花，可配熟地黄、沙苑子、菟丝子等，能补益肝肾，治肝肾不足导致的目暗障翳、视力减退。

（3）镇咳化痰，善治肺热咳嗽，痰黄黏稠。常配百部、桔梗、杏仁等，能清肺止咳，治小儿顿咳或慢性咳嗽。

【文献辑录】

《神农本草经》：车前子，味甘寒无毒。主气癃，止痛，利水道小便，除湿痹。久服轻身耐老。

《汤液本草》：东垣云，车前子，能利小便而不走气，与茯苓同功。

《药品化义》：车前子，主下降，味淡入脾，渗热下行。主治痰泻、热泻、胸膈烦热，周身湿痹。水道利则清浊分，脾斯健矣。取其味淡性滑，滑可去暑，淡能渗热，用入肝经，又治暴赤眼痛，泪出脑痛，目障及尿管涩痛，遗精尿血，癃闭淋漓，下疳便毒，男子阴茎肿胀，或出脓水，女人阴癃作痛或发肿痒。凡此俱属肝热，导热下行，则浊自清矣。

【近代应用】

（1）本品与萹蓄、黄柏、大黄配伍，水煎服，用以治疗急慢性尿路感染、急慢性膀胱炎、急慢性肾盂肾炎，症见尿频、尿急、尿痛，口干口苦，腰痛，大便干结，舌有紫点或紫斑，苔黄脉数属湿热下注，瘀血阻滞者。

（2）生车前子捣烂研粉，加精盐调为糊状，放在脐部，上面盖热水袋，预防术后尿潴留，效果满意。

（3）车前子，烘干研末，冲服，治疗胎位异常者，疗效显著。

（4）治赤、白痢方：车前子 10 克，生山楂 30 克，焦山楂 30 克，槟榔 10 克，木香 6 克。水煎服。红、白糖为引。

（5）车前子研细末服，可治疗胃、十二指肠溃疡病，胃炎。

【效验方】

车前子，水煎服，治疗高血压，有效。

治赤痢方：新鲜车前草嫩叶 60 克，鸡蛋 1 个。一同炒菜吃。

【用法用量】煎服，10～15 克。利尿止泻炒用，化痰生用。

【注意事项】凡内伤劳倦，阳气下陷，肾虚精滑及内无湿热者慎用。

【附药】

车前草　为车前的全草。性味甘、寒。归肝、肾、小肠、肺经。功能利尿通淋，渗湿止泻，清肺化痰，凉血止血，清热解毒。用于治疗热淋涩痛，水肿尿少，暑湿泄泻，吐血衄血，痈肿疮毒等症。煎服，10～20 克，鲜品加倍。外用适量。

防　己

本品为防己科木质藤本植物粉防己或马兜铃科植物广防己的干燥根。前者习称"汉防己"，后者称"木防己"。主产于安徽、浙江、江西、福建等地。秋季采挖，洗净，除去粗皮，切段，粗根纵切两半，晒干，切厚片，生用。

【性味归经】味辛、苦，性寒。归膀胱、肺经。

【功能主治】利水消肿，祛风除湿。主治水肿，膨胀，历节痛风，风寒湿痹，脚气肿痛，疥癣疮肿。

【歌诀】防己气寒，风湿脚痛，热积膀胱，消痈散肿。

【经典应用】

（1）利水退肿（汉防己较佳），用于下焦湿热，水肿、腹水、小便不利等症。治遍身水肿，脉浮身重，汗出恶风者，可与黄芪、白术、甘草同用，如"防己黄芪汤"；若治皮水四肢浮肿，小便不利者，可与茯苓、黄芪、桂枝、甘草同用，如"防己茯苓汤"；若用于痰饮，肠间有水气，腹胀满而口舌干燥，可与椒目、葶苈、大黄各等分，研末制成蜜丸，每次 6 克，日服 3 次，如"己椒苈黄丸"。

（2）祛风止痛（木防己较佳），用于风湿关节疼痛及脚气肿痛。治风湿关节疼痛，可与白术、桂心、川乌、生姜、茯苓、炙甘草等同用，如"防己汤"；若治湿热阻滞经络，关节疼痛，或脚气肿痛，可与牛膝、黄柏、木瓜、薏苡仁等同用。

此外，本品尚可用以治疗湿疹疮毒。

【文献辑录】

《神农本草经疏》：防己……无毒。主风寒温疟，热气诸痫，除邪，利大小便，疗水肿风肿，祛膀胱热，伤寒寒热邪气，中风手脚挛急，止泻，散痈肿恶结，诸疥癣虫疮，通腠理，利九窍。……其曰伤寒寒热邪气，中风手脚挛急，则寒非燥药可除，不宜轻试。又曰，散痈肿恶结，诸疥癣虫疮，非在下部者，亦不宜用。治湿风，口眼㖞斜，手足拘痛，真由中风湿而病者方可用之。留痰非由脾胃中湿热而得者，亦不宜服。肺气咳嗽，不因风寒湿所郁，腠理壅滞者，勿用。唯治下焦湿热肿，泄脚气，行十二经湿方可任耳。

【近代应用】

防己配伍桂枝治下肢痛痹：防己苦寒，利水清热祛风，通络止痛，擅泄下焦湿热；桂枝甘温，通络除痹止痛，温阳化气行水，二者伍用，可增强祛风除湿，除痹止痛，温阳化气，利水消肿之功效，用于治疗下肢重着肿痛以及风寒湿邪侵袭经络所致之痹症。

【效验方】

治疗神经痛方：汉防己 5 克，茯苓 4 克，桑白皮 5 克，木香 2 克。水煎，日 1 剂，3 次分服。

【用法用量】煎服，5～10 克。

【注意事项】胃纳不佳及阴虚体弱无湿热者慎服。

薏苡仁

本品为禾本科多年生草本植物薏苡的干燥种子。中国大部分地区均产，主产于福建、河北、辽宁等地。秋季果实成熟时采割植株，晒干，打下果实，再晒干，除去外壳、黄褐色皮及杂质，收集种仁。生用或炒用。

【性味归经】味甘、淡，性微寒。归脾、胃、肺经。

【功能主治】利湿健脾，舒筋除痹，清热排脓。主治水肿，脚气，小便淋漓，湿温病，泄泻，带下，风湿痹痛，筋脉拘挛，肺痈，肠痈，扁平疣。

【歌诀】薏苡味甘，专除湿痹，筋节拘挛，肺痈肺痿。

【经典应用】

（1）利湿。本品生用有利水祛湿的作用，常配合车前子、猪苓、茯苓、泽泻等,能治水肿,小便不利;配牛膝、木瓜、防己等,能治足膝肿痛、湿脚气。

(2)健脾。炒薏苡仁有健脾除湿之功效。本品可配白术、茯苓、炒山药、炒扁豆等,能益气健脾,可治脾虚泄泻。

(3)排脓。常用生薏苡仁,配冬瓜子、桃仁、芦根等,治肺痈;配桔梗、白及等,用于肺痈已溃,吐大量脓血者,有排脓作用;配金银花、当归、玄参、生地榆等,可用以治疗肠痈,如"清肠饮"。

(4)舒筋。本品生用还有舒筋、利关节及缓解痹痛的作用。配威灵仙、防己、羌活、独活等,能治风湿痹痛,筋急拘挛,肢体不能屈伸等症。

此外,还可用以治疗湿温初起,湿邪偏盛者。还能解毒散结,用于赘疣,癌肿。

【文献辑录】

《神农本草经疏》:薏苡仁……无毒。主筋急,拘挛不可屈伸,风湿痹,下气,除筋骨邪气不仁,利肠胃,消水肿,令人能食。久服轻身益气。其根下三虫,一名解蠡。

《本草纲目》:薏苡仁,能健脾益胃。虚则补其母,故肺痿、肺痈用之。筋骨之病,以治阳明为本,故拘挛筋急风痹者用之。土能胜水除湿,故泻痢水肿用之,亦扶脾抑肝之义。

《本草新编》:薏苡仁最善利水,不至损耗真阴之气,凡湿盛在下身者,最宜用之。视病之轻重,准用药之多寡,则阴阳不伤,而湿病易祛。故凡遇水湿之症,用薏苡仁一二两为君,而佐之健脾祛湿之味,未有不速于奏效者也。倘薄其气味之平和而轻用之,无益也。

【近代应用】

(1)薏苡仁能预防和治疗原发性肺癌,原发性肝癌,放化疗毒副作用,癌性疼痛,恶病质等。

(2)治疗传染性软疣:用生薏苡仁细粉,加白糖,开水冲服10克,日服3次,20天为1疗程。

(3)用薏苡仁细粉每次2匙做粥,空腹食之。治筋脉拘挛,久风湿痹,下气,除肾中邪气,利肠胃,消水肿,久服轻身益气力。

【效验方】

治疗慢性化脓性阑尾炎方:薏苡仁60克,附子12克,败酱草30克。水煎服,每日1剂。

【用法用量】煎服，15~30克。清利湿热宜生用，健脾止泻可炒用。

【注意事项】脾虚无湿，大便燥结及孕妇慎用。

第二节　利尿通淋药

本类药物多味苦或甘淡，性寒凉，以利尿通淋为主要功效，主要用于下焦湿热所致的小便短赤，热淋，血淋，膏淋等病证。部分药物兼有清解暑热，通经下乳，清肺化痰，止痒之功，还可用以治疗暑温湿温，经闭，乳汁不下，肺热痰咳，湿疹瘙痒等。

萹　蓄

本品为蓼科一年生草本植物萹蓄的干燥地上部分。中国大部分地区均产，主产于河南、四川、浙江等地，野生或栽培。夏季叶茂盛时采收，割取地上部分，除去杂质，切段，晒干，生用。

【性味归经】味苦，性平。归膀胱经。

【功能主治】利水通淋，杀虫止痒。主治淋证，黄疸，带下，泻痢，蛔虫病，蛲虫病，钩虫病，妇女阴蚀，皮肤湿疮，疥癣，痔疮。

【歌诀】萹蓄味苦，疥瘙疽痔，小儿蛔虫，女人阴蚀。

【经典应用】

(1) 利尿通淋，用于小便淋漓不畅，尿道热痛（尿路感染），常与瞿麦、滑石、木通等同用，如“八正散”。

(2) 祛湿退黄，用于湿热黄疸，可与茵陈同用。

(3) 杀虫止痒，用于皮肤湿疹、阴道滴虫等病之局部瘙痒，可煎汤外洗。此外，本品尚有驱蛔虫之效，单味煎服可治虫积腹痛。

【文献辑录】

《神农本草经》：主侵淫疥瘙，疽痔，杀三虫。

《滇南本草》：利小便，治五淋白浊，热淋，瘀精涩闭关窍，并治妇人气郁，胃中湿热，或白带之症。

《本草汇言》：利湿热，通小便之药也。

【近代应用】

(1) 本品与车前子、木通、大黄配伍，水煎服或散剂服，用以治疗急、慢性尿路感染，急、慢性膀胱炎，急、慢性肾盂肾炎，症见尿频，尿急，尿痛，口干口苦，腰痛，大便干结，舌有紫点或紫斑，苔黄脉数属湿热下注，瘀血阻滞者。

（2）用萹蓄水煎服，治疗急性菌痢，有效。

（3）用萹蓄、薏苡仁，水煎服，治疗鞘膜积液，有良效。

【效验方】

治疗膀胱炎、尿道炎方：萹蓄 12 克，飞滑石 10 克，木通 5 克，车前草 10 克。水煎，日 1 剂，分 3 次服。

【用法用量】煎服，10～30 克，鲜品加倍。外用适量，煎洗患处。

【注意事项】脾胃虚弱及阴虚患者慎用。

瞿　麦

本品为石竹科多年生草本植物瞿麦和石竹的干燥地上部分。中国大部分地区有分布，主产于河北、河南、辽宁等地。夏、秋两季花果期采割，除去杂质，晒干，切段，生用。

【性味归经】味苦，性寒。归心、小肠经。

【功能主治】苦寒降泄，利尿通淋，活血通经。主治湿热淋证，热淋，血淋，血瘀经闭。

【歌诀】瞿麦苦寒，专治淋病，且能堕胎，通经立应。

【经典应用】

（1）利尿通淋，用以治疗热淋，血淋，尿道涩痛，淋沥不畅。本品配山栀子，能凉血通淋，治湿热所致的小便赤痛、血尿等，方如"立效散"；配滑石，清热利尿；配白茅根、小蓟，能清热凉血利尿，治下焦湿热的小便淋漓热痛、尿血等。

（2）破血通经，用于血瘀经闭不通，常与丹参、益母草配伍应用。

【文献辑录】

《神农本草经疏》：瞿麦……无毒。主关格诸癃结，小便不通，出刺，决痈肿，明目祛翳，破胎堕子，下闭血，养肾气，逐膀胱邪逆，止霍乱，长毛发。

《日华子本草》：催生，治月经不通，破血块，排脓。

《本草正义》：其性阴寒，泄降利水，除导湿退热外无他用。

【近代应用】

（1）本品与木通、萹蓄、车前子配伍，水煎服，用以治疗下尿路感染、前列腺增生，症见尿频涩痛，淋漓不畅，小腹胀满，口干咽燥属膀胱湿热者。

（2）用瞿麦、瓜蒌根、山药、附子、茯苓，水煎服，治疗糖尿病，有良效。

【效验方】

治疗血淋、尿痛方：瞿麦 15 克，栀子 8 克，甘草 10 克，葱白 10 克，灯芯 30 寸。水煎，日 1 剂，分 3 次服。

【用法用量】 煎服，9～15 克。

【注意事项】 孕妇忌用。

木　通（附：川木通）

本品为木通科植物木通、三叶木通或白木通的干燥藤茎。木通主产于陕西、山东、江苏等地；三叶木通主产于河北、山西、山东等地；白木通主产于西南地区。秋季采收，截取茎部，除去细枝，阴干，洗净润透，切片，晒干，生用。

【性味归经】 味苦，性寒。归心、小肠、膀胱经。

【功能主治】 清热利尿，活血通脉。主治小便短赤，淋浊，水肿，胸中烦热，咽喉疼痛，口舌生疮，风湿痹痛，乳汁不通，经闭，痛经。

【歌诀】 木通性寒，小肠热闭，利窍通经，最能导滞。

【经典应用】

（1）清热利水。本品能清心降火，利水泄热，用以治疗心火上炎，口舌生疮，小便短赤，以及湿热淋证。本品配生地黄、竹叶、甘草，能清热滋阴，治心火上炎所致口舌生疮，小便淋漓；配栀子，能清热通淋，治湿热小便滞涩，淋漓而痛；配猪苓、赤茯苓、紫苏、槟榔等，可治脚气肿满等症。

（2）下乳通经。本品配黄芪、王不留行、穿山甲等，能益气通乳，治产后乳汁不下；配桃仁、红花，能活血通经，治血瘀经闭。

此外，本品还可用以治疗湿热痹痛，关节不利，可与忍冬藤、海桐皮、桑枝等配伍。

【文献辑录】

《本草纲目》：木通，上能通心清肺，治头痛，味苦利九窍，下能泻湿热，利小便，通大便，治遍身拘痛。

《医学衷中参西录》：木通，味苦性凉，为藤蔓之梗，其全体玲珑通彻，故能贯串经络，通利九窍。能泻上焦之热，曲曲引之下行自水道达出，为利小便清淋浊之要药。其贯串经络之力，又能治周身拘挛，肢体痹痛，活血消肿，催生通乳，多用亦能发汗。

【近代应用】

（1）木通、泽泻、夏枯草，水煎服，治疗肝硬化腹水，心源性、肾源性水肿。

（2）治疗急性尿路感染，小便赤涩，伴口疮，咽喉灼痛，属心经有热者，可单用木通 3~9 克水煎服，又可与生地黄、竹叶、甘草、栀子、黄柏、知母、灯心草配伍，水煎服。

【效验方】

治睾丸炎方：木通 30~60 克，葱适量。水煎熏洗。

【用法用量】煎服，3~6 克。外用适量，水煎熏洗。

【注意事项】滑精，气弱，津伤口渴及孕妇慎用。不宜过量。

【附药】

川木通　为毛茛科植物小木通或绣球藤的干燥藤茎。性味苦，寒。归心、小肠、膀胱经。功能利尿通淋，清心除烦，通经下乳，用于治疗淋证，水肿，心烦，尿赤，口舌生疮，经闭乳少，湿热痹痛。煎服，3~6 克。

【按】本品为木通科植物木通、三叶木通或白木通的干燥藤茎，另有马兜铃科植物东北马兜铃的藤茎，亦曾作木通用，但后者所含马兜铃酸为有毒成分，可引起急性肾衰竭，甚至死亡，现临床已不再使用。

通　草

本品为五加科植物通脱木的干燥茎髓。主产于贵州、云南、四川等地，多为栽培。秋季割取茎，截成段，趁鲜时取出茎髓，理直，晒干，切段，生用。

【性味归经】味甘、淡，性微寒。归肺、胃经。

【功能主治】清热利水，通乳。主治淋证涩痛，小便不利，水肿，黄疸，湿温病，小便短赤，产后乳少，经闭，带下。

【歌诀】通草味甘，善治膀胱，消瘀散肿，能医乳房。

【经典应用】

（1）利尿通淋，主治湿热淋痛，小便不利等症。治小便不利常配防己、茯苓、猪苓、大腹皮等；治湿热淋痛，可与木通、瞿麦、连翘、竹叶同用。

（2）通乳，善治产后乳汁不下，适当配伍，虚证实证均可应用。

【文献辑录】

《本草图经》：利小便，兼解诸药毒。

《医学启源》：除水肿癃闭，治五淋。

《本草纲目》：通草，色白而气寒，味淡而体轻，故入太阴肺经，引热下降而利小便；入阳明胃经，通气上达而下乳汁。

《长沙药解》：通经闭，疗黄疸，消痈疽，利鼻痈，除心烦。

【近代应用】

通草因其具有利水、通乳作用，是临床治疗小便不利，水肿，黄疸，湿温病，产后乳少，乳痈，以及经闭，带下，淋病涩痛，水肿尿少等病症的常用药物。

【效验方】

通乳方：通草 10 克，浮小麦 10 克，炒草棉子 20 克，黄芪 10 克。水煎，分 3 次服。

【用法用量】 煎服，3~6 克。

【注意事项】 气阴两虚，津亏，精滑，内无湿热及孕妇慎用。

【按】 通草、木通名称不同，气味有别。但今之木通，古书称为"通草"，今之通草，古书称为"通脱木"，当知区别，不可混淆。

淡竹叶

本品为禾本科多年生草本植物淡竹叶的干燥茎叶。主产于浙江、江苏、安徽等地。夏末抽花穗前采割，晒干，切段，生用。

【性味归经】 味辛、甘、淡，性寒。归心、胃、小肠经。

【功能主治】 清热，除烦，利尿。主治烦热口渴，口舌生疮，牙龈肿痛，小儿夜啼，小便赤涩，淋浊。

【歌诀】 竹叶味甘，退热安眠，化痰定喘，止渴消烦。

【经典应用】

（1）利尿通淋，用于小便短赤，淋涩疼痛及口舌生疮等症，常与生地黄、木通、甘草等同用，如"导赤散"；或与灯心、车前子等同用。

（2）清心除烦，用于壮热烦渴谵语，可与生地黄、连翘、麦门冬、犀角等同用，如"清营汤"；治小儿心热夜啼，常与钩藤、薄荷、蝉蜕、灯心草等同用。

此外，风热感冒兼痰热咳嗽，及小便短赤者，亦常配用。

【文献辑录】

《本草纲目》：祛烦热，利小便，除烦止咳，小儿痘毒，外症恶毒。

《生草药性备要》：消痰止咳，除上焦火，明眼目，利小便，治白浊，退热，散痔疮毒。

《本草汇言》：淡竹叶，清心火，利小便，通淋闭之药也。味淡，五脏无归，但入太阳利小便专用。有走无守，证因气壮火郁、小水不利，用无不宜。

【近代应用】

（1）本品与金银花、芦根、滑石粉配伍，水煎服，用以治疗暑热或高温作业之中暑，症见烦热口渴，头晕乏力等。

（2）本品与白花蛇舌草、海金沙藤、瞿麦配伍，水煎服，用以治疗尿道炎、膀胱炎、急慢性肾盂肾炎，症见尿频、尿急、尿痛属下焦暑热者。

（3）淡竹叶具有清热，利尿，抑菌降脂等作用，可广泛用于热病烦渴，口舌生疮，牙龈肿痛，小儿惊啼，肺热咳嗽，胃热呕哕，小便赤涩淋浊等多种疾病的治疗。

【效验方】

治疗尿道炎方：淡竹叶15克，通草5克，甘草3克，天花粉10克，黄柏5克。水煎，日1剂，分3次服。

【用法用量】 煎服，6～12克。不宜久煎。

【注意事项】 无实火、湿热者慎用，体虚有寒者禁服。

地肤子

本品为藜科一年生草本植物地肤的干燥成熟果实。中国大部分地区均产。秋季果实成熟时采收植株，晒干打下果实，除去杂质，生用。

【性味归经】 味苦，性寒。归肾、膀胱经。

【功能主治】 清热利湿，祛风止痒。主治小便不利，淋浊，带下，血痢，风疹，湿疹，疥癣，皮肤瘙痒，疮毒。

【歌诀】 地肤子寒，祛膀胱热，皮肤瘙痒，除热堪捷。

【经典应用】

（1）清热利尿，用以治疗膀胱湿热，小便淋痛，可与猪苓、通草、瞿麦等配伍应用。治湿热带下，可配黄柏、苍术等煎服。

（2）祛风止痒，可治皮肤湿疮，周身瘙痒，常配黄柏、滑石、白鲜皮等，有祛风止痒作用；或配明矾、苦参等煎汤洗浴。

【文献辑录】

《神农本草经疏》：地肤子……无毒。主膀胱热，利小便，补中益精气。久服，耳目聪明，轻身耐老。

《药性论》：与阳起石同服，主丈夫阳痿不起，补气益力，治阴卵癞疾，祛热风，可作汤沐浴。

《本草乘雅半偈》：地肤子之功，上治头而聪耳明目，下治膀胱而利水去湿，外去皮肤热气而令润泽。服之病去，必小水通长为外征也。

《本草原始》：祛皮肤中积热，除皮肤外湿痒。

【近代应用】

（1）地肤子、甘草共为粉末，炼蜜调服，治疗乙肝有效。

（2）治疗急性乳腺炎，用地肤子50克，水煎后加红糖温服，取微汗，每日1剂，有效。

（3）治疗荨麻疹：地肤子50～100克（儿童按年龄折减），水煎2次，再浓缩至400～500毫升，每日1剂，分2次口服。药渣用纱布包好趁热涂擦患处。

【效验方】

治疗肾炎水肿方：地肤子10克，浮萍8克，木贼草6克，桑白皮10克。水煎，日1剂，分3次服。

【用法用量】 煎服，10～15克。外用适量，煎汤熏洗。

【注意事项】 内无湿热，小便过多者忌服。

海金沙（附：海金沙藤）

本品为海金沙科缠绕草质藤本植物海金沙的干燥成熟孢子。主产于广东、浙江等地。秋季孢子未脱落时采割藤叶，晒干，搓揉或打下孢子，除去藤叶，生用。

【性味归经】 味甘淡，性寒。归膀胱、小肠经。

【功能主治】 利水通淋，清热解毒。主治热淋，血淋，砂淋，白浊，女子带下，水湿肿满，湿热泻痢，湿热黄疸，兼治吐血，衄血，外伤出血。

【歌诀】 海金沙寒，淋病宜用，湿热可除，又善止痛。

【经典应用】

（1）利尿通淋，用于膏淋、石淋、砂淋（尿路结石）、热淋（尿路感染）及尿热，尿道作痛等症，可与滑石、甘草、金钱草等同用。

此外，尚可用于肾炎水肿。

【文献辑录】

《本草纲目》：治湿热肿满，小便热淋，膏淋，血淋，石淋，茎疼，解热毒气。

《本草经疏》：海金沙，甘寒淡渗之药，故主通利小肠。得牙硝、栀子，皆咸寒苦寒之极，又得硼砂之辛，所以能治伤寒狂热。大热当利小便，此釜底抽薪之义也。淡能利窍，故治热淋、血淋、膏淋等病。

【近代应用】

（1）将海金沙装入胶囊，吞服，治疗胃脘痛有效。

（2）治疗尿路结石：海金沙、金钱草、车前草各 30 克，水煎服。

【效验方】

治疗带状疱疹：海金沙 5 份，青黛 1 份，混合研匀，麻油调为稀糊，以鸭毛涂患处。每日 1 ~ 2 次。忌鱼、虾、牛肉、笋等。

【用法用量】包煎，6 ~ 15 克。外用适量。

【注意事项】肾阴亏虚者慎用。

【附药】

海金沙藤　为海金沙的全草。性味甘、咸，寒。归膀胱、小肠经。功能清利湿热，通淋止痛，清热解毒，用于治疗淋证，水肿，痈肿疮毒，痄腮和黄疸。煎服，15 ~ 30 克。

滑　石

本品为硅酸盐类矿物滑石族滑石，主含含水硅酸镁。主产于山东、江西、辽宁等地。全年可采。采挖后，除去泥沙及杂石，洗净，砸成碎块，研粉用，或水飞晾干用。

【性味归经】滑石味甘、淡，性寒。归膀胱、肺、胃经。

【功能主治】利尿通淋，清热解暑。主治膀胱湿热，小便不利，尿淋涩痛，水肿，暑热烦渴，泄泻，湿疹，湿疮，痱子。

【歌诀】滑石沉寒，滑能利窍，解渴除烦，湿热可疗。

【经典应用】

（1）利水通淋。本品配车前子、冬葵子、通草等组成"滑石散"，治产后热淋，小便短赤涩痛；配硝石、鸡内金等组成的"化石汤"，能清热化石，可治石淋，小便赤涩疼痛等。

（2）清热解暑，适用于暑热烦渴，湿温胸闷及湿热泄泻。本品与甘草同用，如"六一散"，能利水通淋，治疗暑热烦渴，小便短赤；本品配黄芩、通草等，能清热利湿，可治湿温、暑湿等湿热较盛，症见汗出身热不解，肢体烦痛，小便短赤者。

（3）清热收湿，适用于湿疮、湿疹、痱子等。亦可与石膏、炉甘石各等分，以及适量白矾、冰片等研细末，纱布包撒患处。

【文献辑录】

《神农本草经疏》：滑石……无毒。主身热泄澼，女子乳难，癃闭，利小便，荡胃中积聚寒热，益精气，通九窍六腑津液，去留结，止渴，令人利中。久服轻身耐饥长年。

《本草纲目》：疗黄疸，水肿脚气，吐血衄血，金疮出血，诸疮肿毒。

《医学衷中参西录》：因热小便不利者，滑石最为要药。若寒温外感诸症，上焦燥热，下焦滑泻无度，最为危险之候，可用滑石与生山药各两许，煎汤服之，则上能清热，下能止泻，莫不随手奏效。又：外感大热一退而阴亏脉数不能自复者，可于大滋真阴药中少加滑石，则外感余热不至为滋补之药逗留，仍可从小便泻出，则其病必易愈；若与甘草末服之，善治受暑及热痢；若与赭石为末服之，善治因热吐血衄血；若其人蕴有湿热，周身漫肿，心腹膨胀，小便不利者，可用滑石与土狗研为散服之，小便通利，肿胀自消；至内伤阴虚作热，宜用六味地黄汤加滑石以代苓、泽，则退热较速。

【近代应用】

（1）治疗产后缺乳：用滑石60克（布包），炒冬葵子30克（捣碎），辨证加味，水煎服，每日1剂。

（2）治疗痛风：用滑石粉40克，布包水煎代茶饮，每日1剂。

（3）治疗肝炎：用滑石15克，甘草5克，青黛5克，白矾5克，共研细粉，每次服3克，日服2次，温开水送服。

（4）治脚趾缝烂：滑石30克，煅石膏15克，枯白矾少许。研掺之。亦治阴下湿汗。

【效验方】

治疗肠炎水泻方：飞滑石2克，黄柏粉2克，生甘草粉2克。混匀分3包，每服1包，饭前温水送服。

【用法用量】煎服，10～18克，宜包煎。外用适量。治泌尿系结石可用至24～30克。

【注意事项】脾虚及热病津伤，或肾虚滑精者禁服。

萆　薢

本品为薯蓣科多年生草本植物绵萆薢、福州薯蓣或粉背薯蓣的干燥根茎。前两种称"绵萆薢"，主产于浙江、福建；后一种称"粉萆薢"，主产于浙江、安徽、江西等地。秋、冬两季采挖，除去须根，洗净，切片，晒干，生用。

【性味归经】味甘苦，性平。归肾、胃经。

【功能主治】利湿浊，祛风湿。主治膏淋，白浊，带下，疮疡，湿疹，风湿痹痛。

【歌诀】萆薢甘苦，风寒湿痹，腰背冷痛，添精益气。

【经典应用】

（1）利湿祛浊，用于湿热淋浊及女子带下等证，常与茯苓、石菖蒲、乌药等同用，如"萆薢分清饮"。

（2）除痹止痛，用于风湿痹证，腰脊关节肌肉疼痛者，可与牛膝、白术、附子等同用。

【文献辑录】

《神农本草经疏》：萆薢……无毒。主腰背痛强，骨节风寒湿周痹，恶疮不瘳，热气伤中恚怒，阴痿失尿，关节老血，老人五缓。

《本草纲目》：萆薢，足阳明、厥阴经药也。厥阴主筋属风，阳明主肉属湿，萆薢之功，长于祛风湿，所以能治缓弱顽痹、遗浊、恶疮诸病之属风湿者。萆薢、菝葜、土茯苓三物，形虽不同，而主治之功不相远，岂亦一类数种乎？

《医学衷中参西录》：萆薢为其味淡性温，能直趋膀胱温补下焦气化，治小儿遗尿，大人小便频数，致大便干燥。其温补之性，兼能涩精秘气，患淋证者禁用，因其能固小便。

【近代应用】

（1）治白带日久，体力衰弱：怀山药30克，萆薢24克，莲子9克，水煎，食前温服。

（2）治疗高脂血症：用萆薢研末，每次5克，每日3次，温开水送服。30天为1疗程，连用3个疗程，疗效显著。

【效验方】

治疗慢性淋浊方：萆薢12克，石菖蒲10克，益智仁5克，乌药6克，生甘草3克。水煎，日1剂，3次分服。

【用法用量】煎服，10~15克。

【注意事项】肾虚阴亏尿频者慎用。

第三节　利湿退黄药

本类药物多味苦性寒凉，以清热利湿、利胆退黄为主要功效，主要用于治疗湿热黄疸，症见目黄、身黄、小便黄等。部分药物兼有解毒消肿等作用，还可用于痈肿疮毒、蛇伤、烫伤等。临床应用须根据湿热轻重而随证配伍，若黄疸湿热偏重者，常配伍清热泻火解毒药；若寒湿偏重者，宜与温里药、化湿药配伍。

茵陈蒿

本品为菊科植物滨蒿或茵陈蒿的干燥地上部分。主产于陕西、山西、安徽等地。春季幼苗高6~10厘米时采收，或秋季花蕾长成至初开时采割，洗净晒干，生用。

【性味归经】味苦，性微寒。归脾、胃、肝、胆经。

【功能主治】清脾胃，利肝胆，祛湿热，退黄疸。主治湿热黄疸，阳黄最宜，寒湿阴黄亦可配伍应用。尚可用以治疗湿温病、湿疮、湿疹。

【歌诀】茵陈味苦，退疸除黄，泄湿利水，清热为凉。

【经典应用】

（1）利湿退黄，为治湿热黄疸主药，单用有效，随症配伍为复方，应用尤多。如治湿热黄疸，配黄连、栀子，即"三物茵陈汤"；如黄疸兼有腹满便秘者，可与栀子、大黄配伍，即"茵陈蒿汤"；若小便不利显著者，多配猪苓、泽泻等，即"茵陈五苓散"，皆为治阳黄的名方。若属寒湿阴寒，肤色暗晦，肢体逆冷者，与附子、干姜配伍，如"茵陈四逆汤"。据临床报道，以上诸方，对传染性肝炎在缩短病程、减轻症状及退黄等有明显效果。另外，本品配蒲公英、大黄、柴胡、金钱草等治胆囊炎、胆石症有效。

（2）清湿热解毒，治湿温、湿疮、湿疹。治湿温湿热并重者，与滑石、黄芩等同用，如"甘露消毒丹"；治湿疮、湿疹，可单用，或与苦参、白鲜皮、地肤子等同煎。

【文献辑录】

《神农本草经疏》：茵陈……无毒。主风湿寒热，邪气，热结黄疸，通身发黄，小便不利，除头热，祛伏瘕。久服轻身，益气耐老。面白悦，长年。

《医学衷中参西录》：茵陈者，青蒿之嫩苗也。其气微香，其味微辛微苦，秉少阳最初之气，是以凉而能散。本经谓其善治黄疸，仲景治黄疸，亦多用之。谓其禀少阳初生之气，原于少阳同气相求，是以善清肝胆之热，兼理肝胆之郁，热消郁开，胆汁入小肠之路毫无阻隔也。《别录》谓其利小便，除头热，亦清肝胆之效也。其性颇近柴胡，实较柴胡之力柔和，凡欲提出少阳之邪，而其人身弱阴虚不任柴胡之升散者，皆可以茵陈代之。

《本草正义》：茵陈，味淡利水，乃治脾、胃二家湿热之专药。湿疸、酒疸，身黄溲赤如酱，皆胃土蕴湿积热之症，古今皆以此物为主，其效甚速。荡涤肠胃，外达皮毛，非此不可。盖行水最捷，故凡下焦湿热瘙痒，及足胫跗肿，湿疮流水，并皆治之。

【近代应用】

（1）用茵陈配伍黄芩、栀子、金银花，水煎服，治疗急、慢性肝炎，症见面目萎黄，胁痛呕恶，小便黄赤证属湿热熏蒸肝胆者。

（2）茵陈，煎汤内服或漱口，治疗口腔溃疡，疗效显著。

【效验方】

治疗高脂血症：每日用茵陈 15 克，煎汤代茶饮。

【用法用量】 煎服，6～15 克。外用适量，煎汤熏洗。

金钱草

本品为报春花科植物过路黄的干燥全草。江南各省均有分布。夏、秋两季采收，除去杂质，切段，晒干，生用。

【性味归经】 味微咸，性平。归肝、胆、肾、膀胱经。

【功能主治】 清热，利湿，通淋，排石，解毒。主治湿热黄疸，热淋，肾炎水肿，肝、胆及泌尿系结石，热毒痈肿，毒蛇咬伤。

【歌诀】 金钱草咸，利尿软坚，通淋消肿，结石可痊。

【经典应用】

（1）利尿排石，用于膀胱、输尿管结石，单用本品煎汤代茶，每天常饮，或与海金沙、滑石、鸡内金等配用，如"二金排石汤"；用于肾结石，可与石韦、鱼脑石、杜仲、胡桃肉等配用。

（2）利胆排石，用于胆道结石，可与茵陈、郁金、栀子等配用。

（3）清热解毒，用于疔疮肿毒，可用鲜者捣汁1小杯（约50毫升），分2次饮服；若烧烫伤，亦可用鲜者捣汁搽患处。

此外，治湿热黄疸，胆胀胁痛常与茵陈、栀子等同用；用于肝胆结石引起的胁肋胀痛，可配伍柴胡、郁金、枳实等。

【文献辑录】

《本草纲目拾遗》：治反胃噎膈，水肿鼓胀，黄白火疸，疝气阴证伤寒。

《陆川本草》：消肿止痛，破积。治妇人小腹痛。

《本草求原》：祛风湿，止骨痛。浸酒舒筋活络，止跌打闪伤（痛），捣汁冲酒吃。

【近代应用】

（1）本品与海金沙、石韦、滑石粉等药配伍，水煎服，用以治疗尿路结石、泌尿系感染，症见肾区绞痛，尿频，尿道涩痛证属下焦湿热者。

（2）本品与龙胆、虎杖、猪胆膏配伍，制成片剂，用以治疗胆囊炎、胆石症，症见胁肋胀痛，口苦，便干，尿黄属肝胆湿热者。

（3）金钱草，煎服，服药后，取三阴交穴，用新斯的明液穴位注射，治疗肛肠病术后尿潴留有效。

【效验方】

治疗带状疱疹：新鲜金钱草捣烂，加入清凉油调匀外敷，纱布覆盖，效佳。

【用法用量】煎服，15～60克。单用最大量120～150克，鲜用150～500克。外用适量。

【注意事项】脾肾阳虚，寒湿积聚者慎用。

小　结

本章分利水消肿药、利尿通淋药及利湿退黄药三类，皆能利水渗湿。

茯苓与猪苓均有利水渗湿之功，所不同者，茯苓兼有补脾宁心之力，而猪苓利水渗湿作用较茯苓为胜。二药同用，功效更好。

泽泻、车前子均有通利小便，清泻湿热的作用。但泽泻又可除痰饮、泻肾火及膀胱之热，重用可使滑精，久服可潜耗真阴；车前子既能清肝热以明目，又可清肺化痰止咳。

防己大苦辛寒，不仅能清利下焦湿热，且可祛风止痛，常用于水肿脚气。薏苡仁健脾利湿，除治水肿脚气外，又可用以治疗肺痈肠痈。

萹蓄、瞿麦均能利水通淋。萹蓄又可利湿退黄；瞿麦泄降通利之力较强。

木通、通草、淡竹叶皆能清利湿热。而木通、通草又有通乳之效。但木通味苦寒，泄降力强，主清心火，入血分，又能通利血脉而通经下乳；通草甘淡，泄降力缓，主清肺热，入气分，通气上达而下乳汁。竹叶又能清心除烦。

地肤子为治湿疹、皮肤瘙痒常用之品。

海金沙、滑石，均有利水通淋之功。海金沙常用于石淋、砂淋、热淋、膏淋等症；滑石能止渴除烦，故又为解暑要药；草薢长于利湿祛浊，为治湿热淋浊之专药，又治下焦湿热盛的腰膝痹痛。

茵陈蒿为治黄疸要药，用以治疗阳黄当配清热利湿之品；治阴黄当与温化寒湿之药同用；金钱草具利尿，利胆排石，祛湿热，退黄疸和清热解毒之功。

第八章　安神药

以安定神志为主要功效，用于治疗心神不宁病证的药物，称为安神药。

安神药多为矿石、贝壳或植物的种子入药，有质重沉降安定之性。心藏神，肝藏魂，两脏与神志功能密切相关，故安神类药物主入心、肝二经。引起心神不安的原因虽多，但总不外虚、实两类，虚证与心、脾、肝、肾、阴血不足有关，实证多因肝郁化火，食滞痰浊所致。根据药物功效及性能特点的不同，安神药应分为重镇安神药和养心安神药两类。前者多为矿石、化石、介类药物为主，质重沉降，多具镇心安神，平惊定志，平肝潜阳之效，常用于实证；后者主要为植物类药物，略有滋补之性，多具滋养心肝，益阴补血，交通心肾之效，常用于虚证。

本类药物有安定神志之效。其中，重镇安神药，重镇沉降，有重镇安神作用；而养心安神药，质润滋养，多具养心安神作用。此外，部分药物还兼有清热解毒，平抑肝阳，敛汗，润肠等作用。

安神药主要适用于心神不宁的病证，如心悸怔忡、失眠、健忘、多梦等，以及惊风、癫痫、狂妄等病证。部分药物尚可用于头目眩晕、健忘、盗汗、肠燥便秘等。

使用安神药物时，应根据引起心神不安的病因、病机的差异而进行合理的选择与配伍，如属实证之心神不安，应选择重镇安神药物。若因肝郁化火引起，则配伍清肝泻火类药物；心火亢盛者，则配伍清泄心火类药物；肝阳上扰者则配伍平肝潜阳类药物；痰浊所致者，应配伍化痰开窍类药物。如属虚证心神不安，应选用养心安神药物。若心肝血虚阴亏者，须配伍补血、养阴类药物；心脾两虚者，则与补益心脾药配伍；心肾不交者，又与滋阴降火、清心除烦之品配伍。

本类药物多属对症治标之品，特别是矿石类重镇安神药，只宜暂用，不可久服，应中病即止；有毒药物，不宜过量，以防中毒；矿物类安神药，入汤剂应打碎先煎、久煎，如作丸散剂服时，须配伍养胃健脾之品，以免伤胃耗气。

第一节 重镇安神药

本类药物多为矿石、介类药物，质重沉降，药性多为寒凉或平性，以镇惊安神，平肝潜阳为主要功效，主要用于心火亢盛，痰火扰心，肝郁化火及惊恐等引起的实证，如心神不宁、心悸失眠及惊痫、肝阳眩晕等。部分药物兼能清热解毒，纳气平喘，收敛固涩，还可用以治疗热毒疮痈、虚喘、自汗等。

龙 骨（附：龙齿）

本品为古代大型哺乳动物东方剑齿象、犀牛等的骨骼化石。主产于山西、内蒙古、河南等地。采挖后，除去泥土和杂质，贮于干燥处，生用或煅用。

【性味归经】味甘、涩，性微寒。归心、肝经。

【功能主治】镇心安神，平肝潜阳，收敛固涩。主治心悸，怔忡，失眠，健忘，惊痫，癫狂，眩晕，自汗盗汗，遗精遗尿，崩漏带下，久泻久痢，溃疡久不收口及湿疮。

【歌诀】龙骨味甘，梦遗精泄，崩带肠痈，惊痫风热。

【经典应用】

（1）平肝潜阳，用以治疗虚阳上越，头晕目眩等症，常与牡蛎、白芍、代赭石等同用，如"镇肝息风汤"。

（2）镇静安神，用以治疗神志不安，失眠，惊痫，癫狂等症，可与朱砂、远志、酸枣仁等配用。

（3）收敛固涩，用于遗精、带下、虚汗、崩漏等症；治肾虚遗精，可与牡蛎、沙苑、蒺藜、芡实等配伍；治带下赤白及月经过多，可与牡蛎、海螵蛸、山药等配伍；治虚汗，常与牡蛎、五味子等配伍。

此外，可治湿疮湿疹，疮疡溃后不敛。治湿疮流水，湿疹瘙痒，多配伍牡蛎研粉外敷；治疮疡溃久不敛，与枯矾等分，共研细末，掺敷患处。

【文献辑录】

《神农本草经疏》：龙骨……无毒。主心腹鬼疰，精物老魅，咳逆，泻痢脓血，女子漏下，癥瘕坚结，小儿热气惊痫，疗心腹烦满，四肢痿枯，汗出，夜卧自惊，恚怒伏气在心下，不得喘息，肠痈内疽，阴蚀，止汗，缩小便，尿血，养精神，定魂魄，安五脏。……惊痫癫痉，皆肝气上逆，挟痰而归进于心，龙骨能敛火安神，逐痰降逆，故为治惊痫癫痉之圣药。痰，水也，随火而生，龙骨能引逆上之火，泛滥之水，而归其宅，君与牡蛎同用，为治痰之神品，今人只知其涩以止脱，何其浅也。

《医学衷中参西录》：龙骨……质最黏涩，具有翕收之力，故能收敛元气，安定精神，固涩滑脱。凡心中怔忡，多汗淋漓，吐血，衄血，二便下血，遗精白浊，大便滑泻，小便不禁，女子崩带，皆能治之。其性又善利痰，治肺中痰饮咳嗽，咳逆上气，其味微辛，收敛之中仍有开通之力，故《本经》谓其主泻利脓血，女子漏下，而又主癥瘕坚结也。龙齿与龙骨性相近，而又饶镇降之力，故《本经》谓主小儿大人惊痫，癫疾狂走，心下结气，不能喘息也。

【近代应用】

（1）本品与牡蛎配伍，水煎服，用于治疗和预防小儿佝偻病、软骨病，对小儿多汗，夜惊，食欲不振，消化不良，发育迟缓等症也有治疗作用。

（2）治疗尿崩症：生龙骨、生牡蛎、枸杞、菟丝饼、川黄柏各9克，砂仁、炙甘草各3克，北沙参15克，炒杜仲12克，水煎服。一般10～20剂可告痊愈。

（3）治疗烫伤：龙骨、生石膏、大黄、儿茶各等分，共研极细末，用冷茶水调成稀糊状，敷患处，用纱布盖好（面部可不盖），隔日换药1次，疗效较好。

（4）治疗化脓性疾病：冰片、生龙骨、当归各20克，朱砂25克，煅石膏40克，煅炉甘石200克，共研细末，涂薄层于创面，胶布固定，2～3天换1次，治疗疮疡，有效。疗程7～20天。

【效验方】

外用止血药：龙骨、乌贼骨等量，研细粉，用于外伤止血。

【用法用量】煎服，10～30克。入汤剂宜打碎先煎。外用适量，煅后研末干搽。镇惊安神，平肝潜阳宜生用；收敛固涩，收湿敛疮宜煅用。

【注意事项】本品性涩，故湿热积滞者慎用。

【附药】

龙齿　为古代哺乳动物，如象类、犀牛类、三趾马等的牙齿化石。性味甘、涩，凉。归心、肝经。功能镇惊安神，清热除烦。主惊痫癫狂，心悸怔忡，失眠多梦，身热心烦。用法用量与龙骨相同。生龙齿功专镇惊安神，煅龙齿则略兼收涩之性。

牡　蛎

本品为牡蛎科动物长牡蛎、大连湾牡蛎或近江牡蛎的贝壳。主产于中国沿海一带。全年均可采收，去肉，洗净，晒干，生用或煅用。用时打碎。

【性味归经】 味咸，性微寒，归肝、肾经。

【功能主治】 平肝潜阳，软坚散结，滋阴清热，收敛固涩。主治阴虚阳亢，头晕目眩，痰核瘰疬，癥瘕积聚，自汗，盗汗，遗尿，崩漏，带下，又能制酸止痛，治胃痛泛酸。

【歌诀】 牡蛎微寒，涩精止汗，崩带胁痛，老痰祛散。

【经典应用】

（1）平肝潜阳，用以治疗阴虚阳亢所致的烦躁不安，心悸失眠，头晕目眩及耳鸣等症，常与龙骨、龟甲、白芍等配伍应用。

（2）软坚散结，适用于痰火郁结之瘰疬、痰核等证，常与浙贝母、玄参配伍，如"消瘰丸"；又可治肝脾肿大，常与丹参、泽兰、鳖甲等配伍使用。

（3）收敛固涩，用于虚汗、遗精、带下、崩漏等证。治自汗、盗汗，与黄芪、浮小麦、麻黄根配伍，如"牡蛎散"；治肾虚精关不固，与沙苑子、蒺藜、芡实、莲须等配伍，如"金锁固精丸"；治崩漏、带下等证，可与煅龙骨、乌贼骨、山药等同用。

此外，本品有制酸作用，可用于胃酸过多、胃溃疡等。

【文献辑录】

《神农本草经疏》：牡蛎……无毒。主伤寒寒热，温疟洒洒，惊恚怒气，除拘缓鼠瘘，女子带下赤白，除留热在关节，荣卫虚热来去不定，烦满，止汗，心痛气结，止渴，除老血，涩大小肠，止大小便，疗泄精，喉痹，咳嗽，心胁下痞热。久服强骨节，杀邪鬼，延年。

《医学衷中参西录》：牡蛎，若专取其收涩，可以煅用。若用以滋阴，用以敛火，或取其收敛，兼取其开通者，皆不可煅。若作丸、散，亦不可煅用，因煅之则其质稍软，与脾胃相宜也。然宜存性，不可过煅，若入汤剂仍以不煅为佳。今用者一概煅用，殊非所宜。

【近代应用】

（1）本品与龟板、黄芪等配伍，水煎服，用以治疗疳积，小儿消化不良，小儿佝偻病为主的营养不良性缺钙症，症见发育迟慢，多汗，夜惊，食欲不振属脾肾亏虚者。

（2）治疗骨质疏松方：牡蛎 20 克，知母 10 克，淫羊藿 12 克，续断 10 克，丹参 10 克，水煎服，日 1 剂。

【效验方】

治疗淋巴结核方：牡蛎（醋淬）、浙贝母、元参各 120 克。共研细粉，每次 5 克，冲服。日服 3 次。

【用法用量】煎服，10～30 克。入汤剂宜打碎先煎。潜阳、软坚宜生用，收敛固涩、制酸止痛宜煅用。

【注意事项】不宜久煎、久服，易引起消化不良；体虚多寒者忌用。因有收敛作用，湿热实邪者忌用。

朱　砂

本品为硫化物类矿物辰砂族辰砂，主要含硫化汞。主产于湖南、贵州、四川等地。采挖后，选取纯净者，用磁石吸尽含铁的杂质，用水淘去杂石和泥沙，照水飞法研成极细粉末，晾干或 40℃以下干燥。

【性味归经】味甘，性微寒。有小毒。归心经。

【功能主治】安神定惊，明目，解毒。主治心烦，失眠，惊悸，癫狂，目昏，疮疡肿毒。

【歌诀】朱砂味甘，镇心养神，祛邪解毒，定魄安魂。

【经典应用】

（1）重镇安神，用以治疗神志不安，心悸怔忡，失眠，惊痫等症，多与黄连、甘草配伍；兼有心血虚者再加当归、生地黄，如"朱砂安神丸"；用于惊恐或心虚所致惊悸怔忡，可将本品入猪心中炖服；血虚心悸失眠，可配当归、柏子仁、酸枣仁；治癫痫，多与磁石配伍，如"磁朱丸"。

（2）解疗疮毒，外用可治咽喉肿痛，口舌生疮以及热毒疮痈等。

此外，本品可作丸剂的外衣，有防虫、防腐的作用。

【文献辑录】

《神农本草经疏》：朱砂……无毒。主五脏百病，养精神，安魂魄，益气明目，通血脉，止烦满消渴，益精神，悦泽人面。杀精魅邪恶鬼，除中恶腹痛，毒气疥瘘诸疮。久服通神明不老，轻身神仙。

《医学衷中参西录》：朱砂，味微甘性凉，生于山麓极深之处，为汞五硫一化合而成。硫属阳，汞属阴，其质为阴阳结合，且又性凉体重，故能养精神、安魂魄、定惊悸、息肝风；为其色赤入心，能清心热，使不耗血，故能治心虚怔忡及失眠；为其原质硫汞，皆能消除毒菌，故能治暴病传染、霍乱吐泻；因其色赤为纯阳之色，故能驱除邪祟不祥；为其含汞质最多重坠下行；其色赤能入肾，导引肾气上达于心，则阴阳调和，水火即济；且得水火之精气，以养其瞳子，故能明目；外用之又能敷疮疡疥癞诸毒亦借其原质为硫汞化合之力也。

【近代应用】

（1）治疗小儿夜啼，可用本品研极细末，临睡前用温水浸湿的棉签蘸药末少许，涂于神阙、劳宫、膻中、风池等穴，每晚1次，连用3日。

（2）治疗癫痫，耳源性眩晕，可用朱砂30克，神曲120克，磁石60克，共研细粉炼蜜为丸，每服6克，日服2次。

（3）本品与雄黄合研，外涂，治疗皮肤化脓性感染。

（4）本品与黄连、黄柏研细粉外涂，治疗婴儿湿疹。

【用法用量】内服，研末冲，或入丸散，0.1～0.5克；不宜入煎剂。外用适量，干掺，或调敷，或喷喉。

【注意事项】本品有毒，故内服不宜过量或久服，以免发生汞中毒；孕妇及肝肾功能不全者禁用。火煅能析出水银而有大毒，故忌火煅。

琥　珀

本品为古代松科植物等的树脂埋于地层年久而成的化石样物质。主产于广西、云南、河南等地。从地层或煤层中挖出后，除去砂石、泥土等杂质，用时捣碎。研成细粉用。

【性味归经】味甘，性平。归肝、心、膀胱经。

【功能主治】镇惊安神，散瘀止血，利水通淋，祛翳明目。主治失眠，惊悸，惊风，癫痫，瘀血经闭，产后腹痛，癥瘕积聚，血淋血尿，目生翳障。

【歌诀】琥珀味甘，安魂定魄，破瘀消癥，利水通淋。

【经典应用】

（1）定惊安神，可用以治疗癫痫，小儿痰热惊风，心悸不安，失眠多梦等证。常与酸枣仁、夜交藤、朱砂等配伍。

（2）破瘀消癥，治阴囊及妇女阴唇血肿、产后瘀血肿痛，可单用本品研末冲服；治血瘀气阻之经闭、痛经，可与当归、莪术、乌药等配伍，如"琥珀散"；治心血瘀阻之胸痹、心痛，与三七共用，研末服；治癥瘕痞块，与三棱、鳖甲、大黄等配伍，即李珣方"琥珀散"。

（3）利尿通淋，用以治疗小便癃闭，血淋等证。单用有效，如《直指方》单用为散，灯心汤下；若用葱白煎汤冲服，可治砂石诸淋；亦可配金钱草、萹蓄、木通等治热淋石淋。

【文献辑录】

《名医别录》：主安五脏，定魂魄，消瘀血，通五淋。

《药性论》：治产后血瘀痛。

《玉楸药解》：凉肺，清肝，磨降翳，止惊悸，除遗精白浊，下死胎胞衣。

《雷公炮制药性解》：服琥珀，则神室得令，五脏安，魂魄定，邪何所附？病何自生邪？于是使道通，而瘀血诸症靡弗去矣，夫目得血而能视，心宁则荣和，而翳何足虑？金疮者，惟患其血逆于腠尔，能止之和之，未有不瘳者也。

【近代应用】

（1）对外伤出血，可单用为末撒敷。

（2）治疗心悸失眠多梦之神经官能症，可与枣仁、夜交藤、朱砂等配伍。

（3）治疗癫痫痉厥，常与朱砂、全蝎配伍。

（4）治疗冠心病，常与人参、三七配伍。

（5）治疗血滞气阻之闭经，常与当归、莪术、赤芍等配伍。

【效验方】

治疗膀胱及尿道炎方：琥珀3克，滑石3克，生甘草1.5克，共研细粉，每服2克，温开水送服。

【用法用量】 内服，研末冲，或入丸散，1.5～3克；不宜入煎剂。外用适量，研末干掺，或调敷。

【注意事项】 阴虚内热及无瘀滞者慎服。

紫石英

紫石英为卤化物类矿物萤石原矿石。主产于浙江、辽宁、河北、甘肃等省。全年均可采挖，挑选紫色者入药，捣成小块，生用或煅用。

【性味归经】 味甘，性温。归心、肝、肾经。

【功能主治】 镇心定惊，温肺降逆，散寒暖宫。主治心悸，怔忡，惊痫，肺寒咳逆上气，女子宫寒不孕。

【歌诀】 紫石英温，镇心养肝，惊悸怔忡，子宫虚寒。

【经典应用】

（1）镇心定惊，用于心气不足，惊悸怔忡，可与党参、茯苓等同用；用于痰热癫痫抽搐，可与龙骨、牡蛎、寒水石、生石膏、赤石脂、白石脂、桂枝、干姜、生大黄、生甘草等同用，如"风引汤"（《金匮方》）。

（2）温肾养肝，用于男子元阳虚衰，头目眩晕，可与禹余粮、赤石脂、煅赭石等同用，如"紫石英丸"；亦治妇女气血不足，宫寒不孕，及崩漏带下等症。

【文献辑录】

《神农本草经疏》：紫石英……无毒。主心腹咳逆邪气，补不足，女子风寒在子宫，绝孕，十年无子，疗上气，心腹痛，寒热邪气结气，补心气不足，定惊悸，安魂魄，填下焦，止消渴，除胃中久寒，散痈肿，令人悦泽。久服温中，轻身延年。

《药性论》：女子服之有子，主养肺气，治惊痫，蚀脓，虚而惊悸不安者加而用之。

《本草纲目》：紫石英，手少阴、足厥阴血分药也。上能镇心，重以去怯也。下能益肝，湿以去枯也。心主血，肝藏血，其性暖而补，故心神不安、肝血不足及女子血海虚寒不孕者宜之。

【近代应用】

紫石英具有镇心安神，温肾养肝，降逆气，暖子宫的功效，是治疗虚劳惊悸，咳逆上气，妇女血海虚寒不孕之常用药物。近年来，临床用于妇女疾病尤其是不孕症的治疗，取得了好的疗效。

【用法用量】 煎服，10～15 克。入汤剂宜先煎。

【注意事项】 阴虚火旺及血分有热者忌用。只可暂用，不可久服。

第二节　养心安神药

本类药物多为植物类种子、种仁，多有甘润滋养之性，以滋养心肝，益阴补血为主要功效。主要适用于阴血不足，心脾两虚，心肾不交等导致的虚证，如心悸怔忡，虚烦不眠，健忘多梦，遗精，盗汗等。部分药物兼有止咳平喘，敛汗等作用，可用以治疗咳喘、自汗盗汗等。

酸枣仁

本品为鼠李科植物酸枣的干燥成熟种子。主要产于河北、陕西、辽宁等地。秋末冬初采收成熟果实，除去果肉及核壳，收集种子，晒干。生用或炒用。用时捣碎。

【性味归经】味甘、酸，性平。归肝、胆、心经。

【功能主治】宁心安神，养肝，敛汗。主治虚烦不眠，惊悸怔忡，体虚自汗、盗汗。

【歌诀】枣仁味酸，敛汗除烦，多眠生用，不眠炒先。

【经典应用】

（1）补肝宁心，用以治疗肝血不足，虚火上扰，心神不安，虚烦不眠等症。本品配当归、白芍、何首乌、龙眼肉，能养心益肝安神，可治心肝血虚的心悸失眠；配知母、茯苓等能除烦安神，治肝虚有热之虚烦失眠，如"酸枣仁汤"；配生地黄、元参、柏子仁等，能交通心肾，治疗心肾不足，阴虚阳亢所致的虚烦失眠，心悸，健忘，口燥咽干，舌红少苔等症，如"补心丹"。

（2）益阴敛汗，可用以治疗阴虚盗汗、气虚自汗等证，常配黄芪、党参、五味子、山茱萸等益气养阴之品。用于津伤口渴咽干者，常与生地黄、麦门冬、天花粉等养阴生津药同用。

【文献辑录】

《神农本草经疏》：味酸，平，无毒。主心腹寒热，邪结气聚，四肢酸痛湿痹，心烦不得眠，脐上下痛，血转久泄，虚汗烦渴，补中益肝气，坚筋骨，助阴气，能令人肥健。久服安五脏，轻身延年。

《本草纲目》：酸枣仁，甘而润，故熟用疗胆虚不得眠，烦渴虚汗之证；生用疗胆热好眠。皆足厥阴、少阳药也，今人专以为心家药，殊味此理。

《本经逢原》：按酸枣本酸而性收，其仁则甘润而性温，能散肝、胆二经之滞，故《本经》治心腹寒热，邪气结聚，酸痛血痹等症皆生用，以疏利肝、脾之血脉也。盖肝虚则阴伤而烦心，不能藏魂，故不得眠也。伤寒虚烦多汗及虚人盗汗，皆炒熟用之，总取收敛肝脾之津液也。

【近代应用】

（1）本品与当归、川芎、乌蛇配伍，制成药酒，用于风湿性关节痛，手足麻木不舒。

（2）本品与鹿茸、柏子仁、乌蛇同用，散剂服，治疗肾虚，阳痿，早泄，遗精，性欲减退等证。

（3）本品与人参、白术、陈皮、枳实、山楂、麦芽配伍，水煎服或散剂服，用于脾胃虚弱所致的饮食不化，脘闷嘈杂，恶心呕吐，腹痛便溏，不思饮食，体虚倦怠。

（4）用酸枣仁粉（生、熟两种交替服用）治疗失眠，每用 3 克、5 克或
10 克，最多每次服 30 克，连服 7 日，疗效较好。

【效验方】

治疗神经衰弱失眠方：炒酸枣仁 25 克，鲜百合 500 克。先将酸枣仁水煎
2 次，去渣，加入鲜百合煮熟食之。

【用法用量】煎服，10～18 克。或入丸、散。

【注意事项】痰湿壅盛者慎用。

柏子仁

本品为柏科植物侧柏的干燥成熟种仁。主要产于山东、河南、河北等地，
此外，陕西、湖北、甘肃等地亦产。秋、冬两季采收成熟种子，晒干，除去
种皮，生用。

【性味归经】味甘，性平。归心、肾、大肠经。

【功能主治】养心安神，敛汗，润肠通便。主治惊悸怔忡，失眠健忘，盗
汗，肠燥便秘。

【歌诀】柏子味甘，补心益气，敛汗扶阳，更疗惊悸。

【经典应用】

（1）养心安神，用以治疗气血亏虚，心失所养，失眠多梦，惊悸怔忡及
体虚多汗等证。本品配枣仁，能养心安神，可治心虚血少的心悸失眠；配五
味子、人参，能养心安神，用以治疗心阴虚及心肾不交的心悸失眠；配麦门
冬、熟地黄，能养阴安神，用以治疗心肾不交的心悸、失眠多梦。

（2）润肠通便，适用于阴血虚少，肠燥便秘。本品常配松子仁、郁李仁
等，如"五仁丸"。

【文献辑录】

《神农本草经疏》：味甘，平，无毒。主惊悸，安五脏，益气，除风寒湿
痹，疗恍惚虚损吸吸，历节腰中重痛，益血止汗。久服令人润泽美色，耳目
聪明，不饥不老，轻身延年。

《本草纲目》：养心气，润肾燥，安魂定魄，益智宁神。

《药品化义》：柏子仁，香气透心，体润滋血。同茯神、酸枣仁、生地黄、
麦门冬，为浊中清品，主治心神虚怯，惊悸怔忡，颜色憔悴，肌肤瘙痒，皆
养血之功也。又取气味俱浓，浊中归肾，同熟地黄、龟板、枸杞、牛膝，为

封填骨髓，主治肾阴亏损，腰背重痛，足膝软弱，阴虚盗汗，皆滋肾燥之功也。味甘亦能缓肝，补肝胆之不足，极其稳当。

《医学衷中参西录》：能涵濡肝木，治肝气横恣胁痛；滋润肾水，治肾亏虚热上浮；能入肺宁嗽定喘，引肺气下行。

【近代应用】

（1）本品与郁金、白芍配伍，散剂服，治疗急、慢性无黄疸型肝炎及肝炎综合征。

（2）用酸枣仁、柏子仁各15克，大枣6枚，同入杯中，以沸水冲泡后加盖焖15分钟，可连续冲泡多次，每日1剂代茶频饮，有养心安神，益寐的功效，四季均可饮用。

（3）治疗脱发：当归、柏子仁各250克，共研细末，炼蜜为丸。每日3次，每次饭后服6~9克。

（4）治疗胸痛：柏子仁、肉桂（去粗皮）等分，研细粉，每次6克，米饮调下，日3次。

【效验方】

治疗老年便秘方：柏子仁10~15克，捣碎，水煎加蜜服，日1剂。

【用法用量】6~10克，煎服。大便稀者用柏子霜。

【注意事项】本品质润滑肠，故大便溏薄及痰多者慎用。

远　志

本品为远志科植物远志或卵叶远志的干燥根。主要产于陕西、山西、吉林等地。春、秋两季采挖，除去须根及泥沙，晒干，生用或炙用。

【性味归经】味辛、苦，性微温。归心、肾、肺经。

【功能主治】宁心安神，祛痰开窍，解毒消肿。主治心神不安，惊悸失眠，健忘，惊痫，咳嗽痰多，痈疽发背，乳房肿痛。

【歌诀】远志气温，能驱惊悸，安神镇心，令人多记。

【经典应用】

（1）宁心安神，用以治疗气血亏虚，心肾不交引起的心神不安，惊悸，失眠，健忘等证，常与朱砂、茯苓、龙齿等同用，如"远志丸"。

（2）祛痰开窍，适用于痰湿内盛，咳嗽痰多，或痰阻心窍所致的精神错乱，神志恍惚，惊痫等症。本品可配菖蒲、郁金、白矾，能增强祛痰开窍之力。若见咳嗽痰多，难咳出者，可用本品配杏仁、桔梗、甘草，祛痰止咳。

（3）消肿止痛，用以治疗疮疡疖肿，乳痈肿痛。单用为末，酒送服，或外用调敷患处有良效。

【文献辑录】

《神农本草经疏》：远志……无毒。主咳逆伤中，补不足，除邪气，利九窍，益智慧，耳目聪明，不忘，强志倍力，利丈夫，定心气，止惊悸，益精，祛心下膈气，皮肤中热，面目黄。久服，轻身不老。

《本草纲目》：远志，入足少阴肾经，非心经药也。其功专于强志益精，治善忘。

【近代应用】

（1）本品与陈皮、甘草、白术、茯苓配伍，散剂服，治疗妇女血亏，消化不良，月经不调，赤白带下，小腹冷痛，气血衰弱，久不受孕。

（2）黄精、熟地黄、丹参、远志，水煎服或熬制软膏，治疗老年痴呆症，有助于改善症状。

（3）用远志、丹参、山楂、石菖蒲等治疗中风，效果良好。

（4）将远志25克，用石岐米酒浸泡15分钟，后加清水，文火煮3分钟，温热口服，治疗急性乳腺癌，效果良好。

【效验方】

治疗气血虚弱，四肢无力方（卫生培元丸）：远志50克，白术80克，当归50克，共研细粉，每服6克，日服3次。

治疗健忘方：石菖蒲、远志等量。煎汤常服。

【用法用量】 3～6克，煎服。外用适量。化痰止咳宜蜜炙用。

【注意事项】 凡实热或痰火内盛者，以及有胃溃疡或胃炎者慎用。

合欢皮（附：合欢花）

本品为豆科植物合欢的干燥树皮。中国大部分地区均有分布，主产于长江流域各省。夏、秋两季收取，晒干，切段，生用。

【性味归经】 味甘，性平。归心、肝、肺经。

【功能主治】 安神解郁，和血消痈。主治心神不安，忧郁，不眠，肺痈，痈肿，跌打损伤。

【歌诀】 合欢味甘，利人心志，安脏明目，快乐无虑。

【经典应用】

（1）解郁安神，主治忧郁气恼，烦闷不宁，失眠多梦等症。单用有效，或与夜交藤、柏子仁、郁金等配伍应用。

（2）活血消肿，可用于痈疽疮肿、外伤瘀肿及肺痈等症。治痈疽疮肿多配野菊花、蒲公英；治外伤瘀肿常配当归、川芎、赤芍；治肺痈，可配白蔹，即《景岳全书》之"合欢皮饮"；或与鱼腥草、桔梗、甘草同用，以增强消痈排脓之力。治跌打扑伤，损筋折骨，可配麝香、乳香，研末温酒调服；亦可与桃仁、红花、乳香等药配伍，以活血疗伤，续筋接骨。

【文献辑录】

《神农本草经》：主安五脏，和心志，令人欢乐无忧。久服轻身，明目，得所欲。

《本草纲目》：和血，消中，止痛。

《本草经疏》：合欢……主养五脏，心为君主之官，本自调和，脾虚则五脏不安，心气躁急，则遇事郁多忧。甘主益脾，脾实则五脏自安；甘可以缓，心气舒缓，则神明自畅而欢乐无忧；神明畅达，则觉园通，所欲咸遂矣。嵇叔夜《养生论》云合欢蠲忿，正此之谓欤。

【近代应用】

（1）本品与茯苓、半夏、青皮、胆南星同用，散剂服，治疗咽部不适，咽部异物感，声带肥厚等。

（2）单味药治疗矽肺，取手掌大合欢皮1块，水煎服，每日1剂，有益肺消肿止痛的作用。

（3）治疗情志不遂抑郁失眠者，以合欢皮、柏子仁、丹参、酸枣仁同用，水煎服。

（4）治疗跌打骨折肿痛：以合欢皮、当归、川芎等活血之品同用，水煎服。

【效验方】

治心烦失眠：合欢皮9克，夜交藤15克，水煎服。

【用法用量】 煎服，10～15克。

【注意事项】 孕妇忌服；男子精液异常者忌服。

【附药】

合欢花　为豆科植物合欢的花序或花蕾。性味甘平。入心、肝经。功能解郁安神。主治心神不安，忧郁失眠。煎服，5～10克，或入丸、散。

夜交藤

本品为蓼科植物何首乌的干燥藤茎。主产于河南、湖南、湖北等地。秋、冬两季采割，除去残叶，捆成把或趁鲜切段，干燥。生用。

【性味归经】 味甘，性平。归心、肝经。

【功能主治】 养心安神，祛风通络。主治失眠，多梦，血虚身痛，肌肤麻木，风湿痹痛，风疹瘙痒。

【歌诀】 夜交藤平，失眠宜用，皮肤痒疮，肢体酸痛。

【经典应用】

（1）养血安神，用于虚烦不眠、多梦等症，常与其他养心安神药配伍应用。

（2）祛风通络，治疗血虚身痛，与鸡血藤、当归、川芎配伍，以取养血通经，祛风止痛之效；治风湿痹痛，可与羌活、独活、桑寄生等祛风湿药配伍应用。

此外，单用外洗皮肤痒疹，有止痒之效，用以治疗血虚肢体酸楚，有通络之效。

【文献辑录】

《本草纲目》：风疮疥癣作痒，煎汤洗浴。

《本草再新》：补中气，行经络，通血脉，治劳伤。

《饮片新参》：养肝肾，止虚汗，安神催眠。

《本草正义》：夜交藤，濒湖称茎叶治风疮疥癣，作浴汤神效，今以治失眠，盖取能引阳入阴耳。……因是调和阴阳者，故亦有利无害。

【近代应用】

（1）本品与旱莲草、鸡血藤、金樱子同用，水煎服，治疗带下遗精，四肢痿软。

（2）本品与川芎、牛膝配伍，水煎服或散剂服，治疗冠心病，心绞痛引起的胸痛、憋气、心悸、气短、乏力、心衰等症。

（3）治疗阴虚血少失眠，常与酸枣仁、合欢皮、柏子仁、远志等配伍，水煎服。

（4）治疗脑血管硬化、高血脂症，常与石菖蒲、远志、葛根等配伍，水煎服。

（5）二藤补血饮，主治气血虚：鸡血藤15克，夜交藤15克，黄芪30克，当归6克。煎服或开水冲泡代茶饮。

【效验方】

治疗失眠：用夜交藤5克，当归10克代茶饮，或水煎服。

治失眠多梦：夜交藤 30 克，珍珠母 30 克，丹参 9 克。水煎服。

【用法用量】煎服，10～15 克。

灵 芝

本品为多孔菌科真菌赤芝、紫赤的干燥子实体。主产于四川、浙江、江西等地。除野生外，现多为人工培育品种。全年可采收，除去杂质，剪除附有的朽木、泥沙或培养基质的下端菌柄，阴干或在 40～50 度烘干。

【性味归经】味甘，性平。归心、肺、肝、肾经。

【功能主治】益气强壮，养心安神。主治虚劳赢弱，食欲不振，心悸，失眠，头晕，神疲乏力，久咳气喘，冠心病，高血压病，高脂血症，矽肺。亦用于肿瘤放化疗后体虚。

【歌诀】灵芝甘平，补气安神，止咳平喘，虚劳最神。

【经典应用】

（1）安神，治疗气血两虚，心神失养之心神不宁，失眠多梦，惊悸健忘，可为末吞服或与当归、龙眼肉、白芍等配伍，以补气养血，安神宁志。

（2）止咳平喘，治疗痰多气喘，肺寒咳嗽，可与人参、五味子、干姜配伍，以助阳益气温肺化饮，尤宜用于寒湿或虚寒痰饮。

（3）补气，治疗虚劳气短，食欲不振，口干烦躁，可与山茱萸、人参、熟地黄配伍，以益气补血。

【文献辑录】

《神农本草经》：紫芝，主耳聋，利关节，保神，益精气，坚筋骨，好颜色。

《本草经集注》：紫芝疗痔。

《新修本草》：赤芝安心神。

《本草纲目》：紫芝，疗虚劳，久服轻身不老，延年。

【近代应用】

（1）单用本品散剂服，具有免疫调节功能，可促使乙型肝炎表面抗原转阴，适用于治疗乙型肝炎、急性传染性黄疸性肝炎、迁延性肝炎、慢性肝炎、单项谷丙转氨酶高等症；可作为硬皮病、红斑狼疮、斑秃、皮肌炎的辅助用药；亦可用于调治神经衰弱和妇女更年期综合征。

（2）本品与紫草、降香配伍，散剂服，用以治疗白癜风。

（3）用紫灵芝 6 克，切片，文火久煎取浓汁，晨起空腹服或午饭前 1 小时服，治疗阳痿，疗效显著。

（4）用人工培养的灵芝制成子实体散剂服，治疗潜在型及慢性克山病，有效。

（5）用灵芝细粉，每服 3 克，日服 2 次，治疗冠心病、心律失常、慢性气管炎、病毒性肝炎、白细胞减少症、小儿特发性血小板减少性紫癜、萎缩性肌僵直等，均有较好的疗效。

【效验方】

灵芝酒：灵芝 20 克，白酒 500 毫升。功能：辅助正气，养心安神，滋养强壮，久服延年益寿。

【用法用量】 煎服，6～12 克；研末吞服，1.5～3 克。

【注意事项】 薯蓣为之使。得发良。恶恒山，畏扁青、茵陈蒿。

小　结

本章分重镇安神药和养心安神药两类。

龙骨、牡蛎、朱砂、琥珀均为重镇安神药，然其临床应用，各有不同。龙骨既能镇惊安神，且可收敛固脱，为治惊狂烦躁，心悸，失眠多梦，头晕目眩之良药；治自汗盗汗，遗精带下，泻痢脱肛等症，功效亦佳。牡蛎常与龙骨同用以治惊狂烦躁，心悸失眠，肝阳眩晕，自汗盗汗，遗精崩带等症，且可软坚以消瘰疬结核。朱砂功能清心热，镇心神，兼可解毒医疮，常用于惊痫，癫狂，心悸失眠等症。琥珀常与朱砂同用以治心神不安，惊悸失眠。紫石英能镇心定惊，温肾养肝，适用于心力不足，惊悸怔忡，女子宫寒不孕等症。

酸枣仁、柏子仁、远志为常用的安神之品。酸枣仁主补肝安神，益阴止汗，为治虚烦不眠、惊悸健忘之良药。柏子仁主养心安神，止汗润肠，适用于惊悸失眠，体虚多汗及津枯便秘等证。远志既能安神，且可散郁化痰，常用于惊悸失眠，健忘。合欢皮，能安神解郁，以治虚烦不安，郁忿健忘失眠等证。夜交藤养心安神，为虚烦不眠、多梦常用之品。灵芝，功能补气安神，止咳平喘，用于心神不宁，虚劳诸证。

第九章　平肝息风药

凡以平肝潜阳、息风止痉为主要作用，主治肝阳上亢或肝风内动病证的药物，称平肝息风药。本章药物皆入肝经，药性多属寒凉，性主下降，少数药属平性或偏温燥。基本功效为平肝潜阳、息风止痉，部分药物兼有镇静安神、清肝明目、祛风通络、止血等作用。此类药物多为介类、虫类等动物药及矿物药，故有"介类潜阳，虫类息风"之说。主要用于治疗肝阳上亢，头晕目眩及肝风内动痉挛抽搐证，配伍后也可用于治疗目赤肿痛、失眠、呕吐、脑卒中偏瘫、风湿痹痛等病证。

应用平肝息风药时须根据病因、病机及兼证的不同进行相应的配伍。如用以治疗肝阳上亢证，多配伍滋养肝肾之阴的药物，益阴以制阳；肝阳可化热生火，二者常相兼并见，故亦常配伍清泄肝火之品；若肝阳化风致肝风内动，应将息风止痉药与平肝潜阳药物并用；热极生风之肝风内动，当配伍清热泻火凉血药物；阴血亏虚之肝风内动，当配伍养阴补血药物；兼窍闭神昏者，当配伍开窍醒神药物；兼失眠多梦、心神不宁者，当配伍安神药物；兼痰邪者，当配伍祛痰药。

本类药物有性偏寒凉或性偏温燥之不同，故应区分使用，如脾虚慢惊者，不宜使用寒凉之品；阴虚血亏者，当忌温燥之品；阳气下陷者亦忌用本章药物。

天　麻

本品为兰科多年生寄生草本植物天麻的干燥块茎，主产于四川、云南、贵州等地。立冬后至次年清明前采挖。立即洗净，蒸透，低温干燥。用时润透，切片，生用。

【**性味归经**】味甘、酸，性平。归肝经。

【**功能主治**】息风止痉，平肝阳，祛风通络。主治急慢惊风，抽搐拘挛，破伤风，眩晕，头疼，半身不遂，肢麻，风湿痹痛。

【**歌诀**】天麻味甘，能驱头眩，小儿惊痫，拘挛瘫痪。

【经典应用】

（1）息风止痉，主治肝风内动，如高热急惊，脾虚慢惊，破伤风，均为适宜。天麻治疗惊风抽搐之证，不论寒证、热证，皆可配用。治小儿急惊风，常用本品配钩藤、羚羊角、全蝎等，如"钩藤饮"；治小儿慢惊风，可配人参、白术、僵蚕等，如"醒脾散"；若治破伤风，可配南星、防风、白附子等，如"玉真散"。

（2）平肝潜阳，可用以治疗多种眩晕。本品配钩藤、黄芩、牛膝等，能平肝潜阳，治肝阳上亢所致的眩晕、头痛等症，如"天麻钩藤饮"；配半夏、白术、茯苓，能治风痰上扰的眩晕，如"半夏白术天麻汤"；配川芎、当归、牛膝等，能治血虚头痛眩晕，或四肢麻木、手足不遂等症。

（3）祛风止痛，多与秦艽、羌活、牛膝、桑寄生等同用，能祛风湿，止痹痛，可用于风湿痹痛及肢体麻木、手足不遂等症。

【文献辑录】

《神农本草经疏》：味辛，平，无毒。主诸风湿痹，四肢拘挛，小儿风痫惊气，利腰膝，强筋力。久服益气轻身。

《本草纲目》：杲曰，肝虚不足者，宜天麻、芎藭以补之。其用有四：疗大人风热头痛，小儿风痫惊悸，诸风麻木不仁，风热语言不遂。时珍曰，天麻，乃肝经气分之药。《素问》云诸风掉眩，皆属于肝。故天麻入厥阴之经而治诸病。按罗天益云：眼黑头眩，风虚内作，非天麻不能治。天麻乃定风草，故为治风之神药。

《本草新编》：天麻，能止昏眩，疗风祛湿，治筋骨拘挛瘫痪，通血脉，开窍。然外邪甚盛，壅塞经络血脉之间，舍天麻又何以引经，使气血攻补之味直入于受病之中乎？总之，天麻最能祛外束之邪，逐内避之痰，而气血两虚之人，断不可轻用之耳。

【近代应用】

（1）本品与草决明、牛膝等配伍，水煎服，用以治疗高血压病，症见头痛，眩晕，失眠属肝阳上亢者。

（2）本品与白芷、熟地黄配伍，散剂服，用以治疗脑动脉硬化、早期高血压、血管性头痛，症见眩晕头痛，耳鸣耳聋，视物昏花，神疲健忘，须发早白属于肝肾不足所致者。

（3）镇痛作用：对三叉神经痛、血管神经性头痛、脑血管病头痛、中毒性多发性神经炎的治疗效果颇佳。

（4）镇静作用：用合成天麻素（天麻甙）治疗神经衰弱和神经衰弱综合征，有效。

（5）抗惊厥作用：天麻对面神经抽搐、肢体麻木、半身不遂、癫痫等有一定疗效。

（6）有缓解平滑肌痉挛，缓解心绞痛、胆绞痛的作用。

（7）久服可平肝益气，利腰膝，强筋骨，还可增加外周及冠状动脉血流量，对心脏有保护作用。天麻尚有明目和显著增强记忆力的作用；对人的大脑神经系统具有明显的保护和调节作用；能增强视神经的分辨能力；还可治疗老年痴呆症。

【效验方】

治疗脑卒中后遗半身不遂方（天麻丸）：天麻 3 份，牛膝 3 份，杜仲 3 份，当归 2 份，羌活 2 份，共为细粉，炼蜜为丸。每次 5 克，日服 3 次。

【用法用量】 煎服，3~9 克。研末冲服每次 1~1.5 克。

【注意事项】 气虚、血虚者慎用。

钩 藤

本品为茜草科植物钩藤、大叶钩藤、毛钩藤、华钩藤或无柄果钩藤的干燥带钩茎枝。产于长江以南各地。秋、冬两季采收，去叶，切段，晒干，生用。

【性味归经】 味甘，性微寒。归肝、心包经。

【功能主治】 息风止痉，清热平肝。主治小儿惊风，夜啼，热盛动风，子痫，肝阳眩晕，肝火头胀痛，伤寒头疼壮热，鼻衄不止。

【歌诀】 钩藤微寒，疗儿惊痫，手足瘛疭，抽搐口眼。

【经典应用】

（1）息风止痉，用以治疗热病高热，肝风内动，惊痫抽搐及妇女子痫等证。多与天麻、石决明、当归等配伍应用；如属热盛动风，可与羚羊角、龙胆草、菊花等同用。

（2）清热平肝，主治肝火头胀，肝阳眩晕，前者常配夏枯草、黄芩；后者可配菊花、石决明等。

此外，风热所致头疼目赤，与桑叶、菊花、木贼、蝉蜕同用。

【文献辑录】

《本草纲目》：钩藤，手、足厥阴药也。足厥阴主风，手厥阴主火。惊痫眩晕，皆肝风相火之病。钩藤通心包与肝木，风静火息，则诸证自除。

《本草述》：治中风瘫痪，口眼㖞斜及一切手足走注疼痛，肢节挛急。又治远年痛风瘫痪，筋脉拘急作痛不已者。

【近代应用】

治疗高血压病，给予钩藤治疗观察，多数患者服用钩藤制剂后血压均有不同程度的下降。另有实验证明，钩藤久煎会降低疗效，水煎超过 20 分钟，降压的有效成分被破坏。日用量 60～75 克，疗效较好。

【效验方】

治疗高血压：钩藤 30 克，水煎服。日 1 剂。

治疗百日咳：钩藤 6 克，薄荷 6 克，水煎服。日 1 剂。

【用法用量】6～12 克，煎服。宜后下。

【注意事项】脾胃虚寒，慢惊风者慎用，无火者慎用。个别患者服用以治疗量的钩藤总碱，可出现心动过缓、头晕、皮疹、月经量减少等症状，停药后可自行消除。

白蒺藜

本品为蒺藜科一至多年生草本植物蒺藜的干燥成熟果实。主产于东北、华北及西北等地。秋季果实成熟时采收，晒干，炒黄或盐水炙用。又称"刺蒺藜"。

【性味归经】味辛、苦，性平。归肝经。

【功能主治】平肝，解郁，明目，祛风。主治头疼，眩晕，胸胁胀痛，乳房胀痛，癥瘕，目赤翳障，风疹瘙痒，白癜风，痈疽，瘰疬。

【歌诀】蒺藜味苦，疗疮瘙痒，白癜头疮，翳除目朗。

【经典应用】

（1）平肝疏肝，用于肝郁气滞之胸胁胀痛，妇女经闭，乳闭不通等证，可配柴胡、青皮、橘叶、香附、川芎等；若治肝阳偏旺之眩晕、头痛等症，常与钩藤、珍珠母、草决明、菊花等配伍。

（2）祛风明目止痒，主治风热目赤肿痛及风疹瘙痒等证。本品配菊花、蔓荆子、决明子等，能祛风明目，可治由风热所致的目赤肿痛。治疗风疹瘙痒，常与防风、荆芥、地肤子、蝉蜕、僵蚕等祛风止痒药配伍；血虚风盛之瘙痒难忍，与当归、何首乌、防风同用，以养血祛风止痒；治白癜风，单用本品研末冲服。

【文献辑录】

《神农本草经疏》：蒺藜子……无毒。主恶血，破癥结积聚，喉痹，乳难，身体风痒，头疼，咳逆伤肺肺痿，止烦下气，小儿头疮，痈肿阴溃，可作摩粉。久服，长肌肉，明目轻身。

《本草便读》：白蒺藜，善行善破，专入肺、肝。宣肺之滞，疏肝之郁，故能治风痹、目疾、乳痈、积聚等症。温苦辛散之品，以祛逐为用，无补药之用也。

《本草纲目》：古方补肾治风，皆用刺蒺藜，后世补肾多用沙苑蒺藜，或以熬膏和药，恐其功亦不甚相远也。

【近代应用】

（1）可增加精子的数量和提高精子的活力，增强性欲和性能力，勃起的频数和硬度也有所提高，加快性生活后性能力恢复，提高男子的生殖能力。

（2）不能增加女子体内雌二醇的浓度，同时对其睾酮的分泌影响甚微，但能促进排卵，因而改善女子的生殖功能。

（3）还可用于治疗更年期综合征，稳定情绪，降低高血脂和高血压，改善免疫功能，增加血红细胞和白细胞数。

（4）白蒺藜散：白蒺藜、菊花、连翘、草决明、蔓荆子、青葙子、炙甘草。治疗赤涩多泪的目疾。还可以缓解骨关节的疼痛，抗菌消炎，提高心肌收缩力，预防和治疗尿路结石，同时还具有抗氧化和防衰老的功能。

【效验方】

治疗月经困难、痛经方：刺蒺藜12克，当归12克，水煎，分3次服。

【用法用量】 煎服，6~10克。

【注意事项】 气弱、阴血不足者及孕妇慎服。

代赭石

本品为氧化物类矿物刚玉族赤铁矿，主含三氧化二铁。主产于山西、河北、河南、山东等地。采挖后，除去杂石，打碎生用或醋淬研粉用。

【性味归经】 味苦，性寒。归肝经。

【功能主治】 潜阳，镇逆，止血。主治头疼，眩晕，心悸，癫狂，惊痫，呕吐，噫气，呃逆，噎膈，咳喘，吐血，鼻衄，崩漏，便血，尿血。

【歌诀】 代赭石寒，下胎崩带，儿疳泻痢，惊痫呕嗳。

【经典应用】

（1）平肝潜阳，常用以治疗肝阳上亢所致的头痛、眩晕，常与龙骨、牡蛎、白芍等同用，如"镇肝息风汤"。

（2）平肝降逆，治嗳气、呃逆、呕吐，常配旋覆花、半夏、生姜，如"旋覆代赭汤"；治肺肾两虚所致的虚喘，可配胡桃肉、人参，降逆纳气，定喘，如"参赭镇气汤"。

（3）凉血止血，适用于血热妄行，吐血、衄血及崩漏等多种出血症。治吐血、衄血，常配白芍、牛蒡子、竹茹等，如"寒降汤"；治崩漏日久，头晕眼花者，可与禹余粮、赤石脂、五灵脂等配伍，共奏固涩及祛瘀生新之功，如"镇灵丹"。

【文献辑录】

《神农本草经疏》：代赭石……无毒。主鬼疰，贼风蛊毒。杀精物恶鬼，腹中毒邪气，女子赤沃漏下，带下百病，产难，胎衣不出，堕胎，养气血，除五脏血脉中热，血痹，血瘀，大人小儿惊气入腹，及阴痿不起。

《医学衷中参西录》：治吐衄之症，当以降胃为主，而降胃之药，实以赭石为最效。然胃之所以不降，有因热者，宜降之以赭石，而以瓜蒌仁、白芍诸药佐之；其热而兼虚者，可兼佐以人参；有因凉者，宜降以赭石，而以干姜、白芍诸药佐之；其凉而兼虚者，可兼佐以白术；有因下焦虚损，冲气不摄上冲，胃气不降者，宜降以赭石，而以生山药、生芡实诸药佐之；有因胃气不降，致胃中血管破裂，其症久不愈者，宜降以赭石，而以龙骨、牡蛎、三七诸药佐之。无论吐衄之证，种种病因不同，疏方皆以赭石为主，而随证制宜，佐以相当之药品，吐衄未有不愈者。

【近代应用】

代赭石具有平肝潜阳，重镇降逆，凉血止血作用，可根据辨证广泛用于头疼、眩晕、心悸、癫狂、惊痫、呕吐、噫气、呃逆、噎膈、咳嗽、气喘、吐血、鼻衄、崩漏、便血等病症的治疗中。

【效验方】

治疗顽固性呕吐：用生晒参15克，煎汁150毫升，送服赭石细粉10克，日服3次。

【用法用量】煎服，10～30克。平肝镇逆、凉血宜生用，敛血止血宜煅用。

【注意事项】虚寒证及孕妇慎用。

磁 石

本品为氧化物类矿石尖晶石族磁铁矿的矿石,主含四氧化三铁。主产于河北、山东、辽宁等地。采挖后,除去杂石,选择吸铁能力强的入药。生用或取净磁石,照煅淬法煅至红透,醋淬,碾成粗粉用。

【性味归经】 味咸,性寒。归肝、心、肺、胃经。

【功能主治】 平肝潜阳,安神镇惊,聪耳明目,纳气平喘。主治眩晕,目花,耳聋,耳鸣,惊悸,失眠,肾虚喘逆。

【歌诀】 磁石味咸,专杀铁毒,若误吞针,系线即出。

【经典应用】

(1)潜阳安神,用以治疗阴虚阳亢所致的烦躁不宁,心悸,失眠,头晕头痛及癫痫等证,有平肝潜阳、镇静安神之功。常与朱砂配伍,如"磁朱丸";亦可与石决明、白芍、生地黄等同用。

(2)聪耳明目,主治肾虚精亏,耳鸣耳聋以及目暗等,可与熟地黄、山茱萸、五味子等配伍应用。

(3)纳气平喘,用以治疗肾不纳气,久咳虚喘,常与熟地黄、山茱萸、山药、牡丹皮、茯苓、泽泻、肉桂、附子、沉香、苏子、杏仁、五味子等同用。

【文献辑录】

《神农本草经疏》:磁石……无毒。主周痹风湿,肢节中痛,不可持物,洗洗酸消,除大热烦满,及耳聋。养肾脏,坚骨气,益精除烦,通关节,消痈肿,鼠瘘颈核,喉痛,小儿惊痫。炼水饮之,可令人有子。

《本草纲目》:磁石,治肾家诸病,而通耳明目。一士子频病目,渐觉昏暗生翳,时珍用东垣羌活胜风汤加减与服,而以磁朱丸佐之,两月遂如故。盖磁石入肾,镇养真精,使神水不外移,朱砂入心,镇养心血,使邪火不上侵,而佐以神曲,消化滞气,生熟并用,温养脾胃发生之气……方见孙真人《千金方》神曲丸。

【近代应用】

(1)治子宫不收:磁石酒浸,煅研末,米糊丸,桐子大。卧时服40丸,滑石汤下。次早用磁石散,米汤服6克。

(2)本品与夏枯草、车前草、半夏配伍,水煎服,用以治疗高血压病或耳源性眩晕,症见头晕,目眩,视物旋转,恶心呕吐属肝阳上亢者。

（3）磁石对于系统性红斑狼疮有着较好的疗效。

（4）用磁石枕治疗顽固性幻听，效果明显，优于抗精神病西药。

（5）治阳不起：磁石研末浸酒中，两周后开始服，早晚各 1 次。

（6）明目益眼力：神曲 120 克，磁石 60 克，夜明砂 30 克，上三味研粉，炼蜜为丸，桐子大，每服 30 丸，日服 3 次。

（7）治肛门不收，里急后重：磁石（火煅醋淬）120 克，肉桂（去粗皮）30 克，刺猬皮 1 枚（炙，令黄熟）。三味制粉，每服 6 克，米饮调下。

【效验方】

治疗脱肛方：磁石 15 克（火煅醋淬 7 次研细粉），每次 1 克，米汤送服，早、晚各服 1 次。

【用法用量】煎服，10～30 克。入汤剂宜生用打碎先煎。入丸散，每次 1～3 克，必须煅透。潜阳安神宜生用，聪耳明目、纳气平喘宜醋淬后用。

【注意事项】本品为矿物类药物，服后不易消化，故脾胃虚弱者慎用。

石决明

本品为鲍科动物杂色鲍、皱纹盘鲍、羊鲍、澳洲鲍、耳鲍或白鲍的贝壳。分布于广东、福建、辽宁、山东等沿海地区。夏、秋两季捕捉，剥除肉后，洗净贝壳，去除附着的杂质，晒干。以个大，壳厚，外表面干净，内有彩色光泽者为佳。生用或煅用，用时打碎。

【性味归经】味咸，性微寒。归肝经。

【功能主治】平肝潜阳，明目祛翳。主治头疼，眩晕，目赤翳障，视物昏花，青盲雀目。

【歌诀】石决明咸，眩晕目昏，惊风抽搐，劳热骨蒸。

【经典应用】

（1）平肝潜阳，用于头目眩晕，烦扰不寐及阴虚肝阳上升者，常与牡蛎、生白芍、生地黄、女贞子、菊花、牛膝等同用。

（2）退翳明目，用于目生翳障，青盲雀目，及肝热目疾，可与菊花、谷精草、蛇蜕、木贼草、枸杞子、桑叶、苍术、荆芥、旋覆花、甘草等同用，如"石决明散"。

【文献辑录】

《神农本草经疏》：味咸，平，无毒。主目障翳痛，青盲。久服益精轻身。

《海药本草》：主青盲内障，肝肺风热，骨蒸劳极。

《本草纲目》：通五淋。

《医学衷中参西录》：石决明味微咸，性微凉，为凉肝镇肝之要药。肝开窍于目，是以其性善明目。研细水飞作敷药，能治目外障；作丸、散内服，能消目内障。为其能凉肝兼能镇肝，故善治脑中充血作痛、作眩晕，因此证多系肝气、肝火挟血上冲也。石决明又善利小便，通五淋。盖肝主疏泄，为肾行气，用决明凉之镇之，俾肝气肝火不妄动自能下行，肝气不失疏泄之常，则小便之难者自利，五淋之涩者自通矣。

【近代应用】

（1）本品与龙胆、木贼配伍，水煎服，用以治疗急性结膜炎、角膜炎，目赤肿痛，视物昏暗，畏光流泪，胬肉攀睛，属肝火旺盛者。

（2）治疗血管性头痛：川芎20克，生白芍25克，白芷15克，全蝎末2克，钩藤30克，石决明50克，香附6克，每日1剂，水煎分2次服。重症每日1.5剂，分3次服，每隔8小时1次，可随证加减，效果良好。

（3）治疗角膜炎翳陷难敛：生黄芪30～50克，当归10克，金银花、乌贼骨各20克，甘草5克，红花、蝉蜕、蛇蜕各8克，赤石脂15克，石决明25克，随证加减，每日1剂，水煎2次分温服，疗效显著。

（4）治疗鼻渊：谷精草、石决明、草决明各30克，木贼草、钩藤（后下）、山栀、白芷、蔓荆子、菊花、甘草各10克，桑叶20克，每日1剂，水煎，早晚2次分服，9剂为1疗程，效果显著。

（5）治眩晕：石决明24克，菊花12克，枸杞12克，桑叶12克。水煎服。

（6）治疗高血压：石决明30克，生牡蛎30克，生地黄15克，菊花9克。水煎服。

【效验方】

治疗青光眼方：石决明（水飞研极细），每次10克，将羊肝劈开入药粉，扎紧，入砂锅内煮熟，食肝饮汁。每日服之。

【用法用量】 煎服，6～20克。宜打碎先煎久煎。平肝、清肝内服宜生用，眼疾外点宜煅用、水飞。

【注意事项】 本品咸寒易伤脾胃，故脾胃虚寒，食少便溏者忌用。

珍珠母

本品为蚌科动物三角帆蚌、褶纹冠蚌或珍珠贝科动物马氏珍珠贝的贝壳。

三角帆蚌和褶纹冠蚌在中国各地的江河湖沼中均产，马氏珍珠贝主产于海南、广东、广西沿海。全年均可采收，去肉，洗净，干燥。生用或煅用，用时打碎。

【性味归经】味咸，性寒。归肝、心经。

【功能主治】平肝潜阳，清肝明目，镇心安神。主治肝阳上亢之头晕目眩，头疼，及肝火上攻之目赤肿痛，以及肝血不足视物昏花。又治惊悸，心烦失眠。

【歌诀】珠母咸寒，主入心肝，潜阳清肝，惊悸失眠。

【经典应用】

（1）平肝潜阳，治肝阳眩晕，头疼，耳鸣，常配伍牡蛎、磁石等平肝潜阳药；治肝阳上亢并有肝火、烦躁易怒甚者，常与夏枯草、菊花等清肝火药物配伍。

（2）清肝明目，治肝热目赤，翳障，常与石决明、菊花、车前子等药配伍，以清肝明目退翳；治肝虚目暗，视物昏花，与枸杞子、女贞子等配伍，以养肝明目。

（3）镇静安神，治疗心悸失眠，心神不宁，可与朱砂、龙骨、酸枣仁等安神药配伍，如"珍珠母丸"。

【文献辑录】

《饮片新参》：平肝潜阳，安神魂，定惊痫，消热痞、目翳。

《中国医药大辞典》：滋肝阴，清肝火。治癫狂惊痫，头眩，耳鸣，心跳，妇女血热，血崩，小儿惊搐发痉。兼入心肝两经，与石决明入肝经者不同，故涉神志病者，非此不可。

【近代应用】

（1）本品与夏枯草、决明子等配伍，水煎服，用以治疗高血压病，症见头晕，头疼，项强，血压偏高属肝阳上亢者。

（2）治疗癫狂：川大黄、珍珠母、酸枣仁各30克，黄连、黄芩、石菖蒲、远志、胆南星、莲子、麦门冬、天竺黄各10克，朱砂3克，随证加减，水煎服，每日1剂。

（3）治疗血管性头痛：川芎25克，磁石（先煎）、石决明（先煎）、珍珠母（先煎）、代赭石（先煎）各30克，白芍、牛膝各20克，菊花、白芷、柴胡、神曲各15克，甘草10克，随证加减，每日1剂，水煎分2次服。

（4）治疗小儿惊风，高烧神昏，痉厥抽搐：珍珠母15克，钩藤10克，全蝎3克，石决明6克。水煎服。

【效验方】

治疗肝阳上亢，头晕头痛方：珍珠母15～30克，制女贞子、旱莲草各10克。水煎服。

【用法用量】 煎服，10～25克。打碎先煎，或入丸散剂。外用适量。

【注意事项】 本品性寒质重，易伤脾胃，脾胃虚寒者慎服。

羚羊角（附：山羊角）

本品为牛科动物赛加羚羊的角。主产于新疆、青海等地。赛加羚羊被列入2012年世界自然保护联盟（IUCN）濒危物种红色名录，属极危（CR）物种，严禁狩猎，现以山羊角替代羚羊角使用。用时镑片、锉末或磨汁。

【性味归经】 味咸，性寒。归肝、心经。

【功能主治】 平肝息风，清肝明目，凉血解毒。主治肝风内动，惊痫抽搐，筋脉拘挛；肝阳头疼眩晕，肝火目赤肿痛以及血热出血，温病发斑，痈肿疮毒。

【歌诀】 羚羊角寒，明目清肝，却惊解毒，神志能安。

【经典应用】

（1）平肝息风，用以治疗肝阳上亢，头晕目眩，热极动风，高热抽搐等证，本品可与钩藤、全蝎、蜈蚣、白芍、赤芍、白蒺藜、防风、天竺黄、胆南星、生地黄等同用，如"羚羊钩藤汤"。

（2）清肝明目，善治肝火内盛，目赤头痛，可与黄芩、黄连、栀子、菊花、白蒺藜、柴胡等同用。

（3）解毒定惊，可用于温热病，热毒炽盛，壮热神昏，狂躁不安等证，如配钩藤，有凉肝息风、清热定惊功效，可治热病壮热神昏，手足抽搐及小儿痫症；配犀角、黄连，能清热凉血息风，可治温热病壮热神昏，谵语躁狂等证。

此外，本品治疗小儿病毒性肺炎，发热，研粉冲服，特效。

【文献辑录】

《神农本草经疏》：羚羊角……无毒。主明目，益气，起阴，祛恶血注下，辟蛊毒恶鬼不祥，安心气，常不魇寐。疗伤寒时气寒热，热在肌肤，温风注毒伏在骨间，除邪气惊梦，狂越僻谬，食噎不通。久服强筋骨，轻身，起阴益气，利丈夫。

《本草纲目》：羚羊角，入厥阴肝经。肝开窍于目，其发病也，目暗障翳，而羚羊角能平之。肝主风，在合为筋，其发病也，小儿惊痫，妇人子痫，大人中风抽搐及经脉挛急，历节掣痛，而羚羊角能舒之。魂者，肝之神也，发病则惊骇不宁，狂越僻谬，魇寐猝死，而羚羊能安之。血者，肝之藏也，发病则淤滞下注，疝气毒痢，疮肿瘰疬，产后血气，而羚羊角能散之。相火寄于肝胆，在气为怒，病则烦满气逆，噎塞不通，寒热及伤寒伏热，而羚羊角能降之。羚性灵，而筋骨之精在角，故又能辟邪恶而解诸毒。

《医学衷中参西录》：羚羊角，最能清大热，兼能解热中之大毒。且既善清里，又善透表，能引脏腑间之热毒达于肌肤而外出。疹之未出，或已出而速回者，皆可以此表之，为托表麻疹之要药。即表之不出而毒气内陷者，服之亦可内消。又善入肝经，以治肝火炽盛，至生眼疾及患吐衄者之妙药。所最异者性善退热却不甚凉，虽过用之不致令人寒胃作泄泻，与他凉药不同，此乃具有特殊之良能，非可以寻常药饵之凉热相权衡也。

【近代应用】

（1）临床实践证明，羚羊角具有平肝息风，清热镇惊，凉血解毒，消肿等作用，是临床治疗热盛神昏、痉厥、谵语、发狂以及头疼、眩晕的常用药。

（2）本品与煅青礞石（飞）、硼砂（炒）配伍制成胶囊，用以治疗小儿肺炎，喘息性支气管炎及成人慢性支气管炎，症见气喘咳嗽、痰黏色黄属痰热阻肺者。

【效验方】

治疗小儿病毒性肺炎，用羚羊角粉（用量根据年龄而定）冲服，日2次，特效。

【用法用量】 煎服，1～3克。单煎2小时以上，取汁服。如作散或磨汁冲服，每次用0.3～0.6克。

【注意事项】 脾虚慢惊者忌服。

【附药】

山羊角 为牛科动物青羊的角。性味咸寒，归肝经。有平肝镇惊的作用。适用于肝阳上亢之头晕目眩，肝火上炎之目赤肿痛以及肝风内动，惊痫抽搐等证。治肝阳眩晕，可与石决明、天麻、钩藤等同用；治肝火上炎目赤肿痛者，可与夏枯草、菊花、桑叶等配伍；治高热惊厥，可与牛黄、全蝎、七叶一枝花等同用。本品虽功似羚羊角，但作用较弱，应用时剂量可酌情增大。煎服10～15克。

地 龙

本品为钜蚓科动物参环毛蚓、通俗环毛蚓、威廉环毛蚓或栉盲环毛蚓的干燥体。前一种习称"广地龙"，主产于广东、海南、广西等地；后三种习称"沪地龙"，主产于上海、浙江、江苏、安徽等地。广地龙春季至秋季捕捉，及时剖开腹部，除去内脏及泥沙，洗净，晒干，或低温干燥。

【性味归经】 味咸，性寒。归肝、脾、膀胱经。

【功能主治】 止痉，息风，通络，平喘。主治热病发热狂躁，惊痫抽搐，肝阳头疼，目赤肿痛，中风偏瘫，风湿痹痛，小儿疳疾，肺热喘咳，咽喉红肿，鼻衄，小便不通。

【歌诀】 地龙气寒，伤寒瘟病，大热狂言，投之立应。

【经典应用】

（1）清热止痉，用于高热烦躁，惊风抽搐，可与钩藤、银花、连翘、生石膏、全蝎配伍，如"地龙解痉汤"；若治流脑高热持续不退，昏厥较甚者，用鲜地龙6条（洗净）、皂矾18克共捣烂，敷于患者囟门（头发剃净），5小时后如体温仍未下降者，可洗去续敷1次。

（2）通络疗痹，用于风湿热痹关节红肿热痛，常与桑枝、络石藤、忍冬藤、海桐皮等同用，如"桑络汤"；若治风寒湿痹，可与乌头、附子、桂枝同用；若治湿痰瘀血滞塞经络之肢节疼痛或半身不遂，可与乌头、南星，或桃仁、红花、当归等同用，如小活络丹、补阳还五汤、地龙散、地龙丸等。

（3）清肺平喘，用于火热灼肺的咳嗽气喘及小儿百日咳等症，用鲜地龙100条，水煎熬祛渣，加白糖收膏，每次1小匙，开水冲服；或用干地龙末，每次3克，日服2次，开水冲服。

（4）利尿，用于热结膀胱之证，可与车前子、木通、泽泻等利水渗湿药同用。

【文献辑录】

《本草纲目》：地龙，性寒而下行，性寒故能解诸热疾，下行故能利小便、治足疾而通经络也。

《本草新编》：地龙至微之物，实至神之物也。大热发狂之症，与其用白虎汤以泻之，不若用地龙浆以疗之。盖石膏虽泻火而能伤胃，地龙既泻火而又不损土。或问：地龙治发狂如神，此何故？曰：地龙善泻阳明之火，而又能定心中之乱，故一物而两治之也。

【近代应用】

（1）本品与夏枯草、菊花配伍，水煎服或代茶饮，用以治疗高血压病，症见头晕目眩，耳鸣，口苦咽干属肝火上扰者。

（2）本品与川芎、红花、桃仁等配伍，散剂服，用以治疗脑卒中，偏瘫，脑梗死，症见半身不遂，肢体麻木属痰瘀阻络者。

（3）治疗高血压病：地龙40克，捣碎投入60%酒精100毫升中，每日振荡两次，浸渍72小时，过滤，即成40%的地龙酊。每次10毫升，日服3次，饭后和少量温开水服。

（4）治疗慢性气管炎、哮喘：用地龙焙干研粉，猪胆汁煎煮浓缩烤干研末，两者按6:4的比例混合装胶囊，或蜜制为丸，每次1.5克，日服3次。

【效验方】

治疗精神分裂症方：地龙30克，白糖10克。水煎，早晚两次分服，每日1剂。

【用法用量】煎服，6~12克。

【注意事项】脾胃虚寒无实热者及孕妇忌服。

白僵蚕

本品为蚕蛾科昆虫家蚕4~5龄的幼虫感染（或人工接种）白僵菌致死的干燥体。主产于浙江、江苏、四川等养蚕区。于春、秋两季生产，将感染白僵菌病死的蚕干燥，生用或炒用。

【性味归经】味咸、辛，性平。归肝、肺经。

【功能主治】本品咸辛平，能息风止痉，但作用不及全蝎、蜈蚣；兼可化痰。可治多种原因之惊痫抽搐轻症，对惊风、癫痫挟痰热者尤宜。又能散风热，祛风止痛，止痒，治风热头痛，目赤，咽肿，风中经络口眼㖞斜，痉挛抽搐及风疹瘙痒。还能化痰散结，而治痰核、瘰疬等证。

【歌诀】僵蚕味咸，诸风惊痫，湿痰喉痹，疮毒瘢痕。

【经典应用】

（1）息风止痉。本品配全蝎、牛黄，能清热化痰，息风止痉，用以治疗小儿痰热急惊；配党参、白术、天麻，能治脾虚久泻，慢惊抽搐；配白附子，祛风止痉，治风中经络，口眼㖞斜；配全蝎、蜈蚣，能息风止痉，可治破伤风。

（2）祛风止痛。配桑叶、荆芥、木贼，能疏风清热，治肝经风热，头痛目赤；配桔梗，清热利咽，治咽喉肿痛，声音嘶哑；配蝉蜕，祛风止痒，可治风疹瘙痒。

（3）化痰散结，可治痰核瘰疬，常与夏枯草、牡蛎、贝母等同用。

【文献辑录】

《神农本草经疏》：白僵蚕……无毒。主小儿惊痫夜啼，祛三虫，灭黑黯，令人面色好，男子阴疡作疮，女子崩中赤白，产后余痛，灭诸疮瘢痕。

《本草汇言》：白僵蚕，驱风痰、散风毒、解疮肿之药也。善治一切风痰相火之疾，如前古之治小儿惊痫抽搐，恍惚夜啼，大人中风，痰闭闷绝，人事不省，或喉痹肿塞，水谷不通，或头痛齿痛，腮颊硬胀，或皮肤风痒，斑沙疙瘩，或时行痘疮，起发不透，或麻疹错逆，隐约不红，或痰痞癥块，寒热并作，凡诸风、痰、气、火、风毒、热毒、浊逆结滞不清之病，投之无有不应。

【近代应用】

（1）僵蚕、全蝎、天麻、牛黄、朱砂、胆南星、黄连、冰片、甘草、千金子，共研细粉，用于小儿惊风、痰喘发痉。

（2）治疗糖尿病：僵蚕研为细末，每次5克，日服3次，开水送服，两个月为1疗程。休息半个月，再进行第2个疗程。

（3）治疗高脂血症：白僵蚕为末，每次3克，日服3次，两个月为1疗程。

（4）治疗痔疮：全蝎8克，僵蚕8克，共为细末，平均分为7份，每次将1份装入1个鸡蛋内，放锅内蒸熟食之。每晚1次，7日为1疗程，未愈者可服第2个疗程。

【效验方】

治疗急性喉炎、扁桃体炎（喉风、喉痹）方：僵蚕10克，明矾5克，枯矾5克，共研细粉。用时以鲜薄荷叶5克，生姜5克，泡水溶化服下，吐出痰涎而愈。

【用法用量】煎服，3~10克。散风宜生用，余多制用。

全　蝎

本品为钳蝎科动物东亚钳蝎的干燥体。主产于河南、山东、湖北、安徽等地。春末至秋初捕捉，除去泥沙，置沸水或沸盐水中，煮至全身僵硬，捞出，通风，阴干。

【性味归经】味咸、辛，性平，有毒。归肝经。

【功能主治】息风止痉，通络止痛，攻毒散结。主治小儿惊风抽搐，癫痫，中风半身不遂，口眼㖞斜，偏正头痛，风湿顽痹，破伤风，瘰疬痰核，风疹肿毒。

【歌诀】全蝎味辛，祛风痰毒，口眼㖞斜，风痫发搐。

【经典应用】

（1）息风止痉，用以治疗急慢惊风，中风面瘫，破伤风等痉挛抽搐之证。本品可适当配伍，广泛应用，如治小儿急惊，可配天麻、钩藤、山羊角等；治脾虚慢惊，常配党参、白术、天麻等；治中风口眼㖞斜，常与白附子、僵蚕同用，如"牵正散"；治破伤风，多与蜈蚣、天南星、蝉蜕配伍，如"五虎追风散"。

（2）解毒散结，外用可治疮痈瘰疬，如《澹寮方》用麻油煎全蝎、栀子，加黄蜡为膏，敷于患处。

（3）通络止痛，主治风湿痹痛，顽固性偏正头痛，病情较重，日久不愈者。单味研末吞服，即能奏效，若与蜈蚣、僵蚕同用，其效尤著。

【文献辑录】

《神农本草经疏》：味甘辛，有毒。疗诸风瘾疹，中风半身不遂，口眼㖞斜语涩，手足抽掣。形紧小者良。

《本草纲目》：小儿惊痫，风搐，薄荷包炙研服；胎惊天吊，入朱砂、麝香或丸服；慢惊同白术、麻黄末服；脐风，同麝服。

《医学衷中参西录》：全蝎，色青，味咸，性微温，其腹有小黄点，两行之数皆八。青者木色，八者木数，原具厥阴风木之气化，故善入肝经，搜风发汗，治痉痫抽掣，中风口眼㖞斜，或周身麻木，其性虽毒，转善解毒。统治一切疮疡。为蜈蚣之伍药，其力相得益彰也。

【近代应用】

（1）本品与马钱子、金钱白花蛇等配伍，散剂服，治疗风湿性关节炎、类风湿性关节炎，症见关节冷痛、屈伸不利属寒湿痹阻、瘀血阻络者。

（2）治偏头痛：用炙全蝎、别直参各0.9克，嫩钩藤4.5克，共研细末，1日内分2次服完，1~2日可治愈。又方：用全蝎末少许置于太阳穴，以胶布封固，每日1换，疗效满意。

（3）治疗乳核：用全蝎、蜈蚣、穿山甲、川贝母、桃仁各15克，研细末，每服3克，每日1次，陈酒送服。

（4）治疗急性扁桃体炎：将蝎尾一小节置于直径2厘米的大橡皮膏正中，贴于下颌角下方正对肿大的扁桃体外面皮肤上，若双侧肿大则双侧同用。一般12小时即能收效。若无明显缓解可继续贴12小时。如有合并症则应改用其他药物治疗。

（5）治疗痈疡久不收口：蝎子焙干研细做成药线，从创口塞入，效果较好。或用蝎子2份，蜈蚣1份亦可。

（6）五虎追风散：南星、僵蚕、全蝎、蝉蜕、天麻、朱砂，用于破伤风或惊风抽搐。

（7）治疗癫痫：用全蝎、蜈蚣（去头足）等量，晒干研末，蜜丸或装胶囊，成人每日4.5~7.2克，早晚分服。小儿根据年龄、体重酌减。如无毒副反应可连续使用。

【效验方】

治疗乳腺炎：用全蝎2只，用馒头包，饭前吞服，效果可靠。

【用法用量】煎服，3~6克。蝎尾3~8条。入散剂，量可酌减。

【注意事项】本品有毒，不可过量使用。因属窜散之品，故血虚生风者慎用。孕妇禁用。

蜈　蚣

本品为蜈蚣科动物少棘巨蜈蚣的干燥体。主产于江苏、浙江、湖北等地。春、夏两季捕捉，用竹片插入头尾，绷直，干燥。

【性味归经】味辛，性温，有毒。归肝经。

【功能主治】祛风，定惊，攻毒，散结。主治中风，惊痫，破伤风，风湿顽痹，疮疡，瘰疬，毒蛇咬伤。

【歌诀】蜈蚣味辛，蛇虺恶毒，止痉除邪，堕胎逐瘀。

【经典应用】

（1）息风止痉，主治肝风抽搐，急慢惊风。其功与全蝎相似，故两药往往相须为用。如验方"止痉散"，治手足抽搐、角弓反张，以本品与全蝎等分，研末吞服；"撮风散"治小儿口撮、手足抽搐，亦以本品配伍全蝎及钩藤、僵蚕等品。

（2）通络止痛，适用于顽固性头部抽掣疼痛，风湿痹痛等证，多与全蝎配伍，或与天麻、僵蚕、川芎等同用。

（3）解毒散结，外敷可治疮痈、瘰疬。如《拔萃方》之"不二散"，以本品同雄黄配伍，外敷肿毒恶疮；《枕中方》以本品与茶叶共研细末，敷治瘰疬溃烂。

此外，又可用以治疗毒蛇咬伤。

【文献辑录】

《神农本草经疏》：味辛，温，有毒。主鬼疰蛊毒，啖诸蛇鱼毒，杀鬼物老精温疟，祛三虫，疗心腹寒热结聚，堕胎，祛恶血。赤头足者良。

《本草纲目》：治小儿惊厥风搐，脐风口噤，丹毒，秃疮，瘰疬，便毒，痔瘘，蛇伤。

《医学衷中参西录》：蜈蚣……走窜之力最速内而脏腑，外而经络，凡气血凝聚之处皆能开之。性有微毒，而转善解毒，凡一切疮疡诸毒皆能消之。其性尤善搜风，内治肝风萌动，癫痫眩晕，抽掣痉挛，小儿脐风；外治经络中风，口眼㖞斜，手足麻木。为其性能制蛇，故又治蛇症及蛇咬中毒。

【近代应用】

（1）治疗口眼㖞斜：用防风、僵蚕各9克煎汤冲服蜈蚣末1.8克（2次量）。

（2）治疗阳痿：以蜈蚣、当归、白芍、甘草各6克，共研细粉，分为40包，每次半包或1包，早晚各1次，空腹用白酒或黄酒送服，15天为1疗程。

（3）治疗面神经麻痹：蜈蚣2条，研细粉，晚饭后，用防风30克，煎汤送服。药后避风寒，小儿用量酌减。10天为1疗程。病程长者加当归、川芎。

（4）治疗急慢性肾炎：取蜈蚣1条，生鸡蛋1个，蜈蚣去头足，焙干研末纳入鸡蛋（先打一小孔）内搅匀，外用湿纸或黄泥糊住，放灶内煨熟食之。每日1个，7天为1疗程，如果不愈，隔3天再行下一个疗程。

（5）治疗扁平疣：蜈蚣2条，全蝎3克，蝉衣12克，荆芥16克，防风10克，丹参12克，生石膏30克，薄荷4克，水煎服，每日1剂，连服5剂为1疗程，休息2日后继服第2疗程。

（6）治疗烧烫伤：取蜈蚣若干条，用麻油浸泡半个月，油以浸过蜈蚣面为度。用油涂患处，1~2次即愈。

（7）治疗带状疱疹：用蜈蚣10条，朱砂6克，冰片0.5克，研细末，麻油调涂患处。或用蜈蚣3条焙干研末，加鸡蛋清适量调涂患处，每日5~6次。一般3日内可结痂痊愈。如有全身症状者可内服银翘散。

【效验方】

治疗面神经麻痹方：蜈蚣、生甘草等量，研细粉。每次1克，温开水送服，日服 3 次，饭后服。

治疗癌症方：蜈蚣晒干研末，每日 2～3 条，分 2 次服。

【用法用量】煎服，3～5 克，或 1～3 条。散剂酌减。

【注意事项】本品有毒，用量不可过大。血虚生风者慎用。孕妇忌服。

小　结

本章平肝息风药主要适用于惊痫、癫狂、眩晕、痉厥、抽搐等肝风内动之证。

天麻、钩藤、白蒺藜三药常同用，但作用各有不同。天麻为治头目眩晕之主药，并治痉挛抽搐，肢体麻木，半身不遂。钩藤能清心肝之热而息风定惊，可治肝火上升之头目眩晕，肝风内动之惊痫抽搐，且兼清透作用。白蒺藜善散肝经风热，又能疏肝解郁，行气活血，与沙苑蒺藜不同，当知区别。

代赭石重镇降逆为主，善治气逆不降，呕吐，噫气，恶逆，气急痰喘等症；且可清肝火，平肝阳，治肝阳眩晕。磁石能益阴补肾，又能使肝阳下潜而有聪明耳目之功，且可纳气入肾和镇惊安神。羚羊角主清肝火，为平肝息风之主药，且可明目散血解毒。石决明既清肝热，又补肝阴，故为平肝潜阳要药，且有明目清肺之效。珍珠母功能平肝潜阳，清肝明目，治肝阳上亢之头晕目眩、头疼及肝火上攻之目赤肿痛，以及肝血不足视物昏花；又入心经，镇心安神之效为其所长，配伍后常用以治疗惊悸、心烦失眠，与珍珠功能相似。

羚羊角能平肝息风，清肝明目，解毒定惊，用以治疗肝风内动，惊痫抽搐；肝阳上亢，头晕目眩；肝火上炎，目赤头痛；热病神昏，瘟病发斑等证。

地龙咸寒降泄，功能止痉，通络，平喘，利尿，适用于高热昏厥、惊搐烦躁，肢体不仁，半身不遂，关节痹痛，喘咳顿咳，以及阴虚阳亢引起的头胀眩晕。僵蚕为祛风化痰之品，具有止痉散结之功。

全蝎、蜈蚣均为息风止痉要药。然息风止痉之力，蜈蚣大于全蝎，二药合用，药力尤强。全蝎、蜈蚣均能攻毒散结。近据报道，用蜈蚣治肝癌、胃癌收到满意效果。

第十章　开窍药

凡具辛香走窜之性，以开窍醒神为主要作用，治疗闭证神昏的药物，称为开窍药，又名芳香开窍药。

《黄帝内经·素问·灵兰秘典论》篇云：心者君主之官，神明出焉。心窍开通则神明有主，神志清醒。然心窍常为热毒、痰浊、瘀血等所阻塞而不通，则神明内闭，神志不清，治疗当急开心窍以醒神。本类药气味多辛香而善于走窜，皆入心经，具有开窍醒神的作用。部分开窍药以其辛香行散之性，尚兼行气、活血、止痛、消食、辟秽、解毒等功效。

开窍药主要用于治疗温热病热陷心包证，痰浊、瘀血等蒙蔽心窍所致的神昏谵语，以及惊风、癫痫、脑卒中等猝然昏厥、痉挛抽搐等证。同时也可用于气滞或气结证，及寒湿、热毒、瘀血等有形或无形之邪痹阻经络、四肢关节或上中下三焦所致的风湿痹痛、疮疡肿毒、胸痹、癥瘕积聚等病证。

神志不清有虚实之别，虚脱者当补虚以固脱，当用补虚药或收涩药；闭证当开窍通关，醒神回苏。闭证有寒闭、热闭之别，若面青、身凉、苔白、脉沉迟者，当用辛温开窍，简称"温开"，同时宜配伍温里散寒之品；若面红、身热、苔黄、脉数者，当用辛凉开窍，简称"凉开"，同时应配伍清热凉血解毒之品。若闭证神昏兼惊厥抽搐者，还须配伍平肝息风止痉药物；见烦躁不安者，须配伍安神定惊药物；有跌打损伤瘀血者，可配伍行气药或活血化瘀药物；痰浊壅盛者，须配伍化痰药物。同时，因闭证病位多在上焦且病情危急，治疗上又多遵循"病在上者，因而越之"之法，临床多配伍涌吐药以将痰涎、瘀血、毒邪等涌吐而出。

开窍药辛香走窜，为救急、治标之品，且能耗气而伤阴，故只宜暂服，不可久用；因本类药物气味辛香，其有效成分易于挥发，内服多不宜入煎剂，宜入丸剂、散剂服用。

牛　黄

本品为牛科动物牛的干燥胆结石。主产于中国西北和东北地区，宰牛时如发现有牛黄，应立即滤去胆汁，将牛黄取出，除去外部薄膜，阴干。

【性味归经】味苦、甘，性凉。归肝、心经。

【功能主治】清心凉肝，豁痰开窍，清热解毒。主治热病神昏，中风窍闭，惊痫抽搐，小儿急惊，咽喉肿烂，口舌生疮，痈疽疔毒。

【歌诀】牛黄味苦，大治风痰，定魄安神，惊痫灵丹。

【经典应用】

（1）息风止痉，主治外感热病，热极动风或小儿痰热惊风，痉挛抽搐等证，常与清热息风止痉药配伍，如"牛黄散"；治小儿惊痫，痉挛抽搐，即以本品配朱砂、天竺黄、钩藤等。

（2）化痰开窍，主治痰热内盛，闭阻心窍，神昏不醒及外感温热，邪陷心包，高热神昏，每与清热化痰、凉血解毒药同用。

（3）清热解毒，用以治疗咽喉肿痛腐烂，热毒疮痈等证，如《和剂局方》之"朱黄散"治咽喉肿烂，以本品配珍珠，研末吹喉；"犀黄丸"治痈毒，乳岩，瘰疬，以本品与麝香、乳香、没药合用。

【文献辑录】

《神农本草经》：主惊痫，寒热，热盛狂痉。

《药性论》：小儿夜啼，主卒中恶。

《本草纲目》：痘疮紫色，发狂谵语者可用。

《会药医镜》：疗小儿急惊，热痰壅塞，麻疹余毒，丹毒，牙疳，喉肿，一切实证垂危者。

【近代应用】

（1）本品能抑制中枢神经系统，具有镇静、镇痛解热、抗惊厥作用；强心，改善心功能，治疗多种心律失常，扩张外周血管，收缩冠状动脉，显著持久地降低血压，抑制血小板聚集。

（2）促进胆汁分泌及保护实验性肝损伤，对平滑肌主要表现为解痉作用。

（3）有抗炎、抗病原微生物、抗氧化及抑制肿瘤生长的作用。此外，能促进脂肪消化，使胰蛋白酶活化，并可与多种有机物结合成稳定的化合物，而起到解毒作用。

【效验方】

治疗小儿惊热方（人参牛黄散）：人参、牛黄各等量，研细粉。每次服0.3～0.5克，薄荷水送服。

【用法用量】入丸散，每次0.15～0.35克。外用适量，研末敷患处。

【注意事项】脾虚便溏及孕妇慎用。

【附】

除黄牛、水牛外，牛科动物牦牛及野牛的胆结石亦可入药。另有人工牛黄系牛胆汁、猪胆汁经人工提取制造而成，其药性、功能与天然牛黄相似，目前已广泛应用。体外培育牛黄以牛科动物牛的新鲜胆汁作母液，加入去氧胆酸、胆酸、复合胆红素钙等制成，其药性、功能亦与天然牛黄相似。

麝 香

本品为鹿科动物林麝、马麝或原麝成熟雄体香囊中的干燥分泌物。主产于四川、云南等地。野生麝多在冬季至次春猎取后，割取香囊，阴干，习称"毛壳麝香"，用时剖开香囊，除去囊壳，称为"麝香仁"，其中呈颗粒状者，称"当门子"。家麝直接从香囊中取出麝香仁，阴干。

【性味归经】味辛，性温。归心、脾经。

【功能主治】开窍醒神，活血散结，消肿止痛。主治热病神昏，中风痰厥，中恶昏迷，血瘀经闭，癥瘕积聚，心腹急痛，跌打损伤，痹痛麻木，痈疽恶疮，喉痹，口疮，牙疳，脓耳。

【歌诀】麝香辛温，善通关窍，辟秽安惊，解毒甚妙。

【经典应用】

（1）开窍醒神，适用于温热病热入心包，神昏痉厥，中风痰厥，惊痫等闭症。本品有较强的开窍通闭作用，为醒脑回苏的要药。配合清热药，即成"凉开"之剂，如"至宝丹"；配合祛寒药，即为"温开"之剂，如"苏合香丸"。

（2）活血散结，可治痈疽疮疡，跌打损伤，经闭，癥瘕，痹痛等证。

（3）催产下胎，可用于胎死腹中或胎衣不下等症，本品有催生下胎作用，如《张氏医通》之"香桂散"，即本品与肉桂配伍而成。

此外，本品有解酒毒、消瓜果食积之效。

【文献辑录】

《神农本草经疏》：麝香……无毒。主辟恶气，杀鬼精物，温疟，蛊毒，痫痓，去三虫，疗诸凶邪鬼气，中恶心腹暴痛，胀急痞满，风毒，妇人难产堕胎，祛面斑，目中浮翳。久服除邪，不梦寤厌寐。

《本草纲目》：通诸窍，开经络，透肌骨，解酒毒，消瓜果食积，治中风、中气、中恶、痰厥、积聚癥瘕。盖麝香走窜，能通诸窍之不利，开经络之壅遏，若诸风、诸气、诸血、惊痫、癥瘕诸证，经络壅闭，孔窍不利者，安得不用为引导以开之通之也？非不可用也，但不可过耳。《济生方》治食瓜果成积作胀者用之，治饮酒成消渴者用之，云果得麝则坏，酒得麝则败，此得用麝之理者也。

【近代应用】

（1）本品与丹参、郁金、红花等配伍，散剂服，治疗冠心病心绞痛、脑梗死，症见胸闷、心前区刺痛或偏瘫失语属气滞血瘀者。

（2）本品与制川乌、地龙配伍，制成胶囊，内服治疗风湿痹痛。

【效验方】

治疗急性热病，神昏，痈疽疔毒，咽炎，喉痹方（六神丸）：麝香1克，牛黄1.5克，雄黄1克，珍珠1.5克，冰片1克，蟾酥1克。前5味共研细粉，白酒化蟾酥为丸，如芥子大，百草霜为衣。每服10粒，日服3次，温水送服。

【用法用量】 入丸散，每次0.03～0.1克。外用适量。不入煎剂。

【注意事项】 虚脱证禁用。孕妇禁用。

冰 片

本品为龙脑香科植物龙脑香树脂加工品，或龙脑香树的树干、树枝切碎，经蒸馏冷却而得的结晶，称"龙脑冰片"，亦称"梅片"。由菊科植物艾纳香（大艾）叶的升华物经加工劈削而成，称"艾片"。现多用松节油、樟脑等，经化学方法合成，称"机制冰片"。龙脑香主产于东南亚地区，中国台湾有引种；艾纳香主产于广东、广西、云南等地。冰片成品须贮藏于干燥阴凉处密闭保存。研末用。

【性味归经】 味辛、苦，性微凉。归心、脾、肺经。

【功能主治】 清散郁火，清通诸窍，防腐生肌，消肿止痛。主治热病神昏，痰蒙清窍，中风痰厥，气厥，咽喉肿痛，目赤翳障，口舌生疮，痈肿疮毒。

【歌诀】 冰片味辛，目痛窍闭，狂躁妄语，真为良剂。

【经典应用】

（1）开窍醒神，适用于神昏、痉厥诸症。本品为芳香走窜之品，内服有开窍醒神之效，但效力不及麝香，二者常配伍应用，如"安宫牛黄丸"。

（2）清热止痛，善治各种疮疡，咽喉肿痛，口疮，目疾。外用有清热止痛，防腐止痒功效，为眼、喉科常用药。如目赤肿痛，单用点眼，即可取效。

又如"冰硼散"，以本品配伍硼砂、朱砂、玄明粉吹于患处，治咽喉肿痛及口疮。

【文献辑录】

《海药本草》：主内外障眼，三虫，治五痔，明目，镇心，秘精。

《本草纲目》：疗喉痹、脑痛、鼻息、齿痛、伤寒舌出、小儿痘陷，通诸窍，散郁火。

《本草备要》：治惊痫痰迷。

【近代应用】

（1）治疗慢性支气管炎：冰片3克（有的用7.5克）研细粉，以等量凡士林调匀，涂在油纸上贴于膻中穴绷带固定，持续热敷，每12小时换药1次，10天为1疗程。

（2）治疗蛲虫病：取冰片1.5克，香油3克，调成糊状，先用一棉球蘸药糊塞入肛门内涂抹，再用另一棉球蘸药在肛门外涂抹。每晚10时后涂抹1次，连续3天。

（3）治疗溃疡性口腔炎：冰片0.3克，加入1个鸡蛋的蛋白中混合。用时先以0.02%呋喃西林溶液漱口，再用消毒棉球擦干患处后涂以冰片蛋白，每日4~5次。几天后可痊愈。

【效验方】

治疗急性喉炎、扁桃体炎方：冰片1克，枯矾1.5克，黄柏炭2克，灯草炭3克，共研细粉。取适量用1根细管儿吹入咽部。

【用法用量】 入丸散，每次0.15~0.3克。外用适量，研粉点敷患处。不入煎剂。

苏合香

本品为金缕梅科植物苏合香树的树干渗出的香树脂。主产于欧、亚、非三洲交界的土耳其、叙利亚、埃及等国，中国广西、云南有引种。常贮藏于铁桶内，灌以清水浸之，以防香气走失，置于阴凉处。

【性味归经】 味辛，性温。归心、脾经。

【功能主治】 开窍辟秽，开郁豁痰，行气止痛。主治中风，痰厥，气厥之寒闭证；温疟，惊痫，湿浊吐利，心腹卒痛，以及冻疮、疥癣。

【歌诀】 苏合香甘，祛痰辟秽，蛊毒痫痉，梦魇能起。

【经典应用】

（1）开窍辟秽，主要用于中风，中恶，痰迷，猝然昏倒，不省人事，证属寒闭者，每与行气散寒化痰药同用，如《和剂局方》之"苏合香丸"即以本品与麝香、丁香、安息香等配伍而成。近年来，以本品配伍檀香、冰片、乳香、青木香等制成的"冠心苏合丸"，用以治疗冠心病心绞痛，确有效验。

（2）醒脑开窍，用于治疗流行性乙型脑炎，可用苏合香丸、安宫牛黄丸各1丸，用100毫升水溶化，间隔1小时分次给药，神志不清者，可插胃管注入。

（3）化瘀通络，用于治疗冠心病心绞痛，在常用西药基础上配以苏合香丸，疗效较好，对缓解心前区疼痛3～5分钟见效。

（4）祛痰辟秽，用以治疗一氧化碳中毒后遗症，在对症支持疗法的基础上加用苏合香丸1～2粒，有良好的效果。

此外，本品能温通散寒，为治疗冻疮的良药。

【文献辑录】

《神农本草经疏》：味甘，温，无毒。主辟恶，杀鬼精物，温疟蛊毒痫痓，祛三虫，除邪。

《本草纲目》：苏合香气窜，能通诸窍脏腑，故其功能辟一切不正之气。

《本经逢原》：凡痰积气厥，必先以此开导，治痰以理气为本也。凡山岚瘴湿之气，袭于经络，拘急弛缓不均者，非此不能除。

【近代应用】

（1）苏合香有良好的止痛作用，临床证实其除了对心绞痛有显著疗效外，还可明显缓解阴缩疼痛、胃痛、痛经等。

（2）临床证实用冠心苏合丸结合常规西医治疗措施，治疗急性重型颅脑损伤，辨证为气闭脑窍者，疗效显著优于常规西医治疗。

【用法用量】 入丸散，每次0.3～1克。外用适量，不入煎剂。

【注意事项】 脱证禁服；气阴两虚及孕妇慎用。

安息香

本品为安息香科植物白花树的干燥树脂。进口安息香主产于印度尼西亚、泰国；中国主产于广西、云南等地。树干经自然损伤或夏、秋两季割裂树干，收集流出的树脂，阴干。

【性味归经】 味辛、苦，性平。归心、脾经。

【功能主治】开窍，辟秽，行气，止痛。主治中风昏迷，气郁暴厥，小儿惊痫，产后血晕，心腹疼痛，风痹肢节痛。

【歌诀】安息香辛，驱除秽恶，开窍通关，死胎能落。

【经典应用】

（1）辟恶开窍，适用于中风、中秽，突然昏倒，不省人事。本品能开窍回苏，兼可祛痰，常与苏合香、麝香等同用。治疗神昏谵语，身热烦躁，痰盛气粗等属于痰热内闭者，与朱砂、雄黄、麝香等配伍，如"至宝丹"。

（2）行气和血，可用以治疗气滞血瘀心腹疼痛，以及产后血晕，可单用，如《危氏得效方》治猝然心痛，或经年频发，即用本品研末，沸汤送下；治产后血晕，与五灵脂配伍有效。

此外，外敷溃疡疮面，有促进愈合的作用。

【文献辑录】

《本草纲目》：气香窜，能通诸窍脏腑，故其功能辟一切不正之气。

《本草述》：治中风、风痹、风痫、鹤膝风、腰痛、耳聋。

【近代应用】

（1）本品与血竭、赤芍、没药等配伍，散剂服，治疗气虚血滞，风痰阻络引起的卒中后遗症。

（2）安息香主要功能为开窍清神，行气活血，止痛，多用于中风痰厥，气郁暴厥，中恶昏迷，心腹疼痛，产后血晕，小儿惊风等。

【效验方】

治疗心绞痛方：发作时用安息香末1.5克，开水送服。

【用法用量】内服每次0.6～1.5克。由于多配入成药内服，故用量常随成药配方而定。

【注意事项】阴虚火旺者慎服。

石菖蒲

本品为天南星科植物石菖蒲的干燥根茎，中国长江流域以南各省均有分布，主产于四川、浙江、江苏等地。秋、冬两季采挖，除去须根及泥沙，晒干，生用。

【性味归经】味辛，性温。归心、胃经。

【功能主治】豁痰开窍，化湿和胃，宁心益志。主治热病神昏，痰厥，健忘，失眠，耳聋，耳鸣，噤口痢，风湿痹痛。

【歌诀】 菖蒲性温，开心利窍，祛痹除风，出声至妙。

【经典应用】

（1）开窍宁神，用以治疗痰浊上蒙，蔽阻清窍引起的神志昏乱，癫狂精神恍惚，健忘失眠等症。本品配远志，有开心窍，散心郁，强脑醒神的功效，可用以治疗湿浊蒙蔽清窍，精神恍惚，健忘等症；配郁金，能开窍解郁，清心醒神，可治热病痰蒙心窍，神志不清。

（2）化湿开胃，适用于湿阻中焦，胃脘胀满，苔腻不饥，可单用或配藿香、厚朴、陈皮等；配石莲子，能健脾化湿，治久痢不止；配黄连能治噤口痢；配香附，能开胃化湿，行气止痛，用以治疗中寒气滞，脘腹胀痛。

（3）通耳窍，开声音，治疗劳聋积久，常配伍白蔹、丹皮、山茱萸等外用，如"菖蒲散"；治疗风冷伤肺，声音嘶哑，常配伍桂心、生姜等，如"含化菖蒲煎"；治心肾两虚，痰浊上扰之耳鸣耳聋、头晕、心悸，常与菟丝子、女贞子、旱莲草等配伍，如"安神补心丸"。

此外，本品有辛散除湿消痰之功，尚可用以治疗风湿痹证及痰咳失音之证。

【文献辑录】

《神农本草经疏》：石菖蒲……无毒。主风寒湿痹，咳逆上气，开心孔，补五脏，通九窍，明耳目，出声音。主耳聋，痈疮，温肠胃，止小便利，四肢湿痹不得屈伸，小儿温疟，身积热不解。久服轻身，不忘不迷或延年。

《本草纲目》：治中恶卒死，客忤癫痫，下血崩中，安胎漏，散痈肿。

《本草新编》：石菖蒲，止可为佐使，而不可为君药。开心窍必须佐以人参；通气必须君以苍术；遗尿欲止，非加参、芪不能取效；胎动欲安，非多加白术不能成功；除烦闷，治善忘，非以人参为君，亦不能两有奇验也。

【近代应用】

（1）本品与郁金、人参、三七等配伍，煎服或散剂服，可防治冠心病心绞痛，高血压病及脑血管意外。

（2）小儿智力糖浆：本品与熟地、远志、龙骨配伍，制成糖浆，治疗儿童多动症。

（3）以石菖蒲、川芎、干地龙各 10 克，鸡血藤、泽泻各 25 克制成口服液（每毫升含生药 1 克），治疗脑梗塞，疗效显著。

（4）以四七汤（制半夏、朱茯苓、石菖蒲、枳实、郁金）加味治疗老年性痴呆，疗效显著。

【效验方】

治疗神经性呕吐方：石菖蒲 10 克，水煎，日 1 剂，分 2 次服。

【用法用量】煎服，3～10 克，鲜品加倍。

【注意事项】阴虚阳亢，汗多、滑精者慎用。

小　结

本章开窍药功效以开窍醒神为主。其中牛黄功能开窍豁痰，息风定惊，并有清热解毒之功。麝香辛温香窜，开窍之力甚大，为窍闭神昏之良药。冰片辛苦微寒，主通诸窍，散郁火，可辅佐麝香以治窍闭神昏之证。苏合香甘微辛苦而性温，善开窍豁痰，适用于一切中风、中气、中痰而猝然昏厥的危急闭证。安息香能开窍、祛痰、行气和血，治由秽恶邪气所致的心腹作痛、惊痫、卒中暴厥、产后血晕等证。

石菖蒲辛苦性温，芳香燥散，能入心开窍，除痰健脑，适用于痰浊蒙蔽心包所致的神昏癫痫，以及健忘耳聋等证。

第十一章　止咳化痰药

　　以消痰或祛痰为主要作用，用于治疗痰证的药物，称化痰药；以制止或减轻咳嗽喘息为主要作用，用于治疗咳喘证的药物，称止咳平喘药。因为部分化痰药兼止咳平喘功效，而止咳平喘药也常兼化痰功效，而且在病证上痰、咳、喘三者相互兼杂，所以将化痰药与止咳平喘药合并为一章介绍。

　　本类药物具有辛、苦或甘味，药性寒凉或温热；辛能宣通肺气，苦能燥湿化痰，降泄肺气，温以散寒，凉可清热，甘润肺燥，故本类药具有宣肺降气、化痰止咳、降气平喘等作用，主要用于治疗外感或内伤引起的痰饮阻肺，肺失宣降的痰多咳嗽气喘，痰蒙清窍或引动肝风所致的眩晕、癫痫惊厥、脑卒中痰迷，以及痰阻经络所致的瘿瘤、瘰疬、阴疽流注、麻木肿痛等病证。

　　由于痰有寒痰、湿痰、热痰、燥痰之分，化痰药之药性有温燥与凉润之别，根据药物的性能特点及临床应用的不同，一般将其分为止咳平喘药、清化热痰药和温化寒痰药三类。

　　应用本章药物，应根据病证不同，有针对性地选择不同性能特点的化痰药及止咳平喘药，并根据痰、咳、喘之成因和证型作适当的配伍，以治病求本，标本兼顾。化痰药有利于制止咳喘，止咳平喘当以化痰为先，故化痰药与止咳平喘药常配伍同用。如外感有表证者，配解表药；里热者，配清热泻火药；里寒者，配温肺散寒药；肺肾虚劳者，配补肺益气或补肺肾纳气药；阴虚火旺者，配滋阴降火药；脾虚湿阻者，配健脾燥湿药。此外，眩晕、癫痫惊厥、脑卒中痰迷者，则当配平肝息风、开窍、安神药；瘿瘤、瘰疬者，配软坚散结药；阴疽流注、麻木肿痛者，配温阳散寒通滞药。因痰饮形成的病机为气化失司，水液停滞，气机失调，故历代医家强调治痰之要在于调气，气行则水行，气降则痰降，所以应配伍行气、降气药。本章用药须知，温燥性的温化寒痰药，不宜用于热痰、燥痰；寒凉药性的清化热痰药，不宜用于寒痰、湿痰；凡咳嗽兼咯血或痰中带血等有出血倾向者，或胃肠有出血或孕妇，不宜使用强烈而有刺激性的化痰药，以免加重出血或引起胎动不安；麻疹初起有表邪之咳嗽，不宜单投止咳药，温性或有收敛功效的止咳药尤为所忌，以免恋邪而影响麻疹之透发；有毒性的药物，应注意炮制、用法与用量及不良反应的防治。

第一节　止咳平喘药

本类药物其味或辛或苦或甘，药性或温或寒，所以其作用就有宣肺、清肺、润肺、降肺、敛肺及化痰之别。其中有的药物偏于止咳，有的偏于平喘，有的则兼而有之。

本节药物主治咳喘，而咳喘之证，病情复杂，从病邪分，有燥痰、热痰、寒痰、湿痰等不同；从病因分，有外感和内伤之别；从性质分，又有虚实之不同。故临床应用时应审证求因，应根据证型的不同，选用适当的止咳、平喘药物，并配伍相应的有关药物，不能单纯地见咳治咳，见喘治喘。

个别麻醉镇咳定喘药，因易成瘾，易敛邪，用之宜慎。

杏　仁（附：甜杏仁）

本品为蔷薇科落叶乔木山杏或杏的干燥成熟种子。主产于东北、华北、西北等地区。夏季采收，晒干，生用或炒用。

【性味归经】味苦，性微温。有小毒。归肺、大肠经。

【功能主治】降气化痰，止咳平喘，润肠通便。主治外感咳嗽喘满，肠燥便秘。

【歌诀】杏仁温苦，风寒喘嗽，大肠气闭，便难切要。

【经典应用】

（1）止咳平喘。本品有苦泄降气，止咳平喘之功，可随配伍不同而用于多种咳喘证。如配桔梗，宣降肺气，止咳祛痰，治外感咳嗽痰多；配麻黄、甘草，散风寒宣肺平喘；配桑叶、菊花，散风热宣肺止咳，治风热咳嗽；配桑叶、贝母，润肺止咳，治燥热咳嗽；配石膏，清肺泄热，宣肺平喘，治肺热咳嗽。

（2）润肠通便，为津伤血亏，肠燥便秘所常用，可与火麻仁、当归、枳壳等同用，如"润肠丸"。

【文献辑录】

《本草纲目》：杀虫，治诸疮疥，消肿，祛头面诸风气皶疱。能散能降，故解肌散风，降气，润燥，消积，治伤损药中用之。治疮杀虫，用其毒也。

治风寒肺病药中，亦有连皮尖用者，取其发散也。

《本草便读》：凡仁皆降，故（杏仁）功专降气，气降则痰消嗽止。能润大肠，故大肠气闭者可用。杏仁、桃仁其性相似，一入肝经血分，一入肺经气分。

【近代应用】

（1）治疗小儿脓疱病：苦杏仁烧炭研末，加香油调成稀糊涂患处，效果良好。

（2）本品配伍麻黄、石膏、罂粟壳，水煎服，治疗急、慢性支气管炎及喘息性支气管炎，症见胸闷咳嗽，痰多黄稠，呼吸困难。

（3）本品与麻黄、石膏、甘草，水煎服，治疗急性或喘息型支气管炎，症见身热口渴，咳嗽痰盛，喘促气逆，胸膈满闷者。

（4）治疗皮肤疣瘤：用杏仁去皮，与蛋清捣和，夜涂之，晨起用暖酒洗去，有良效。

【效验方】

治疗心悸短气、呼吸困难方：茯苓15克，杏仁5克，生甘草5克。水煎，日1剂，分3次服。

【用法用量】 煎服，5～10克。宜捣碎入煎。生品入煎剂宜后下。

【注意事项】 内服不宜过量，以免中毒。阴虚咳嗽、大便溏泻者忌用。婴儿慎用。

【附药】

甜杏仁　杏仁的一种，其味甘甜。性味甘平。功能与苦杏仁相似，药力较缓，且偏于润肺止咳。用于虚劳咳嗽、津伤便秘。煎服，5～10克。

桔 梗

本品为桔梗科多年生草本植物桔梗的干燥根。主产于安徽、河南、辽宁等地，华东地区产者质量较优。春、秋两季采挖，洗净，除去须根，剥取外皮或不去外皮，切片，晒干生用。

【性味归经】 味苦、辛，性平。归肺经。

【功能主治】 宣肺祛痰，利咽排脓。主治咳嗽痰多，咽喉肿痛，肺痈吐脓，胸满胁痛，痢疾腹痛，小便癃闭。

【歌诀】 桔梗味苦，疗咽肿痛，载药上升，开胸利壅。

【经典应用】

（1）开宣肺气，主治咳嗽痰多，不论肺寒肺热，俱可应用。如"杏苏散"以本品配杏仁、苏叶、陈皮、生姜等，用于风寒咳嗽；"桑菊饮"以本品配桑叶、菊花、杏仁等，治风热咳嗽；对咽痛音哑，则可配薄荷、牛蒡子、蝉蜕等；治气滞痰阻，胸闷不舒，可与枳壳、瓜蒌皮等配用。

（2）祛痰排脓，可治肺痈吐脓，咳喘胸痛。本品配金银花、杏仁等，能清热排脓，咯吐脓血；配芦根、薏苡仁、冬瓜仁、鱼腥草，治痰热壅滞所致的肺痈胸痛，咯吐脓血。配甘草如《金匮要略》之"桔梗汤"，用以排脓；"桔梗白散"（桔梗、贝母、巴豆），排脓之力更强。

此外，桔梗又有引药上行之功能，故常用本品作为引经药。由于本品能开提肺气，疏通肠胃，故炒炭可治下痢里急后重。

【文献辑录】

《神农本草经疏》：桔梗……有小毒。主胸胁痛如刀刺，腹满肠鸣幽幽，惊恐悸气，利五脏肠胃，补血气，除寒热风痹，温中消谷，疗咽喉痛，下蛊毒。

《本草通玄》：桔梗之用，惟其上入肺经，肺为主气之脏，故能使诸气下降，世俗泥为上升之剂不能下行，失其用矣。

《本草汇言》：桔梗主利肺气，通咽膈，宽中理气，开郁行痰之药也。凡咳嗽痰喘，非此不除，以其有顺气豁痰之功。头目之病，非此不疗，以其有载药上行之妙。中膈不清，胁肋刺痛，或痰或气之所郁，剂用二陈，佐以枳桔治之无有不愈。咽喉口齿，腹满肿结，或火或热之所使，剂用荆、翘，佐以甘、桔，治之无有不愈。所以桔配于枳，有宽中下气之效；桔配于草，有缓中上行之功。

【近代应用】

（1）治疗老年慢性支气管炎：桔梗9克，鲜龙葵30克，甘草3克，日1剂，水煎分2次服，10日为1疗程。

（2）治疗急性腰扭伤：桔梗15克，研细末，用黄酒冲服，每日1次（重者每日2次），服后卧床休息，使局部微出汗，疗效极佳。

（3）以桔梗为主组成的方剂，治疗急性上呼吸道感染，急性气管、支气管炎，慢性支气管炎，支气管哮喘，病毒性肺炎，肺脓疡，肺脓肿，肝癌，纵膈肿瘤，肺梗死，肺心病等，均有较好疗效。

【效验方】

桔梗汤（《伤寒杂病论》）：桔梗 3～6 克，生甘草 6～12 克，水煎服，分 2 次服用。主治以疼痛为主症的咽喉部炎症，如急慢性咽炎、喉炎、扁桃体炎等。

【用法用量】 煎服，3～10 克。

【注意事项】 本品性升散，凡气机上逆之呕吐、呛咳、眩晕及阴虚火旺咯血等，不宜用。用量过大易致恶心呕吐。

白　前

本品为萝藦科多年生草本植物柳叶白前或芫花叶白前的干燥根茎及根。主产于浙江、安徽、福建等地。秋季采挖，洗净，晒干，切段。生用或蜜炙用。

【性味归经】 味辛、甘，性微温。归肺经。

【功能主治】 泻肺降气，祛痰止咳。主治肺气壅实之咳嗽痰多，气逆喘促，胃脘疼痛，小儿疳积，跌打损伤。

【歌诀】 白前微温，降气下痰，咳嗽喘满，服之皆安。

【经典应用】

（1）宣肺降气，祛痰止咳，用于肺气壅实，咳嗽痰多，胸满气急喘息等证，可与麻黄、款冬花、杏仁、甘草等同用；若用于肺热咳喘，痰黄稠不易咯出等证，可与桑皮、生地黄、地骨皮、茯苓、炙麻黄、生姜配用，如"白前汤"。

【文献辑录】

《神农本草经疏》：白前……无毒。主胸胁逆气，咳嗽上气。

《本草纲目》：降气下痰。

《本草汇言》：白前，泄肺气，定喘嗽之药也，疗喉间喘呼，为治咳之首剂；膈之满闷，为降气之圣品。

【近代应用】

（1）治疗咯血：白前 9 克，旋覆花 9 克，代赭石 30 克，降香 4.5 克，半夏 9 克，丹参 30 克，生蒲黄 15 克，茜草根 30 克，水煎服，疗效显著。

（2）治疗癔症：旋覆花、党参、法半夏、炙甘草、栀子仁各 10 克，代赭石、大枣各 30 克，生姜 3 片，酸枣仁 10 克为基本方，随证加减。

（3）治疗小儿肺炎：青黛 3～4 克，白果、桑白皮、车前子、寒水石各 9

克，苏子3~6克，白前、天竺黄各6~9克，肺炎早期或中期出现身热无汗，加炙麻黄2~3克；高热不退，加生石膏9~15克；咳重，加款冬花4~6克；喘重，加炙麻黄3克，喘剧再加莱菔子6克，全瓜蒌6~9克；口渴、尿少，加芦根9克，疗效颇佳。

【效验方】

治疗慢性气管炎方：白前10克，桔梗5克，桑皮10克，甘草5克。水煎，日1剂，分3次服。

【用法用量】煎服，5~10克。久咳或稠痰难咯者可蜜炙用。

【注意事项】肺虚喘咳，干咳无痰者慎用。

百　部

本品为百部科多年生草本直立百部、蔓生百部或对叶百部的干燥块根。主产于华东、中南、华南等地。春、秋两季采挖，除去须根，置沸水中略烫或蒸至无白心，晒干。生用或蜜炙用。

【性味归经】味甘、苦，性平。归肺经。

【功能主治】润肺止咳，杀虫灭虱。主治新久咳嗽，肺痨，百日咳，蛲虫病，体虱，癣疥。

【歌诀】百部味甘，骨蒸劳瘵，杀疳蛔虫，久嗽功大。

【经典应用】

（1）润肺止咳，用以治疗新久咳嗽、百日咳、肺痨咳嗽等，有润肺止咳之功，如《续十全方》治暴咳，《千金方》治久咳，均单用本品煎浓汁服。通常配入复方中应用，如"止嗽散"；治百日咳，与沙参、川贝母、白前等配伍；治肺痨咳嗽，与麦门冬、生地黄、山药等同用。

（2）灭虱灭虫，单味水煎外用，可治头虱、体虱及疥癣。煎服还可治蛔虫、蛲虫。

此外，本品尚可用于治疗荨麻疹、皮炎、体癣、蚊虫叮咬。以鲜品切断，用断面涂搽患部，每日数次。

【文献辑录】

《药性论》：治肺家热，上气，咳嗽，主润肺。

《滇南本草》：润肺，治肺热咳嗽，消痰定喘，止虚痨咳嗽，杀虫。

《本草纲目》：百部，亦天冬之类，故皆治肺病、杀虫（治疗肺结核及肠道寄生虫）。但百部气温而不寒，寒嗽宜之；天冬性寒而不热，热嗽宜之，此为异耳。

【近代应用】

（1）本品与杏仁、桑皮、黄芩配伍，水煎服，用以治疗支气管炎、百日咳，症见痉咳剧烈，咳痰黄稠，目赤唇红者。

（2）百部是传统的止咳和杀虫药，具有镇咳、祛痰、杀虫、抗菌等作用。内服主要治疗咳嗽和脑膜炎等；外用主要治疗头虱、阴虱、螨虫、疥疮、痤疮、酒糟鼻和真菌感染等。

（3）治疗百日咳：用百部150克，制成100毫升糖浆。两岁以下服10毫升，两岁以上服15毫升，每日3次。

【效验方】

治疗肺结核：百部10克，水煎服，日1剂。

【用法用量】煎服，5~10克。外用适量，水煎或酒浸。蜜炙百部润肺止咳，用于阴虚劳嗽。

【注意事项】脾虚食少便溏者忌用。

紫 菀

本品为菊科多年生草本植物紫菀的干燥根及根茎。主产于河北、安徽、黑龙江等地。春、秋两季采挖。晒干。生用或蜜炙用。

【性味归经】味苦、甘，性微温。归肺经。

【功能主治】润肺下气，化痰止咳。主治咳嗽，肺虚劳嗽，肺痿肺痈，咳吐脓血，小便不利。

【歌诀】紫菀苦辛，痰喘咳逆，肺痈吐脓，寒热并济。

【经典应用】紫菀可用于多种咳嗽。本品配款冬花，能降气消痰止咳；配五味子，敛肺化痰止咳；配知母、阿胶，养阴润肺止咳。

【文献辑录】

《神农本草经疏》：紫菀……无毒。主咳逆上气，胸中寒热结气，去蛊毒，痿蹶，安五脏，疗咳唾脓血，止哮悸，五劳体虚，补不足，小儿惊痫。

《本经逢原》：紫菀，肺金血分之药，《本经》止咳逆上气，胸中寒热结气，其性疏利肺经血气也。去蛊毒、肺痿者，以其辛苦微温，能散结降气，蛊毒自不能留，痿由肺热叶焦，紫菀专通肺气，使热从小便去耳。《别录》疗咳唾脓血，《大明》消痰止渴，皆滋肺经血分之效。《金匮》泽漆汤用以治咳而脉沉者，咳属肺，脉沉则血分之病也。亦治下痢肺痈，与紫参同功。

【近代应用】

（1）本品与鱼腥草、麻黄、枳壳配伍，水煎服，用以治疗急性支气管炎，慢性支气管炎急性发作，症见恶寒发热，胸膈满闷，咳嗽痰黄，口渴咽痛者。

（2）本品与炙黄芪、百部、川贝母、莱阳梨配伍，水煎服，治疗慢性支气管炎，阻塞性肺气肿，症见久咳痰嗽气喘，自汗，胸闷。

（3）紫菀汤：紫菀、知母、阿胶、川贝母、桔梗、人参、茯苓、五味子、甘草，水煎服。治疗阴虚劳嗽。

【效验方】

止嗽散：紫菀、荆芥、百部、白前、桔梗、陈皮、甘草，用于外感咳嗽。

【用法用量】 煎服，5～10克。外感咳嗽宜生用，久咳虚嗽宜炙用。

【注意事项】 阴虚干咳者慎服。

款冬花

本品为菊科多年生草本植物款冬的干燥花蕾。主产于河北、甘肃、山西等地。12月或地冻前当花尚未出土时采挖，阴干。生用或蜜炙用。

【性味归经】 味辛、微苦，性温。归肺经。

【功能主治】 润肺下气，化痰止咳。主治新久咳嗽，气喘，劳嗽咳血。

【歌诀】 款冬甘温，理肺消痰，肺痈喘咳，补劳除烦。

【经典应用】 本品的功效与紫菀相似，可用以治疗多种类型的咳嗽。本品配麻黄，散寒宣肺止咳，可治寒咳；配瓜蒌，清肺化痰止咳，治肺热咳喘；配人参、黄芪，补肺气，止咳喘，治肺气虚而咳喘者；配沙参、麦门冬，养阴润肺止咳，治阴虚燥咳；配百部，能润肺化痰，止咳平喘，各种咳嗽均可应用。

【文献辑录】

《神农本草经疏》：款冬花……无毒。主咳逆上气，善喘，喉痹，诸惊痫，寒热邪气，消渴，喘息呼吸。

《本草汇言》：款冬花温肺、润肺、清肺、敛肺、调肺、补肺之药也。故本草主咳逆上气，喘嗽喉痹，寒热邪气诸症。以其辛温而润，散而能降，补而能收，为治嗽要药，无分寒热虚实，皆可施用。

【近代应用】

（1）本品与桔梗、远志、甘草配伍，水煎服或散剂服，用以治疗支气管炎，症见咳嗽，痰多，色白清稀者。

（2）本品配伍梨、枇杷叶、杏仁、桔梗，水煎服，治疗支气管炎，症见咳嗽痰少、痰中带血、声音嘶哑者。

（3）治疗哮喘，以款冬花制成醇浸膏，每次 5 毫升（相当于生药 6 克），日服 3 次。疗效显著。

（4）射干麻黄汤：射干、麻黄、细辛、紫菀、款冬花、生姜、半夏、五味子、大枣，水煎服。用于寒饮咳喘。

【效验方】

款冬花汤：款冬花 10 克，杏仁 10 克，贝母 6 克，知母 10 克，桑白皮 10 克，水煎服。主治暴咳。

【用法用量】煎服，5～10 克。外感咳嗽宜生用，内伤咳嗽宜炙用。

【注意事项】阴虚者慎服。

旋覆花（附：金沸草）

本品为菊科多年生草本植物旋覆花或欧亚旋覆的干燥头状花序。主产于河南、河北、江苏等地。夏、秋两季花开时采收，除去杂质，阴干或晒干。生用或蜜炙用。

【性味归经】味咸，性温。归肺、脾、胃、大肠经。

【功能主治】消痰行水，降气止呕。主治咳喘痰黏，呕吐噫气，胸痞胁痛。

【歌诀】旋覆花温，消痰止咳，明目祛风，逐水尤妙。

【经典应用】

（1）开结消痰，用于痰饮蓄结所致的胸膈痞实，喘逆气促等证，可与桔梗、桑皮、槟榔、鳖甲、柴胡、大黄、甘草配伍，如"旋覆花汤"；若用于感冒伤寒，咳嗽痰喘，常与荆芥、细辛、前胡等配用。

（2）降气止噫，用于胸痞噫气之脾胃气虚，或痰湿上逆者，常与代赭石、半夏、党参、炙甘草、大枣、生姜配伍，如"旋覆代赭汤"。

此外，还可用于胸胁痛。本品有活血通络之功，常配香附等同用，如"香附旋覆花汤"。

【文献辑录】

《神农本草经》：旋覆花……冷利，有小毒。主结气，胁下满，惊悸，除水，去五脏间寒热，补中下气。消胸上痰结，唾如胶漆，心胁痰水，膀胱留饮，风气湿痹，皮间死肌，目中多眵，利大肠，通血脉，益色泽。

《本草纲目》：旋覆花，所治诸病，其功只在行水、下气、通血脉尔。

《本草发明》：旋覆花，消痰导饮、散结利气之药，其云除惊悸者，以去心下水饮心神自定也。又治目中翳头风，毕竟痰饮结滞而生风热，此能散之，头目自清也。

【近代应用】

（1）用旋覆花治疗手术后顽固性呃逆，疗效满意。

（2）治疗痰壅气逆呃逆方：旋覆花5克，半夏5克，干姜1克，党参10克，代赭石10克，大枣3枚。水煎，分3次服。

【用法用量】煎服，3~9克。宜纱布包煎。

【注意事项】本品为温散降逆之品，凡阴虚燥咳及体虚便溏者不宜应用。

【附药】

金沸草　金沸草乃旋覆花的全草。味苦、辛、咸，性微温。能消痰止咳，行水，功用似旋覆花，适用于痰壅气逆等症。主治痰壅气逆，痰多咳喘，痰湿呕吐，及风痰上攻，头目眩胀等。

桑白皮

本品为桑科落叶小乔木桑的干燥根皮。主产于安徽、河南、浙江等地。秋末落叶时至次春发芽前采挖根部，刮去黄棕色粗皮，纵向剖开，剥取根皮，晒干。生用或蜜炙用。

【性味归经】味甘、辛，性寒。归肺经。

【功能主治】泻肺平喘，利水消肿。主治肺热或水饮停肺的胸满喘咳，咳血，水肿，脚气，小便不利。

【歌诀】桑皮甘辛，止嗽定喘，泻肺火邪，其功不浅。

【经典应用】

（1）泻肺平喘，主治肺热咳嗽，喘逆痰多等证，常配地骨皮、甘草泻肺平喘，如"泻白散"；配麻黄、葶苈子，宣肺逐饮，治水饮停肺，胀满喘急；配人参、五味子，补肺平喘，治肺虚有热，咳嗽气喘。

（2）利水消肿，适用于水肿胀满，小便不利等证，常配大腹皮、茯苓皮、生姜皮等，方如"五皮饮"。

此外，本品能清肝降压，治疗肝阳上亢、肝火偏旺的头晕目眩、面红目赤，常配黄芩、夏枯草、决明子等，现代用于高血压属肝阳上亢者；尚有止血之功，用于治疗咯血、衄血。

【文献辑录】

《神农本草经疏》：桑根白皮……无毒。主伤中，五劳六极，羸瘦，崩中脉绝，补虚益气，祛肺中水气，唾血热咳，水肿腹满胪胀，利水道，祛寸白。

《本草纲目》：桑白皮，长于利小便，乃实则泄其子也。故肺中有水气及肺火有余者宜之。《十剂》云：燥可去湿，桑白皮、赤小豆之属是矣。元医罗天益言：其泄肺中伏火而补正气，泄邪所以补正也。

【近代应用】

（1）本品与麻黄、葶苈子、苏子配伍，水煎服，治疗慢性支气管炎及支气管哮喘，症见咳嗽痰多，气逆喘促。

（2）治疗水肿方：桑白皮8克，木通3克，泽泻3克。水煎，分3次服。

【效验方】

桑皮10克，地骨皮6克，水煎服或代茶饮，治疗肺热咳嗽。

【用法用量】 煎服，5～10克。大剂量可用至30克。泻肺利水、平肝清火宜生用；肺虚咳嗽可炙用。

【注意事项】 肺气虚寒及风寒咳嗽者慎用。

枇杷叶

本品为蔷薇科常绿小乔木枇杷的干燥叶。主产于广东、江苏、浙江等地。全年均可采收。晒至七八成时，刷去毛，扎成小把，晒干，切丝。生用或蜜炙用。

【性味归经】 味苦，性平。归肺、胃经。

【功能主治】 清肺，和胃，降气，止渴。主治肺热咳嗽，阴虚劳热，胃热呕哕，妊娠恶阻，消渴，肺风面疮，酒齇鼻赤。

【歌诀】 枇杷叶苦，偏理肺脏，吐哕不止，解酒清上。

【经典应用】

（1）化痰止咳，用以治疗风热燥火所致的咳痰黄稠，咯血咽干等症。治风热咳嗽，可与前胡、桑叶配伍；治燥热咳喘，可与桑皮、沙参等同用。

（2）和胃止呕，用于胃热口渴。本品配芦根，能清胃止咳；治热病呕吐、吐血，可配白茅根；治胃热呕逆配橘皮、竹茹。

此外，取其清胃止渴之功，治热病口渴及消渴，常与天花粉、知母等养阴润燥药同用。

【文献辑录】

《本草纲目》：枇杷叶，治肺胃之病，大都取其下气之功耳，气下则火降痰顺，而逆者不逆，呕者不呕，渴者不渴，咳者不咳矣。

《本草汇言》：枇杷叶，安胃气、润心肺、养肝肾之药也。沈孔庭曰，主呕哕、反胃而吐食不止，安胃气也；或气逆痰滞而咳嗽，能降肺气也；或虚火烦灼而舌干口燥，养肾气也；或瘟疫暑暍而热渴不解，凉心气也。能使五脏调和，六腑清畅。

【近代应用】

（1）枇杷叶膏：单用本品熬膏，用以治疗支气管炎，症见干咳少痰，咽干鼻燥者。

（2）本品与川贝母、桔梗、薄荷同用，水煎服，治疗感冒，急慢性支气管炎，症见咳嗽痰黄、咳痰不爽、口渴咽干、咽喉肿痛、胸闷胀痛等。

（3）治疗慢性气管炎：枇杷叶 90 克，桔梗 150 克，水 3000 毫升，煎取 2000 毫升，再加单糖浆 240 毫升。每次 10 毫升，日服 3 次，20 天为 1 疗程。据观察，本品止咳作用强，祛痰作用差，对单纯性气管炎较好，对哮喘则无效。

【效验方】

治疗慢性气管炎方：枇杷叶 10 克，款冬花 10 克，生甘草 5 克。水煎，日 1 剂，分 3 次服。

【用法用量】 煎服，6～12 克。鲜品加倍。止咳宜炙用，止呕宜生用。

【注意事项】 肺气虚寒及风寒咳嗽慎用。入汤剂，需包煎。

紫苏子

本品为唇形科一年生草本植物紫苏的干燥成熟果实。主产于江苏、安徽、河南等地。秋季采收，晒干。生用或微炒。用时捣碎。

【性味归经】 味辛，性温。归肺、大肠经。

【功能主治】 降气，消痰，平喘，润肠。主治痰壅气逆，咳嗽气喘，肠燥便秘。

【歌诀】 苏子味辛，驱痰降气，止咳定喘，更润心肺。

【经典应用】

（1）降气消痰定喘，用以治疗痰阻气急，咳嗽痰多，气逆作喘。本品配白芥子、莱菔子，能利气豁痰，可治喘咳胸闷，痰多不利，如《韩氏医通》

之"三子养亲汤";配厚朴、陈皮、半夏、当归、前胡等，能降气平喘，可治痰壅气逆，喘促短气，如"苏子降气汤"。

（2）润肠通便，适用于津血亏虚，肠燥便秘。本品可配火麻仁、瓜蒌仁、杏仁等，润肠通便，治肠燥便秘。

【文献辑录】

《药品化义》：苏子主降，味辛气香主散，降而且散，故专利郁痰。咳逆则气升，喘急则肺胀，以此下气定喘。膈热则痰壅，痰结则闷痛，以此豁痰散结。

《本草述》：每言苏子下气之功胜于叶者，盖叶、茎、子俱能和气，但叶则和而散，茎则和而通，子乃和而降，用者其细审之。

【近代应用】

（1）本品与姜半夏、厚朴、沉香配伍，散剂服，用以治疗慢性支气管炎及喘息性支气管炎，症见气逆痰盛，咳嗽喘息，胸膈痞塞者。

（2）本品配伍杏仁、地龙、黄芩，水煎服，治疗慢性支气管炎，症见咳吐黄痰，气逆喘促。

（3）治疗婴儿喘症：用苏子、僵蚕、川贝母、白果、杏仁各4克，麻黄、青黛、甘草各2克，远志3克，日1剂，水煎服。疗效极佳。

（4）治疗百日咳：用川贝母、罂粟壳、苏子、百部、杏仁、陈皮、法半夏各等分，研为细粉。每周岁每次服0.5克，日服3~4次，不足1周岁者，每次服0.25克，日服3次。有效。服药最少3天，最多70天。

【效验方】

治疗恶性肿瘤化疗引起的胃肠道反应：苏子15克，黄连30克，水煎500毫升。在患者出现恶心、呕吐时频频呷服。

【用法用量】 煎服，5~10克。或入丸散。

【注意事项】 肺虚咳喘及脾虚便溏者慎用。

葶苈子

本品为十字花科一年或两年生草本植物独行菜或播娘蒿的干燥成熟种子。前者习称"北葶苈子"，主产于华北、东北等地；后者习称"南葶苈子"，主产于华东、中南等地。夏季果实成熟时采收，晒干，搓出种子。生用或炒用。

【性味归经】 味辛、苦，性寒。归肺、膀胱经。

【功能主治】 泻肺平喘，利水消肿。主治痰涎壅肺之喘咳痰多，肺痈，胸腹积水，水肿，痈疽恶疮，瘰疬结核。

【歌诀】葶苈辛苦，利水消肿，痰咳癥瘕，治喘肺痈。

【经典应用】

（1）泻肺平喘，用以治疗痰涎壅滞，痰咳气喘，咳逆喘息不得卧的实证。以本品与大枣配伍，能泻肺平喘，如"葶苈大枣泻肺汤"。

（2）利水消肿，单用有效。复方中每与防己、椒目、大黄同用，如"己椒苈黄丸"；又"大陷胸丸"治结胸症之胸胁积水，用本品与杏仁、大黄、芒硝配伍。

【文献辑录】

《神农本草经》：主癥瘕积聚结气，饮食寒热，破坚逐邪，通利水道。

《本草经百种录》：葶苈滑润而香，专泄肺气，肺为水源，故能泄肺，即能泄水。凡积聚寒热从水气来者，此药主之。大黄之泻从中焦始，葶苈之泻从上焦始，故《伤寒论》中承气汤用大黄，而陷胸汤用葶苈也。

【近代应用】

（1）本品与川贝母、黄芩、杏仁、蛤蚧配伍，散剂服，治疗慢性支气管炎急性发作及喘息性支气管炎，症见咳嗽，咳痰，喘息，胸闷者。

（2）本品与泽泻、山楂、茵陈配伍，散剂服，用以治疗高脂血症而见头晕目眩，四肢沉重，肢麻，胸闷，纳呆者。

（3）治疗慢性肺源性心脏病：用葶苈子细粉3～6克，每日服3次，饭后服，并配合一般对症处理和抗菌素控制感染，效果良好。服药后多在第4日开始尿量增多，浮肿渐退。

【效验方】

治疗心力衰竭（抗衰1号）：葶苈子30～50克，丹参10～15克，枳实10～15克。水煎服。每日1剂，分2次服。

【用法用量】煎服，3～10克；研末服3～6克。宜包煎。炒可缓其寒性，不易伤脾胃。

【注意事项】虚寒喘促，脾虚肿满者忌服。不宜久服。

第二节 清化热痰药

本类药物味多甘质润，药性寒凉，有清化热痰，润燥的功效。主要用以治疗由于热痰壅肺所引起的咳嗽气喘，痰多黄稠，舌红苔黄腻；或燥痰犯肺所引起的咳嗽气喘，痰少稠黏，咳痰不爽。部分性味咸寒的药物，兼有软坚散结的作用，还可用以治疗痰火郁滞经络所引起的瘿瘤、瘰疬等。

前 胡

本品为伞形科多年生草本植物白花前胡的干燥根。主产于浙江、湖南、四川等地。冬季至次春茎叶枯萎或未抽花茎时采挖，除去须根，洗净，晒干或低温干燥。生用或蜜炙用。

【性味归经】味辛、苦，性微寒。归肺经。

【功能主治】疏散风热，降气化痰。主治外感风热，肺热痰郁，咳嗽痰多，黄痰稠黏，呕逆食少，胸膈满闷。

【歌诀】前胡微寒，宁嗽化痰，寒热头痛，痞闷能安。

【经典应用】

（1）降气消痰，用于肺热咳嗽，痰黄稠黏，胸部满闷不舒等症，可与杏仁、桑皮、贝母、麦门冬、甘草等同用，如"前胡散"；若用于肺气壅实，咳逆短气，或呕吐不食，可与半夏、陈皮、苏子、桑皮、枳实、甘草、杏仁等同用，如"前胡汤"。

（2）宣散风热，用于风热感冒，咳嗽痰多、气急等症，可与白前、桑叶、杏仁、桔梗、薄荷、牛蒡子、甘草等同用，如"二前汤"。

此外，用于麻疹初期，透发不畅兼有咳嗽者，配升麻、葛根、薄荷等，如"宣毒发表汤"。

【文献辑录】

《神农本草经疏》：前胡……无毒。主疗痰满，胸胁中痞，心腹结气，风头痛，祛痰实下气。治伤寒寒热，推陈致新，明目益精。

《本草纲目》：前胡，乃手足太阴、阳明之药，与柴胡纯阳上升入少阳、厥阴者不同也。其功长于下气，故能治痰热喘嗽、痞膈呕逆诸疾。气下则火降，痰亦降矣，所以有推陈致新之绩，为痰气之要药。陶弘景言其与柴胡同功，非矣。治证虽同，而所入所主则异。

《本草正义》：前胡，主疗痰满，胸胁痞，心腹结气，祛痰实，下气，皆降气消痰也。前胡微苦而降，以下气消痰为长，故能散结而泄痞满。

【近代应用】

（1）本品与桔梗、天花粉配伍，散剂蜜调含咽，用以治疗咽喉失润，声音嘶哑，口燥舌干以及急慢性咽炎，扁桃体炎等症。

（2）本品与天花粉、薄荷、川贝母配伍，散剂蜜调含咽，用以治疗急性气管炎，风热感冒，咳嗽，吐白黏痰或黄稠痰。

（3）前胡柴冬汤：前胡、射干、半夏、陈皮、紫菀、冬花、杏仁各10克，桂枝、麻黄、柴胡、五味子各6克，细辛3克。水煎，分3次服，日1剂，15天为1疗程。治疗慢性呼吸衰竭，疗效显著。

（4）治疗慢性支气管炎合并感染：前胡、炙麻黄、炙甘草、桔梗、葶苈子各6克，杏仁、炙紫菀、浙贝母各9克，水煎服，日1剂，13天为1疗程。疗效好。

（5）治疗白内障术后虹膜睫状体炎：前胡、当归、藁本、防风各10克，熟地、白芍、车前子、茺蔚子各15克，川芎、红花各6克，夏枯草2克、甘草3克。有效。

【效验方】

银前透疹汤：金银花6克，连翘6克，前胡3克，蝉蜕2克，水煎服。主治：麻疹疹现期，伴有发热，出疹始于耳后，为稀疏不规则的红色皮疹，随后遍及躯干和四肢。

【用法用量】 煎服，5~10克。或入丸、散剂。

【注意事项】 阴虚咳嗽、寒饮咳嗽患者慎服。恶皂角，畏藜芦。

川贝母

本品为百合科多年生草本植物川贝母、暗紫贝母、甘肃贝母、梭砂贝母、太白贝母或瓦布贝母的干燥鳞茎，按性状不同分别习称"松贝""青贝""炉贝"和"栽培品"。主产于四川、云南、甘肃等地。夏、秋两季或积雪融化时采挖，除去须根、根皮，晒干或低温干燥。生用。

【性味归经】 味苦，性凉。归肺、心经。

【功能主治】 止咳化痰，润肺散结。主治肺虚久咳，虚劳咳嗽，燥热咳嗽，肺痈，瘰疬，痈肿，乳痈。

【歌诀】 川贝苦寒，止嗽化痰，肺痈肺痿，开郁除烦。

【经典应用】

（1）止咳化痰，适用于热咳，如风热咳嗽，痰热咳嗽，阴虚燥咳等。川贝母与浙贝母都能清肺化痰而止咳，均可用于痰热咳嗽，常与知母同用，如"二母散"。但川贝有润肺之功，多用于肺虚久咳，痰少咽燥等证，可与沙参、麦门冬、天门冬配伍；浙贝母开泄力大，清火散结作用较强，多用于外感风热或痰火郁结的咳嗽，常与桑叶、牛蒡子、前胡、杏仁配用。

（2）清热散结，主治疮痈、乳痈、瘰疬等病症。川贝母、浙贝母皆有清热散结的功效，然浙贝母清热散结力优，临床最为常用。治瘰疬，本品配元参、牡蛎，能化痰散结，如"消瘰丸"；治疮痈、乳痈，配蒲公英、天花粉、连翘，能解毒散痈；治肺痈，与鱼腥草、鲜芦根、薏苡仁等同用。

【文献辑录】

《神农本草经》：主伤寒烦热，淋漓邪气，疝瘕，喉痹，乳难，金疮，风痉。

《药性切用》：川贝母，味甘微寒，凉心散郁，清肺而化热痰；象贝，形坚味苦，泄热功胜，不能解郁也；土贝，形大味苦，泄热解毒，外科专药。

《本草别说》：能散心胸郁结之气。

【近代应用】

（1）川贝母、黄芩、冬花、百合、玉竹配伍，散剂蜜调服，治疗小儿肺热咳嗽。

（2）川贝母、柴胡、黄芩、生地、元参、麦门冬配伍，水煎服，治疗小儿感冒高热，咳嗽不止。

【效验方】

治疗小儿感冒后咳嗽：用1个梨切开挖去梨核放入川贝母粉（按小儿年龄酌量），锅内蒸熟服用。

【用法用量】 煎服，3～10克；研末服，1次1～2克。

【注意事项】 脾胃虚寒及寒痰、湿痰不宜用。反乌头，不宜与川乌、制川乌、草乌、制草乌、附子同用。

浙贝母

本品为百合科多年生草本植物浙贝母的干燥鳞茎。主产于浙江、江苏、安徽等地。夏初植株枯萎时采挖，洗净，大小分开，大者除去芯芽，习称"大贝"；小者不去芯芽，习称"珠贝"。擦去外皮，拌以煅过的贝壳粉，吸去浆汁，干燥，切厚片或打成碎块生用。

【性味归经】 味苦，性寒。归肺、心经。

【功能主治】 清热化痰，降气止咳，散结消肿。主治风热或痰热咳嗽，肺痈吐脓，瘰疬瘿瘤，疮痈肿毒。

【歌诀】 浙贝苦寒，清热化痰，散结消痈，止咳平喘。

【经典应用】

（1）清热化痰，治外感风热咳嗽，配桑叶、前胡等，以疏散风热、宣肺止咳；治痰热郁肺之咳嗽痰黄稠者，配瓜蒌、知母等，以清肺化痰止咳。

（2）散结消痈，治痰火郁结瘰疬结核，配玄参、牡蛎等，以化痰软坚散结，如"消瘰丸"；治瘿瘤，配海藻、昆布等，以化痰散结；治热毒疮痈，配连翘、蒲公英等；治肺痈，配鱼腥草、芦根等清肺排脓药。

【文献辑录】

《本草正义》：大治肺痈肺痿，咳喘，吐血，衄血，最降痰气，善开郁结，止疼痛，消胀满，清肝火，明耳目，除时气烦热，黄疸，淋闭，便血，尿血；解热毒，杀诸虫及疗喉痹，瘰疬，乳痈发背，一切痈疡肿毒，湿热恶疮，痔漏，金疮出血，火疮疼痛，较之川贝母，清降之功，不啻数倍。

《本草从新》：祛时感风痰。

《本草纲目拾遗》：解毒利痰，开宣肺气，凡肺家夹风火有痰者宜此。

【近代应用】

（1）本品与鱼鳔、海螵蛸配伍，散剂服，用以治疗十二指肠溃疡属脾胃虚弱、气血瘀滞者。

（2）治疗百日咳，用浙贝母粉2.5克，鸡蛋1枚，将鸡蛋顶端敲1小孔，装入浙贝母粉搅匀，以纸封闭，蒸熟，上下午分服或顿服，有效。

【效验方】

当归贝母苦参丸（《伤寒杂病论》）：当归10～30克，浙贝母10～30克，苦参10～30克。上3味，研细粉，炼蜜为丸，如小豆大，饮服3丸，加至10丸。亦可作汤，入蜂蜜30克冲服。主治小便淋漓不尽，溲时涩痛，尿色黄赤，大便干燥，舌质红，苔黄，脉滑数。

【用法用量】 煎服，5～10克。

【注意事项】 同川贝母。

瓜 蒌（附：瓜蒌子、瓜蒌皮）

本品为葫芦科多年生草质藤本植物瓜蒌和双边瓜蒌的干燥成熟果实。主产于河北、河南、安徽等地。秋季果实成熟时采收，连果梗剪下，置通风处阴干，压扁，为全瓜蒌，切丝或切块。生用。

【性味归经】 味甘，性寒。归肺、胃、大肠经。

【功能主治】 清热化痰，宽胸散结，润燥滑肠。主治肺热咳嗽，胸痹，结胸，消渴，便秘，痈肿疮毒。

【歌诀】 瓜蒌仁寒，宁嗽化痰，伤寒结胸，解渴止烦。

【经典应用】

（1）润肺化痰，治肺热咳嗽，咳痰黄稠，常配桔梗、杏仁。

（2）润肠通便，主治肠燥便秘，可与甘草配伍应用。如治血虚便秘，可配火麻仁、当归。

（3）解毒消痈，治肺痈咳吐脓血，配鱼腥草、芦根、桃仁等，以增强清肺解毒排脓之效；治肠痈，配败酱草、薏苡仁、红藤等，共奏清肠解毒，消痈排脓之功；治乳痈初起，红肿热痛，配当归、乳香、没药，如"神效瓜蒌散"，或配蒲公英、金银花、牛蒡子等同用。

此外，本品有宽胸作用，配薤白，利气宽胸。可治胸痹、咳嗽痰多，心痛彻背不得卧，大便干燥的患者。

【文献辑录】

《本草衍义补遗》：瓜蒌实，属土而有水。《本草》言治胸痹，以味甘性润，甘能补肺，润能降气。胸有痰者，以肺受火逼，失降下之令，今得甘缓润下之助，则痰自降，宜其为治嗽之要药也。

《本草汇言》：根、实功力稍有异同。实主郁遏不能分解，根主散漫失于容平，靡不以热为因，以燥为证。

《医学衷中参西录》：瓜蒌……能开胸间及胃口热痰，故仲景治结胸有"小陷胸汤"，瓜蒌与连、夏并用；治胸痹有瓜蒌薤白等方，瓜蒌与薤、酒、桂诸药并用；若与山甲并用善治乳痈；若与赭石同用，善止吐衄；若单用其皮，最能清肺、敛肺、宁嗽、定喘；若单用其瓤，最善滋阴、润燥、滑痰、生津；若单用其仁，其开胸降胃之力较大，且善通小便。

【近代应用】

（1）本品可用于治疗肺癌、纵隔肿瘤及胃癌、乳腺癌等各种中晚期肿瘤。常与浙贝母、前胡、石韦、白毛藤、夏枯草等配伍，治疗气滞不宣、肺气壅遏、痰火互结的肺癌、纵膈肿瘤。

（2）本品常与火麻仁、生地、知母等配伍，治疗各种中晚期肿瘤患者出现阴液耗损、津枯肠燥者。

【效验方】

治疗气管炎方：瓜蒌仁2克，川贝母1克，半夏末1克。开水冲泡，代茶饮。

【用法用量】 煎服，全瓜蒌 12～30 克；瓜蒌皮 6～12 克；瓜蒌仁 5～

10 克。

【注意事项】脾胃虚寒，便溏及痰湿、寒痰者忌用。反乌头，不宜与川乌、制川乌、草乌、制草乌、附子同用。

【附药】

瓜蒌子　为瓜蒌的干燥成熟的种子。性味甘寒。归肺、胃、大肠经。功能润肺化痰，滑肠通便。用于燥咳痰黏，肠燥便秘。煎服，9～15 克。

瓜蒌皮　瓜蒌的干燥果皮。性味甘寒。归肺、胃经。功效清热化痰，利气宽胸。用于痰热咳嗽，胸闷胁痛。煎服，6～10 克。

竹　茹

本品为禾本科多年生常绿乔木或灌木青杆竹、大头典竹的茎的中间层。主产于长江流域和南方各省。全年均可采制，取新鲜茎，除去外皮，将稍带绿色的中间层刮成丝条，或削成薄条，捆扎成束，阴干。生用或姜汁炙用。

【性味归经】味甘，性微寒。归肺、胃、心、胆经。

【功能主治】清热化痰，除烦止呕，安胎凉血。主治肺热咳嗽，烦热惊悸，胃热呕呃，妊娠恶阻，胎动不安，吐血，衄血，尿血，崩漏。

【歌诀】竹茹止呕，能除寒热，胃热咳哕，不寐安歇。

【经典应用】

（1）清热化痰，用于肺热咳嗽，咳痰黄稠，以及痰火内扰，心烦不安。治痰热咳嗽，常与黄芩、瓜蒌配用；治痰热内扰，心烦不安，常与陈皮、茯苓、半夏等同用，如"温胆汤"。

（2）除烦止呕，善清胃热止呕吐，可与黄连同用；治痰热互结，烦闷呕逆，常配陈皮、半夏，如"黄连橘皮竹茹半夏汤"。治胃热或胃有痰热，胃失和降的呕吐，配黄连、半夏、陈皮等，如黄连竹茹橘皮半夏汤；治胃虚有热而呕者，可配陈皮、生姜、人参等，以益气和中，清胃止呕，如"橘皮竹茹汤"；治妊娠恶阻，配苏梗、砂仁、白术等安胎药。

此外，本品还有凉血止血作用，可用于吐血、衄血、崩漏等；也能治伤暑烦渴不止，可配乌梅、甘草煎汤饮用。

【文献辑录】

《药品化义》：竹茹，轻可去实，凉能去热，苦能降下，专清热痰，为宁神开郁佳品。

《本经逢原》：竹茹，专清胃腑之热，为虚烦烦渴、胃虚呃逆之要药。咳逆唾血，产后虚烦，无不宜之。

《医学衷中参西录》：竹茹……善开胃郁降胃中上逆之气使之下行，故能治呕吐，止吐血、衄血。《金匮》治妇人乳中虚、烦乱呕逆，有竹皮大丸，竹皮即竹茹也。其为竹之皮，且凉而降，故又能清肺利痰，宣通三焦水道下通膀胱，为通利小便之要药，与叶同功而其力尤胜于叶。又善清肠中之热，除下痢后重腹痛。为其凉而宣通，损伤淤血肿痛者，服之可消肿愈痛，融化淤血，醋煮漱口，可治牙龈出血。须用嫩竹外边青皮，里层者力减。

【近代应用】

（1）治疗眩晕症：茯苓30克，白术、党参各12克，桂枝、竹茹、半夏、陈皮、天麻各9克，川附片、砂仁、甘草各6克，生姜3片，大枣7枚，随证加减，水煎服。疗效显著。

（2）治疗神经官能症：竹茹、炒枳实、陈皮、姜半夏、茯苓各10克，甘草6克，生姜3片，大枣3枚，水煎，日1剂，分2次服。

（3）治疗胃脘痛：黄连3~9克，半夏、陈皮、茯苓、姜竹茹、枳壳各10克，炙甘草6克，每日1剂，水煎，早晚分服。

（4）治疗胆汁返流性胃炎：苏叶、黄连各6克，党参、茯苓各10克，半夏、姜竹茹、郁金、香附各9克，白芍12克，吴茱萸、甘草各3克，水煎服。如胃寒明显者加良姜；兼见少阳证加柴胡；胃阴不足加麦门冬、石斛；郁热甚者加蒲公英；腑实者加大黄；血瘀加丹参饮。

【效验方】

治疗咽干声嘶方：竹茹10克，黄芩6克，西青果6克，开水冲泡，代茶饮。

治疗百日咳：竹茹9克，水煎兑入蜂蜜100克服，每日1剂，连服3剂。

【用法用量】 煎服，5~10克。生用清化热痰，姜汁炙止呕作用强。

【注意事项】 寒痰咳喘，胃寒呕逆及脾虚泄泻者禁服。

天竺黄

本品为禾本科植物青皮竹或华思劳竹等竿内分泌液干燥后的块状物。主产于云南、广东、广西等地。秋、冬两季采收，砍破竹竿剖取天竺黄，生用。

【性味归经】 味甘，性凉。归心、肝经。

【功能主治】 清热化痰，清心定惊。主治小儿惊风，癫痫，中风痰迷，热病神昏，痰热咳喘。

【歌诀】天竺黄甘，急慢惊风，镇心解热，化痰有功。

【经典应用】

（1）清热化痰，主治痰热内盛，咳痰黄稠，胸闷气喘等证。可与黄连、僵蚕、朱砂等配伍应用。

（2）清心定惊，适用于小儿痰热惊风抽搐及痰热中风，失语偏瘫。可配牛黄、胆南星、朱砂等。

【文献辑录】

《本草汇言》：竹沥性速，直通经络而有寒滑之功；竹黄性缓，清空解热而更有定惊安神之妙。故前古治小儿惊风天吊，夜啼不眠，客忤痫痓及伤风痰闭，发热气促，入抱龙丸，治婴科惊痰要剂。如大人中风，失音不语，入风痰药中，亦屡见奏效。此钱月坡独得之见也。

【近代应用】

（1）辨证治疗银屑病的方剂中加入天竺黄，能明显提高疗效。

（2）治鼻衄不止：天竺黄1克，川芎1克，防己15克，共为细粉，每服3克。如治肺损吐血，用量加倍。

【用法用量】煎服，3~9克。研粉冲服，每次0.6~1克。或入丸散。

【注意事项】本品甘寒，寒痰、湿痰不宜用。

海浮石

本品为胞孔科脊突苔虫和瘤苔虫的骨骼；或火山喷出的岩浆形成的多孔状石块。前者主产于福建、浙江等地；后者主产于辽宁、福建、山东等地。全年可采，漂净，晒干。捣碎生用或水飞用。

【性味归经】味咸，性寒。归肺经。

【功能主治】清肺化痰，利水通淋，软坚散结。主治痰热壅肺，咳喘痰稠难咯，小便淋漓涩痛，瘿瘤瘰疬。

【歌诀】海粉味咸，大治顽痰，妇人白带，咸能软坚。

【经典应用】

（1）清热化痰，主治痰热咳嗽，咳痰稠黏等症。常与海蛤壳配伍；若肺热久咳，痰中带血者，可与瓜蒌、青黛、栀子等配伍。

（2）软坚消积，可治痰核瘰疬，瘿瘤积块等证。可与牡蛎、浙贝母、昆布、海藻同用。

此外，本品有利尿通淋之功，用于湿热蕴结下焦的淋证，小便淋漓涩痛，或血淋、石淋等。

【文献辑录】

《本草纲目》：消瘿瘤结核疝气，下气，消疮肿。

《本草正义》：消食，消热痰，解热渴，热淋，止痰嗽喘急，软坚癥，利水湿。

【近代应用】

（1）以大剂量海浮石为主，配生地黄、川贝母、生大黄水煎服，治疗肺动脉高压所致的顽固性咯血，以及支气管扩张咯血、支气管淋巴结核有很好的作用。

（2）海浮石研末温开水送服，治疗胸部进伤，有良效。

（3）用黄酒或白酒送服海浮石粉，治疗闪腰岔气，有效。

（4）海蛤散：海浮石100克，蛤壳200克，共研细粉，过60目筛，混匀即得。本品为灰白色的粉末，味淡。功能顺气化痰，清肺平肝，用于肺虚咳嗽，气急痰嗽。口服，每次9克，每日1~2次。

（5）消瘿顺气散：海浮石（煅）、海藻、海带、昆布、蛤粉各45克，浙贝母、地黄各60克。以上七味，粉碎成细粉，过筛，混匀，每袋装12克，即得。本品为黄褐色的粉末，气微腥，味微咸。功能消瘿散结，用于肝气郁结引起的项部瘿瘤，瘰疬结核，肿硬不散，年久不消。口服，每次6克，每日2次。

【效验方】

治疗膀胱结石方：海浮石细粉，每日5克，分3次，甘草煎汤送服。

【用法用量】煎服，10~15克，宜捣碎先煎。

【注意事项】虚寒咳嗽忌服。

海蛤壳

本品为帘蛤科动物文蛤或青蛤的贝壳。各沿海地区均产。夏、秋两季捕捞，去肉，洗净，晒干。生用或煅用。捣末或水飞用。

【性味归经】味苦、咸，性微寒。归肺、肾、胃经。

【功能主治】清热化痰，软坚散结。主治痰火凝结诸证，尤其化老痰胶结积块是其所长。此外，还能利水通淋。

【歌诀】海蛤壳咸，软坚散结，清肺化痰，利尿止血。

【经典应用】

（1）清肺化痰，用于痰火咳嗽，或痰结胸满等证。若治热痰集结胸痛，以海蛤粉、瓜蒌仁等分为丸，如"海蛤丸"。

（2）软坚散结，用于瘿瘤、瘰疬，可与昆布、海藻等同用，如"化坚丸"。

（3）利尿消肿，用于湿热水气浮肿，小便不利，可配猪苓、泽泻、滑石等；用于鼓胀腹水，小便不利，可配防己、葶苈子、陈皮、赤苓等，如圣济海蛤丸。

此外，本品还能制酸止痛，用于胃痛泛酸。油调外用可治烫火伤、湿疹等。

【文献辑录】

《神农本草经疏》：味咸，平，无毒。主恶疮蚀，五痔，咳逆胸痹，腰痛胁急，鼠瘘，大孔出血，崩中漏下。

《本草纲目》：清热利湿，化痰饮，消积聚，除血痢，妇人血结胸，伤寒反汗，搐搦，中风瘫痪。

【近代应用】

（1）本品与海藻、昆布配伍，水煎服，用以治疗单纯性地方性甲状腺肿，症见颈前肿块，烦热等。

（2）蛤粉配雄黄、乳香、没药、冰片等研末，涂在消毒带线棉球上，置阴道内，治宫颈糜烂有效。

（3）煅蛤粉配煅石膏、青黛、黄柏、轻粉，研极细末，香油、茶水调敷，外裹塑料薄膜，治疗银屑病，有效。

【效验方】

蛤粉配冰片、雄黄研末，菜油调涂阴道壁上，治疗霉菌性阴道炎效佳。

【用法用量】 煎服，6～15克，宜先煎。入丸、散，1～3克。蛤粉宜包煎。外用适量，研极细粉撒布或油调后涂患处。内服宜生用，制酸、外敷宜煅用。

【注意事项】 阳虚者、寒痰凝结者慎用。

瓦楞子

本品为蚶科动物毛蚶、泥蚶或魁蚶的贝壳。主产于山东、浙江、福建等沿海地区。秋冬至春季捕捞，洗净，置沸水中略煮，去肉，干燥。生用或煅用。

【性味归经】 味咸，性平。归肺、胃、肝经。

【功能主治】消痰软坚，化瘀散结。主治痰瘀互结。煅用能制酸止痛。

【歌诀】瓦楞子咸，妇人血块，男子痰癖，癥瘕可瘥。

【经典应用】

（1）消痰化瘀，用以治疗癥瘕痞块，老痰积结，前者多配莪术、三棱、鳖甲；后者多配海藻、昆布等。

（2）制酸止痛，煅用可治胃痛吞酸，多与海螵蛸同用。

【文献辑录】

《本草纲目》：咸走血而软坚，故瓦楞子能消血块，散痰积。

《本草用法研究》：同广木香、绿萼梅、路路通，治胃脘痰积，气滞胀痛。

【近代应用】

治疗胃及十二指肠溃疡，取煅瓦楞子 150 克，甘草 30 克，共研细末，每次服 10 克，日服 3 次，饭前服。或每次 20 克，于节律性疼痛发作前 20 分钟服药。效佳，有些病例服药 5 分钟即缓解疼痛。

【效验方】

治疗胃酸过多方：煅瓦楞子 100 克，陈皮 50 克，共研细粉。每次服 1～2 克，日服 3 次，饭前服。

【用法用量】煎服，6～15 克，宜捣碎先煎。研末服 1～3 克。消痰化瘀，软坚散结宜生用；制酸止痛宜煅用。

【注意事项】无瘀血痰积者慎用。经常大便干结者，不宜用。

海 藻

本品为马尾藻科植物海蒿子或羊栖菜的干燥藻体，前者习称"大叶海藻"，后者习称"小叶海藻"。主产于辽宁、山东、福建等沿海地区。夏、秋两季采捞，除去杂质，洗净，切段，晒干，生用。

【性味归经】味苦、咸，性寒。归肝、胃、肾经。

【功能主治】消痰软坚，利水退肿。主治瘿瘤，瘰疬，癫疝，脚气浮肿。

【歌诀】海藻咸寒，消瘿散疬，除胀破癥，利水通闭。

【经典应用】

（1）消痰散结，主治瘿瘤、瘰疬。治瘿瘤，本品可配昆布、贝母、青皮等，如"海藻玉壶汤"；治瘰疬，常与夏枯草、连翘、玄参等同用，如"内消瘰疬丸"。

（2）利水消肿，可用于脚气浮肿，常与车前草同用。

此外，本品配橘核、桃仁、延胡索、金铃子、肉桂，能化痰软坚消肿，可治疝气卵核，偏肿疼痛，痛引脐腹等。

【文献辑录】

《神农本草经疏》：海藻……无毒。主瘿瘤气，颈下核，破散坚气，痈肿，癥瘕坚气，腹中上下鸣，下十二水肿，疗皮间积聚，暴溃，瘤气热结，利小便。

《本草纲目》：海藻，咸能润下，寒能泄热引水，故能消瘿瘤、结核之坚聚，而除浮肿、脚气、留饮、痰气之湿热，使邪气自小便出也。又云：按东垣李氏，治瘰疬马刀散肿溃坚汤，海藻、甘草两用之，盖以坚积之病，非平和之药所能取捷，必令反夺，以成其功也。

【近代应用】

（1）本品与淫羊藿、柴胡配伍，水煎服，用以治疗乳腺增生，症见乳房肿块或结节，乳房胀痛，经前疼痛加剧者。

（2）海藻主消痰软坚，为治疗瘿瘤的要药，多用于痰核瘰疬等证，常与昆布等同用。临床上治疗甲亢、甲状腺肿大、甲状腺腺瘤，用海藻、昆布、牡蛎各15克，水煎服，连服30~40天。

（3）治疗颈淋巴结核，以海藻、土贝母、香附、夏枯草各9克，水煎服。

（4）治疗乳糜尿，以海藻、槟榔各60克，水煎服，日1剂。乳糜血尿者，可再加茅根、藕节。

（5）治疗淋巴结肿方：海藻500克，白酒1500毫升，浸泡10天后滤出酒，药渣再加酒浸泡10天，两次所得药酒混合。每次10毫升，日服2次。

【效验方】

治疗食道癌方：海藻30克，水蛭60克，共研细粉，每次6克，日服2次，黄酒冲服。

【用法用量】煎服，15~30克。

【注意事项】脾胃虚寒有湿者不宜用。不宜与甘草同用。

昆 布

本品为海带科植物海带或翅藻科植物昆布的干燥叶状体。主产于山东、辽宁、浙江等地。夏、秋两季采挖，除去杂质，漂净，切宽丝，晒干。

【性味归经】味咸，性寒。归肝、胃、肾经。

【功能主治】清热消痰，软坚散结。主治瘿瘤，瘰疬，癥瘕，胁下肿块疼痛，睾丸肿痛。

【歌诀】昆布咸寒，软坚清热，瘿瘤癥瘕，瘰疬痰核。

【经典应用】

（1）消痰散结，用于瘿瘤瘰疬，常与海藻、海蛤、通草等合用，如"昆布丸"；用于肝脾肿大，常与生牡蛎、丹参、三棱、莪术、当归、制鳖甲、桃仁等配用。

此外，本品常与海藻同用，治水肿、睾疝等证。

【文献辑录】

《神农本草经疏》：味咸，寒，无毒。主十二种水肿，瘿瘤聚结气，瘘疮。

《本草汇》：昆布之性，雄于海藻，噎症恒用之，盖取其祛老痰也。

【近代应用】

（1）本品与海藻、蛤壳配伍，水煎服，用以治疗痰火郁结所致的瘿瘤初起，单纯性地方性甲状腺肿。

（2）治疗3期高血压：用市售海带充分洗涤去盐，然后以60℃烘干，磨粉，每次10克，日服4次，连服4周以上，可使血压逐渐下降。

【用法用量】煎服，15～30克。

【注意事项】脾胃虚寒者慎用。

第三节　温化寒痰药

本类药物性味多属辛苦温，归肺、脾、肝经。温以祛寒，苦能燥湿，故以温肺祛寒，燥湿化痰为主要功效。部分药物兼有软坚散结或消肿止痛的功效。主要用于寒痰、湿痰犯肺所引起的咳嗽气喘，痰多易咯，清稀色白，舌苔白腻；痰浊上壅，蒙蔽清窍的眩晕；或肝风挟痰所引起的癫痫惊厥、脑卒中痰迷，以及痰阻经络所引起的瘿瘤、瘰疬、阴疽流注、肿瘤等。

半　夏（附：半夏曲）

本品为天南星科多年生草本植物半夏的干燥块茎。主产于四川、湖北、江苏等地。夏、秋两季茎叶茂盛时采挖，除去外皮及须根，晒干，为生半夏；经白矾制者，为清半夏；经生姜和白矾制者，为姜半夏；经石灰和甘草制者，为法半夏。

【性味归经】味辛，性温。归脾、胃、肺经。

【功能主治】燥脾湿，化痰浊，温脏腑，化寒痰，降胃气，止呕吐。主治寒痰、湿痰及呕吐。消痞散结，治疗痰气互结之心下痞、结胸、胸痹、梅核气等。又能消肿散结。

【歌诀】半夏味辛，健脾燥湿，痰厥头痛，嗽呕堪入。

【经典应用】

（1）燥湿化痰，用以治疗脾不化湿，痰涎壅滞所致的咳嗽气逆等证。本品配陈皮，能燥湿化痰，治痰湿阻肺，咳嗽气逆，痰多质稠；若兼寒象痰多清稀者，可配温肺化痰之品，如细辛、干姜等；若兼热象，痰稠色黄者，则与清热化痰药同用，如黄芩、知母、瓜蒌等。

（2）降逆止呕，用以治疗多种呕吐病症。本品配生姜，温胃降逆止呕，治胃寒呕吐，如"小半夏汤"；配黄连，清胃止呕，治胃热呕吐；配人参、白蜜，治胃虚呕吐，如"大半夏汤"；配苏梗、砂仁，理气安胎，治胎前恶阻。

（3）消痞散结，可治痰气交阻的梅核气证，无热象者，常与厚朴、苏叶、茯苓等同用，如"半夏厚朴汤"；对于治瘿瘤痰核，可与昆布、海藻、浙贝母等软坚散结药同用；治疗痈疽发背及乳疮，《肘后方》以生半夏研末，用鸡蛋清调敷患处。

此外，治胃不和卧不安，与秫米配伍，如《内经》之"半夏汤"。

【文献辑录】

《神农本草经疏》：半夏……有毒。主伤寒寒热，心下坚，下气，咽喉肿痛，头眩，胸胀咳逆，肠鸣，止汗，消心腹胸膈痰热满结，咳嗽上气，心下急痛坚痞，时气呕逆，消痈肿，堕胎，疗痿黄，悦泽面目。生令人吐，熟令人下。用之汤洗，令滑尽。

《医学衷中参西录》：半夏……凡味辛之至者，皆禀秋金收降之性，故力能下达，为降胃安冲之主药。为其能降胃安冲，所以能止呕吐，能引胃中、肺中湿痰下行，纳气定喘。能治胃气厥逆，吐血、衄血。

【近代应用】

（1）姜半夏与胆南星、茯苓配伍，散剂服，用以治疗痰浊内扰，胃失和降，失眠多梦，胃纳不佳，食少呕恶。

（2）本品与龙胆、木香配伍，散剂服，用以治疗急性胃炎、胆囊炎。

（3）治疗疟疾：用生半夏10克，捣烂置于胶布上，于疟疾发作前3～4小时贴于脐部，可控制发作。

（4）治疗急性乳腺炎：取生半夏5～10克，葱白适量共捣如泥，捏成团塞于患乳对侧鼻孔内，每日2次，每次半小时，多数治疗2~3次见效。

（5）近年有人发现该品有抗心律失常（室性早搏、室性心动过速）作用，并被动物实验所证实。小半夏加茯苓汤（《金匮要略》）原为治水饮上逆致心下痞、眩晕心悸而设，有报道用本方治疗病毒性心肌炎11例，服药15~40剂症状消失，10例心电图恢复正常，1例并发心包炎，左房肥大，服药150剂后，仅见左房肥大，其余正常，并认为本方对冠状动脉供血不足，心瓣膜损害之康复有一定疗效；半夏配生姜治疗病态窦房结综合征、室性早搏、心动过速、病毒性心肌炎、风湿性心肌炎等，获得良效。

（6）半夏厚朴汤加减治疗过敏性哮喘，有效。

（7）治疗鸡眼：用药前洗净患处，消毒后削去胶化组织，使其呈一凹面，然后放入生半夏末，外贴胶布，经5~7天即可脱落，生出新肉芽组织，再过数日可愈，不复发。

（8）用生半夏研末泡酒1天，取酒液外用，治疗牙痛、急性化脓性中耳炎，疗效显著。

姜半夏长于降逆止呕，多用于呕吐反胃；法半夏长于燥湿化痰，多用于咳嗽痰多。生半夏有毒，用生半夏必须加生姜。

【效验方】

小半夏汤（《伤寒杂病论》）：半夏10~30克，生姜10~30克。水煎，分2次温服。主治：恶心呕吐，口不渴，或口多清涎，或咳嗽痰多质稀。胸膈胀满，心以下有振水音。舌苔白滑或白腻，苔质较厚。

【用法用量】煎服，3~10克。外用生品适量，磨汁涂或研末以酒调敷患处。

【注意事项】其性温燥，阴虚燥咳，血证痰热，燥痰应慎用。不宜与乌头类药物如川乌、制川乌、草乌、制草乌、附子同用。生品内服宜慎，并控制用量。

【附药】

半夏曲　半夏曲系生半夏粉10千克，面粉11~13千克，鲜生姜5千克。将生姜加适量的水打浆，取汁，加入面粉和半夏粉和匀，成团状压扁，切成小方块，袋装盖好，待发酵后，取出晒干，即成。

半夏曲，味辛、苦，性平。归肺、胃经。功能止咳化痰，消食导滞。主治咳嗽痰多，恶心呕吐，食积泄泻。

天南星（附：胆南星）

本品为天南星科多年生草本植物天南星、异叶天南星或东北天南星的干燥块茎。主产于河南、河北、四川等地；异叶天南星主产于江苏、浙江等地；东北天南星主产于辽宁、吉林等地。秋、冬两季采挖，除去须根及外皮，晒干，为生南星；用姜汁、明矾炮制，为制南星；用牛、羊或猪胆汁炮制，为胆南星。

【性味归经】 味苦、辛，性温。有毒。归肺、肝、脾经。

【功能主治】 祛风止痉，化痰散结。主治中风痰壅，口眼㖞斜，半身不遂，手足麻痹，风痰眩晕，癫痫，惊风，破伤风咳嗽痰多，痈肿，瘰疬，跌打损伤，毒蛇咬伤。

【歌诀】 南星性热，能治风痰，破伤强直，风搐自安。

【经典应用】

（1）燥湿化痰，用以治疗痰湿壅滞，咳嗽喘满，胸膈胀闷等。本品配陈皮、半夏、茯苓等，能祛风涤痰，治痰厥中风、昏仆、痰鸣等证，如"导痰汤"；如属肺热咳嗽，咳痰黄稠，亦可配黄芩、瓜蒌等清热化痰。

（2）祛风止痉，用以治疗风痰眩晕，中风偏瘫，破伤风，痰热惊风等风痰证。本品配半夏、天麻等，可治风痰眩晕；配半夏、白附子、川乌等，能治手足顽麻、半身不遂、口眼㖞斜等，如"青州白丸子"；配防风、白芷、天麻可治破伤风，如"玉真散"。

此外，生天南星外敷能散结消肿止痛，可用以治疗痈疽痰核肿痛。

【文献辑录】

《医学启源》：祛上焦痰及头目眩晕。

《本草纲目》：治惊痫，口眼㖞斜，喉痹，口舌糜烂，结核，解颅。

《本草经疏》：半夏治湿痰多，南星主风痰多，是其异也。

《本草求真》：南星专走经络，故中风麻痹亦得以之为向导。

【近代应用】

（1）治疗口眼㖞斜：用天南星适量，研细末，加生姜汁调摊纸上，制成天南星膏，外贴患面对侧，治疗口眼㖞斜疗效佳。

（2）治疗子宫颈癌：采取阴道局部用药与口服相结合的治疗方法，对于3期及少数晚2期的病人加用宫旁四野的体外放射治疗。内服药：生南星煎汤代茶，剂量由每日15克逐渐增加到45克，另根据病情、体质，辨证用药。局部用药可采用不同剂型及用药途径：①药包：鲜天南星根部洗净泥沙（不可泡在水中），每9克加75%的酒精0.5毫升，捣成浆状，用一层纱布包扎成椭圆状，塞入癌灶部位。②栓剂：每片含生药60克，覆盖在宫颈的癌灶上。

③棒剂：每根含生药 10 克，塞在颈管内。④针剂：每支 2 毫升，含生药 10 克，每天或隔天注入宫颈及宫旁组织 4 毫升。此外，尚可用天南星提取物行盆腔离子透入法。上述方法对 1 期的疗效较好，3 期疗效较差；对于溃疡型、结节型效果最好，糜烂型次之，空洞型效果较差。

（3）治疗腮腺炎：取生南星研粉浸于食醋中，5 天后外涂患处，每日 3 ~ 4 次，当天即退热，症状减轻，平均 3 ~ 4 天肿胀逐渐消退。

（4）顿咳汤治疗百日咳：胆南星 6 克，炙麻黄 3 克，炙百部 15 克，炙甘草 3 克，硼砂 1.5 克，水煎服。

【效验方】

治疗破伤风或惊风抽搐方（五虎追风散）：生南星 5 克，僵蚕 6 克，全蝎 3 克，蝉蜕 3 克，天麻 5 克，朱砂 1 克，共为细粉，每服 3 克，日服 3 次。

治疗淋巴结核方：生南星 6 克，生半夏 6 克，共捣成糊状敷患处。

【用法用量】 煎服，3 ~ 6 克，多制用。外用适量，用生品研末调敷或鲜品捣敷患处。

【注意事项】 天南星有刺激性，口服有一定的毒性，生品内服宜慎。阴虚燥痰及孕妇慎用。

【附药】

胆南星　为天南星用牛、羊或猪胆汁加工而成，或用生南星的细粉与上述胆汁经发酵而成的加工品。性味苦、微辛，凉；归肺、肝、脾经。功能清热化痰，息风定惊。用于痰热咳嗽，咳痰黄稠，脑卒中，癫痫，惊风等证。煎服 3 ~ 6 克。

白芥子

本品为十字花科一年生或两年生草本植物白芥的种子。主产于安徽、河南等地。夏、秋两季之间，果实成熟时采割植株，晒干后打下种子。生用或炒用。

【性味归经】 味辛，性温。归肺经。

【功能主治】 利气燥痰，散结消肿。主治咳喘痰多，胸闷胁痛，肢体麻木，关节肿痛，湿痰流注，痈疽肿毒。

【歌诀】 白芥子辛，专化胁痰，疟蒸痞块，服之能安。

【经典应用】

（1）祛痰利气，用以治疗寒痰壅滞，咳嗽气喘，痰多清稀或饮留胸胁，喘满胁痛等证。前者常配苏子、莱菔子，如"三子养亲汤"；后者可配甘遂、大戟等，如"控涎丹"。

（2）散结消肿，治痰滞经络肢体麻木或关节肿痛，配马钱子、没药等，如"白芥子散"；治寒痰凝滞的阴疽流注，配鹿角胶、肉桂、熟地黄等，以温阳通滞，消痰散结，如"阳和汤"。

此外，冷哮日久者，本品配细辛、甘遂、麝香等研末，于夏令外敷肺俞、膏肓等穴，即张石顽白芥子涂法。

【文献辑录】

《本草拾遗》：主冷气，主上气，发汗，胃膈痰冷，面目黄赤。

《本草分经》：通行经络，发汗散寒，温中利气，豁痰。痰在胁下及皮里膜外者，非此不行。煎太熟则力减。

《本草求真》：白芥子辛能入肺，温能散表。痰在胁下皮里膜外，得此辛温以为搜剔，则内外宣通而无阻隔窠囊留滞之患矣。是以咳嗽、反胃、痹木脚气、筋骨痈毒肿痛，因于痰气阻塞，法当用温用散者，无不借此以为宣通。

【近代应用】

（1）炒白芥子与淡附片、肉桂配伍，散剂服，用以治疗脾肾阳虚，痰饮阻肺所致的咳嗽、慢性支气管炎、喘息型支气管炎及阻塞性肺气肿。

（2）三伏贴治疗支气管哮喘：取白芥子、甘遂各21克，元胡、细辛各12克，共为细末。每次取1/3药末，加生姜汁调成稠膏（每次用鲜姜60克，浸泡后捣碎，挤汁），分摊在6块边长为5厘米的方玻璃上或塑料薄膜上（药膏直径为3厘米）再取麝香0.3克（无麝香时可用冰片1克，或丁香粉、肉桂粉共1克）撒在膏药上，并贴在背部肺俞、心俞和膈俞穴上，用纱布覆盖，胶布固定。在三伏天共贴3次（即初伏、中伏、末伏的第1天，从上午11点开始贴药，至下午2~3点取下，如贴后局部有烧灼疼痛，可提前取下），连贴3年为1疗程。

【效验方】

治疗胸胁痰饮：白芥子15克，白术30克，为末，枣肉捣和为丸如桐子大，清晨白水送下10丸。

治疗淋巴结核：白芥子、葱头各3克，捣烂敷患处。隔日1次，每次4~5小时。

【用法用量】煎服，3~10克。用炒制品并研粉入药效果更好。外用适量，用散剂或膏剂外敷。

【注意事项】本品辛散走窜之性强，非顽疾体壮邪实者慎用；气虚阴亏及有出血倾向者忌用。本品对皮肤有发泡作用，故皮肤过敏、破溃者不宜外敷。

皂　角（附：皂角刺）

本品为豆科落叶乔木皂角的果实。形扁长者，称大皂角；因树衰老，或其植株受外来伤害后所结的畸形果实，弯曲成月牙形，称猪牙皂，均入药。主产于四川、河北、陕西等地。秋季采摘成熟果实，晒干，切片。生用或焙焦研末用。

【性味归经】味辛，性温。有小毒。归肺、大肠经。

【功能主治】破顽痰，通气道。主治顽痰阻滞，咳喘痰多；涌吐痰涎，通窍醒神，痰壅阻闭，神昏口禁。外用能祛风杀虫。

【歌诀】牙皂味辛，通关利窍，敷肿痛消，吐风痰炒。

【经典应用】

（1）祛痰，主治痰多阻塞，咳嗽胸闷，咳痰不爽。本品有强烈的祛痰作用。如《金匮要略》"皂荚丸"，用本品作丸，用枣膏汤送下，治咳逆上气，时时唾浊不得眠；《圣惠方》之"钓痰膏"，以皂荚熬膏，加醋煮半夏及明矾，合柿饼捣为丸，用于胸中痰结证，使痰涎易于吐出；本品配麻黄，能祛痰宣肺，可治咳喘痰多。

（2）开窍，适用于中风痰迷，关窍闭阻。临床用本品配细辛，通关开闭，治痰盛关窍闭阻；配明矾，涌吐痰涎开窍。

此外，本品外用有散结消肿作用，用于疮痈疔肿未溃者，研末外敷。用陈醋浸泡本品后研末调涂，又可治皮癣，有祛风杀虫止痒作用。

【文献辑录】

《神农本草经疏》：皂荚……主风痹死肌。邪气风头泪出，利九窍，杀精物，疗腹胀满，消谷，除咳嗽，囊结，妇人胞不落，明目益精。可为沐药。

《本草纲目》：皂角，味辛，性燥，气浮而散。吹而导之，则通上下诸窍。服之则治风湿痰喘，肿满，杀虫。涂之则散肿消毒。通肺及大肠气，治咽喉痹塞，痰气喘咳，风疠疥癣。

《本经逢原》：大小二皂，所治稍有不同，用以治疗风痰，牙皂最胜；若治湿痰，大皂力优。古方取用甚多，然入汤药甚少。

【近代应用】

（1）治疗急性血吸虫病：取牙皂0.45克，五倍子0.5克，研细粉分别装入胶囊。第1天每次各服4粒，第2天起每次各服2粒，均每日3次，2周左右为 1 疗程。

（2）治疗急性肠梗阻：取猪牙皂 60 克捣开，放文火上烧烟，熏肛门 10～15 分钟，即有肠鸣音。如未见效，再熏 1～2 次，效佳。

（3）牙皂配半夏以温肺化痰，主治胸中痰结咯痰不爽。半夏辛温燥散，燥湿化痰，为治湿痰咳嗽之要药；牙皂，辛开温通，亦有较强的化痰作用。二药相配，则温肺祛痰作用倍增。

（4）治疗胃癌，取大皂角 1 条，火炮，水煎 200～250 毫升分 1～2 次服；另用红参 15 克，半夏 10 克，煎水，兑入少量蜂蜜，分 3 次服。连服 1 周，症状改善，食量大增，对于改善症状和消除肿块作用尤为明显。

（5）治疗面神经麻痹：牙皂、樟脑各 30 克，麝香 0.3 克。将牙皂研为细末，与后两药混匀，加麻油适量，调成糊状。晚睡前涂敷于地仓穴至下关穴之间，纱布固定，次晨取下，每日 1 次，至愈为止。

（6）治疗急性乳腺炎：干皂角研成细粉，用酒调湿，纱布包成小药包塞在患乳同侧鼻孔内，12 小时之后取出。

【效验方】

治疗耵聍栓塞：用牙皂煎液，滴耳。快者 2～3 小时内可使耵聍软化，当天冲洗；慢者 3～4 天亦可软化溶解。

治疗小儿脑积水：皂角 1500 克，艾叶 60 克，麝香 0.9～1.5 克。先将前两味药熬膏，后入麝香拌匀即为皂角膏。用法：先剃头，涂敷整个头部，纱布包扎严密。此为民间验方。

通关散：牙皂、细辛等分，共研细粉，用少许吹鼻内。治疗中恶实闭、口噤不开。

【用法用量】煎服，3～6 克。宜入丸、散剂，每次 1～1.5 克。外用适量，研末吹鼻取嚏或调敷患处。

【注意事项】本品辛散走窜之性极强，非顽痰实证体壮者不宜轻投。孕妇、气虚阴亏及有咯血、吐血及有出血倾向者忌用。

【附药】

皂角刺 为皂角树的干燥棘刺。性味辛，温。归肝、胃经。功效为消胀托毒，排脓，杀虫。用于痈疽初起，或脓成不溃；外治疥癣麻风。煎服，3～10 克。外用适量，醋蒸取汁涂患处。

小　结

本章分止咳平喘药、清化热痰药和温化寒痰药。

杏仁、桔梗治外感咳嗽最为常用，但各有特点。苦杏仁苦泄润降，兼能辛宣疏散，功能宣肺除痰，止咳平喘，润燥下气；甜杏仁甘平润肺下气，专治虚劳咳嗽。桔梗亦能宣肺祛痰，又善排脓消痈。

白前能宣肺下气，祛痰止咳，专治肺气壅实，咳嗽痰多。百部为润肺止咳良药，不论新久咳嗽，寒嗽劳嗽，均可用之。

紫菀、款冬花作用相近，均有润肺下气，消痰止咳之功，且温润而不燥，寒热虚实均宜。

旋覆花善开结消痰，降气止噫。桑白皮能泄肺平喘，行水消肿，常用于肺热咳喘，水病肿满。金沸草功用似旋覆花，适用于痰壅气逆等证。紫苏子降气，消痰，平喘，润肠，适用于痰壅气逆，咳嗽气喘，肠燥便秘等证。枇杷叶能化痰止咳，治肺热咳嗽，又善降逆止呕，用于气逆呕哕之证。

葶苈子专泄肺行水，善治痰水阻肺，肺气不降的喘咳。

前胡微寒，能宣能降，既可散风清热，又可下气降痰，为外感咳嗽所常用。川贝母、浙贝母、瓜蒌为常用的清热化痰药。贝母为润肺化痰之品，主要用于痰热咳嗽，阴虚燥咳，劳嗽咯血等证，兼有泄热开郁散结之效。但有川贝、浙贝之分，川贝宜于阴虚肺燥的虚证，浙贝宜于风邪或痰热郁结的实证。瓜蒌功能清热化痰，宽中散结，润肠通便。

竹茹能涤痰开郁，清热止呕，常用于痰热郁结，烦躁不宁及胃热呕哕。

天竺黄性质和缓，且不能透络搜痰，亦无滑肠之力。

海浮石、海蛤壳均为清胃化痰、软坚之品；而海浮石能消石通淋，海蛤壳能利水消肿兼制酸止痛。瓦楞子能消痰化瘀，制酸止痛，用以治疗痰结、痞块及胃痛吞酸等证。

海藻、昆布均能软坚消痰，同为瘿瘤、瘰疬常用之药，亦消腹中肿块、睾丸肿痛，兼能清热利水，治痰饮水肿。

半夏、天南星均燥烈有毒，都能燥湿化痰，而半夏又为降逆止呕的要药，且兼可消痞散结。南星毒烈之性较半夏为甚，善去风痰，故多用于中风痰涌，风痰眩晕，惊痫，破伤风等证。二药外敷均有消肿之功。

白芥子辛温，药力锐利，功能利气豁痰，消肿止痛，可治寒痰咳嗽，胸胁胀痛，及阴疽痰核等证；外敷能消肿毒，除痹痛。皂角通窍祛痰，能催嚏催吐，可用于急救；内服祛痰之功甚捷。

第十二章　理气药

以疏畅气机为主要功效，用于治疗气滞证或气逆证的药物，称为理气药。其中理气药中作用强者，又称破气药。

肝喜调达而恶抑郁，主疏泄全身气机；脾主升清，胃主降浊，脾胃位居中焦而为气机升降之枢纽；肺主气，既主呼吸之气，亦主一身之气。肝、脾、胃、肺与气的升降出入密切相关，若情志抑郁、精神刺激、过度忧思、饮食不节、瘀血痰湿阻滞等病邪影响，则肝之疏泄失职、脾胃之升降失司、肺之宣降失常而致病。本类药物多辛香苦温，辛香行散，味苦降泄，性温通行，主归脾、胃、肝、肺经。善调畅气机，具有行气之功，部分药物还兼有降气作用。适用于以情志抑郁，胀痛或攻窜痛，脉弦等症状为主的气滞证，具体见于肝郁气滞之胁肋胀痛，急躁易怒，情志不舒，疝气疼痛，月经失调，乳房胀痛等；脾胃气滞之脘腹胀满疼痛，食欲不振，嗳气吞酸，恶心呕吐，大便秘结或泻痢不爽等；肺气壅滞之胸闷不畅，咳嗽气喘，胸痹心痛等；以肺胃气机上逆为主的气逆证，多见呕恶喘逆等症状。

气滞证涉及多个脏腑，且病因复杂，故在使用理气药时，应针对病证选择适宜的药物，并作相应的配伍。肝郁气滞宜选用长于疏肝理气之品，因肝血不足、寒凝肝脉之病因不同而分别配伍养血柔肝药、暖肝散寒药。脾胃气滞宜选用长于理气调中之品。因食积、气虚、湿热、寒湿之病因不同而分别配伍消食药、补中益气药、清热除湿药、苦温燥湿药。肺气壅滞宜选用长于理气宽中之品，因外邪、痰饮之病因不同而分别配伍解表药、化痰药。另外，使用理气药还应根据兼有症状配伍。如瘀血阻滞、月经不调、产后乳少等，分别与活血、调经、通经下乳之品配伍。

本类药物药性多辛温香燥，有耗气伤阴之弊，故气阴不足者忌用。破气药作用峻猛而更易耗气，故孕妇慎用。因含芳香挥发性成分，故入汤剂不宜久煎。

香　附

本品为莎草科多年生草本植物莎草的根茎。主产于广东、河南、山东等地。秋季采挖。生用，或醋炙用。用时捣碎。

【性味归经】 味辛、微苦，性平。归肝、脾、三焦经。

【功能主治】 理气解郁，调经，安胎。主治胁肋胀痛，乳房胀痛，疝气疼痛，月经不调，脘腹痞满疼痛，嗳气吞酸，呕恶，经行腹痛，崩漏带下，胎动不安。

【歌诀】 香附辛苦，快气开郁，止痛调经，更消宿食。

【经典应用】

（1）疏肝理气，用以治疗肝郁气滞，胁肋胀满，呕吐吞酸，心腹疼痛，乳房胀痛、疝痛等证。本品配苍术、六曲、川芎等，能行气解郁，如"越鞠丸"；配柴胡、白芍，能疏肝止痛，如"柴胡疏肝散"；配良姜，能行气止痛，如"良附丸"；配橘叶、蒲公英、赤芍等，能治乳痈初起，乳房胀痛；配吴茱萸、乌药，能治寒疝腹痛。

（2）调经止痛，用以治疗妇女月经不调，痛经，经闭。古方中有单用四制香附为丸服者，若兼气虚者，可加党参、白术；兼血虚者，加当归、白芍；亦可与当归、艾叶等配伍，如李东垣"艾煎丸"。

【文献辑录】

《滇南本草》：调血中之气，开郁，宽中，消食，止呕吐。

《本草纲目》：香附之气，平而不寒，香而能窜，其味多辛能散，微苦能降，微甘能和。生则上行胸膈，外达皮肤；熟则下走肝肾，外彻腰足。炒黑则止血，得童溲浸炒则入血分而补虚，盐水浸炒则入血分而润燥，青盐炒则补肾气，酒浸炒则行经络，醋浸炒则消积聚，姜汁炒则化痰饮。乃气病之总司，女科之主帅也。

【近代应用】

（1）以香笑散（香附、失笑散、乌药、延胡索、细辛等各等分研末）调膏制成贴剂，分别贴神阙和关元穴，治疗痛经有良好效果。

（2）以疏肝助孕汤（柴胡、制香附、郁金、制元胡、王不留行等）治疗肝郁不孕症，效良。

（3）以柴郁汤（柴胡、郁金、香附、穿山甲、浙贝等）治疗乳腺增生症，有效。

（4）以香附、菊花各15克，夏枯草30克，甘草6克，水煎服，治疗不明原因的眼高压症，服药4~6剂后即可痊愈。

【效验方】

治疗痛经、经期腰背酸痛、乳房胀痛方：香附 10 克，当归 10 克，麦门冬 10 克，川芎 6 克，桂枝 8 克，茯苓 10 克，白芍 8 克。水煎，日 1 剂，分 3 次服。

【用法用量】 6～12 克，煎服。理气解郁可生用，调经止痛可制用。

【注意事项】 气虚无滞，阴虚、血热者慎服。

木　香

本品为菊科多年生草本植物木香的根。主产于云南、广西、四川等地。秋、冬季采挖，晒干或烘干后去粗皮。生用或煨用。

【性味归经】 味辛、苦，性温。归脾、胃、大肠、胆、三焦经。

【功能主治】 行气止痛，调中导滞。主治胸胁胀满，脘腹胀痛，呕吐泄泻，痢疾后重。

【歌诀】 木香微温，散滞和胃，诸风能调，行肝泻肺。

【经典应用】

（1）行气止痛，本品长于行肠胃滞气而引起的胃肠疼痛。可单用本品，磨汁服或入热酒调服；亦可配藿香、香附、良姜、槟榔等药使用。若配党参、白术、茯苓等，能益气健脾，行气止痛，可治脾胃虚弱所致消化不良，脘腹痞闷，大便溏薄等症。配黄连，名"香连丸"，是治疗痢疾的常用方。

（2）消食健脾，用以治疗饮食积滞不消，纳呆胸闷苔腻等证。本品配槟榔，能消积导滞，行气止痛，可治胃肠积滞，脘腹胀满疼痛；配砂仁，理气和中，消食化滞，治气滞、食积所致脘腹痞满胀痛；配莱菔子，可治腹胀；配小茴香可治疝气疼痛；配乌药可治小腹部气逆作痛。

（3）疏肝导滞，治湿热郁蒸，气机不畅之胸胁脘腹胀满疼痛，与柴胡、郁金、枳实等配伍；若治湿热黄疸，常与茵陈、大黄、金钱草等配伍。

【文献辑录】

《本草纲目》：震亨曰，调气用木香，其味辛，气能上升，如气郁不达者，宜之。时珍曰，木香乃三焦气分之药，能升降诸气。诸气膹郁，皆属于肺，故上焦气滞用之者，乃金郁则泄之也；中气不运属于脾，故中焦气滞宜之者，脾胃希芳香也；大肠气滞则后重，膀胱气不化则癃淋，肝气郁则为痛，故下焦气滞宜之，乃寒者通之也。

《本草汇言》：广木香，本草言治气之总药，和胃气，通心气，降肺气，疏肝气，快脾气，暖肾气，消积气，温寒气，顺逆气，达表气，通里气，管统一身上下内外诸气，独推其功。然性味香燥而猛，如肺虚有热者，血枯脉燥者，阴虚火冲者，心胃痛属火者，元气虚脱者，慎勿轻犯。

【近代应用】

（1）本品与香附、厚朴、青皮、陈皮、枳壳、厚朴、砂仁、苍术、槟榔配伍，制成丸或散剂服，用以治疗胃炎、功能性消化不良，症见胸膈痞闷，脘腹胀痛，呕吐恶心，嗳气纳呆属湿浊中阻脾胃不和者。

（2）本品与苍术、厚朴、砂仁、陈皮、甘草配伍，制成丸或散剂服。用以治疗胃肠动力紊乱、慢性胃炎、慢性胃肠炎、胃神经官能症、消化不良，症见胃脘疼痛，胸膈满闷，恶心呕吐，纳呆食少属湿浊中阻，脾胃不和者。

（3）以柴胡、木香、瓜蒌仁、半夏、枳壳等治疗慢性萎缩性胃炎，效佳。

（4）以香参止泻方（广木香10克，苦参30克）治疗急性腹泻，效佳。

（5）以茵陈、金钱草、木香、柴胡、枳壳等，水煎服，治疗胆石症，有效。

（6）自制利胆通腑胶囊（生大黄、木香各1.7克，天仙子1克）治疗胆绞痛，开水送服，有效。

（7）另有单用木香治疗无黄疸型肝炎、迁延型肝炎，用木香为主的复方治疗胆囊炎、小儿肠炎、细菌性痢疾、肠绞痛、肠胀气、消化性溃疡、腹泻型肠道易激综合征、痛经等。

【效验方】

治疗肠炎痢疾方（香连丸）：木香、黄连等量，共研细粉。每次1克，日服3次。

【用法用量】煎服，3～6克。理气多生用，止泻多煨用。入汤剂不宜久煎。

【注意事项】阴虚津亏、火旺者慎用。

乌　药

本品为樟科灌木或小乔木乌药的块根。主产于浙江、安徽、陕西等地。全年采挖，切片，晒干。生用或麸炒用。

【性味归经】味辛，性温。归肺、肾、脾、膀胱经。

【功能主治】行气止痛，温肾散寒。主治胸胁满闷，脘腹胀痛，头疼，寒疝疼痛，痛经及产后腹痛，尿频，遗尿。

【歌诀】乌药辛温，心腹胀痛，小便滑数，顺气通用。

【经典应用】

（1）顺气宽胸，用以治疗胸闷，脘腹胀满，疝气，妇女经行胀痛等证。本品配香附，能行气止痛，治心腹胀满，疼痛，疝气腹痛等证；配川楝子、青皮、小茴香等，能散寒止痛，治寒疝腹痛，如常用方"天台乌药散"；配元胡、香附、木香，能行气调经，治肝气郁滞，月经不调，或行经时少腹胀痛等证。

（2）散寒止痛，用以治疗肾阳不足，小便频数及遗尿。本品配益智仁、山药，能温肾止遗，如"缩泉丸"。

【文献辑录】

《神农本草经疏》：味辛，温，无毒。主中恶心腹痛，蛊毒疰忤鬼气，天行疫瘴，膀胱肾间冷气攻冲背膂，妇人血气，小儿腹中诸虫。

《本草纲目》：乌药，辛温香窜，能散诸气，故《局方》治中风、中气诸症，用乌药顺气散者，先疏其气，气顺则风散也；严用和《济生方》治七情郁结，上气喘急，用四磨汤者，降中兼升，泻中带补也。

《本草求真》：乌药，功与木香、香附同为一类，但木香苦温，入脾爽滞，每于食积则宜；香附辛苦，入肝胆二经，开郁散结，每于忧郁则妙；此则逆邪横胸，无处不达，故用以为胸腹逆邪要药耳。气行则风自散，若气虚内热而见胸膈不快者，非其所宜。

【近代应用】

（1）以缩泉丸（乌药、益智仁、山药）加桑螵蛸化裁，治小儿遗尿，效佳。

（2）以乌药蝉衣散（乌药、僵蚕、蝉衣、琥珀等）研细末，用热米汤调糊，敷脐，治疗小儿夜啼，一般1疗程（7天）治愈。

（3）乌药顺气散（乌药、麻黄、僵蚕、白芷、羌活、川芎等）水煎服，治疗脑栓塞，有效。

（4）治疗粘连性肠梗阻，用乌药、川楝子、当归、莱菔子各12克，厚朴、元胡、赤芍、枳壳各9克，大黄15克（后下）、芒硝6克（冲），水煎服，有效，多在1~2日内显效。

（5）治疗多种疼痛，用天台乌药、木香、小茴香（炒）、青皮（去白）、良姜（炒）各15克，槟榔（锉）2个，川楝子10个，巴豆70个（先将巴豆微打破，同川楝子用麸炒，候黑色，去巴豆及麸不用），共研细末。每服3克，温酒送服。疼甚者，炒生姜挤汁和热酒下亦得。治疗疝痛、腹痛、虫痛、胃痛、痛经等因寒凝气滞，肝气横逆者，效果良好。

（6）治疗前列腺增生，用乌药、党参、山药、车前子各 15 克，黄芪 20 克，桔梗 5 克，茯苓、泽泻、丹皮各 10 克，水煎服。本方不能显著缩小前列腺体积，但能大幅度地减少残余尿。

（7）治疗关节扭伤，用栀子 2 份，乌药、桃枝心各 1 份，晒干研末，以 50% 酒精调成糊状，再加适量面粉，混合搅匀摊在塑料薄膜上，厚约 3 毫米，敷于患处。一般 1 次即可明显消肿止痛，2 次基本痊愈。

（8）治七情伤感，上气喘急，烦闷不食：用人参、槟榔、沉香、乌药各等分，水煎服。或送服"养正丹"尤佳。

【效验方】

治疗跌打损伤方（背部伤尤宜）：乌药 30 克，威灵仙 15 克。水煎服。

【用法用量】 煎服，5 ~ 10 克。

【注意事项】 阴虚血燥者慎用。

陈　皮（附：橘核、橘络、橘叶、化橘红）

本品为芸香科小乔木橘及其栽培变种的成熟果皮。主产于广东、福建、四川等地。产于广东新会者称为新会皮、广陈皮。秋季果实成熟时采收，晒干或低温干燥，切丝，生用。以陈久者为佳。

【性味归经】 味辛、苦，性温。归脾、肺经。

【功能主治】 理气调中，降逆止呕，燥湿化痰。主治胸膈满闷，脘腹胀痛，不思饮食，呕吐，哕逆；咳嗽痰多；乳痈初起。

【歌诀】 橘皮苦温，顺气宽膈，燥湿和胃，消痰除胀。

【经典应用】

（1）理气健脾，用以治疗中焦气滞失和，脾不健运所致的脘腹胀满、疼痛，不思饮食等。本品配苍术、厚朴等，能行气化湿，治脘腹胀满，腹痛吐泻，方如"平胃散"；配党参、白术、炙甘草等，能理气健脾，并可使补而不滞。

（2）燥湿化痰，用以治疗湿痰壅滞，咳嗽痰多，胸闷不畅。本品配茯苓、半夏等，能燥湿化痰，如"二陈汤"；偏虚者再加党参、白术之属，如"六君子汤"；若痰热偏重者，可与竹茹、瓜蒌等同用。

（3）降逆止呕，用以治疗痰湿阻滞，胃气不降之呕吐。本品常配生姜，能温胃止呕，如"橘皮汤"；配芦根、竹茹、黄连等，可治痰热咳嗽，呃逆，呕吐；配党参、半夏、竹茹等，能清热止呕，治胃虚有热之呕吐。

【文献辑录】

《神农本草经疏》：……无毒。主胸中瘕逆气，利水谷，下气止呕咳，除膀胱留热停水，五淋，利小便，主脾不能消谷，气冲胸中，吐逆霍乱，止泻，祛寸白。久服祛臭，下气通神，轻身长年。

《本草纲目》：陈皮，苦能泻能燥，辛能散，温能和。其治百病，总是取其理气燥湿之功，同补药则补，同泻药则泻，同升药则升，同降药则降。脾乃元气之母，肺乃摄气之钥，故陈皮为二经气分之药，但随所配而补泻升降也。

《本草汇言》：味辛善散，故能开气；味苦开泄，故能行痰；其气温平，善于通达，故能止呕、止咳，健脾和胃者也。东垣曰：夫人以脾胃为主，而治病以调气为先，如欲调气健脾者，橘皮之功居其首焉。

【近代应用】

（1）陈皮、半夏、茯苓、炙甘草、白术、砂仁、木香、香附、枳实、豆蔻配伍，水煎服或散剂服，治疗胃寒气滞引起的不思饮食，呕吐酸水，胃脘满闷，四肢倦怠。

（2）陈皮能够有效保护心脏，祛痰平喘，消胀止呕，适用于治疗脾胃气滞，咳嗽痰多，大便秘结，冠心病高血压等症，效果良好。

【效验方】

治疗饮食不消，心下痞闷方：用陈皮、枳实（麸炒黄色）各30克，白术60克，共磨细面，每服6克，日服2次。

【用法用量】煎服，3～10克。

【注意事项】阴虚者慎用。

【附药】

橘核　为橘及其栽培变种的成熟种子。性味苦，平。归胆经。功能行气散结止痛。用于乳房结块，睾丸肿痛及疝气腹痛等。煎服，3～9克。

橘络　为橘及其栽培变种的中果皮与内果皮之间的维管束群。性味甘、苦，平。归肝、肺经。功能行气通络，化痰止咳。用于痰滞经络，胸胁作痛，咳嗽痰多等。煎服，3～5克。

橘叶　为橘及其栽培变种的叶。性味辛、苦，平。归肝经。功能疏肝行气，散结消肿。用于胁肋作痛，乳痈，乳房结块，癥瘕等。煎服，6～10克。

化橘红　为芸香科灌木或小乔木植物化州柚或柚的未成熟或近成熟的外

层果皮。性味苦、辛，温。归脾、肺经。功能理气宽中，燥湿化痰。用于寒痰或湿痰之咳嗽痰多、食积、胸闷等。煎服，3~6克。

青 皮

本品为芸香科小乔木橘及其栽培变种的幼果或未成熟果实的果皮。主产于广东、福建、四川等地。5~6月期间自动脱落的幼果称为"个青皮"，7~8月间采摘未成熟的果实，在果实上纵剖四瓣保留基部，称为"四花青皮"。晒干，生用或醋炙用。

【性味归经】味苦、辛，性温。归肝、胆、胃经。

【功能主治】疏肝破气，消积化滞。主治胁肋、乳房、胃脘胀痛，乳核，乳痈，疝气，食积，癥瘕积聚，久疟癖块。

【歌诀】青皮苦温，能攻气滞，削坚平肝，安胃下食。

【经典应用】

(1) 疏肝破气，用以治疗各种肝气郁滞证候。本品配柴胡、香附等，可治胁肋胀痛；配瓜蒌、香附、橘叶等，能治乳房肿痛；配乌药、橘核等，可治疝气肿痛。

(2) 消积化滞，用以治疗食积气滞，脘腹痞闷。本品常与草果、山楂等同用，如"青皮丸"；配三棱、莪术、郁金，能活血化瘀，治肝脾肿大，肝硬化等。

【文献辑录】

《本草纲目》：青皮，其色青气烈，味苦而辛，治之以醋，所谓肝欲散，急食辛以散之，以酸泻之，以苦降之也。陈皮浮而升，入脾肺之气；青皮沉而降，入肝胆气分，一体二用，物理自然也。

《本草经疏》：青皮性最酷烈，消坚破滞是其所长，然误服之，立损人真气，为害不浅。凡欲施用，必与人参、术、芍等补脾药同用，庶免遗患，必不可单行也。

【近代应用】

(1) 立效散（青皮、当归、瓜蒌仁各10克，制乳香、制没药、生甘草各6克）随证加减，治疗急性乳腺炎，疗效满意。

(2) 青茵合剂（青皮、茵陈、大黄、郁金、香附等）治疗非胆总管胆石症，有效。

(3) 青皮、陈皮、白芍、姜黄、肉蔻、茯苓、厚朴、枳壳、木香、砂仁、木香配伍，散剂服，治疗肝气瘀滞所致的胃脘胀痛，嗳气吞酸之虚寒性胃病。

【效验方】

疏肝顺气茶：青皮5克，陈皮10克，白梅花5克，枸杞10克。主治肝气不舒诸证。亦可煎服。

【用法用量】 煎服，3~6克。用于疏肝，醋炒为好。

【注意事项】 本品有破气作用，气虚者慎用。

枳　实（附：枳壳）

本品为芸香科小乔木酸橙及其栽培变种或甜橙的幼果。主产于四川、江西、福建等地。5~6月采收，横切成两半，晒干或低温干燥，切薄片，生用或麸炒用。

【性味归经】 味苦、辛、微酸，性微寒。归脾、胃经。

【功能主治】 破气消积，化痰除痞。主治积滞内停，痞满胀痛，大便秘结，泻痢后重，结胸，胸痹，胃下垂，子宫脱垂，脱肛。

【歌诀】 枳实味苦，消食除痞，破积化痰，冲墙倒壁。

【经典应用】

（1）破气导滞，用以治疗肠胃积滞腹胀等证，本品配白术，能健脾胃，消痞满，治脾胃虚弱，饮食停滞，脘腹痞满等证；配白芍，能行气和血，破积止痛，治气血积滞的腹痛；配大黄、芒硝，能行气导滞，治肠中结实。

（2）化痰消痞，用以治疗痰阻气滞痞满病症。本品配瓜蒌，能行气宽胸散结，治痰气互结的胸痹胸痛；若痰热结胸而见痰黄稠难咳，胸脘痞闷疼痛，苔黄腻者，常以本品与黄连、瓜蒌、半夏配伍，如"小陷胸加枳实汤"。

此外，本品单用或与黄芪、党参等补气药配伍，可用以治疗子宫脱垂、脱肛、胃下垂等。

【文献辑录】

《神农本草经疏》：枳实……无毒。主大风在皮肤中，如麻豆苦痒，除寒热结，止痢，长肌肉，利五脏，益气轻身，除胸胁痰癖，逐停水破结实，消胀满，心下急痞痛，逆气胁风痛，安胃气，止溏泄，明目。

《本草衍义》：枳实、枳壳，一物也。小则其性酷而速，大则其性和而缓。故张仲景治伤寒仓促之病，承气汤中用枳实，此其意也，皆取其疏通决泻、破结实之意。

【近代应用】

（1）临床中经常用枳实为主治疗功能性消化不良、冠心病心绞痛。

（2）枳实通降汤（枳实、代赭石、蒲公英、白术、党参等）加减，水煎服，每日1剂，治疗胆汁返流性胃炎，有效。

（3）枳实理中汤加味（枳实、白术、党参、干姜、甘草等）水煎服，治疗胃下垂，有效。

（4）以乌梅枳实散（乌梅、枳实各100克）研为细末，每天服2次，每次5~8克，治疗子宫脱垂有良效。

（5）治疗心力衰竭方：枳实15克，葶苈子15克，大枣15枚，水煎，日1剂，分2次服。

【效验方】

枳术汤（《金匮要略》）：枳实七枚，白术二两。水煎，分3次温服。主治：心下痞坚，小便不利或心下满痛，身重纳减，消瘦者；胃脘痞硬，胀满如囊裹水，或如按杯盘，有形可见，且饮食减少，肌肉瘦消者。

【用法用量】煎服，3~10克。炒后药性较平和。

【注意事项】本品能破气，脾胃虚弱及孕妇慎用。

【附药】

枳壳　为酸橙及其栽培变种的接近成熟的去瓤果实。生用或麸炒用。性味苦、辛、酸，微寒。归脾、胃经。功能理气宽中，行滞消胀。用于脾胃气滞，脘腹胀满，食积不化，痰饮内停，脏器下垂。煎服，3~10克。孕妇慎用。

厚　朴（附：厚朴花）

本品为木兰科落叶乔木厚朴或凹叶厚朴的干燥干皮。主产于四川、河北、浙江等地。4~6月剥取，枝皮和根皮直接阴干；干皮置沸水中稍煮后，堆置阴湿处"发汗"，至内表面变紫褐色或棕褐色时，蒸软，卷成筒状，切丝，干燥，生用或姜汁炙用。

【性味归经】味苦、辛，性温。归脾、胃、肺、大肠经。

【功能主治】行气导滞，燥湿，降逆平喘。主治食积气滞，腹胀便秘，湿阻中焦，脘痞吐泻，痰壅气逆，胸闷喘咳。

【歌诀】厚朴苦温，消胀泻满，痰气泻痢，其功不缓。

【经典应用】

（1）行气燥湿，用以治疗湿阻中焦，气滞不利所致的脘闷腹胀、腹痛或呕逆等症。本品配苍术、陈皮、甘草等，能燥湿行气，如"平胃散"；亦可单用，如《圣惠方》治痰壅呕逆，心胸满闷，不下饮食，用姜汁炒厚朴，为末服；腹胀痛而便秘之属于实证者，配枳实、大黄，能行气导滞，如"厚朴三物汤"。

（2）降逆平喘，用以治疗痰湿喘满。本品可配桂枝、杏仁等，如"桂枝加厚朴杏子汤"，用于外感风寒，自汗的咳喘；对于痰湿内阻，胸闷咳喘等，常与陈皮、苏子、半夏等同用。

此外，治痰气互结咽喉之梅核气，咽中如有物阻，咯吐不出，吞咽不下，常与半夏、茯苓、苏叶等配伍，如半夏厚朴汤。

【文献辑录】

《神农本草经疏》：厚朴……无毒。主中风伤寒，头疼寒热惊悸，气血痹，死肌，祛三虫，温中益气，消痰下气，疗霍乱，腹痛胀满，胃中冷逆，胸中呕不止，泻痢，淋露，除惊，祛留热，心烦满，厚肠胃。

《医学衷中参西录》：厚朴，治胃气上逆，恶心呕哕，胃气郁结胀满疼痛，为温中下气之要药。为其性温，味又兼辛，其力不但下行，又能上升外达，故《本经》谓其主中风、伤寒头疼。味之辛者，又能入肺以治外感咳逆；且能入肝，平肝之横恣，以愈胁下掀痛。兼入血分，甄权谓其破宿血，古方治月闭亦有单用之者。诸家多谓其误服能脱元气，独叶香岩谓多用则破气，少用则通阳，诚为确当之论。

【近代应用】

（1）本品与大黄、槟榔、金钱草等配伍，水煎服或散剂服，治胆道结石、胆道感染及胆囊炎，症见胁肋胀痛，发热尿黄，大便不通属湿热蕴毒腹气不通者。

（2）厚朴 35 克，枳实 30 克，大黄 20 克，水煎服，治疗肠梗阻，有效。

（3）治疗阿米巴痢疾：将厚朴 12 克（1 日量），水煎，日 1 剂，分 2 次服。对脱水及中毒严重者，应酌情补液。

另可用厚朴预防术后肠粘连及闭经证。

【效验方】

治疗转腿肚子方：用厚朴 9～15 克，水煎 2 次，顿服。

【用法用量】 煎服，3～10 克。

【注意事项】气虚、津亏血枯者及孕妇慎用。

【附药】

厚朴花 为厚朴或凹叶厚朴的花蕾。性味苦，微温。归脾、胃经。功能芳香化湿，理气宽中。用于治疗中焦湿阻气滞，胸脘痞满胀闷，食少纳差等。煎服，3~9克。

砂 仁（附：砂仁壳）

本品为姜科多年生草本植物阳春砂、绿壳砂或海南砂的干燥成熟果实。阳春砂主产于广东、广西、云南等地；绿壳砂主产于广东、云南等地；海南砂主产于海南、广东等地。夏、秋两季果实成熟时采收，晒干或低温干燥。生用，用时捣碎。

【性味归经】味辛，性温。归脾、胃、肾经。

【功能主治】化湿，行气，温脾，安胎。主治湿阻气滞，脘腹胀满，不思饮食，恶心呕吐，腹痛泄泻，妊娠恶阻，胎动不安，血崩，一切食毒。

【歌诀】砂仁性温，养胃进食，止痛安胎，通经破滞。

【经典应用】

（1）化湿醒脾，用以治疗湿阻中焦，胸闷苔腻，纳呆呕恶等证，可配陈皮、木香、枳壳等，加强行气消胀之力。配党参、白术、茯苓、陈皮、半夏等，能健脾化湿，可治脾虚腹痛，呕吐便溏等证，如"香砂六君子汤"。

（2）行气止痛，适用于气滞脘腹胀满。本品配厚朴，能行气消满，治气滞或湿郁的腹痛胀满；配草果，能祛寒湿开胃口，可治寒湿停滞的腹胀、呕吐、不食。

（3）安胎止呕，用以治疗妊娠恶阻，胎动不安，气滞不舒者。治恶阻，可与白术、苏梗、藿香等同用；若胎动不安而偏于热者，则可佐以黄芩。

【文献辑录】

《本草纲目》：补肺醒脾，养胃益肾，理元气，通滞气，散寒，消胀痞，噎膈呕吐，止女子崩中，除咽喉口齿浮热，化铜铁骨鲠。

《本草汇言》：砂仁，温中和气之药也。若上焦之气梗逆不下，下焦之气抑遏而不上，中焦之气凝聚而不舒，用砂仁治之，奏效最捷。然古方多用以安胎何也？盖气结则痛，气逆则胎动不安，此药辛香而窜，温而不烈，利而不削，和而不争，通畅三焦，温行六腑，暖肺醒脾，养胃养肾，舒达肝胆不顺不平之气，所以善安胎也。

【近代应用】

（1）本品与苍术、厚朴、陈皮、甘草、砂仁、木香配伍，散剂服，治胃功能紊乱，慢性胃炎，慢性肠炎，胃神经官能症，消化不良，胃及十二指肠溃疡，症见胸脘满闷痞塞，纳呆，食少，呕哕恶心属湿浊中阻，脾胃不和者。

（2）用砂仁研细末，与糯米饭拌匀，塞鼻，治疗乳腺炎，有效。

（3）用砂仁、茯苓、焦三仙、麝香制成膏，贴敷于中脘、气海穴上，治疗小儿厌食症，有效。

（4）治疗过敏性结肠炎：用砂仁6~10克，党参15~20克，茯苓10~15克，炒白术12~18克，炒扁豆20~30克，莲子8~10克，炒山药、薏苡仁各15~30克，桔梗10~12克，炙甘草3~6克，大枣3~5枚，随症加减，水煎服，日1剂。有效。

（5）治疗慢性胆囊炎：用砂仁、黄连、木香各6克，柴胡、枳实、白芥子、大黄各10克，虎杖12克，银花、白芍各15克，吴茱萸、甘遂、大戟各3克，水煎服，日1剂，分2次服。效佳。

（6）治疗胃下垂：用黄芪、太子参各10~30克，白术、砂仁各10克，陈皮10~15克，升麻9~12克，枳壳10~18克，大黄3~12克（后下），制马钱子2~4克，甘草3~6克，随症加减，水煎服。有效。

（7）治疗小儿厌食症：用砂仁、人参、莲子、扁豆、陈皮、茯苓、山药、白术、鸡内金、牡蛎各10克，甘草5克，日1剂，1个月为1疗程。有效。

【效验方】

治疗慢性胃炎、消化不良方：砂仁10克，肉桂8克，龙胆草10克，陈皮10克，共研细粉。每服0.5克，日服3次。

【用法用量】 煎服，3~6克。以研末作散剂冲服为宜，如入煎剂当后下。

【注意事项】 阴虚血燥，火热内盛者慎用。

【附药】

砂仁壳 为阳春砂、绿壳砂或海南砂的干燥成熟果壳。性味辛、甘，微温。归肺、脾、胃经。功能宽胸利膈，顺气安胎。用于治疗脾胃气滞之胸胁胀痛、脘腹痞满及胎动不安等证。煎服5~10克。不宜久煎。

白豆蔻（附：豆蔻壳）

本品为姜科多年生草本植物白豆蔻或爪哇白豆蔻的干燥成熟果实。前者主产于泰国、柬埔寨、越南等地，我国广东、广西、云南等地也有栽培；后者主产于印度尼西亚，我国海南、云南等地有栽培。按产地不同分为"原豆蔻"和"印尼白蔻"。秋季果实由绿色转成黄绿色时采收，晒干。生用，用时捣碎。

【性味归经】 味辛，性温。归肺、脾、胃经。

【功能主治】 化湿行气，温中止呕，开胃消食。主治湿阻气滞，脾胃不和，脘腹胀满，不思饮食，湿温初起，胸闷不饥，胃寒呕吐，食积不消。

【歌诀】 白蔻辛温，能祛瘴翳，益气调元，止呕和胃。

【经典应用】

（1）化湿行气，用以治疗湿阻中焦，苔腻纳呆；脾胃气滞，脘腹胀满；湿温初起，胸闷苔腻。本品配半夏，能和中止呕，治湿阻中焦的呕吐，如"白豆蔻汤"；配砂仁，能理气化湿温中，治气滞湿阻，胸闷腹满，呕吐泄泻；配杏仁、薏苡仁，能宣化湿浊，治湿温初起，胸闷不饥等证，如"三仁汤"；热盛者，可配黄芩、黄连、滑石等，如"黄芩滑石汤"。

（2）温中止呕，用以治疗寒湿呕吐，单用为末服，或配藿香、半夏、陈皮等。小儿胃寒吐乳，可配砂仁、甘草，共研细末，常掺口中。

【文献辑录】

《神农本草经疏》：白豆蔻……无毒。主积冷气，止吐逆反胃，消谷下气。

《本草纲目》：治噎膈，除疟疾，寒热，解酒毒。

《玉楸药解》：白豆蔻，清降肺胃，最驱膈上郁浊，疗恶心、呕哕。嚼之辛凉清肃，肺腑郁烦，应时开爽。

【近代应用】

（1）本品与香附、香橼、人参等配伍，水煎服或散剂服，治急、慢性胃炎，消化性溃疡，胃神经官能症，症见胃脘疼痛，窜及两胁，嗳气嘈杂属肝胃气滞者。

（2）本品与党参、干姜、白术、丁香等配伍，散剂服或水煎服，用以治疗小儿迁延性腹泻，慢性肠炎，胃肠功能紊乱，肠易激综合征，症见脘腹挛痛，呕吐泄泻，消化不良属脾胃虚寒者。

（3）治疗急性腹泻：苍术、厚朴、枳实各 10～20 克，炒莱菔子、炒山楂、炒神曲、茯苓各 30 克，陈皮、半夏、木香、白豆蔻各 6～15 克，羌活、桂枝、防风各 6～12 克，黄连 3～6 克，甘草 6 克，水煎服。服药最少 1 剂，最多 3 剂，疗效极佳。

【效验方】

健胃止呕方：白豆蔻 10 克，砂仁 10 克，丁香 5 克，糯米 50 克，共研细粉。每次 5 克，日服 3 次。

【用法用量】煎服，3～6 克。宜入丸散，入汤剂宜后下。

【注意事项】阴虚血燥者慎用。

【附药】

豆蔻壳　为白豆蔻或爪哇白豆蔻的干燥成熟果壳。味辛、甘，性微温。归肺、脾、胃经。功能宽胸利膈，顺气安胎。用于治疗湿阻气滞之胸胁胀痛，脘腹痞满，呕吐及胎动不安等症。煎服 5～10 克。不宜久煎。

草豆蔻

本品为姜科多年生草本植物草豆蔻的干燥近成熟种子。主产于云南、广西、广东等地。夏、秋两季采收，晒至九成干，或用水略烫，晒至半干，除去果皮，取出种子团，晒干。生用，用时捣碎。

【性味归经】味辛，性温。归脾、胃经。

【功能主治】燥湿行气。主治寒湿中阻，气滞腹胀，寒湿呕吐，寒湿内盛，腹痛泻痢。

【歌诀】草蔻辛温，治寒犯胃，作痛呕吐，不食能食。

【经典应用】

（1）燥湿健脾，用以治疗寒湿阻滞中焦所致的胸腹满闷，不思饮食，苔厚滑腻等证，单用有效，或与砂仁、厚朴、半夏等配伍应用。

（2）温胃止呕。本品配高良姜、生姜汁、吴茱萸等，能温胃止呕，治寒湿内盛之呕吐，如"草豆蔻散"。

此外，治寒湿内盛，清浊不分之腹痛泻痢，与苍术、木香、厚朴等燥湿行气药配伍。

【文献辑录】

《神农本草经疏》：……无毒。主温中，心腹痛，呕吐，祛口臭气。……草豆蔻，辛能破滞，香能入脾，温热能去寒燥湿，故主温中及寒客中焦、心腹痛、中寒呕吐也。

【近代应用】

（1）本品与白豆蔻、大黄、当归等配伍，水煎服或散剂服，治急慢性胃炎，消化性溃疡，胃神经官能症，症见胃脘疼痛，窜及两胁，嗳气嘈杂属肝胃气滞者。

（2）本品与党参、山药、陈皮、黄芪、当归、黄精等配伍，水煎服，用以治疗缺铁性贫血，症见面色萎黄，头晕，纳差，心悸气短，食后腹胀，神疲倦怠，失眠健忘，大便溏泻属脾胃虚弱，气血两虚者。

（3）用草豆蔻配伍茯苓、焦白术、黄芪等，治疗脾肾阳虚型肾炎，有良效。

（4）用草豆蔻配合苍术、丹参、赤芍等，治疗血瘀痰阻而痰湿偏重的慢性盆腔炎，有满意疗效。

【效验方】

治疗寒湿中阻气滞方：草豆蔻50克，木香30克，共研细粉。每服3克，日服3次。饭前服。

【用法用量】 煎服2~6克，用时打碎。入汤剂宜后下。

【注意事项】 阴虚血燥，津液不足者慎用。

川楝子

本品为楝科乔木川楝的果实。主产于四川。冬季采收，干燥。生用或麸炒用，用时捣碎。

【性味归经】 味苦，性寒。有小毒。归肝、小肠、膀胱经。

【功能主治】 疏肝理气，止痛杀虫。主治肝火郁热，肝郁气滞腹痛，疝气腹痛，虫积腹痛。

【歌诀】 楝子苦寒，膀胱疝气，中湿伤寒，利水之剂。

【经典应用】

（1）杀虫，主治蛔虫等肠道寄生虫，常与鹤虱、槟榔等配用，如"安虫散"。

（2）行气止痛，善治肝火及疝气。本品配元胡，可用以治疗热性胃痛；配枳壳、香附，可用于治疗肝热胁痛。川楝子为"疝气要药"，但其性寒凉，用于寒证时须配小茴香、荔枝核、吴茱萸、肉桂、乌药、补骨脂等。炒用也可减轻寒性。

此外，本品能疗癣，治头癣，单用焙黄研末，以油调膏外涂。

【文献辑录】

《医学衷中参西录》：川楝子，味微酸微苦，性凉，酸者入肝，苦者善降，能引肝胆之火下行自小便出，故治肝气横恣，胆火炽盛，致胁下掀痛。并治胃脘气郁作痛，木能疏土也。其性虽凉，治疝气者恒以之为向导药，因其下行之力能引诸药至患处也。至他处之苦楝子，因其味苦有小毒，除虫者恒用之（大于栗者是川楝子，他处楝子小而味苦，去核名金铃子）。

【近代应用】

（1）本品与沙参、麦门冬、元胡等配伍，水煎服，用以治疗慢性胃炎，消化性溃疡，症见胃脘隐隐作痛，口干舌燥，纳呆干呕属胃阴不足者。

（2）本品与地黄、枸杞、沙参、当归、枸杞、麦门冬配伍，水煎服，用以治疗慢性肝炎，症见胁痛，乏力，腰酸，目涩属肝肾阴虚者。

（3）以川楝子、乌梅各40克，川椒、黄连各20克，生大黄10克烘干混合为末，治疗胆道蛔虫症，效佳。

（4）以川楝子、生大黄、郁金各10克，金铃子、山楂各12克，积雪草20克，每日1剂水煎服，治疗急性胆囊炎。

（5）以金铃泻肝汤（川楝子、乳香、没药、龙胆草、大黄等）治疗胆系感染，疗效显著。

（6）以川楝子，研末，用猪油或凡士林调膏外涂局部，治疗头癣、秃疮，有良好效果。

此外有用川楝子复方治疗急性乳腺炎、乳腺增生、睾丸疾病、蛲虫病等。

【效验方】

治疗肝郁气滞方：川楝子、元胡各30克，共研细粉，每服6克，日服2次。

【用法用量】 煎服，5～10克。炒用寒性降低。外用适量，研末调涂。一般生用，治疝气可盐炒用。

【注意事项】 本品苦寒，脾胃虚寒者忌用。孕妇慎用。

不良反应：中毒较轻时，可见头晕、头痛、思睡、恶心呕吐、腹痛等，严重时会出现呼吸中枢麻痹，中毒性肝炎、内脏出血、精神失常等症状。一般内服用量3～10克，不可过量或持续使用（因为川楝素为强积累物质）；注意品种，苦楝子毒性比川楝子大，不可以之替代川楝子使用。中药解毒可用白糖、甘草煎服。

薤 白

本品为百合科多年生草本植物小根蒜或薤的鳞茎。中国各地均有分布，主产于江苏、浙江、吉林等地。夏秋季节采挖蒸透或沸水中烫透，晒干。生用。

【性味归经】味辛、苦，性温而滑。归心、肺、胃、大肠经。

【功能主治】理气宽胸，通阳散结。主治胸痹心痛彻背，胸脘痞闷，咳喘痰多，脘腹疼痛，泻痢后重，白带，疮疖痈肿。

【歌诀】薤白苦温，辛滑通阳，下气散结，胸痹宜尝。

【经典应用】

（1）通阳散结，用于寒痰凝滞，胸阳不宣，胸脘痞闷，咳喘痰多，胸背刺痛等证，常与瓜蒌及其他理气活血药同用，如"瓜蒌薤白半夏汤"。若痰瘀胸痹，可与瓜蒌、丹参、川芎等配伍。

（2）下气行滞，用于肠胃气滞，泻痢后重，可与柴胡、白芍、枳实、甘草等同用（四逆散加薤白）。若胃寒气滞之脘腹痞满胀痛，可与木香、砂仁、高良姜等配伍。

【文献辑录】

《本草纲目》：治少阴病厥逆泻痢，及胸痹刺痛，下气散血，安胎。温补诸阳道。

《长沙药解》：薤白，辛温通畅，善散壅滞，故痹者下达而变冲和，重者上达而化轻清。其诸主治：断泻痢，除带下，安胎妊，散疮疡，疗金疮，下骨鲠，止气痛，消咽肿，缘其调达凝郁故也。

【近代应用】

（1）本品与丹参、山楂、桃仁、红花等配伍，水煎服或散剂服，用以治疗冠心病、高脂血症，症见胸闷胸痛，心悸乏力，不寐，脘腹痞满属气滞血瘀，痰浊阻络者。

（2）本品与党参、三七、肉桂等配伍，散剂服，用以治疗冠心病心绞痛，症见胸闷胸痛，心悸气短，乏力肢冷属气虚血瘀，痰阻脉络，心阳失展者。

（3）以三参桂薤汤（丹参、苦参、红参、桂枝、薤白）加减，治疗室性早搏效果良好。

（4）瓜蒌薤白愈心汤（瓜蒌、薤白、桂枝、红花、川芎等）治疗心绞痛，有效。

（5）瓜蒌薤白桂枝汤加味（瓜蒌壳、厚朴、枳壳、桂枝、薤白、法夏等）治疗慢性心功能不全，有效。

（6）以苦参薤白汤（苦参、薤白、山楂、当归、木香等）治疗痢疾，有很好的疗效。

（7）以薤白配剂（薤白、瓜蒌、半夏等为基本药物）辨证配伍其他药物治疗冠心病、急慢性支气管炎、阻塞性肺气肿、哮喘、液气胸，以及脾虚痰湿型胃炎，均有不同程度疗效。

【效验方】

治疗胸痹方：瓜蒌 15 克，薤白 10 克，水煎，加酒服。

【用法用量】 煎服，5～10 克。

【注意事项】 气虚无滞及胃弱纳呆者不宜用。

大腹皮

本品为棕榈科乔木槟榔的果皮。主产于海南、云南、广西等地。冬季至次春采收未成熟的果实，煮后干燥，剥取果皮，打松，晒干。生用。

【性味归经】 味辛，性微温。归脾、胃、大肠、小肠经。

【功能主治】 行气导滞，消胀除满，通利水道。主治脘腹胀满，消肿止泻，癃闭，脚气。

【歌诀】 腹皮微温，能下膈气，安胃健脾，浮肿消袪。

【经典应用】

（1）行气导滞，用以治疗湿阻气滞所致的脘腹饱胀，嗳腐吞酸，大便秘结不爽等。本品配厚朴、山楂、麦芽，能增强消食行气之功。因本品既能行气又能利湿，对于内伤湿滞，气机受阻之证更宜。常与藿香、陈皮、茯苓等同用。

（2）行水消肿，用以治疗水湿外溢，面目及皮肤水肿，脚气，常配茯苓皮、五加皮等，如“五皮饮”。

【文献辑录】

《神农本草经疏》：微温，无毒。主冷热气攻心腹，大肠壅毒，痰膈醋心。并以姜、盐同煎，入疏气良药。大腹皮，即槟榔皮也。其气味所主，与槟榔大略相同，第槟榔性烈，破气最捷，腹皮性缓，下气稍迟。入足阳明、太阴经。二经虚则寒热不调，逆气攻走，或痰滞中焦，结成膈证；或湿热郁积，酸味醋心；辛温暖胃豁痰，通行下气，则诸证除矣。大肠壅毒，以其辛散破气而走阳明，故亦主之也。

《本草纲目》：大腹皮，降逆气，消肌肤中水气浮肿，脚气壅逆，瘴气痞满，胎气恶阻胀闷。

【近代应用】

（1）本品与白茅根、连翘、荆芥等配伍，水煎服，用以治疗急性肾炎，症见发热恶寒，头面浮肿，肢体酸痛，舌苔薄黄，脉浮数属风热犯肺者。

（2）以黄芪腹皮白术汤，治疗妇女妊娠水肿，每日1剂，煎服，有效。

（3）以羊水汤（黄芩、白术、大腹皮、茯苓、当归等）治疗羊水过多，有效。

【效验方】

治疗慢性肾炎水肿方：大腹皮15克，桂枝10克，苍术10克，陈皮6克。水煎，日1剂，分2次服。

【用法用量】煎服，6～12克。

【注意事项】气虚体弱者慎用。

不良反应：大腹皮一般情况下使用无明显毒副作用，但曾有大腹皮复方汤剂引起过敏性休克及严重荨麻疹各1例的报道。

甘 松

本品为败酱科多年生草本植物甘松的根及根茎。主产于四川、甘肃、青海等地。春秋季节采挖，以秋采为佳。晒干或阴干，切段，生用。

【性味归经】味辛、甘，性温。主入脾胃。

【功能主治】理气止痛，醒脾健胃。主治脘腹胀痛，不思饮食，牙疼，脚气。

【歌诀】甘松味香，善除恶气，治体香肌，心腹痛已。

【经典应用】

（1）行气和中止痛，治脾胃气滞，脘腹胀满疼痛及中焦虚寒等证。每与行气开胃及温中散寒药同用。

此外，单用泡汤漱口治牙痛；与荷叶、藁本等煎汤外洗治湿脚气。

【文献辑录】

《本草纲目》：治脚气膝浮，煎汤淋洗。

《本草汇言》：甘松，醒脾畅胃之药也。《开宝》方主心腹猝痛，散满下气，皆取温香行散之意，其气芳香，入脾胃药中，大有扶脾顺气、开胃消食之功。入八珍散、三合粉中，治老人脾虚不食，久泻虚脱。温而不热，香而不燥，甘而不滞，至和至美，脾之阳分用药也。

【近代应用】

（1）以甘松100～300克加水适量，水煎去渣，待温后擦洗患处，每日1～2次，治疗妊娠浮肿，效果良好。

（2）以复方甘松汤（甘松、青皮、香附、党参、山楂等）水煎服，治疗高脂血症，有效，平均服药时间 4 个月。

（3）以甘松整律汤（大荷叶、甘松、玄参、桂枝、党参、甘草）治疗频发性室性早搏，有效，无不良反应。

（4）治疗室性早搏：用甘松 15 克，大青叶 12 克，枳壳 12 克，玄参 10 克。水煎服。

（5）治疗神经性胃痛：甘松 3 克，香附 6 克，沉香 3 克，共研细粉，每服 1～2 克，日服 3 次。

（6）治疗肾虚齿痛：甘松、硫黄等分为末，泡汤漱之。

（7）治疗痰眩：半夏曲、天南星各 60 克，甘松 30 克，陈皮 45 克，共为细末，面糊为丸，桐子大，每服 20 丸，姜汤下。

【效验方】

治疗腿脚肿：用甘松 30 克，煎汤熏洗。

【用法用量】煎服，3～10 克。外用适量，泡汤漱口或煎汤洗脚或研末敷患处。

【注意事项】内脏有实热或湿热者慎用。

香　橼

本品为芸香科小乔木枸橼或香圆的成熟果实。主产于浙江、江苏、广东等地。秋季果实成熟时采收，趁鲜切片，晒干或低温干燥。生用。

【性味归经】味辛、苦、酸，性温。归肝、脾、肺经。

【功能主治】理气降逆，宽胸化痰。主治胸腹满闷，胁肋胀痛，咳嗽痰多。

【歌诀】香橼性温，理气疏肝，化痰止呕，胀痛皆安。

【经典应用】

（1）理气止痛，用于肝脾气滞，胸腹胀闷，脘胁胀痛，呕吐，噫气，食欲不振等证，常与香附、白蔻、厚朴花等同用。

（2）宽胸化痰，用于痰气咳嗽，可与半夏、茯苓、生姜等同用。

（3）健脾除胀，治脾胃气滞，脘腹胀痛，嗳气，呕恶食少，可与枳壳、砂仁、木香等配伍。

【文献辑录】

《本草通玄》：理上焦之气，止呕逆，进食，健脾。

《本经逢原》：治咳嗽气壅。

《本草求原》：香橼、佛手是两种，俱辛苦甘，温，无毒。佛手形如指掌，专破滞气，治下痢后重，功专于下。香橼无指，甘香尤胜，兼破痰水，治咳嗽气壅，除膨胀。

【近代应用】

（1）本品与香附、土木香、人参等配伍，散剂服，用以治疗急、慢性胃炎，消化性溃疡，胃肠神经官能症，症见胃脘疼痛，窜及两胁，胸胁胀痛，嗳气嘈杂属肝胃气滞者。

（2）以香橼、附子、吴茱萸各 10 克，神曲 20 克，水煎服，治疗浅表性胃炎，效果良好。

（3）用党参、五灵脂、白术、陈皮、香橼、佛手，治疗因胃、十二指肠急、慢性炎症、痉挛、溃疡等引起胃脘痛，有效。

【效验方】

治疗胃寒气滞疼痛方：香橼 30 克，砂仁 15 克，共研细粉。每次服 3 克，日服 3 次。

【用法用量】 煎服，5～10 克。

【注意事项】 阴虚血燥者慎用。

佛　手

本品为芸香科小乔木或灌木佛手的果实。主产于广东、四川、浙江等地。秋季果实尚未变黄时采收，切薄片，晒干或低温干燥。生用。

【性味归经】 味辛、苦、酸，性温。归肝、脾、胃、肺经。

【功能主治】 疏肝理气，和胃化痰。主治肝气郁结之胁痛，胸闷，肝胃不和，脾胃气滞之脘腹胀痛，嗳气，恶心，久咳痰多。

【歌诀】 佛手性温，理气宽胸，疏肝解郁，胀痛宜用。

【经典应用】

（1）理气止痛，用于肝胃气郁，脘腹胀痛等证，常与木香、青皮等理气药同用。

（2）健胃止呕，用于消化不良食欲不振，嗳气，呕吐等症，可与砂仁、白豆蔻、半夏等同用。

（3）宽胸除痰，治痰湿壅肺，咳嗽痰多，胸闷气急作痛，可与半夏、陈皮、瓜蒌皮等配伍。

【文献辑录】

《滇南本草》：补肝，暖胃，止呕吐，消胃寒痰，治胃气疼痛，止面寒痛，和中行气。

《本草再新》：理气舒肝，和胃化痰，破积，治噎膈反胃，消癥瘕痃癖。

【近代应用】

（1）本品与大黄、栀子、枳实等配伍，散剂服，用以治疗胆囊炎、胆道感染或胆道术后胁肋胀痛，发热，尿黄属肝胆湿热者。

（2）以本品配半夏、茯苓等煎服，治慢性支气管炎、肺气肿，效果满意。

（3）佛手酒浸剂适量内服，对胆石症引起胆绞痛经常发作者，可起到长期缓解作用。

（4）以本品配败酱草，治小儿传染性肝炎，可使患儿精神好转、食欲增加、黄疸消退，对改善症状有帮助。

（5）升血调元汤：本品与骨碎补、黄芪、何首乌等配伍，用以治疗白细胞减少症，症见头目眩晕，心悸气短，神疲乏力，腰膝酸软，夜尿频数属脾肾不足，气血两亏者。

【效验方】

治疗慢性气管炎、肺气肿方：佛手 10 克，蜂蜜适量，开水冲泡代茶饮。

【用法用量】煎服，6～10 克，或泡水代茶。

【注意事项】阴虚血燥者慎用。

沉　香

本品为瑞香科乔木白木香含树脂的木材。主产于海南、广东、台湾等地。全年采收，阴干，锉末或磨粉，生用。

【性味归经】味辛、苦，性温。归脾、胃、肾经。

【功能主治】温中降逆，暖肾纳气。主治脘腹冷痛，呕吐呃逆，气逆喘息，腰膝虚冷，大便虚秘，小便气淋，精冷早泄。

【歌诀】沉香降气，暖胃追邪，通天彻地，气逆为佳。

【经典应用】

（1）行气止痛，用以治疗寒凝气滞，胸腹胀痛，可与乌药、槟榔等同用，如"四磨汤"；若寒邪较盛，手足厥冷，脐腹疼痛，痛极欲绝者，可配附子、丁香、麝香等，温中止痛，如《百代医宗》"接真汤"。

（2）温中散寒，适用于胃寒气逆，脘痛呕吐。配白豆蔻、紫苏，能温中散寒，理气止痛。

（3）降逆平喘，常用以治疗气逆痰喘等病症，实证可配葶苈子、杏仁、半夏；虚证可配附子、熟地黄、五味子等，温肾纳气，可治肾虚喘促等。

【文献辑录】

《神农本草经疏》：微温。疗风水毒肿，祛恶气。

《本草再新》：治肝郁，降肝气，和脾胃，消湿气，利水开窍。

《本草新编》：沉香，温肾而又通心，用黄连、肉桂以交心肾者，不若用沉香更为省事，一药两用之也。但用之以交心肾，须用之一钱为妙，不必水磨，切片为末，调入于心肾补药中同服可也。

【近代应用】

（1）本品与川贝母、羚羊角、人工天竺黄等配伍，散剂服，用以治疗小儿肺炎、喘息性支气管炎或成人慢性支气管炎，症见气喘咳嗽属痰热阻肺者。

（2）以三末饮（琥珀1.5~4克，沉香、肉桂各1~2克）研末，另以车前子20克，泽泻15克，水煎，取药液调服上末，治疗产后尿潴留有效。

（3）以沉香6克煎煮浓缩内服，接服煮沸过的蜂蜜、猪油，治疗肠梗阻，疗效满意。

（4）自拟沉香芍药五物散（沉香、琥珀、三七、白芍、甘草）治疗痛经，一般2~3个疗程内获愈，疗效满意。

【效验方】

治疗慢性胃炎、胃痛方：沉香10克，肉桂10克，白豆蔻8克，黄连8克，丁香10克，共研细粉。每服1克，餐前半小时服，日服3次。

【用法用量】 煎服，1~5克，后下。宜作散剂，亦可磨汁冲服。

【注意事项】 气虚下陷及阴虚火旺者忌用。

不良反应：曾有多例沉香过敏的报道，包括炮制沉香过程中出现过敏性皮疹1例。

檀　香

本品为檀香科小乔木檀香树干的心材。主产于海南、广东、云南等地。全年均可采伐，以夏季采伐为佳。镑片或锯小段或劈碎，晾干，生用。

【性味归经】 味辛，性温，归脾、胃、心、肺经。

【功能主治】 行气，散寒，止痛。主治胸腹胀痛，霍乱吐泻，噎膈吐食，寒疝腹痛及肿毒。

【歌诀】 檀香辛温，行气调中，寒凝气滞，胸痹心痛。

【经典应用】

（1）行气散寒止痛，用以治疗寒凝气滞，胸腹冷痛，可与沉香、木香、藿香等配伍；若治胃脘寒痛，呕吐食少，常与豆蔻、砂仁、沉香等配伍，亦可研末与干姜汤泡服；用以治疗寒凝气滞血瘀之胸痹，心腹冷痛，可与延胡索、高良姜等配伍。

【文献辑录】

《本草拾遗》：主心腹霍乱，中恶，杀虫。

《珍珠囊》：引胃气上升，进食。

《本草备要》：调脾肺，利胸膈，为理气要药。

【近代应用】

（1）本品与厚朴、枳壳、木香配伍，散剂服，用以治疗痢疾、肠炎，症见腹泻，纳差，恶心，呕吐，腹胀，腹泻属湿浊中阻，食滞不化者。

（2）本品与木香、肉桂、细辛配伍，散剂服，用以治疗浅表性胃炎、萎缩性胃炎、功能性消化不良，症见胃痛痞满，遇寒尤甚，喜暖喜按，呕恶纳差属脾胃虚寒，湿阻食滞者。

（3）以丹参饮（丹参、檀香、砂仁）加味治疗各种胃痛有明显疗效。

（4）以丹参饮加味（丹参、白檀香、砂仁、蒲黄等）水煎服，治疗痛经，每月行经前3~5天开始服药，服到经净为止，连服3个月。

（5）以檀香、丹参、山楂、何首乌各适量水煎服，治疗高脂血症，有显著疗效。另有用檀香入复方治疗冠心病心绞痛、外伤胸痛等。

【效验方】

治疗慢性胃炎胃痛方：檀香10克，沉香3克，甘草5克，菖蒲10克，共研细粉。每次1克，日服3次。

【用法用量】煎服，2~5克。

【注意事项】阴虚火旺，实热吐衄者慎用。

玫瑰花

本品为蔷薇科灌木玫瑰的花蕾。主产于江苏、浙江、福建等地。春末夏初花将开放时采摘，及时低温干燥。生用。

【性味归经】味甘、微苦，性温，气芳香。归肝、脾经。

【功能主治】理气解郁，和血调经。主治肝气郁结，脘胁胀痛，乳房作胀，月经不调，痢疾，泄泻，带下，跌打损伤，痈肿。

【歌诀】玫瑰花温，疏肝解郁，理气调中，行瘀活血。

【经典应用】

（1）行气活血，疏肝止痛，用于肝胃不和，脘胁胀痛（如慢性肝炎、胃神经官能症及慢性胃炎等），可与香附、川楝子同用。若治肝郁气滞之月经不调、经前乳房胀痛，可与当归、川芎、柴胡等配伍。

此外，尚用于妇女月经不调，损伤瘀痛等症，常与赤芍、桃仁、红花等配伍。

【文献辑录】

《本草正义》：玫瑰花，香气最浓，清而不浊，和而不猛，柔肝醒胃，流气活血，宣通窒滞而绝无辛温刚燥之弊，乃气分药之中，最有捷效而最为驯良者，芳香诸品，殆无其匹。

《本草再新》：舒肝胆之郁气，健脾降火，治腹中冷痛，胃脘积寒，兼能破血。

【近代应用】

（1）由玫瑰花、柴胡、枳壳、川芎、香附、白芍组成，治疗气滞血瘀型冠心病心绞痛，有效。

（2）玫瑰花10克与白砂糖3克代茶饮，可以治疗肝气郁结之胃痛、消化不良、肺结核咳血，可以长期饮用，具有强身健体，和脾健胃，润肤美容之功效。

（3）以玫瑰花12克，半夏、红枣、苏梗各10克，每日1剂水煎服，可用以治疗梅核气。

【效验方】

解郁安神代茶饮：玫瑰花2克，枣仁2克，甘草2克。

【用法用量】煎服，3~6克，或泡服。

【注意事项】阴虚有火者慎服。

小　结

本章理气药，能调理气分，疏畅气机，凡气滞的病证均可选用。然辛温香散，易耗气伤阴，故气弱阴虚者慎用。

香附、木香、乌药，均为理气止痛之常用要药，都能解郁宽中，治胸腹诸痛，但三药各有专长。香附入肝经，解郁散结，能治肝气郁结之胁痛及月经不调；木香入脾胃，善调脾胃气滞，且能健脾消食，以治食积气滞，胸腹胀痛，呕吐，泻痢后重等证；乌药入脾肺并下通肾与膀胱，温肾散寒，而治膀胱冷气引起的小便频数。

橘皮、青皮同出一物，橘皮为成熟的果皮，青皮为未成熟的果实。橘皮善于理脾肺之气而健脾燥湿化痰；青皮药力较强，偏疏肝胆气分，长于破气疏肝，消积化滞。

枳实、枳壳本为一物，大者为枳壳，小者为枳实，均有苦降下行之功，然枳实性烈，多用于积滞痞闷便秘，枳壳性缓，多用于气滞胸腹胀满。

厚朴、枳实均能理气以治脘腹痞闷胀痛，但枳实苦寒降气，主在行气导滞以消痞；厚朴苦辛性温，燥烈之品，能下气散满，且可燥湿消痰。二药常相须为用。

砂仁与豆蔻，性味相同，皆能治脘腹胀痛，反胃呕逆等证。但砂仁香窜气浊，功专于中下二焦，治寒湿凝滞，寒泻冷痢，又能安胎；白蔻芳香气清，功专于中上二焦，治湿浊阻胃之呕恶、呃逆及湿阻气机之胸闷等证。草豆蔻能燥湿健脾，温胃止呕。主要用于寒湿阻滞脾胃，脘腹胀满疼痛，食欲不振，呕吐泄泻等证。

川楝子味苦性寒，长于泄肝解郁止痛，对脘腹胁肋胀痛兼热者，最为适用，尤为疝气、睾丸肿痛常用之品。

薤白辛苦温滑，有通阳散结、下气泄滞之效，故为治胸痹要药。甘松甘温，功能温通止痛，开郁醒脾。大腹皮味辛微温，既长于行气又兼能利水。

佛手功近香橼，都能理气止痛。佛手清香之气尤胜，能醒脾开胃，又善止呕。甘松功专调理脾胃之气而止痛。

沉香、檀香性皆辛温，均可用于气滞寒凝之脘腹疼痛、呕恶等证。然沉香又兼苦降入肾，对肾气虚寒之气逆喘息，有纳气平喘之效。沉香化湿之力较强，檀香散寒之功为优。

玫瑰花，能疏肝解郁，调中醒脾。

第十三章 理血药

以疏通血脉，促进血行，消散瘀血为主要作用，用于治疗瘀血证的药物，称为活血化瘀药，或活血祛瘀药，简称活血药，或化瘀药。

本类药物味多辛、苦，性多偏温，部分动物类药物具有咸味，主归心、肝二经。味辛能散能行，味苦通泄，性温能促进血行，均入血分，善于走散通行，可使血脉通畅，瘀滞消散，故长于治疗瘀血证，此即《素问·阴阳应象大论》篇所谓"血实者宜决之"之意。部分药物性偏寒凉，兼能凉血、清热，对瘀滞而兼血热者较为适宜。

本类药物以活血化瘀为主要作用，并通过活血化瘀这一基本作用，又可产生止痛、通经、利痹、消肿、疗伤、消痈、消癥等多种不同的功效。其主治范围广泛，遍及内、妇、外、伤等临床各科。如内科的胸、胁、脘、腹、头诸痛，体内的癥瘕积聚，脑卒中后半身不遂，肢体麻木及关节痹痛日久不愈；妇女的经闭，痛经，月经不调，产后腹痛等；外科的疮疡肿痛等；伤科的跌打损伤，瘀滞肿痛。

应用活血化瘀药时，除根据各药的性能功用特点随证选用外，尚需结合引起瘀血的原因进行配伍，以标本兼治。如寒凝血瘀者，应配散寒通经药；瘀热互结者，应配清热凉血药；痰凝湿阻，血行不畅者，应配祛痰除湿药；因虚致瘀应配补益药；血瘀癥瘕，应配软坚散结药。此外，血的运行有赖气的推动，气行则血行，气滞则血凝，故本类药物常需与行气药同用，以增强活血化瘀的功效。

第一节 活血化瘀药

本类药物易耗血动血，妇女月经过多及其他出血证而无瘀血阻滞者慎用，孕妇当慎用或禁用。破血逐瘀之品易伤正气，中病即止，不可过服。

川 芎

本品为伞形科多年生草本植物川芎的干燥根茎。主产于四川。夏季采挖，晒后烘干,再去须根。用时切厚片,生用或酒炙用。

【性味归经】味辛,性温。归肝、胆、心包经。

【功能主治】活血祛瘀,行气开郁,祛风止痛。主治月经不调,经闭痛经,产后瘀滞腹痛,癥瘕肿块,胸胁疼痛,头疼眩晕,风寒湿痹,跌打损伤,痈疽疮疡。

【歌诀】川芎辛温,活血通经,除寒行气,散风止痛。

【经典应用】

(1)活血行气。用于冠心病心绞痛,可与红花、丹参、降香、赤芍等活血化瘀药同用,如"冠心2号";用于气血瘀滞,妇女月经不调,经闭,痛经,难产,胞衣不下等证,常与当归、白芍、地黄等同用,如"四物汤";用于损伤瘀肿,气郁胸胁作痛,痈肿疮疡等证,可与桃仁、红花、乳香、没药等同用。

(2)祛风止痛,用于感冒头痛。属风寒者,可与荆芥、白芷、防风等同用,如"川芎茶调散";属风热者,可与菊花、薄荷等同用。用于风湿疼痛,可与羌活、独活、防风等同用,如"羌活胜湿汤"。

【文献辑录】

《神农本草经疏》:芎藭……无毒。主中风入脑,头痛,寒痹,筋挛,缓急,金创,妇人血闭无子,除脑中冷痛,面上游风去来,目泪出,多涕唾,忽然如醉,诸寒冷气,心腹坚痛,中恶猝急肿痛,邪风痛,温中内寒。

《本草汇言》:川芎,上行头目,下调经水,中开郁结,血中气药,尝为当归所使,非第活血有功,而活气亦神验也。味辛性阳,气善走窜而无阴凝黏滞之态,虽入血分,又能去一切风,调一切气。凡郁病在中焦者,须用川芎,开提其气以升之,气升,则郁自降矣。

《医学衷中参西录》:川芎,气香窜,性温,温窜相并,其力上升下降,外达内透,无所不至。其特长在能引人身清轻之气上至于脑,治脑为风袭头疼,脑为浮热上冲头痛,脑部充血头痛。其温窜之力,又能通气活血,治周身拘挛,女子月闭无子。

【近代应用】

(1)本品与石膏、白芷、荆芥穗等配伍,散剂服,用于风热所引起的上呼吸道感染、神经性头痛、偏头痛、头晕目眩、慢性鼻炎、鼻窦炎、牙周炎牙痛等。

(2)用川芎、红花各等分,散剂服,每天口服3次,每次3克,治疗冠心病心绞痛，效佳。

（3）用川芎 24～28 克，白酒 30 毫升，水 250 毫升，浸泡 1 小时后，加盖用文火炖煎，分 2 次服，不饮酒者可单加水炖服，治疗功能性子宫出血，均有效。

【效验方】

治疗头疼方：川芎 3 克，细辛 2 克，香附 3 克，水煎，顿服。

【用法用量】 煎服，3～10 克，大剂量可用至 15 克。研末吞服，每次 1～1.5 克。

【注意事项】 阴虚阳亢之头疼忌用。多汗，月经过多者及孕妇当慎用。

丹　参

本品为唇形科多年生草本植物丹参的干燥根及根茎。主产于江苏、安徽、四川等地。春、秋两季采挖，除去泥沙，干燥，切厚片，生用或酒炙用。

【性味归经】 味苦，性微寒。归心、肝经。

【功能主治】 活血祛瘀，调经止痛，除烦安神，凉血消痈。主治妇女月经不调，痛经，经闭，产后瘀阻腹痛，心腹疼痛，癥瘕积聚，热痹肿痛，跌打损伤，热入营血，烦躁不安，心烦失眠，疮痈肿毒。

【歌诀】 丹参味苦，破积调经，生新祛瘀，祛除带崩。

【经典应用】

（1）活血祛瘀，用以治疗血分瘀滞证，如月经不调，痛经，经闭，胁痛，腹部肿块，产后瘀血腹痛等证。本品能活血祛瘀，又因性质偏凉，故对血热而又有瘀滞尤为相宜，如《妇人明理论》"丹参散"，即单用本品为末，陈酒送服，用于上述证候。也可与当归、泽兰、益母草等配伍使用。

（2）凉血消痈，用以治疗血热及痈疮。如温病热入营血，本品配犀角、生地黄、玄参、黄连等，能凉血清营，如"清营汤"；用以治疗痈肿疮毒，常配金银花、连翘、乳香、穿山甲等，能凉血消痈，如"消乳汤"。

（3）养血安神，主治烦热不眠，可与枣仁、柏子仁、何首乌等药同用。

（4）止痛，可治瘀血所致的多种疼痛。本品配砂仁、檀香，可治心腹刺痛；配降香、川芎、赤芍、红花，可治冠心病心绞痛；配乳香、没药、当归，可治肢体疼痛，如"活络效灵丹"。

【文献辑录】

《神农本草经疏》：丹参……无毒。主心腹邪气，肠鸣幽幽如走水，寒热积聚，破癥除瘕，止烦满，益气养血，祛心腹痼疾结气，腰肌强，脚痹，除风邪留热。久服利人。

《本草纲目》：活血，通心包络，治疝痛。

《本草汇言》：丹参，善入血分，去滞生新，调经顺脉之药也。……《妇人明理论》以丹参一物，而有四物之功。补血生血，功过当归、地黄，调血敛血，力胜芍药，逐瘀生新，性倍川芎，妇人诸病，不论胎前产后，皆可常用。

【近代应用】

（1）治疗痛经：丹参15克，郁金6克，水煎服。日1剂。

（2）治疗急性黄疸型传染性肝炎：丹参60克，茵陈30克，加水煎2次，加糖15克混匀再煎至200毫升，成人60毫升，儿童25毫升，均日服2次。儿童平均服药20天，成人服药33天左右可见效。

（3）用丹参、降香，散剂服，每服6克，早晚各一次，治疗冠心病，疗效可靠。

（4）用赤芍30克，丹参50克，川芎30克，散剂服。每服6克，日服2次。治疗冠心病、心血管狭窄、心绞痛等心脏病。

【效验方】

治疗神经衰弱：丹参15克，五味子30克，水煎服。

【用法用量】煎服，10～15克，大剂量可用至60克。或入丸散剂。酒炒可增强活血之力。

【注意事项】月经过多及无瘀血者禁服。孕妇慎用。不宜与藜芦同用。

桃　仁

本品为蔷薇科落叶小乔木桃或山桃的干燥成熟种子。前者中国各地均产，多为栽培；后者主产于辽宁、河北、河南等地，野生。果实成熟后采集果核，取出种子，去皮晒干。生用或炒用。

【性味归经】味苦、甘，性平。有小毒。归心、肝、大肠经。

【功能主治】活血祛瘀，润肠通便。主治痛经，血滞经闭，产后瘀阻腹痛，癥瘕结块，跌打损伤，瘀血肿痛，肺痈，肠痈，肠燥便秘。

【歌诀】桃仁甘寒，能润大肠，通经破瘀，血瘕堪尝。

【经典应用】

（1）活血祛瘀，可用以治疗血瘀经闭，痛经，癥瘕等病症。活血祛瘀，常与红花、川芎、当归、赤芍等同用；治跌打损伤，瘀血肿痛，可与酒大黄、穿山甲、红花等药合用，如"复元活血汤"；配大黄、牡丹皮等，能活血消痈，治肠痈发热恶寒，腹痛拒按；配苇茎、冬瓜仁、薏苡仁等，治肺痈发热胸痛，咳吐脓血等。

（2）润肠通便，可配当归、麻仁、生地黄、枳壳等。

此外，尚有止咳之功，用以治疗痰咳气喘。多配杏仁应用，如《圣济总录》之"双仁丸"。

【文献辑录】

《本草纲目》：桃仁行血，宜连皮尖同用；润燥活血，宜去皮炒黄用，或麦麸同炒，或烧存性，各随本方。主血滞风痹，骨蒸，肝疟寒热，产后血病。

《本草经疏》：桃仁苦能泄滞，辛能散结，甘温通行而缓肝，故主如上等证也。心下宿血祛则气自下，咳逆自止。味苦而辛故又能杀小虫也。桃仁善破血，散而不收，泄而无补，过用之，及用之不得其当，能使血下不止，损伤真阴。

【近代应用】

（1）本品与丹参、当归、红花等配伍，散剂服，用于治视网膜中央静脉阻塞症，因瘀血阻络所致，症见视物不清、变形，突然发病。

（2）治疗冠心病：用桃仁、栀子各12克，共研细末，加炼蜜30克（或蛋清）调成糊状。将药摊敷在心前区，敷药范围为右侧至胸骨右缘第3～5肋间，左侧达心尖搏动处，约长7厘米、宽15厘米。外用纱布覆盖，胶布固定，开始每3天换药1次，两次后7天换药1次，6次为1疗程。敷药期间除有严重心绞痛发作可含服硝酸甘油外，其他治疗冠心病的中西药物均停用。显效。

【效验方】

足跟痛泡脚方（亦可内服）：桃仁30克，红花30克，乳香15克，没药15克，鸡血藤30克。用布袋装，水煎泡足。

【用法用量】煎服，5～10克。宜捣碎入煎。桃仁霜入煎剂宜包煎。

【注意事项】便溏者慎用。无瘀滞者及孕妇忌用。有小毒，不可过量。过量可致中毒，出现头晕、心悸，甚至呼吸衰竭而死亡。

红 花（附：西红花）

本品为菊科二年生草本植物红花的干燥花。主产于河南、浙江、四川等地。夏季花色由黄变红时采摘，阴干或晒干。生用。

【性味归经】味辛，性微温。入心、肝经。

【功能主治】活血通经，祛瘀止痛。主治血瘀经闭，痛经，产后瘀阻腹痛，胸痹心痛，癥瘕积聚，跌打损伤，关节疼痛，中风偏瘫，斑疹。

【歌诀】红花辛温，最消瘀热，多则通经，少则养血。

【经典应用】

（1）活血通经，主要用于经闭，痛经，产后瘀痛，癥瘕积聚等证。本品配桃仁，能活血祛瘀，治妇女经闭，痛经，血瘀腹痛及各种瘀血肿痛；配当归、川芎、桃仁、益母草等，能治产后瘀痛；配三棱、莪术，能破血消癥，可治癥瘕积聚。

（2）祛瘀止痛，用以治疗跌仆伤痛，关节酸痛，疮痈肿痛等证，常与桃仁、乳香、没药或肉桂、川乌、草乌等同用，以增强活血止痛作用；配赤芍、生地黄、连翘、蒲公英等，能活血消肿，治疮痈肿毒；配当归、紫草、大青叶、牛蒡子等，能活血凉血，解毒消斑，治斑疹色暗，热郁血瘀。

【文献辑录】

《本草纲目》：活血，润燥，止痛，散肿，通经。

《本草汇言》：红花，破血、行血、和血、调血之药也。主胎产百病，因血为患；或血烦血晕，神昏不语；或恶露抢心，脐腹绞痛；或沥浆难生；或胞衣不落，子死腹中，是皆临产诸症，非红花不能治；若产后血晕，口噤指搦；或邪入血室，谵语发狂；或血闷内胀，僵仆如死，皆是产后诸症，非红花不能定。又如经闭不通而寒热交作，或过期腹痛而紫黑淋漓，或跌仆损伤而气血瘀积，或疮疡痛痒而肿溃不安，皆是气血不和之症，非红花不能调。

【近代应用】

（1）治疗脑动脉硬化：红花5克，代茶饮。

（2）治疗胃溃疡：红花60克，大枣10枚，蜂蜜60克。先将红花、大枣加水400毫升，文火煎至200毫升，去红花加蜂蜜。每日空腹饮200毫升（喝汤吃枣），连服20天为1疗程，直至治愈。疗效显著。

【效验方】

治疗痛经：红花6克，鸡血藤24克，水煎调黄酒适量服。

【用法用量】煎服，5～10克。外用适量。

【注意事项】有出血倾向者慎用。孕妇忌用。

【附药】

西红花　为鸢尾科多年生草本植物番红花的花柱头。又称"藏红花"、"番红花"。甘，平。归心、肝经。功能活血化瘀，凉血解毒，解郁安神。用于经闭癥瘕，产后瘀阻，瘟毒发斑，忧郁痞闷，惊悸发狂。煎服或沸水泡服，1~3克。孕妇慎用。

益母草

本品为唇形科二年生草本植物益母草的干燥地上部分。中国大部分地区均产。夏季花期采割，切段后干燥。生用或熬膏用。

【性味归经】 味辛、苦，性寒。归心、肝、膀胱经。

【功能主治】 活血调经，利水消肿。主治瘀血经产诸证，清热解毒，水瘀互结之水肿及郁热阻滞之热毒疮肿等。

【歌诀】 益母草苦，女科为主，产后胎前，生新祛瘀。

【经典应用】

（1）活血行瘀，用于血脉瘀滞，月经不调，痛经，产后血滞腹痛，恶露不尽及崩漏下血等证，单用本品和砂糖熬膏服（益母膏）；或与当归、赤芍、木香炼蜜为丸（益母丸）。

（2）利尿退肿，用于急慢性肾炎水肿，可与茅根、云苓、白术、桑皮等配用。

（3）解毒消痈，可单用鲜品捣敷或煎汤外洗，亦可与黄柏、苦参、蒲公英等煎汤内服。

【文献辑录】

《本草纲目》：益母草之根、茎、花、叶、实，并皆入药，可同用。若治手足厥阴血分风热，明目益精，调女人经脉，则单用茺蔚子为良。若治肿毒疮疡，消水行血，妇人胎产诸病，则宜并用为良。盖其根、茎、花、叶专于行，而其子则行中有补故也。

《本草求真》：益母草，一名茺蔚。辛微苦寒，功能入肝、心包络。消水行血，祛瘀生新，调经解毒。

【近代应用】

（1）本品与柴胡、川芎、木香等配伍，水煎服，用于气滞血瘀所致的月经不调、痛经，症见月经前后无定期，量多或少，血色暗红有块，少腹及乳房胀痛。

（2）取益母草、马齿苋各 30 克，水煎服，每日 1 剂，共服 9 剂，治疗妇科出血性疾病，有效。

（3）用大剂量益母草（90～120 克，鲜品加倍，小儿减量），治疗急性肾炎水肿，有效。

【效验方】

治疗痛经：益母草 30 克，香附 9 克，水煎冲酒服。

【用法用量】 煎服，12～30 克。最大剂量可用至 60～120 克。外用适量，捣敷或煎汤外洗。

【注意事项】 无瘀滞及阴虚血少者慎用。孕妇忌用。

茺蔚子

茺蔚子即益母草的种子。

【性味归经】 味甘、辛，性微温，归肝经。

【功能主治】 活血调经，清肝明目。主治妇女月经不调，痛经，闭经，产后郁滞腹痛；肝热头痛，头晕，目赤肿痛，目生翳障。

【歌诀】 茺蔚甘辛，手足厥阴，活血调经，头痛头晕。

【经典应用】

（1）活血调经。茺蔚子治妇女月经不调，常配四物汤加香附、郁金等，获效甚多。

【文献辑录】

《神农本草经》：茺蔚子，味辛微温。主明目益精，除水气。久服轻身，茎主瘾疹痒，可作汤浴。

《本草用法研究》：《本经》首言能明目，用于肝血郁滞，及血滞瞳神之证……

《本草纲目》：治风解热，顺气活血，养肝益心，安魂定魄，调女人经脉，崩中带下，产后胎前诸疾。

《本草求原》：益精，通血脉，养肝，凡肝气虚而滞，致经脉不调，崩中，带下最宜。

【近代应用】

（1）茺蔚子有降血压作用，常加入降血压方中应用，因为它有疏通肝气郁滞的作用。

（2）茺蔚子有子宫收缩作用，用于产后子宫收缩无力恶露不净腹痛，常配黑山楂煎服。

【效验方】

治疗肝气郁结之高血压方：茺蔚子10克，开水冲泡代茶饮。

【用法用量】 煎服，6~9克，或入丸散。

【注意事项】 不能超量久服。服食大量的茺蔚子后可发生中毒。据报告，一般服食20~30克后即可于4~6小时发生中毒；但亦有人在10天内连续服至500克而始发生中毒的。临床中毒症状为突然全身无力，下肢不能活动呈瘫痪状态，但神志、言语清楚，舌脉多正常。

泽 兰

本品为唇形科多年生草本植物毛叶地瓜儿苗的干燥地上部分。中国大部分地区均产，主产于黑龙江、辽宁、浙江等地。夏、秋两季采割，干燥，切段，生用。

【性味归经】 味苦、甘，性微温。归肝、脾经。

【功能主治】 活血化瘀，利水消肿，解毒消痈。主治妇女经闭，痛经，产后瘀阻腹痛，癥瘕，身面浮肿，跌打损伤，痈肿疮毒。

【歌诀】 泽兰甘苦，痈肿能消，打扑损伤，肢体虚浮。

【经典应用】

（1）活血散瘀，用以治疗血滞经闭，痛经及产后腹痛，常与当归、丹参、益母草合用；治外伤瘀肿，常与赤芍、川芎、乳香合用；若治疮痈肿毒，可配蒲公英、连翘等清热解毒之品。

（2）利水消肿，主治产后水肿，常与防己配伍应用。

【文献辑录】

《本草纲目》：兰草走气道，故能利水道，除痰癖，杀虫辟恶，而为消渴良药；泽兰走血分，故能治水肿，除痈毒，破瘀血，消癥瘕，而为妇人要药。虽是一类而功用稍殊，正如赤白茯苓、芍药，补泻皆不同也。

《医林纂要》：泽兰补肝泻脾，和气血，利筋脉。主治妇人血分病，调经祛瘀。

【近代应用】

（1）本品与皂刺、肉桂配伍，水煎服，用以治疗膀胱瘀阻，气化不利所致的前列腺增生症，症见夜尿频多，排尿困难，小腹胀满隐痛。

（2）泽兰叶30~60克，水煎服，加红糖适量，每日1剂，分2次服，治疗产后腹痛。

（3）以泽兰陈皮汤治疗急性乳腺炎、腮腺炎取得满意效果。

（4）以活血黄兰汤（大黄、泽兰、赤芍、鱼腥草）水煎外用熏洗，治疗痔疮，效佳。

（5）治疗梨状肌综合征及其他软组织损伤：泽兰、泽泻、赤芍、元胡各15克，地龙10克，水煎，日1剂，1次顿服。

【效验方】

治疗产后水肿方（血虚浮肿）：泽兰、防己等量，共研细粉。每日20克，袋装，水煎服。

【用法用量】 煎服，3～10克。外用适量。

【注意事项】 血虚，无瘀滞者慎用。

三　棱

本品为黑三棱科植物黑三棱的块茎。主产于江苏、山东、河南等地。冬季至次年春挖取块茎，去掉茎叶须根，洗净，刮去外皮，晒干，切片，生用或醋炙后用。

【性味归经】 味辛、苦，性平。归肝、脾经。

【功能主治】 破血行气，消积止痛。主治癥瘕痞块，心腹痛，食积胀痛，瘀滞经闭，痛经，跌扑伤痛。

【歌诀】 三棱味苦，利血消癖，气滞作痛，虚者当忌。

【经典应用】

（1）破血祛瘀，用以治疗癥瘕积聚及气滞血瘀引起的闭经，常与莪术同用，如《经验良方》之"三棱丸"；本品与莪术、川芎、牛膝等同用，可治血瘀闭经；现代用于肝脾肿大，除配莪术外，又多与丹参、郁金、牡蛎等活血祛瘀，软坚散结药合用。体虚者再增用党参、黄芪、白术等补气健脾药。

（2）行气止痛，适用于食积气滞，脘腹胀痛等证，常与青皮、莪术、麦芽等同用，以消积止痛，如《选奇方》之"三棱煎"。

【文献辑录】

《神农本草经疏》：三棱……无毒。主老癖癥瘕结块。

《本草纲目》：三棱能破气散结，故能治诸病，其功近于香附而力峻，故难久服。

《医学衷中参西录》：三棱气味俱淡，微有辛意；莪术味微苦，亦微有辛意，性皆微温，为化瘀血之要药。以治男子痃癖，女子癥瘕，月闭不通，性非猛烈而建功甚速。其行气之力又能治心腹疼痛，胁下胀痛，一切血凝气滞之症。若与参、术、芪诸药并用，大能开胃进食，调和气血。若细核二药之区别，化血之力三棱优于莪术，理气之力莪术优于三棱。

【近代应用】

（1）本品与槟榔、莪术、厚朴、陈皮、木香配伍，散剂服，用于饮食不节损伤脾胃，属气郁食滞所致的胃炎、消化不良，症见脘腹疼痛，嗳腐吞酸，食欲不振，恶心呕吐。

（2）治疗子宫肌瘤方①：白花蛇舌草25克，石打穿20克，丹参、三棱、莪术、昆布、夏枯草各15克，炙鳖甲25克，穿山甲、地鳖虫各10克，水煎服。方②：三棱、莪术、桃仁、路路通、川芎、穿山甲、木通、陈皮、枳实、牡蛎、昆布各15克，土元12克。加水浓煎至100毫升，于40℃左右灌入直肠。

（3）治疗白细胞减少症：当归6克，黄芪30克，三棱10克。水煎，日1剂，分2次服。

（4）治疗早期肝硬化腹水：黑丑30克（打碎），商陆15克，泽泻20克，猪苓20克，茯苓皮30克，白术30克，葶苈子30克，三棱15克，莪术15克，丹参20克，郁金15克，枳实15克，青皮15克。水煎，日1剂，分3次服。

（5）治输卵管粘连不通：三棱、莪术、当归、赤芍、丹参各15克，川芎、香附、延胡索、穿山甲、路路通各10克，水煎服。

（6）三棱丸：三棱、莪术、牛膝、延胡索、地龙、川芎、蒲黄、丹皮、芫花、白芷、当归、干姜、大黄，用于血瘀气结、经闭腹痛。

（7）三棱煎：三棱、莪术、青皮、麦芽、神曲、半夏，用于食积胀痛。

【效验方】

治疗月经困难痛经方：三棱3克，山楂6克，当归6克，红花2克，香附3克。水煎，分3次服。

【用法用量】 煎服，5～10克。醋炒能增强止痛消瘀之效。

【注意事项】 气虚体弱，血枯经闭，月经过多及孕妇忌用。

莪　术

本品为姜科植物蓬莪术、广西莪术或温郁金的根茎。蓬莪术主产于四川、福建、广东等地；广西莪术主产于广西；温郁金主产于浙江、四川等地。秋、冬两季茎叶枯萎后采挖，除去地上部分、须根、鳞叶，洗净，蒸或煮至透心，晒干，切片。生用或醋炙用。

【性味归经】味辛、苦，性温。归肝、脾经。

【功能主治】行气破血，消积止痛。主治血气心痛，饮食积滞，脘腹胀痛，血滞经闭，痛经，癥瘕痞块，跌打损伤。

【歌诀】莪术温苦，善破痃癖，止痛消瘀，通经最宜。

【经典应用】

（1）破血祛瘀，气滞血瘀，妇女闭经，或痰湿瘀血凝结而成的癥瘕癖块，都可用本品配合桃仁、红花、三棱、赤芍、当归等，还可酌加神曲、麦芽、莱菔子之类；癖块在右胁部可酌加柴胡、枳壳、生牡蛎、片姜黄之类；癖块在左胁部，可酌加柴胡、炙鳖甲、蛤粉；痃积可酌加香附、青皮、丹参、郁金；癥块可加延胡索、牵牛子、牛膝、泽兰等。

（2）行气止痛，适用于饮食失调，脘腹胀满疼痛之证。本品配谷芽、槟榔、枳实、木香、砂仁、山楂等，能行气止疼，助消化，消积滞。三棱苦平，破血中之气，破血的力量大于破气；莪术辛温破气中之血，破气的力量大于破血。二药常合用，能散一切血瘀气结。

【文献辑录】

《日华子本草》：治一切气，开胃消食，通月经，消瘀血，止扑损痛，下血及内损恶血等。

《本草图经》：治积聚诸气，为最要之药。

【近代应用】

（1）莪术还常常用于治疗缺血性脑病、霉菌性阴道炎、宫颈糜烂、皮肤溃疡、神经性皮炎、婴幼儿秋季腹泻、小儿急性上呼吸道感染、慢性支气管炎等。

（2）理冲汤：莪术 10 克，三棱 10 克，黄芪 10 克，党参 6 克，白术 6 克，山药 15 克，天花粉 12 克，知母 12 克，鸡内金 10 克，水煎服。用治妇女经闭不行或产后恶露不下，结为癥瘕，亦治室女月闭血枯，男子劳瘵。

【效验方】

治疗寒气上逆攻痛方：莪术（醋煮晒干）60 克，煨木香 30 克，共研细粉，每次 2 克，淡醋汤送下。

【用法用量】煎服，3～10 克。醋炙莪术祛瘀止痛力强。

【注意事项】同三棱。

不良反应：临床治疗中部分病人可见头晕、恶心、面部潮红、呼吸困难、胸闷，个别有发热、发绀、心慌、乏力等或一过性谷丙转氨酶升高。

郁　金

本品为姜科多年生草本植物温郁金、姜黄、广西莪术或蓬莪术的干燥块茎。主产于浙江、四川、广西等地。冬季采挖，摘取块根，除去须根，蒸或煮至透心，干燥，切薄片或打碎，生用或醋炙用。

【性味归经】味辛、苦，性寒。归肝、胆、心经。

【功能主治】活血止痛，行气解郁，清心凉血，利胆。主治胸腹胁肋诸痛，痛经，癥瘕，热病神昏，癫狂，吐血，衄血，血淋，砂淋，黄疸。

【歌诀】郁金味苦，破血生肌，血淋尿血，郁结能疏。

【经典应用】

（1）行气解郁，化瘀止痛，主治气滞血瘀引起的胸腹胁肋胀痛或刺痛、痛经、经闭及癥块等症。常与柴胡、白芍、香附、丹参之类配伍应用。本品配柴胡、白芍、香附、当归、牡丹皮栀子等，能宣瘀通经，可治气血瘀滞的痛经、月经不调；配瓜蒌、薤白、红花等，能治冠心病心绞痛，或胸闷等症；配丹参、鳖甲、香附、青皮等，能治瘀血所致的胁下癥块，胀满疼痛等。

（2）清心凉血止血，可用以治疗温热病，高热谵语；湿温浊邪闭窍，神识不清；痰热癫狂。又用于血热妄行引起的吐血、衄血、尿血及崩漏倒经等证。本品配菖蒲，能开窍，治湿温浊邪蔽窍，神识不清；配白矾，能消痰涎，治痰热蔽阻心窍的惊痫、癫狂；配生地黄、牡丹皮、栀子等，能凉血止血，治衄血、吐血、尿血及崩漏、倒经等证。

此外，郁金还可治黄疸，常与茵陈、栀子、枳壳同用。

【文献辑录】

《神农本草经疏》：郁金……无毒。主积血，下气，生肌，止血，破恶血，血淋，尿血，金疮。

《本草纲目》：治血气心腹痛，产后败血冲心欲死，失心癫狂。

《本草汇言》：郁金，清气、化痰、散瘀血之药也。其性轻扬，能散郁滞，顺逆气，上达巅顶，善行下焦，心肺肝胃气血火痰郁遏不行者最验。故治胸胃膈痛，两胁胀满，肚腹攻痛，饮食不思等证，又治经脉逆行，吐血衄血，唾血血腥，此药能降气，气降则火降，而痰与血亦各循其所安之处而归原矣。

【近代应用】

（1）本品与白矾、金礞石、全蝎配伍，水煎服，用于因痰火内盛，风挟痰火上扰心神导致的癫痫。

（2）本品与茵陈、黄芪、当归配伍，水煎服，用于因肝郁湿热，气血两虚所致的急、慢性肝炎，症见两胁肿痛或隐痛，乏力，尿黄。

（3）郁金、石菖蒲、丹参各40克，香附20克，散剂服，每次6克，日服2次，6周为1疗程，治疗精神分裂症，效果显著，且副作用少。

（4）川郁金粉，每次5~10克，日服3次，如无不适反应加量至10~15克，日服3次，3个月为1疗程，治疗室性早搏，有效。

（5）治气郁血瘀之胸痛：木香、郁金。气郁为主木香加倍，血瘀为主郁金加倍。共为末，每服6克，黄酒调下。

（6）治自汗证：广郁金30克，五倍子9克，共研细粉。取10~15克，用蜂蜜调成药饼，贴乳头上，用纱布固定，每日换药1次。

【效验方】

白金丸（郁金与明矾按7:1的比例，加50%蜜水制丸），每次服6克，饭后服用，每日2~3次，20天为1疗程，治疗高脂血症。

【用法用量】煎服，3~10克。研末吞服，2~5克。

【注意事项】阴虚失血及无气滞血瘀者禁服，孕妇慎用。不宜与丁香同用。

姜　黄

本品为姜科多年生草本植物姜黄的干燥根茎。主产于四川、福建、广东等地。冬季采挖，除去须根，蒸或煮至透心，干燥，切厚片生用。

【性味归经】味辛、苦，性温。归肝、脾经。

【功能主治】破血行气，通经止痛。主治血瘀气滞证，胸腹胁痛，痛经，闭经，产后瘀阻腹痛，风湿痹痛，跌打损伤，痈肿，诸疮癣出，生时痛痒。

【歌诀】姜黄味辛，消痈破血，心腹结痛，下气最捷。

【经典应用】

（1）破血行气，治气滞血瘀引起的胸胁刺痛，本品常与柴胡、白芥子等同用；治心腹疼痛，常与乌药、木香、当归配伍；治血滞痛经、闭经，可配莪术、当归、川芎等；治跌打损伤及痈肿疼痛，常与大黄、黄柏、陈皮、白芷等研末外敷，如"如意金黄散"。

（2）祛风疗痹，适用于风湿痹痛，尤以风湿肩臂痛为优，常配羌活、白术、当归等，如"舒筋汤"。

【文献辑录】

《神农本草经疏》：姜黄……无毒。主心腹结积，痒忤，下气破血，除风热，消痈肿。功力烈于郁金。……其味苦胜辛劣，辛香燥烈，性不应寒，苦能泄热，辛能散结，故主心腹结积之属血分者。兼能治气，故又云下气。总其辛苦之力，破血除风热，消痈肿，其能事也。日华子谓其能治癥瘕血块，又通月经及扑损瘀血；苏颂谓其祛邪辟恶，治气胀及产后败血攻心，方中用以同肉桂、枳壳治右胁痛、臂痛有效；戴元礼云能入手臂治痛，何莫非下气破血辛走苦泄之功欤？察其气味治疗，乃介乎京三棱、郁金之药也。

《本草纲目》：姜黄、郁金、莪术三物，形状功用皆相近，但郁金入心治血，而姜黄兼入脾，兼治气；莪术则入肝，兼治气中之血，为不同尔。古方五痹汤，用片子姜黄治风寒湿气手臂痛。戴原礼《要诀》云，片子姜黄能入手臂治痛，其兼理血中之气可知。

《本草求原》：姜黄，益火生气，辛温者火化气，气生化则津液行于三阴三阳；清者注于肺，浊者注于经、溜于海，而血自行，是理气散结而兼泄血也。

【近代应用】

（1）本品与牛膝、大黄、枳实配伍，散剂服，用以治疗肝胆湿热所致的急慢性肝炎、胆囊炎、胆道感染，症见两胁胀痛，发热，尿黄，善太息，厌食油腻。

（2）用姜黄、郁金、木香、大黄治疗慢性胆囊炎，有效。

（3）用黄芪、姜黄、赤芍、板蓝根、山药、茯苓，水煎服，治疗慢性乙肝，效佳。

（4）治疗九种气痛方：姜黄、甘草、香附等量，共为细粉，每服 3～5 克，淡盐汤送服。

【效验方】

治疗牙疼不可忍方（姜黄散）：姜黄、细辛、白芷等分，共研细粉，擦痛牙，盐汤漱口。

【用法用量】 煎服，3～10 克。外用适量，研末油调外涂。

【注意事项】 血虚无气滞血瘀及孕妇忌用。

延胡索

本品为罂粟科多年生草本植物延胡索的干燥块茎。主产于浙江、江苏、湖北等地。夏初茎叶枯萎时采挖，除去须根，洗净，置沸水中煮至恰无白心时取出，晒干，切厚片或捣碎，生用或醋炙用。

【性味归经】味辛、微苦，性温。归肝、脾经。

【功能主治】活血散瘀，行气止痛。主治胸痹心痛，脘腹疼痛，腰痛，疝气痛，痛经，经闭，癥瘕，产后瘀阻腹痛，跌打损伤。

【歌诀】延胡气温，心腹卒痛，通经活血，跌仆血崩。

【经典应用】

（1）治诸痛。本品的止痛作用显著，作用部位较广泛，且持久而不具毒性，是优良的止痛药。配五灵脂，能行气活血，散瘀止痛，可治胸腹血滞诸痛；配香附，行气活血，通经止痛；配川芎，活血行气止痛；配小茴香、乌药，散寒行气，活血止痛，可治疝气，少腹疼痛；配肉桂，可治血滞痛经及肢体疼痛；配秦艽、桂枝，能祛风湿止痹痛；配乳香、没药、桃仁等，能活血化瘀止痛，可治跌仆损伤疼痛等。

（2）除癥瘕。本品走血分，能散瘀利气，消积除癥，可与当归、赤芍、桃仁、红花、牛膝、三棱、莪术、青皮、大黄等同用。

【文献辑录】

《神农本草经疏》：延胡索……无毒。主破血，产后诸病因血所为者，妇人月经不调，腹中结块，崩中淋露，产后血晕，暴血冲上，因损下血。……温则能和畅，和畅则气行；辛则能润而走散，走散则血活。活血行气，故能主破血及产后诸病因血所为者。妇人月经之所以不调者，无他，气血不和，因而凝滞，则不能以时至，而多后期之证也。腹中结块，产后血晕，暴血冲上，因损下血等症，皆须气血和而后愈，故悉主之也。崩中淋露，利守不利走，此则非与补气血药同用，未见其可。

《本草纲目》：延胡索，能行血中气滞，气中血滞，故专治一切上下诸痛，用之中的，妙不可言。盖延胡索活血化气，第一品药也。

【近代应用】

（1）本品与乌贼骨、白矾配伍，散剂服，用以治疗慢性胃炎、胃及十二指肠溃疡，症见胃脘刺痛，满闷不舒，属气滞血瘀所致者。

（2）本品与白芷配伍，散剂服，用于气滞血瘀所致的胃痛、头痛、痛经等。

（3）治疗麻风神经痛：每日用延胡索 10 克，酒炒研末煎服，7 天为 1 疗程。平均服药 24 天后疼痛减轻或消失，以初用时效果较为显著。若调成软膏敷于患处，亦可止痛，但作用不及内服显著。

【效验方】

治疗气滞血瘀的胃脘疼痛方（金铃子散）：延胡索、川楝子各等量，共研细粉，每服 3 克，日服 3 次。

【用法用量】 煎服，3～10 克。研末吞服，1.5～3 克。醋炒则增强止痛作用。

【注意事项】 孕妇禁服。体虚者慎服。

五灵脂

本品为鼯鼠科动物橙足鼯鼠的干燥粪便。主产于河北、山西、甘肃等地。全年均可采收。采后除去杂质，晒干。根据外形不同，一般分为"灵脂块"（糖灵脂）与"灵脂米"（散灵脂）两类。醋炙用。

【性味归经】 味咸，性温。归肝、脾经。

【功能主治】 活血止痛，化瘀止痛，消积解毒。主治心腹血气诸痛，妇女闭经，产后瘀阻腹痛，崩漏下血，小儿疳积，蛇蝎蜈蚣咬伤。

【歌诀】 五灵味咸，血痢腹痛，止血用炒，行血用生。

【经典应用】

（1）活血止痛，用以治疗血分瘀滞引起的妇女痛经，胸痹心痛，脘腹刺痛等证。本品配蒲黄，名"失笑散"，可治瘀血阻滞诸痛；配川芎、丹参，可治胸痹心痛，脘腹刺痛等证。

（2）化瘀止血，适用于血分瘀滞，少腹刺痛，妇女崩漏经多等证。化瘀止血多炒炭用。

此外，本品尚可治疗小儿疳积，常配砂仁、使君子、白豆蔻等，如灵脂丸；还可用于蛇、蝎、蜈蚣咬伤，能解毒消肿止痛，可内服，并配雄黄外敷。

【文献辑录】

《本草纲目》：止妇人经水过多，赤带不绝，胎前产后，血气诸痛；男女一切心腹、胁肋、少腹诸痛，疝痛，血痢，肠风腹痛；身体血痹刺痛，肝疟发寒热，反胃，消渴及痰涎挟血成窠，血贯瞳子，血凝齿痛，重舌，小儿惊风，五痫，癫疾；杀虫，解药毒及蛇蝎蜈蚣伤。

《本草经疏》：五灵脂，其功长于破血行血，故凡瘀血停滞作痛，产后血晕，恶血冲心，少腹儿枕痛，留血经闭，瘀血心胃间痛，血滞经脉，气不得行，攻刺疼痛等症，在所必用。

【近代应用】

（1）本品与炒牵牛子、熟大黄、醋香附配伍，散剂服，用以治疗食积，气滞食停所致胃脘胀满，甚则作痛，嗳腐吞酸，或呕吐宿食，或大便不畅，纳少厌食。

（2）本品与醋香附、香橼、土木香等配伍，水煎服或散剂服，用于肝胃气滞所致胃脘疼痛，窜及两胁，胸胁胀满，嗳气嘈杂及急慢性胃炎，消化性溃疡，胃肠神经官能症等。

（3）以五灵止痛散（冰片、五灵脂、炒蒲黄等），每次0.3～0.6克，口服或舌下含服，痛时即服，治疗急性痛证，效果显著。服药后最快10分钟完全止痛，一般30～60分钟。止痛时间：服1次药后可维持30分钟～12小时，多数能维持2～3小时。

（4）治疗毒蛇咬伤：取五灵脂2份，雄黄1份，共研细末，每次用黄酒冲服6克（不善饮酒者可用茶调服），同时外敷创口，每日3次。再配合内服食醋、扩创、吸毒等法。如有高热、咽干痛、谵妄、狂燥等症，是蛇毒内陷所致，除加重药物用量外，再根据临床症状辨证施治。疗效佳。

【效验方】

治疗腹痛月经痛方（失笑散）：五灵脂、蒲黄各等量，共研细粉，每次6克，日服2次。黄酒或醋冲服。

【用法用量】 煎服，3～15克。包煎。或入丸、散剂服。外用适量。化瘀止血宜炒用，活血止痛宜生用。

【注意事项】 血虚无瘀及孕妇慎用。畏人参。

乳　香

本品为橄榄科小乔木乳香树及其同属植物的树皮渗出的树脂。主产于非洲索马里、埃塞俄比亚等地。春、秋两季采收。生用或制用。

【性味归经】 味辛、苦，性温。归心、肝、脾经。

【功能主治】 活血，行气，止痛。主治心腹疼痛，经闭，痛经，产后瘀阻腹痛，跌打瘀痛，痈疽肿毒，疮溃不敛。

【歌诀】 乳香辛苦，疗诸恶疮，生肌止痛，心腹尤良。

【经典应用】

（1）活血止痛，主治经闭经痛，脘腹疼痛，跌仆伤痛，风湿痹痛，可灵活配伍，治疗血瘀诸证。如配当归、丹参、香附、延胡索等，可治经闭经痛；配五灵脂、高良姜、香附，可治脘腹疼痛；配血竭、没药、红花，如"七厘散"，可治跌仆伤痛；配地龙可治痹痛。

（2）消肿生肌，可用于疮疡肿痛或溃不收口。多入散剂或膏药中使用，如《医学心悟》之"海浮散"。

【文献辑录】

《神农本草经疏》：微温。疗风水毒肿。祛恶气，疗风隐疹痒毒。

《本草纲目》：消痈疽诸毒，托里护心，活血定痛，伸筋，治妇人难产，折伤。

《医学衷中参西录》：乳香气香窜，味淡，故善透窍以理气。没药气则淡薄，味则辛而微酸，故善化瘀以理血。其性皆微温，二药并用为宣通脏腑流通经络之要药。故凡心胃、胁腹、肢体、关节诸疼痛皆能治之。又善治女子行经腹痛，产后瘀血作痛，月事不以时下。其通气活血之力，又善治风寒湿痹，周身麻木，四肢不遂及一切疮疡肿痛，或其疮硬不痛。外用为粉以敷疮疡，能解毒、消肿、生肌、止疼，虽为开通之品，不至耗伤气血，诚良药也。乳香、没药不但流通经络之气血，凡诸脏腑中，有气血凝滞，二药皆能流通之。

【近代应用】

（1）治疗乳腺增生：用炙乳香、青皮、昆布、夏枯草、贝母等，每剂煎成50毫升，分2次服，每月服药20天，经期停服。治2~6个月，有效。

（2）治疗肝炎后肝区疼痛：以乳香、没药、鳖甲、五灵脂组成的中药浓缩剂，浸湿数层纱布，热敷于肝区，与加热的石蜡，外加毛毯保温，每次半小时，每日1次，疗效显著。

（3）治疗烧烫伤：以乳香、没药、冰片共研细末，加蜂蜜调成糊状，外涂，每天1次。对Ⅰ~Ⅱ度烧烫伤，一般5~10天可愈，稍重者20天内痊愈。对Ⅲ度烧伤效果不理想。

（4）治疗一切气血凝滞之疼痛：当归、丹参、生乳香、生没药各13克（活络效灵丹），水煎服。若作散剂，可分4次服。

【效验方】

西黄丸：本品与牛黄、没药、麝香配伍，制成丸剂或散剂。用于热毒壅结所致的痈疽疔毒、瘰疬、流注、癌肿。

【用法用量】煎服，3~10克。宜炒去油用。外用适量，生用或炒用，研末外敷。

【注意事项】本品味苦气浊，对胃有刺激性，易致恶心呕吐，胃弱者慎用。孕妇及无瘀滞者忌用。因其气味臭浊，故适合于做丸、散、片、胶囊剂使用。外用有生肌作用，内服则无此作用。外用时须制成散剂，在疮痈的表面局部使用。

不良反应：对胃肠道有较强的刺激性，因此，临床上，孕妇、胃弱及痈疽已溃者忌用。可用阿托品、维生素 C、氟哌酸等治疗胃肠刺激症状，必要时可用抗过敏药和激素类药。

没 药

本品为橄榄科植物地丁树或哈地丁树的干燥树脂。主产于索马里、埃塞俄比亚及印度等地。11 月至次年 2 月采集，打碎干燥。生用或制用。

【性味归经】味苦，性平。归心、肝、脾经。

【功能主治】祛瘀，消肿，定痛。主治胸腹痛，痛经，经闭，癥瘕，跌打肿痛，痈肿疮疡，目赤肿痛。

【歌诀】没药苦平，治疮止痛，跌打损伤，破血通用。

【经典应用】

（1）活血止痛，主治血分瘀滞，心腹诸痛；妇女痛经、经闭、癥瘕包块；风湿痹痛，外伤肿痛等。

（2）消肿生肌，用以治疗疮痈，瘰疬。常与乳香相须配用，以增强疗效。

【文献辑录】

《神农本草经疏》：没药……无毒。主破血止痛，疗金疮、杖疮，诸恶疮，痔瘘，卒下血，目中翳晕痛，肤赤。

《本草纲目》：散血消肿，定痛生肌。乳香活血，没药散血，皆能止痛消肿生肌，故二药每每相兼而用。

【近代应用】

（1）本品与乳香、血竭、冰片配伍，散剂服，用于跌打、扭挫伤痛，冻疮，或风寒湿瘀血阻络的痹病。

（2）单用本品细粉装胶囊（每个胶囊含没药粉 0.6 克），每次 2~3 粒，日 3 次，疗程 2 个月，治疗高脂血症，能明显降低血浆胆固醇和纤维蛋白原水平。

（3）用没药、金银花制成煎液，以5~8层纱布浸取药液，外敷患处，治疗皮肤病，如急性湿疹、慢性湿疹急性发作、接触性皮炎、脚癣合并感染，有效。

【效验方】

治疗慢性子宫炎方：乳香、没药各10克，当归20克，丹皮10克，共研细粉。每次服3克，日服3次，温酒和水送服。

【用法用量】 同乳香。

【注意事项】 同乳香。

不良反应：没药对局部有较强的刺激性，未经炮制或炮制不当，可引起胸中烦闷、卧寐不安、呕吐、腹痛腹泻等。制没药的主要不良反应为过敏，表现为周身不适、面部潮红、全身皮疹、瘙痒等。因此，孕妇忌用，胃弱者慎用。如出现不良反应，应立即停药，并给予抗过敏等对症处理。

苏 木

本品为豆科灌木或小乔木苏木的干燥心材。主产于广西、广东、云南等地。全年可采，多于秋季采伐，取树干，除去白色边材，留取中心部分，锯断，晒干。用时将其刨成薄片或砍成小块，或经蒸软切片用。

【性味归经】 味甘、咸，性平。归心、肝、脾经。

【功能主治】 活血祛瘀，消肿定痛。主治妇人血滞经闭，痛经，产后瘀阻心腹痛、产后血晕，痈肿，跌打损伤，破伤风。

【歌诀】 苏木甘咸，能行积血，产后腹痛，兼治扑跌。

【经典应用】

（1）活血祛瘀，用以治疗妇女痛经、经闭及产后血晕，胀闷欲死等证。常与当归、赤芍、红花等同用。

（2）消肿止痛，适用于跌打损伤，瘀肿疼痛，常配乳香、没药、血竭、自然铜等，如"八厘散"。

【文献辑录】

《本草纲目》：苏枋木，少用则和血，多用则破血。

《本经逢原》：苏木阳中之阴，降多升少，肝经血分药也。性能破血，产后血胀闷欲死者，苦酒煮浓汁服之。本虚不可攻者，用二味参苏饮，补中寓泄之法，凛然可宗。但能开泄大便，临症宜审。若因恼怒气阻经闭者，宜加用之。

《本草求真》：苏木，功用有类红花，少用则能和血，多用则能破血。但红花性微温和，此则性微寒凉也。故凡病因表里风起，而致血滞不行，暨产后血晕胀满以（欲）死，及血痛血痕、经闭气壅、痈肿、跌扑损伤等症，皆宜相症合它药调治。

《现代实用中药》：苏木，为收敛止血药。适用于女子子宫出血，产后流血过多，头晕目眩。又用于慢性肠炎、赤痢、肠出血等。对于妇女子宫炎、赤白带下，可作水煎外用灌洗。男子睾丸肿痛，及打扑伤等，均可用于热罨。

【近代应用】

苏木可通过调节免疫机制发挥抗肿瘤作用，但随着病期进展，苏木抑瘤、抗转移作用，相关机制尚不十分明确。近年来苏木作为免疫调节剂在临床应用及实验研究方面均取得了一定进展。

【效验方】

治疗偏坠肿痛：用苏木 90 克，好酒 1 壶，煎服。

【用法用量】煎服，3~10 克。外用适量。

【注意事项】血虚无瘀滞者，月经过多者和孕妇忌用。

降真香

本品为豆科乔木降香檀树干和树的干燥心材。主产于广东、广西、云南等地。全年均可采收，除去边材，阴干，生用。

【性味归经】味辛，性温。归肝、脾经。

【功能主治】化瘀止血，行气止痛，和中化湿。主治瘀血阻络，血不循经，溢出脉外之体内外出血诸证；肝郁胁痛，胸痹刺痛，跌打伤痛；湿浊中阻诸证。

【歌诀】降香性温，止血行瘀，辟恶降气，胀痛皆除。

【经典应用】

（1）行瘀止血定痛，用于跌打损伤，瘀肿作痛，或体内外出血诸证，可单用末外敷（紫金散），或与乳香、没药、三七等活血理气药同用；用于冠心病心绞痛，常与川芎、红花、赤芍等同用，如"冠心 2 号"。

【文献辑录】

《神农本草经疏》：……无毒。烧之辟天行时气，宅舍怪异。小儿带之辟邪恶气。

《本草纲目》：疗折伤金疮，止血定痛，消肿生肌。

《本经逢原》：降香，色赤，入血分而下降，故内服能行血破滞，外涂可止血定痛。又虚损吐红，色瘀昧不鲜者宜加用之，其功与花蕊石散不殊。

【近代应用】

（1）本品与赤芍、丹参、红花、川芎配伍，散剂服，用以治疗血瘀气滞，心脉痹阻所致的冠心病心绞痛。

（2）用本品与川芎、赤芍、丹参、红花各等分，散剂服，治疗心脑血管缺血性疾病，有效。

（3）丹参、降香各1克，散剂服，治疗小儿肾小球肾炎，疗效满意。

【效验方】

治疗外伤性出血方：降真香10克，花蕊石10克，乳香5克，没药5克，共研极细粉，每服1克，童便或黄酒送服。

【用法用量】煎服，3~6克，治冠心病心绞痛可用至15克，宜后下。外用适量，研末外敷患处。

淮牛膝（附：牛膝茎叶、川牛膝、土牛膝）

本品为苋科植物牛膝的根，别名怀牛膝。主产于河南。在10月中旬至11月上旬收获。先割去地上茎叶，依次将根挖出，剪除芦头，去净泥土和杂质，按根的粗细不同，晒至六七成干后，集中室内加盖草席，堆闷2~3天，分级，扎把，晒干。

【性味归经】味苦、酸，性平。归肝、肾经。

【功能主治】补肝肾，强筋骨，活血通经，引血（火）下行，利尿通淋。主治腰膝酸痛，下肢痿软，血滞经闭，痛经，产后血瘀腹痛，癥瘕，胞衣不下，热淋，血淋，跌打损伤，痈肿恶疮，咽喉肿痛等。

【歌诀】牛膝味苦，除湿痹痿，腰膝酸痛，小便淋沥。

【经典应用】

（1）补肝肾，强筋骨，长于治疗腰膝疼痛，脚膝痿弱。如治疗肝肾不足所致的腰腿酸疼，软弱无力，常与杜仲、续断、桑寄生等同用，以增强补肝肾强筋骨作用。若偏阳虚者，可与附子、川椒等温阳祛寒药同用，如《张氏医通》"酒浸牛膝丸"；偏于阴火旺者，可与龟板、熟地、知母等养阴清热药同用，如《丹溪心法》"虎潜丸"；因湿热下注，关节红肿疼痛，或足膝痿软，可与苍术、黄柏、薏苡仁配伍，以清热利湿强壮筋骨，如《成方便读》

"四妙丸"；如因感受风寒湿邪而见下肢关节疼痛，屈伸不利，可与独活、细辛、桑寄生等同用，以祛风湿，止痹痛，如《千金方》"独活寄生汤"。

（2）活血祛瘀，用于血滞经闭、痛经、月经不调，产后瘀滞腹痛、胞衣不下及跌打损伤等证。如妇科、伤科瘀血凝滞之证，每与当归、赤芍、桃仁、红花等活血药同用；亦可用于难产、胞衣不下，可与冬葵子、瞿麦、当归等配伍，如《千金要方》"牛膝汤"；《妇人良方》单用牛膝酒蒸服之以催产；《济生拔萃》以本品与干漆、生地黄为丸疗癥瘕等证。治跌打损伤，多配伍红花、续断、当归等，如《伤科补要》"舒筋活血汤"。

（3）引血下行，可治火热上逆之吐衄，头疼，牙疼诸证。治血热妄行的吐血、衄血，可与凉血止血的栀子、白茅根配伍；胃热阴虚之牙疼、头疼、牙龈出血等，可与滋阴降火的熟地黄、麦门冬、知母等配伍，如《景岳全书》"玉女煎"；阴虚阳亢之头目眩晕，脑部热痛，常与平肝潜阳的生赭石、生龙骨、生牡蛎配伍，如《医学衷中参西录》"镇肝息风汤"。

（4）利尿通淋，多用于治疗小便淋漓涩痛，尿血，小便不利等，常与利尿之药滑石、海金沙、石韦等配伍，如《本事方》"石韦散"。

【文献辑录】

《神农本草经疏》：牛膝，味苦、酸（《御览》作"辛"）。主寒（《御览》作"伤寒"）湿痿痹，四肢拘挛，膝痛不可屈伸，逐血气伤热，火烂，堕胎……久服轻身耐老。……君当归、地黄能下死胎；加朴硝，立下胞衣。君青蒿、生地黄、麦门冬、枸杞熬膏，治妇人血虚发热，内热口干舌苦。

《医学衷中参西录》：用以治脑充血证，伍以赭石、龙骨、牡蛎诸重坠收敛之品，莫不随手奏效。

【近代应用】

治疗高血压：取牛膝、生地黄各15克，白芍、茺蔚子、菊花各9克，水煎服。

【效验方】

治腰腿疼方：牛膝10克，杜仲10克，代茶饮，亦可泡脚。

【用法用量】 水煎服，6～12克。补肝肾，强筋骨宜酒炙用，余皆生用。或酒浸、熬膏或入丸、散。外用捣敷。

【注意事项】 凡中气下陷，脾虚泄泻，下元不固，梦遗失精，月经过多及孕妇均忌服。

【附药】

牛膝茎叶　味苦、酸，性平。归肝、膀胱经。祛寒湿，强筋骨，活血利尿。主治寒湿痿痹，腰膝疼痛，淋闭，久疟。煎汤，3～9克，或酒浸；外用捣敷，或捣汁点眼，适量。

川牛膝　据《药材资料汇编》，为苋科植物川牛膝的根，主产于四川。甘、微苦，性平。入肝、肾经。祛风利湿，破瘀通经。主治风湿腰腿疼痛，脚痿筋挛，吐血，衄血，血淋，及血瘀经闭，产后瘀滞腹痛等。常用4.5～9克，水煎服。孕妇忌服。

土牛膝　据《本草图经》，又称杜牛膝，为苋科植物土牛膝或牛膝（野生种）的根。味苦酸，性凉。功能解毒泻火。主治咽喉肿痛，白喉等。常用9～15克，水煎服。孕妇忌服。

鸡血藤

本品为豆科木质藤本植物密花豆的干燥藤茎。主产于广西、云南等地。秋、冬两季采收。切片，晒干，生用或熬膏用。

【性味归经】味苦、微甘，性温。归肝、肾经。

【功能主治】活血舒筋，养血调经。主治手足麻木，肢体瘫痪，风湿痹痛，贫血，月经不调，痛经，闭经。

【歌诀】鸡血藤温，血虚宜用，月经不调，麻木酸痛。

【经典应用】

（1）行血补血，舒筋活络，用于风湿痹痛，腰膝酸痛，筋骨麻木，多与桑葚子、白术、当归、川牛膝、防己、海风藤等补气养血，祛风湿药同用；用于血虚月经不调，经闭腹痛等证，常与当归、川芎、白芍、地黄等同用。

【文献辑录】

《本草纲目拾遗》：活血，暖腰膝，已风瘫。

《本草再新》：补中燥胃。

《饮片新参》：祛瘀血，生新血，流利血脉。治暑痧，风血痹症。

《现代实用中药》：为强壮性补血药，适用于贫血性神经麻痹症，如肢体及腰膝酸痛，麻木不仁等。又用于妇女月经不调、月经闭止等，有活血镇痛之效。

【近代应用】

（1）鸡血藤20克，川芎10克，水煎服，治疗冠心病，对心电图ST段改变及心绞痛症状有明显疗效。

（2）以鸡血藤、土大黄、仙鹤草，水煎服，治疗血小板减少性出血症，效佳。

（3）单用鸡血藤 30 克，水煎服，治疗血虚闭经，有效。

（4）以鸡血藤为主，辅以麦芽、山楂、通草，水煎服，治疗乳腺增生（含男性），有效。

（5）治疗白细胞减少症：鸡血藤 15 克，黄芪 12 克，白术、茜草根各 9 克，水煎服，每日 1 剂。

（6）防治肿瘤放化疗后白细胞减少：鸡血藤 100 克，加水 600 毫升，煎成 200 毫升，日 1 剂，分 2 次服。

（7）治疗急性腹泻：鸡血藤 60 克，加水 600 毫升，煎取 200 毫升。分 2 ~ 3 次服，每日 1 剂。

【效验方】

治疗再生障碍性贫血：鸡血藤 60 ~ 120 克，鸡蛋 2 ~ 4 个，红枣 10 个，加水 8 碗煎（鸡蛋熟后去壳放入再煎）。鸡蛋与药汁同服，每日 1 剂。

【用法用量】 煎服，10 ~ 15 克，大量可用至 60 克。或酒浸、熬膏服。

【注意事项】 气虚，有出血倾向者慎用。

王不留行

本品为石竹科一年生草本植物麦蓝菜的干燥成熟种子。中国各地均产，主产于江苏、河北、山东等地。夏季果实成熟，果皮尚未开裂时采割全株，打下种子，除去杂质，晒干。生用或炒用。

【性味归经】 味辛、甘，性平。归肝、胃经。

【功能主治】 活血通经，下乳消痈。主治妇女经行腹痛，经闭，乳汁不通，乳痈，痈肿。

【歌诀】 王不留行，调经催产，除风痹痉，乳痈当唉。

【经典应用】

（1）通经下乳，用以治疗经闭，乳汁不下等证。治闭经常配当归、川芎、红花；治产后乳汁不下，可配穿山甲、通草。如属气血衰少以致乳汁不足者，可配黄芪、当归、白芷。

（2）利尿通淋，可用以治疗诸淋，涩痛，小便不利等证，常配金钱草、海金沙、怀牛膝等，如"驱尿石汤"。

此外，本品可治乳痈肿痛，常与蒲公英、夏枯草、瓜蒌等同用。

【文献辑录】

《神农本草经》：主金疮，止血逐痛，出刺，除风痹内寒。

《名医别录》：止心烦鼻衄，痈疽恶疮，瘘乳，妇人难产。

《日华子本草》：治发背，游风，风疹，妇人月经不匀及难产。

《本草纲目》：王不留行能走血分，乃阳明冲任之药，俗有"穿山甲，王不留，妇人服了乳长流"之语，可见其性行而不住也。利小便。

【近代应用】

（1）本品与皂刺、橘叶、丹参等配伍，水煎服，用以治疗乳癖（乳腺增生），症见乳房单侧或双侧肿块、疼痛，每随喜怒而消长，证属肝气郁结、气滞血瘀者。

（2）治疗缺乳症：用王不留行15克，穿山甲25克，辅以清炖猪蹄，每晚临睡前吃肉喝汤。血虚者，加服四物汤，可获不同程度的下乳效果。

（3）治疗急性乳腺炎：以蒲公英50克，王不留行25克，水煎服，一般服1剂症状明显好转，2～3剂痊愈。

（4）二子化瘀排石汤：王不留行、急性子、川牛膝、生鸡内金等，日1剂，治疗泌尿系结石，有效。

（5）治疗带状疱疹：将王不留行用文火炒黄直至少数开花，研细粉。如疱疹未破溃，用麻油调成糊状外涂；如疱疹已溃破，可将药粉直接撒布于溃烂处，每日2～3次。一般用药后10～20分钟即可止痛，2～5天痊愈。

【效验方】

治疗乳汁不通、乳少方：王不留行8克，穿山甲8克，瞿麦8克，麦门冬8克，水煎，分3次服，黄酒和服。

【用法用量】煎服，6～12克。

【注意事项】血虚无瘀滞者及孕妇禁服。

水　蛭

本品为水蛭科动物蚂蟥、水蛭或柳叶蚂蟥的全体。中国大部分地区均有出产，多属野生。夏、秋两季捕捉，捕捉后洗净，用沸水烫死，切段晒干或低温干燥。生用或用滑石粉烫后用。

【性味归经】味咸、苦，性平，有毒。归肝经。

【功能主治】破血逐瘀，通经消癥。主治血瘀经闭，癥瘕痞块，跌打损伤。

【歌诀】水蛭味咸，除积瘀坚，通经堕产，折伤可瘥。

【经典应用】用于血滞经闭，腹中肿块，蓄血等证，常与虻虫、桃仁、大黄等同用，如"抵当汤"；用于跌打损伤，瘀肿作痛，心腹胀痛，大便不通，常与大黄、牵牛共研细末，温酒调服，如"夺命散"。

此外，现代临床用以治疗血小板增多症、脑出血颅内血肿，有较好疗效。

【文献辑录】

《神农本草经疏》：水蛭……主逐恶血，瘀血月闭，破血癥积聚无子，利水道，又堕胎。

《医学衷中参西录》：破瘀血不伤新血，纯系水之精华生成，于气分丝毫无损，而瘀血默消于无形，真良药也。

【近代应用】

（1）治疗急性结膜炎：用活蚂蟥3条，置于6毫升生蜂蜜中，6小时后取浸液贮瓶内备用。每日滴眼1次，每次1～2滴。最短1天，最长5天，可治愈。

（2）治疗角膜瘢痕云翳、粘连角膜瘢翳：将活水蛭置于清水中2～3天，在其去掉身上泥土、吐出腹内垢质后取出，以蒸馏水冲洗2～3次，称过重量后放入纯蜂蜜中。蜂蜜与水蛭比例为1:2.5或1:3。6～7小时后，过滤即得棕色透明液。置于0℃环境3～5天，即可作为外用点眼剂。每日3～4次，每次1～2滴，效佳。本方对于各型白内障、玻璃体混浊也有显著疗效。

（3）用水蛭制剂治疗冠心病、风湿性心脏病、心肌梗塞都有一定效果。制剂包括：片剂、粉剂、汤剂、丸剂等。

（4）治疗哮喘：炙水蛭1.5克，炙皂荚3克，研细粉，装胶囊吞服，治疗哮喘，效果颇著。

（5）治疗噎膈：海藻30克，水蛭60克，共研细粉，每次6克，日服2次，黄酒冲服，效果良好。

【效验方】

用张锡纯"理冲汤"加水蛭治疗子宫肌瘤、乳腺炎，效良。

【用法用量】煎服，1～3克。研末服0.3～0.5克。或用活水蛭放于瘀肿部位吸血消肿。

【注意事项】体虚血虚，孕妇及月经过多者忌用。

土　元

本品为鳖蠊科昆虫地鳖、冀地鳖雌虫的干燥全体。中国各地均产。主产于湖南、湖北、江苏等地。野生者夏季捕捉；饲养者全年捕捉。用沸水烫死，晒干或烘干。生用或炒用。

【性味归经】 味咸，性寒。有小毒。归肝经。

【功能主治】 破血逐瘀，续筋接骨。主治血瘀经闭，癥瘕积块，跌打瘀肿，筋伤骨折，木舌重舌。

【歌诀】 土元咸寒，行瘀通经，破癥消瘕，接骨续筋。

【经典应用】

（1）破血逐瘀，用于血滞经闭，月经不调及产后瘀阻，常与大黄、桃仁等破血逐瘀药同用，如"大黄䗪虫丸""下瘀血汤"。用于宫外孕之急性腹痛，腹部包块不消者，可用本品配桃仁泥、当归、没药等。治疗木舌强肿，用土元5个，食盐15克，煎汤热含，吐涎，瘥则止。治疗肿舌塞口，用活土元和鲜荷叶捣汁，纱布吸收，贴舌下肿处。

（2）续筋接骨，治疗跌打筋骨折伤，可用土元20个，自然铜（醋淬）、龙骨、乳香、没药各6克，麝香少许，共研细末，每服1.5克，日3次，黄酒送下。

【文献辑录】

《本草经疏》：土元，治跌打损伤，续筋骨有奇效……咸寒能入血软坚，故主心腹血积，癥瘕血闭诸症。

《本草求真》：土元，古人用此以治跌打损伤，则多合自然铜、龙骨、血竭、乳香、没药、五铢钱、黄荆子、麻皮灰、狗头骨。以治下腹痛，血痛，血闭，则合桃仁、大黄。各随病症所因而用之耳。

【近代应用】

（1）本品与三七配伍，散剂服，用以治疗瘀阻脉络所致骨性关节炎，症见关节疼痛、肿胀、麻木、活动受限。

（2）治疗冠心病，在丹参、川芎、红花、赤芍、降香等基础方中加入土鳖虫，可显著提升疗效。

（3）治疗骨折：用土鳖虫、血竭各6克，骨碎补、当归、自然铜各15克，水煎，每日1剂，或研末为水丸，每次5克，日服2次。适用于各种骨折。

（4）治疗骨折后瘀滞疼痛方：土元9克，三七9克，龙骨15克，自然铜15克，乳香5克，没药5克，麝香0.3克，共为细粉装胶囊，每服1.5克，日服3次。

（5）治疗坐骨神经痛：取活土鳖虫20～30克，凉开水洗净，捣取白汁服，有明显疗效。

（6）治疗肝硬化：土鳖虫、炮山甲各100克，水蛭75克，大黄50克，共研细粉制成丸剂或散剂服，每服5克，日服2～3次，有效。

（7）复肝散（本方为朱良臣老中医拟定）：土元、移山参各30克，紫河车24克，片姜黄、郁金、三七、鸡内金各18克，共研细末。治疗慢性肝炎、肝硬化，连服1个月以上，可使虚弱、胁痛、癥瘕等证逐渐减轻或消失。

【效验方】

治疗闭经、痛经方（下瘀血汤，仲景方）：炒地鳖虫（去足）20个，桃仁20粒（研如泥），大黄20克，共研细粉，炼蜜分为4粒，每次1粒，黄酒和水煎，分2次服。

【用法用量】煎服，5～10克。研末服1～1.5克，黄酒送服。外用适量。

【注意事项】老年体弱及月经期慎服。孕妇忌用。

刘寄奴

本品为菊科多年生草本植物奇蒿或白苞蒿的干燥地上部分。主产于浙江、江苏、江西等地。8～9月开花时割取地上部分，晒干，切段入药。

【性味归经】味辛、苦，性温。归心、肝、脾经。

【功能主治】破血通经，消积，止血消肿。主治血滞经闭，痛经，产后瘀阻腹痛，癥瘕，食积腹痛，跌打损伤，金疮出血，尿血，痈毒，烫伤。

【歌诀】寄奴苦温，散瘀止痛，跌伤瘀肿，食积胀痛。

【经典应用】

（1）破血通经，治血瘀经闭，产后瘀阻腹痛，可与当归、川芎、桃仁等配伍。

（2）止血消肿，治跌打损伤，瘀肿疼痛，可单用研末，以酒调服；亦可与延胡索、骨碎补配伍，如"流伤饮"；治创伤出血，可单用鲜品捣烂外敷，亦可与五倍子、茜草等配伍。

（3）消积化滞，治食积不化，脘腹胀痛，可与山楂、鸡内金、枳壳等配伍。

【文献辑录】

《新修本草》：破血下胀，多服令人下痢。

《日华子本草》：治心腹痛，下气，水胀，血气，通妇人经脉，癥结。

《开宝本草》：疗金疮，止血为要药；产后余疾，下血，止痛。

【近代应用】

（1）治疗急性细菌性痢疾：刘寄奴 15 克，煎服，或配入其他痢疾方服用。

（2）治疗慢性膀胱炎，用刘寄奴 10～15 克，煎服。10 天为 1 疗程，连服 1～3 个疗程。

（3）治疗急性传染性肝炎：口服刘寄奴煎剂，治疗黄疸及无黄疸型传染性肝炎，疗效极佳。

（4）治疗烧伤：取刘寄奴 40 克，冰片 1 克，分别置灭菌钵中研细。混合后再加入干热灭菌处理过的香油适量，调成稀薄糊状外用。

【效验方】

治疗跌打损伤瘀肿方：刘寄奴 20 克，延胡索 20 克，骨碎补 12 克，共研细粉。每服 10～15 克，绢包，水煎，和热酒、童便温服。

【用法用量】煎服，3～10 克。外用适量，研末外撒或调敷。

【注意事项】气血虚弱，脾虚泄泻及孕妇慎服。

注　刘寄奴的品种不一：产于江苏、上海、浙江、江西、福建等地的称"南刘寄奴"；产于河北、山东、河南、吉林、黑龙江等地的称"北刘寄奴"。

鬼箭羽

本品为卫矛科植物卫矛的具翅状物的枝条或翅状附属物。产于我国东北、华北、西北至长江流域各地。8～10 月采收，鲜用或晒至半干，收回堆放，用麻布包盖覆，焖两日，晒干。

【性味归经】味苦、辛，性寒，无毒。归肝、脾经。

【功能主治】破血通经，解毒消肿，杀虫。主治癥瘕结块，心腹疼痛，闭经，痛经，崩中漏下，产后瘀滞腹痛，恶露不下，产后无乳，疝气，历节痹痛，疮肿，跌打伤痛，虫积腹痛，汤火伤，毒蛇咬伤，风湿痛，干咳感冒。

【歌诀】鬼箭苦寒，破血通经，解毒消肿，杀虫有功。

【经典应用】

（1）破血通经，能通利血脉，促进血行，消散瘀血，其活血化瘀作用特别强，可治闭经，癥瘕，痛经，产后瘀滞腹痛，恶露不下等证。

（2）解毒消肿，可攻毒疗疮，解毒消肿，避瘟疫邪气，对跌打伤痛、汤火伤、毒蛇咬伤、狂犬伤等有效。

（3）杀虫，对肠道寄生虫可杀灭、麻痹或刺激虫体，促使其排出体外，起到驱虫杀虫作用，可治虫积腹痛、肠道寄生虫病。

【文献辑录】

《神农本草经》：主女子崩中下血，腹满汗出，除邪，杀鬼毒蛊疰。

《名医别录》：主中恶腹痛，祛白虫，消皮肤风毒肿，令阴中解。

《药性论》：破陈血，能落胎。主中恶腰腹痛及百邪鬼魅。

《日华子本草》：通月经，破癥结，止血崩带下，杀腹藏虫及产后血咬肚痛。

【近代应用】

治疗慢性活动性肝炎：鬼箭羽6克（儿童用3克），红花10克，水煎服。治疗1～2个月。

【效验方】

治疗血崩方：鬼箭羽、当归、甘草各10克，水煎，分2次服。

【用法用量】煎汤，4～9克，或泡酒，或入丸、散。外用捣敷或研末调敷，或煎汤洗。

【注意事项】孕妇，气虚血崩者禁服。

自然铜

本品为硫化物类矿物黄铁矿族黄铁矿，主含二硫化铁。主产于四川、湖南、云南等地。以火煅透，醋淬，研末水飞用。

【性味归经】味辛，性平。归肝经。

【功能主治】散瘀止痛，续筋接骨。主治跌打损伤，筋断骨折，瘀滞肿痛。

【歌诀】自然铜辛，接骨续筋，既散瘀血，又善止痛。

【经典应用】散瘀止痛，接骨续筋，用于跌打损伤，筋断骨折，瘀肿疼痛，常与乳香、没药、归身、羌活等分为末（自然铜散），每次6克，黄酒送服。

【文献辑录】

《本草纲目》：自然铜接骨之功与铜屑同，不可诬也。但接骨之后不可常服，即便理气活血可尔。

《本草经疏》：自然铜乃入血行血，续筋接骨之药也。凡折伤则血瘀而作痛，辛能散淤滞之血，破积聚之气，则痛止而伤自和也。

【近代应用】

（1）治疗骨折：对骨折患者，以手法复位后，外敷接骨丹（自然铜、骨碎补等），疗效良好。

【效验方】

桔梗续筋散：桔梗、生川乌、生南星、生半夏、生草乌、白芷、马钱子、松节、姜黄、荆芥、川断、红花、血竭、自然铜、桃仁、当归、制乳香、制没药、地鳖虫、骨碎补、五加皮、赤芍、牡蛎各等分，共研细粉，装瓶备用。用时将药粉以醋黄酒调敷受伤处。

【用法用量】煎服，3~9克，宜先煎。多醋淬研末入丸散剂，每次0.3克。外用适量。本品含砷等有害物质，火煅可使含量降低。

【注意事项】阴虚火旺，血虚无瘀者慎用。孕妇忌用。

第二节　止血药

以制止体内外出血为主要作用，用于治疗出血证的药物，称为止血药。

止血药主要适用于各种出血病证，如咯血、咳血、吐血、衄血、便血、尿血、崩漏、紫癜及创伤出血等。部分药物尚可用于血热、血瘀及中焦虚寒等证。

本类药物均入血分，主归心、肝、脾经，根据其药性的寒、温、敛、散不同，作用有凉血止血、化瘀止血、收敛止血、温经止血之异。

血液为人体精微物质，环周不止，荣养全身，若血液溢出脉外，轻者引起机体衰弱，重则导致气随血脱，危及生命，所以出血是临床急症，必须尽快制止。止血药不论是治疗一般出血证，还是急诊抢救、创伤及战伤救护，均有重要意义。

使用止血药，应根据出血证的不同病因和病情，进行合理选择，并进行必要的配伍。如血热妄行出血，应选择凉血止血药，并配伍清热泻火药和清热凉血药；阴虚火旺及阴虚阳亢出血，亦选用凉血止血药，并配伍滋阴降火、滋阴潜阳药；若瘀血内阻，血不循经出血，应选择化瘀止血药，并配伍行气活血药；若为虚寒性出血，应选用温经止血药和收敛止血药，并配伍益气健脾温阳之品；若出血过多，气随血脱者，则须急投大补元气之药，以益气固脱、益气摄血，即所谓"有形之血不能速生，无形之气所当急固"，而一般止血、补血之品卒难取效。

使用止血药，还要根据出血部位的不同而选配相应的药物，前人有"下血必升举，吐衄必降气"之说，即下部之便血、痔血、崩漏、月经过多等，可配伍升举之品；上部之出血如吐血、衄血，多属气火上冲，宜配降火、降气之品。

前人经验认为止血药炒炭后止血作用更佳，李时珍曰：烧灰诸黑药，皆能止血。一般而言，炒炭后药味多苦、涩，止血作用增强，另外有些寒凉的止血药，炒炭后改变药性，适应范围更广。但也不可一概而论，有些药物炒炭后反而会影响止血效果，所以，是否要炒炭，应由医者根据药性、病证性质而定，不可拘泥。

对出血兼瘀或出血初期，不宜单独使用凉血止血药和收敛止血药，宜酌加活血祛瘀之品，以免凉遏恋邪留瘀。

蒲　黄

本品为香蒲科多年生草本植物烛香蒲、东方香蒲或同属植物的干燥花粉。主产于浙江、江苏、安徽等地。夏季采收蒲棒上部的黄色雄性花序，晒干后碾轧，筛取细粉，生用或炒用。

【性味归经】味甘，性平。归肝、心包经。

【功能主治】止血，祛瘀，利尿。主治吐血，咯血，衄血，血痢，便血，崩漏，外伤出血，心腹疼痛，经闭腹痛，产后瘀痛，痛经，跌扑肿痛，血淋涩痛，带下，重舌，口疮，聤耳，阴下湿痒。

【歌诀】蒲黄味甘，逐瘀止崩，补血须炒，破血用生。

【经典应用】

（1）收敛止血，可用于咯血、吐血、便血、尿血、崩漏及外伤等多种出血证，宜炒用。单用煎服或为散剂吞服，都能止血，也可随证配合其他止血药同用。蒲黄不仅止血作用良好，还兼具利尿通淋作用，常配生地黄，清热通淋，可治血淋，热淋，小便赤涩频痛，尿血等证。创伤出血，可单用外敷。

（2）散瘀止痛，用以治疗血分瘀滞，心腹诸痛及痛经，产后瘀阻腹痛等证，宜生用。

本品配五灵脂，能活血化瘀，散结止痛，治瘀血阻滞引起的月经不调、痛经、产后恶露不行或心腹疼痛等证。

【文献辑录】

《神农本草经疏》：蒲黄……无毒。主心腹、膀胱寒热，利小便，止血，消瘀血。久服，轻身益气力，延年神仙。

《本草汇言》：蒲黄，性凉而利，能洁膀胱之源，清小肠之气，故小便不通，前人所必用也。蒲黄，血分行止之药也，主诸家失血。至于治血之方，血之上者可清，血之下者可利，血之滞者可行，血之行者可止。凡生用则性凉，行血而兼消；炒用则味涩，调血而兼止也。

《医学衷中参西录》：蒲黄……善治气血不和，心腹疼痛，游风肿痛，颠仆血闷，痔疮出血，女子月闭腹痛，产后淤血腹痛，为其有活血化瘀之力，故有种种诸效。若炒熟用之，又善治吐血、咳血、衄血、二便下血、女子血崩带下。外用以治疗舌胀肿痛，甚或出血，一切疮疡肿痛，蜜调敷之，皆有捷效。为其生于水中，且又味淡，故又善利小便。

【近代应用】

（1）本品与元胡、五灵脂、丹参配伍，水煎服，用以治疗气血凝滞，小腹胀痛，经期腹痛。

（2）用蒲黄与黄连粉按6∶1研匀备用，撒在带线圆棉上，使其紧贴于宫颈。24小时后取出，隔日1次，5次为1疗程。治疗宫颈肥大，有效。

（3）治疗渗出性湿疹：取生蒲黄去杂质，高压锅消毒，直接撒于皮损上，至不见渗液为度，盖以纱布。换药时勿将已干燥的药粉去掉或洗去，一般在6～15天内皮损干燥而愈。

本品还可用以治疗高脂血症、眼底出血、拔牙术后出血、溃疡性直肠炎、舌体肿大等。

【效验方】

治疗功能性子宫出血方：炒蒲黄、五灵脂各6克，夏枯草9克，水煎服。

【用法用量】 煎服，5～10克，包煎。外用适量，研末外掺或调敷。止血多炒用，化瘀、利尿多生用。

【注意事项】 孕妇慎用。

仙鹤草

本品为蔷薇科多年生草本植物龙芽草的干燥地上部分。中国各地均有分布。夏、秋两季茎叶茂盛时采割，除去杂质，晒干，生用或炒炭用。

【性味归经】 味苦、涩，性微温。归心、肝经。

【功能主治】收敛止血，消积止痢，解毒消肿。主治咯血，吐血，衄血，尿血，便血，崩漏及外伤出血，腹泻，痢疾，脱力劳伤，疟疾，疔疮痈肿，滴虫性阴道炎。

【歌诀】仙鹤草涩，收敛补虚，出血可止，劳伤能愈。

【经典应用】

（1）凉血止血，用于各种出血，可单用或与其他药配伍应用。如治血热妄行，可配生地黄、丹皮、侧柏叶、赤芍、藕节等；如治寒性出血，可配党参、黄芪、熟地黄、当归、炮姜、艾叶、伏龙肝等。

（2）截疟，治疟疾寒热，每日发作，胸腹饱满，可单用本品研末，于疟发前两小时吞服。

（3）止痢，治赤白痢，久泻久痢，可单用本品煎服。

（4）解毒消痈，治疮疖痈肿，可单用熬膏调蜜外敷，或以之与酒水炖服；治阴痒带下，可单用煎汤熏洗。

（5）补虚疗伤，治劳力过度所致的脱力劳伤，证见神疲乏力，面色萎黄而纳食正常者，与大枣同煮，食枣饮汁；治气血亏虚，神疲乏力，头晕目眩者，与益气养血之党参、熟地黄、龙眼肉等同用。

【文献辑录】

《滇南本草》：调治妇人月经或前或后，红赤白带下，面寒腹痛，日久赤白血痢。

《生草药性备要》：理跌打伤，止血，散疮毒。

【近代应用】

（1）将仙鹤草制成止血粉，用于外伤出血，如手术时出血或渗血。

（2）本品与黄连、木香、石菖蒲、蝉蜕、桔梗同用，水煎服，治疗脾虚湿热内蕴所致的泄泻急迫，泻而不爽，或大便溏泻，食少倦怠，腹胀腹痛之急，慢性肠炎见上述症候者。

（3）用仙鹤草30克，红枣10枚，白及粉6克（吞），每日1剂，煎服，治疗上消化道出血，有效。

（4）用仙鹤草60克，水煎频服，治疗糖尿病，有效。

（5）用仙鹤草、徐长卿各30克，甘草10克，水煎服，治疗牛皮癣，效佳。

【效验方】

治疗内耳眩晕方：用仙鹤草60克，煎服。连服3～4天。

【用法用量】煎服，10～30克。外用适量。

【注意事项】外感初起，泄泻发热者忌用。

白　及

本品为兰科多年生草本植物白及的干燥块茎。主产于河北、河南、山西等地。夏、秋两季采挖，除去须根，洗净，晒干，生用。

【性味归经】味苦、甘、涩，性微寒。归肺、肝、胃经。

【功能主治】收敛止血，消肿生肌。主治咯血，吐血，衄血，便血，外伤出血，痈疮肿毒，烫灼伤，手足皲裂，肛裂。

【歌诀】白及味苦，功专收敛，肿毒疮疡，外科最善。

【经典应用】

（1）收敛止血，本品最常用于肺胃出血。治肺出血，可配生藕节、黑山栀、杏仁、沙参、生地黄、百合、玄参等；治胃出血，可配黄芩、知母、海螵蛸、蒲黄炭等；亦可治外伤出血，单用或配煅石膏研末撒布。

（2）消肿生肌，治疮疡，不论已溃未溃均可应用。凡疮疡初起未溃，每与金银花、皂角刺、乳香等同用，如"内消散"；若疮疡已溃，久不收口，研粉外用，可奏敛疮生肌之效。若手足皮肤皲裂、肛裂、水火烫伤等，可用麻油调涂。

【文献辑录】

《神农本草经疏》：白及……无毒。主痈肿恶疮败疽，伤阴死肌，胃中邪气，贼风鬼击，痱缓不收，除白癣疥虫。

《本草汇言》：白及，敛气、渗痰、止血、消痈之药也。此药质极黏腻，性极收涩，味苦气寒，善入肺经。凡肺叶破损，因热壅血瘀而成疾者，以此研末日服，能坚敛肺脏，封填破损，痈肿可消，溃败可托，死肌可去，脓血可洁，有托旧生新之妙用也。

【近代应用】

（1）单用白及散剂，治疗久年咳嗽，肺痿咯血，肺结核，慢性气管炎，百日咳，肺气肿，久咳伤肺，咯血吐血。每次3克，日服3次。

（2）本品与大黄、元胡同用，散剂服，每服6克，日服3次，治疗郁热内蕴所致的胃痛，症见胃脘疼痛灼热，吞酸嘈杂，或见吐血，黑便；胃及十二指肠溃疡、上消化道出血见上述症候者。

（3）用白及、三七、花蕊石，按4∶1∶2研末，分装，每包9克，4~6小时口服1包，治疗上消化道出血，有效，止血时间为3~7天。

（4）用白及粉 3 克，每日 3 次，温开水冲服或和粥服，治疗难治性咯血，一般 3 ~ 5 天血止。

（5）用白及 3 克，研末，早晚分 2 次冲服，10 天为 1 疗程，治疗乳糜尿，有效。

【效验方】

治疗肺结核：白及与制何首乌、土元配伍，散剂服，治疗肺空洞、肺出血。

【用法用量】 煎服，6 ~ 15 克；研末吞服，每次 3 ~ 6 克。外用适量。

【注意事项】 不宜与川乌、制川乌、草乌、制草乌、附子同用。

三 七

本品为五加科多年生草本植物三七的干燥根和根茎。主产于云南、广西等地。秋季开花前采挖，洗净，晒干，生用或研细粉用。

【性味归经】 味甘、微苦，性温。归肝、胃经。

【功能主治】 止血散瘀，消肿定痛。主治吐血，咳血，尿血，便血，血痢，崩漏，产后出血，外伤出血，跌扑损伤，胸痹心痛，脘胁久痛，癥瘕积块，血瘀经闭，痛经，产后瘀阻腹痛，疮痈肿痛。

【歌诀】 三七性温，止血行瘀，消肿定痛，内服外敷。

【经典应用】

（1）止血化瘀，用于多种出血，可单用研末，米汤或开水送服，每次 1.5 ~ 3 克，或与花蕊石、血余炭等药配用，如“化血丹”；用于创伤出血，研末掺于伤口。

（2）消肿定痛，用于跌打损伤，瘀滞作痛，痈肿疮疡等证，可单用适量，研末，米醋调涂。

此外，本品尚有补虚强壮的作用，民间用以治疗虚损劳伤，常与猪肉炖服；还可用以治疗毒蛇咬伤。

【文献辑录】

《本草纲目》：止血，散血，定痛，金刃箭伤，跌扑杖疮，血出不止者，嚼烂涂，或为末掺之，其血即止。亦主吐血衄血，下血血痢，崩中，经水不止，产后恶血不下，血晕，血痛，赤目肿痛，虎咬蛇伤诸病。

《医学衷中参西录》：三七，诸家多言性温，然单服其末数钱，未有觉温者。善化瘀血，又善止血妄行，为吐衄要药，病愈后不至瘀血留于经络，证变虚劳（凡用药强止其血者，恒至血瘀经络成血痹虚劳）。兼治二便下血，女子血崩，痢疾下血鲜红久不愈（宜与鸦胆子并用），肠中腐烂而成溃疡，所下之痢色紫腥臭，杂以脂膜，此乃肠烂欲穿（三七能化腐生新，是以治之）。为其善化瘀血，故又治女子癥瘕，月事不通，化瘀血而不伤新血，尤为理血之妙品。外用善治金疮，以其末敷伤口，立能血止疼愈。若跌打损伤，内连脏腑经络作疼痛者，外敷内服奏效尤捷。疮疡初起疼痛者，敷之可消（当与大黄末等分，醋调敷）。……凡疮之毒在于骨者，皆可用三七托之外出也。

【近代应用】

（1）单用三七研粉，每服2克，日服2次，治疗脑卒中偏瘫，瘀血阻络及脑血管疾病后遗症，视网膜中央静脉阻塞属瘀血阻滞证。

（2）治疗前列腺肥大、动脉粥样硬化性冠心病方：三七粉、西洋参等分为末，每日1～4克，温开水冲服，15天为1疗程，或长期服用。

（3）治疗冠心病心绞痛：每次口服三七粉0.45克，日服3次，重症加倍。

（4）治疗眼球前房出血方：三七10～15克，生蒲黄15～20克，水煎分2次服，每日1剂，10剂为1疗程。

（5）治疗咯血：每次服三七粉0.6～1克，日服2～3次。治疗支气管扩张症、肺结核及肺脓肿等病引起的咯血，服药5～30天，效果良好。

【效验方】

治疗高血脂症方：生三七粉1克，每日2～3次，冲服。

【用法用量】 煎服，3～10克。研末吞服，1～3克。或入丸、散。

【注意事项】 孕妇慎用。不可过量服。

茜草根（附：茜草藤）

本品为茜草科多年生攀缘草本植物茜草的干燥根及根茎。主产于安徽、江苏、山东等地。春、秋两季采挖。除去茎苗、泥土及细须根，洗净，晒干，生用或炒用。

【性味归经】 味苦，性寒。归心、肝经。

【功能主治】 凉血止血，化瘀行血。主治血热出血，兼血瘀诸证，用于血热瘀阻之证，为妇科调经之要药。

【歌诀】 茜草味苦，便衄吐血，经带崩漏，损伤虚热。

【经典应用】

（1）化瘀止血，主治血分瘀热引起的吐血、便血、衄血及崩漏出血。常与大蓟、小蓟、牡丹皮等配伍应用；虚损所致的出血证可与补益、收涩药合用，如"固冲汤"；外伤出血，可研末敷之。

（2）活血祛瘀，适用于妇女经闭，产后瘀阻腹痛等证。单用 30 克，酒水各半煎服，但常与桃仁、红花、当归、赤芍等配伍。

【文献辑录】

《神农本草经疏》：茜草……无毒。主寒湿风痹，黄疸，补中，止血，内崩下血，膀胱不足，踒跌，蛊毒。久服益精气，轻身。

《医林纂要》：茜草，色赤入血分，泻肝则血藏不瘀，补心则血用而能行，收散则用而不费，故能济血气之平，止妄行之血而祛瘀通经，兼治痔漏疮疡扑损。

【近代应用】

（1）治疗慢性气管炎：鲜茜草 18 克（干 9 克），橙皮 18 克，加水 200 毫升，煎成 100 毫升。日服 2 次，每次 50 毫升。茜草的止咳作用较强，祛痰、平喘作用次之，并有一定的消炎作用；服药后肺部干、湿性啰音及哮鸣音多数减少或消失。

（2）治疗软组织损伤：取茜草根 200 克，大黄 100 克，共锉粗末，纱布包煎 20 分钟，先洗，温后敷患部，可再次加热使用。一般用药 3～8 天，肿胀消退，活动功能恢复。

【效验方】

治疗脱肛不收方：茜草、石榴皮各 1 握，酒 1 盏，煎七分，温服。

【用法用量】煎服，6～10 克。止血炒炭用，活血通经生用或酒炒用。

【注意事项】无瘀滞者之出血证慎用。

【附药】

茜草藤　茜草的地上部分，味苦，性凉。具有止血行瘀之功能，主要用于吐血，血崩，跌打损伤，风痹腰痛，痈毒疔肿等。每日 10～15 克，多入煎剂。

旱莲草

本品为菊科植物鲤肠的干燥地上部分。主产于江苏、江西、浙江等地。花开时采割，晒干，切段，生用。

【性味归经】味甘、酸，性寒。归肝、肾经。

【功能主治】滋补肝肾之阴。主治肝肾阴虚所致头晕目眩，视物昏花，须发早白，腰膝酸软；阴虚火旺，血热妄行的各种出血证。

【歌诀】 旱莲草甘，生须黑发，赤痢堪止，血流可截。

【经典应用】

（1）补肾益阴，凉血止血，用于肝肾阴虚，吐血，尿血，便血，崩漏等证。治阴虚吐血，可与女贞子同用，如"二至丸"；治尿血，可与车前草同用；治便血、崩漏，可与仙鹤草同用。用于须发早白，可用鲜品绞汁和生姜、白蜜，浓缩为丸服。

【文献辑录】

《本草纲目》：乌须发，益肾阴。

《本草正义》：入肾补阴而生长毛发，又能入血，为凉血止血之品。

【近代应用】

（1）本品与生地黄、熟地黄、白芍等配伍，水煎服，用以治疗血小板减少症，出血属阴虚血热者。

（2）治疗甲状腺功能亢进：以旱莲草、山药、煅龙骨各300克，丹参200克制成片剂（甲亢灵片），每片含生药1克，每日服3次，每次2片，1个月为1疗程。

（3）治疗免疫性不育症：以旱莲草15克，女贞子、丹参、赤芍、元参、丹皮、枸杞、五味子、麦门冬、栀子各10克，生地黄30克、大青叶20克，每日1剂，水煎服。30日为1疗程，疗效较佳。

（4）治疗慢性肾炎：三白草、白花蛇舌草、旱莲草各30克，熟地黄、泽泻各15克，山药、山萸、茯苓各10克，丹皮6克（三草汤合六味地黄汤）。兼肾阳虚者加紫河车、仙灵脾；兼脾阳虚者加黄芪、白术；兼肝阳上亢者加牛膝、杜仲、石决明；咽喉肿痛者加连翘；血瘀症状明显者加益母草。水煎服，日1剂，1个月为1疗程，连续服用2~3个疗程。有效。

【效验方】

治疗冠心病心绞痛方：旱莲草30克，水煎分2次服。1个月为1疗程。

【用法用量】 煎服，5~10克。

【注意事项】 气血虚寒证慎用。

地 榆

本品为蔷薇科多年生草本植物地榆或长叶地榆的干燥根。前者产于中国南北各地，后者习称"绵地榆"，主产于安徽、浙江、江苏等地。春季将发芽时或秋季植株枯萎后采挖，除去须根，洗净，晒干。生用，或炒炭用。

【性味归经】 味酸、苦，性微寒。归肝、大肠经。

【功能主治】 凉血止血，清热解毒。主治吐血，衄血，咯血，尿血，便血，痔血，血痢，崩漏，赤白带下，疮痈肿痛，湿疹，阴痒，水火烫伤，蛇虫咬伤。

【歌诀】 地榆沉寒，血热堪用，血痢带崩，金疮止痛。

【经典应用】

（1）凉血止血，用以治疗血热妄行引起的多种出血，如便血、尿血、痔疮出血及妇女崩漏等，单用或同醋煎用皆有效。治便血、痔疮可与槐花同用；治血痢经久不愈，常与黄连、木香、诃子肉等同用，如"地榆丸"。

（2）消肿敛疮，外用可治水火烫伤、湿疹、湿疮、皮肤溃烂等。取生地榆研极细末，麻油调敷，可使渗出减少，疼痛减轻，愈合加速。亦可用于湿疹、皮肤溃烂等，以生地榆浓煎液，纱布浸湿敷，每日 4～5 次；或用地榆粉、煅石膏粉各 20 份，白矾 1 份，研匀，加凡士林 30～40 份调膏外敷，有效。

【文献辑录】

《神农本草经疏》：地榆……无毒。主妇人乳痓痛，七伤，带下，五漏，止痛，除恶肉，止汗，疗金疮，止脓血，诸瘘恶疮，热疮，消酒，除消渴，补绝伤，产后内塞。可作金疮膏。得发良。恶麦门冬。

《本草正义》：地榆凉血，故专主血热而治疮疡，能止汗。又苦寒之性，沉坠直降，故多主下焦血证，如溲血、便血、血淋、肠风、血痔、血痢、崩中带下等皆是。

【近代应用】

（1）本品与扶芳藤、黄芪、蒲公英配伍，水煎服，治疗气虚血热所致的出血，症见月经过多，崩中漏下，产后恶露不尽，痔疮出血，鼻衄；子宫肌瘤，功能性子宫出血，放环出血，产后子宫复旧不全，痔疮见上述症候者。

（2）治疗小儿肠伤寒：4～14 岁用地榆 30 克，白花蛇舌草 15 克，水煎服，效佳。

（3）治疗烧伤：将地榆焙干研成极细粉，过箩。麻油烧开，然后投入地榆粉，搅拌成糊状，备用。用时将糊涂于创面，每日 2～3 次，不用包扎。

（4）治疗皮肤病：将地榆炙黄，研成极细粉，以凡士林配成 30% 的药膏，外敷患处。常用于湿疹、湿疹样皮炎、脂溢性湿疹、下肢静脉曲张性湿疹及糜烂感染型足癣等疾患，效佳。

（5）治疗带状疱疹：地榆 30 克，紫草 18 克，蜈蚣 6 克，凡士林适量。将药研末用凡士林调涂患处，日 2 次。

【效验方】

治疗大便出血方：地榆 15 克，木耳 10 克，水煎服。日 1 剂。

【用法用量】 煎服，10～30 克。外用适量，研末涂敷患处。治烧伤、肿毒可生用，止血可炒炭。

【注意事项】 脾胃虚寒，中气下陷，冷痢泄泻，崩漏带下，血虚有瘀者均应慎服。

炮 姜

本品为干姜的炮制加工品。主产于四川、贵州等地。以干姜砂烫至鼓起，表面呈棕褐色，或炒炭至外表色黑，内至棕褐色入药。

【性味归经】 味辛，性热。归脾、胃、肾、心、肺经。

【功能主治】 温中止泻，温经止血。主治虚寒性脘腹疼痛，呕吐，泻痢，吐血，便血，崩漏。

【歌诀】 炮姜辛热，温经止血，温中止痛，虚寒则可。

【经典应用】

（1）温经止血，治虚寒性吐血、便血，常与人参、黄芪、附子等益气温阳药同用；治冲任虚寒，崩漏下血，可与乌梅、棕榈同用，如"如圣散"。

（2）温中止泻，治寒凝脘腹痛，常与高良姜配伍，以温中散寒止痛，如"二姜丸"；治产后血虚寒凝，小腹疼痛者，可与当归、川芎、桃仁等养血活血药同用，如"生化汤"；治脾肾阳虚，腹痛久泻，冷滑注下不禁，与附子、肉豆蔻等同用，以助阳散寒，实肠止泻，如"火轮丸"。

【文献辑录】

《医学入门》：温脾胃，治里寒水泻，下痢肠辟，久疟，霍乱，心腹冷痛胀满，止鼻衄，唾血，血痢，崩漏。

《本草正》：阴盛格阳，火不归原，及阳虚不能摄血而为吐血、下血者，但宜炒熟留性用之，最为止血要药。

【近代应用】

（1）本品与白术、车前草配伍，水煎服，治疗小儿脾失健运，消化不良引起的腹泻。

（2）本品与党参、黄芪、白术、甘草配伍，水煎服或散剂服，用以治疗脾胃虚寒，呕吐泄泻，胸满腹痛，消化不良。

（3）炮姜的辛燥之性较干姜弱，温里之力不如干姜迅猛，但作用持久，且长于温中止痛、止泻和温经止血。

【效验方】

治疗脾胃虚寒腹痛腹泻方：炮姜、高良姜等量，共研细粉，每服 1～2 克，日服 2 次。

【用法用量】 煎汤，3～9 克，或入丸、散剂。外用研末调敷。

【注意事项】 孕妇及阴虚有热者禁服。

小　结

本章药物为理血药，包括活血化瘀药与止血药两类。

川芎、丹参、桃仁、红花、益母草、茺蔚子、泽兰为常用的活血化瘀药，但各有特点。

川芎辛温升散，功能活血行气，祛风止痛，为妇科常用要药，又为治头痛之良药，亦为治疗冠心病常用之品。丹参有活血祛瘀之功，为妇科病及肝郁胁痛之常用药，临床治疗冠心病心绞痛亦多配用。桃仁既可破瘀行血，又能润燥滑肠。红花活血通经，祛瘀止痛，且能增加冠状动脉血流量。番红花作用与红花相同而药力较胜。益母草为妇科良药，功能活血行瘀调经，利水退肿。茺蔚子能活血调经，清肝明目。泽兰功能活血祛瘀，兼能行水消肿。

三棱、莪术均能破血行气，消积止痛。临床二药同用可治肝脾肿大，疗效较好。破血之力，三棱大于莪术；行气之功，莪术大于三棱。宜与参术同用。

郁金、姜黄同为活血行气之品，均可用以治疗胸胁脘腹胀满作痛。

元胡、五灵脂、乳香、没药均能止痛，其中元胡能活血散瘀，利气止痛。五灵脂醋炒能活血散瘀止痛，炒炭化瘀止血。乳香、没药均能散瘀止痛，消肿生肌，常同用以治跌打损伤，瘀血肿痛，心腹瘀血作痛，风寒湿痹，筋脉拘挛，痈疽肿痛，疮疡溃烂等证。二药相比，没药行瘀之力较大。

苏木活血祛瘀，消肿止痛，常用于跌打损伤，瘀血肿痛。降香能行瘀止血，定痛，常配用以治疗冠心病心绞痛。牛膝生用活血通经，引血下行，利尿通淋，制用补肝肾强筋骨。破瘀通经当用川牛膝，补肝肾当用怀牛膝。

鸡血藤有活血补血之功，然活血之力较强，但须与补血药同用，又能舒筋活络；近年临床用于因放化疗所引起的白细胞减少，收效迅速而持久。王不留行能通乳消肿，活血通经。

水蛭、土元均为动物药，破血逐瘀之力甚大。土元兼能接骨续筋。

自然铜能活血化瘀，止痛，为伤科接骨常用要药。

刘寄奴、鬼箭羽，功善破血通经，散瘀而止痛、止血，常治跌打损伤，肿痛，出血及血瘀经闭等证，为"金疮要药"；又兼入脾经，能消食化积，治食积不化，脘腹胀痛。

蒲黄、仙鹤草、白及均为收敛止血药。蒲黄炒炭收涩，能止各种出血，生用为行血消瘀之品。仙鹤草既止血，又补虚，可止一切出血。白及为止血、消肿、生肌之良药。

三七、茜草根均有化瘀止血之功。三七止血散瘀，消肿定痛，作用很强，疗效甚捷。

旱莲草、地榆均有凉血止血之效。旱莲草不但能凉血止血，还可滋补肾阴。地榆亦为清热凉血、收敛止血之品，可治血热出血。

炮姜功能温经止血，温中止痛，用于各种虚寒性出血、虚寒性疼痛。

第十四章 补益药

以补虚扶弱，纠正人体气血阴阳虚衰为主要功效，用于治疗虚证的药物，称为补益药，亦称补养药或补虚药。虚证的临床表现比较复杂，但就其证型概括起来，不外气虚、阳虚、血虚、阴虚四类。气虚或阳虚表示机体活动能力减弱或衰退，在临证中表现为"形不足"；血虚与阴虚表示机体精血津液的损耗或枯竭，在临证中表现为"精不足"。治疗这些虚证的基本原则正如《素问·阴阳应象大论》所言："形不足者，温之以气；精不足者，补之以味。"本章药物既有甘温益气助阳之药，以温补形体之虚寒；又有甘寒滋阴养血之品，能滋养阴血津液之不足。本类药物根据其功效和主要适应证的不同，可分为补气药、补阳药、补血药、补阴药四类，分别主要治疗气虚证、阳虚证、血虚证、阴虚证。

使用补虚药时，除应根据虚证的不同类型选用相应的补虚药外，还应充分重视人体气、血、阴、阳相互依存的关系。一般来说，阳虚者必兼气虚，而气虚渐重易致阳虚；阴虚者每兼见血虚，而血虚者也易致阴虚；气虚、阳虚则生化无力，可致血虚、阴虚；而血虚、阴虚则生化无源，无以化气，易致气虚、阳虚；气虚或血虚日久不愈，可致气血两亏；阴虚或阳虚日久不愈，可致阴阳俱虚；而热病后期或久病不愈，耗伤气阴，每致气阴两虚。故补气药和补阳药，补血药和补阴药往往相扶而用。至于气血两亏、气阴两虚、阴阳俱虚的证候，又当气血双补，益气养阴或阴阳并补。补虚药除有上述"补可扶弱"的功能外，还可配伍祛邪药，用于邪盛正衰或正气虚弱而病邪未尽的证候，起到"扶正祛邪"的作用，达到邪祛正复的目的。

使用补虚药时，还应注意顾护脾胃，适当配伍健脾消食药，以促进运化，使补虚药能充分发挥作用。

虚弱证一般病程较长，补虚药宜作蜜丸、煎膏（膏滋）、片剂、口服液、颗粒剂或酒剂等，以便保存和服用。如作汤剂，应适当久煎，使药味尽出。《医学源流论》说"补益滋腻之药，宜多煎，取其熟而停蓄"，颇有法度。个别挽救虚脱的补虚药，则可制成注射剂，以备急用。

补虚药治疗虚证，凡身体健康，并无虚弱表现者，不宜滥用，以免导致阴阳失调，气血不和，"误补益疾"。实邪方盛，正气未虚者，以祛邪为要，亦不宜用本类药，以免"闭门留寇"。

第一节　补气药

本类药物性味多甘温（或甘平），以补脾气和补肺气为主，部分药物能补心气、补肾气，个别药物能补元气，主要用于脾气虚证，症见食欲不振，脘腹胀满，大便溏薄，体倦神疲，面色萎黄，消瘦或一身浮肿，甚或脏器下垂等；肺气虚证，症见气少喘促，动则益甚，咳嗽无力，声音低怯，易出虚汗等；心气虚证，症见心悸怔忡，胸闷气短，活动后加剧等；肾气虚证，症见尿频或尿后余沥不尽，或男子早泄遗精，女子带下清稀等；元气虚之轻证，常表现为某些脏器虚衰；元气虚极欲脱，可见气息短促，脉微欲绝等。部分补气药，还兼有养阴、生津、养血等功效，还可用于治疗气阴（津）两虚或气血俱虚证。

人　参

本品为五加科植物人参的干燥根和根茎。主产于吉林、辽宁、黑龙江。栽培的俗称"园参"，播种在山林野生状态下自然生长的"林下山参"，习称"籽海"。多于秋季采挖，鲜参洗净后干燥者称"生晒参"；蒸制后干燥者称"红参"。切片或研粉用。

【性味归经】味甘、微苦。生者性平，熟者性温。归脾、肺、心、肾经。

【功能主治】大补元气，固脱，生津，安神。主治气虚欲脱，劳伤虚损，倦怠，纳呆，呕吐，大便滑泻，气短，自汗，久咳虚喘，消渴，失眠，惊悸，健忘，阳痿，尿频，崩漏等一切气虚津伤之证。

【歌诀】人参味甘，大补元气，止渴生津，调营养卫。

【经典应用】

（1）益气固脱，适用于元气虚脱证，症见面色苍白，心悸不安，虚汗不止，脉微欲绝者，可用独参汤补气固脱。上证兼见冷汗淋漓，四肢不温之气脱亡阳，则与附子同用益气回阳。

（2）补脾益肺，可治脾、肺气虚。治疗食少便溏，倦怠无力，面色萎白，舌淡脉缓之脾气不足证，常配白术益气健脾。对咳喘乏力，动则益甚，自汗脉虚，易感风寒之肺气不足证，常配黄芪、熟地黄等补益元气。

（3）生津止渴，用于津伤口渴、消渴。治疗热伤气阴，身热烦渴，汗出体倦，脉大无力，每与石膏、知母同用；内热消渴，烦渴不止，脉数无力，属内热而气阴不足者，常与麦门冬、元参、生地黄配伍。

（4）安神益智，主治气血不足引起的心神不安，失眠健忘，常配茯苓、枣仁。

（5）温肾固精，治肾阳虚衰之阳痿、宫冷，常与鹿茸等补阳药配伍。

【文献辑录】

《神农本草经疏》：人参……无毒。主补五脏，安精神，定魂魄，止惊悸，除邪气，明目，开心益智，疗肠胃中冷，心腹鼓痛，胸胁逆满，霍乱吐逆，调中止消渴，通血脉，破坚积，令人不忘。久服轻身延年。

《医学衷中参西录》：方书谓人参不但补气，若以补血药辅之，亦善补血。愚则谓，若辅以凉润之药，即能气血双补。盖平其热性，不使耗阴，气盛自能生血也。

【近代应用】

（1）本品与阿胶、熟地黄、党参、山楂配伍，水煎服，用以治疗白细胞减少症和贫血，症见头晕目眩，心悸失眠，食欲不振属气血两虚者。

（2）人参与灵芝、龟甲胶、五味子等配伍，泡酒饮，用以治疗神经衰弱和脑动脉硬化，症见失眠多梦，健忘，头晕耳鸣，乏力腰酸属气阴两亏，肝肾不足者。

（3）人参与鹿茸、杜仲、金牛草等配伍，泡酒饮，用以治疗神经衰弱和性功能障碍，症见健忘，失眠，头晕目眩，耳鸣，心悸，腰膝酸软，遗精属脾肾两虚者。

（4）用于急救：人参10～30克，煎服或炖服，可用于心源性休克的急救，或其他一时极端垂危的病人。

（5）人参与附子合用可救治亡阳虚脱。

（6）人参对于高血压病、心肌营养不良、冠状动脉硬化、心绞痛等，都有一定的治疗作用，可以减轻各种症状。

（7）人参对不正常的血压具有调整作用，小剂量能升高血压，大剂量能降低血压。常用量：人参粉每次0.6克，日服2～3次。

（8）人参对无力型和无力－抑郁型精神病，无论其病因如何，均有治疗作用。

（9）治疗神经衰弱：人参对神经系统有显著的兴奋作用，能提高机体的活动能力，减少疲劳。

（10）治疗阳痿：人参能增强性腺机能，对阳痿早泄有显著的疗效。

（11）常用于治疗心气虚证，包括冠心病、心律失常、慢性充血性心力衰竭、原发性低血压等。

【效验方】

治疗糖尿病，口服红参每次 2.7 克，早晚各 1 次。

【用法用量】 煎服，1.5 ~ 10 克，大剂量至 30 克。补剂宜轻，急救宜重（可以党参代之）。一般认为生晒参药性平和，多用于气阴不足者；红参药性偏温，多用于阳气虚弱者。

【注意事项】 不宜与藜芦、五灵脂同用。实证、热证、湿热内盛及正气不虚者忌服。

人参四忌：人参不可滥用；服用人参后忌吃萝卜（含红萝卜、白萝卜和绿萝卜）和各种海味；忌饮茶；无论是煎服还是炖服，忌用五金炊具。

党　参

本品为桔梗科植物党参、素花党参或川党参的干燥根。主产于山西、陕西、甘肃。秋季采挖，洗净，晒干，切厚片，生用。

【性味归经】 味甘，性平。归脾、肺经。

【功能主治】 健脾补肺，益气生津。主治脾胃虚弱，食少便溏，四肢乏力，肺虚咳喘，气短自汗，气血两亏诸证。

【歌诀】 党参甘平，补中益气，止渴生津，邪实者忌。

【经典应用】

（1）补中益气，用于脾胃虚弱，食少便溏，或肺虚咳嗽，气短倦怠，以及各种原因引起的气虚体弱之证。

（2）养血生津，用于血虚头晕，或面黄浮肿，可与熟地、当归、白芍、鸡血藤等配伍；用于热伤气津，短气口渴，常与麦门冬、五味子等同用。

此外，用于肾炎浮肿，可减轻蛋白尿的症状。

【文献辑录】

《本草从新》：补中益气，和脾胃，除烦渴。

《本草正义》：党参力能补脾养胃，润肺生津，建运中气，本与人参不甚相远。尤其可贵者，则健脾胃而不燥，滋胃阴而不湿，润肺而不犯寒凉，养血而不偏滋腻，鼓舞清阳，振动中气，而无刚燥之弊。有较诸辽参之力量厚重，而少偏于阴柔，高丽参之气味雄壮而微嫌于刚烈者，尤为得中和之正，宜乎五脏交受其养，而无往不宜也。

【近代应用】

（1）本品与炙黄芪、山药、陈皮配伍，水煎服，用以治疗慢性萎缩性胃炎，症见胃脘不舒，胀满疼痛，嗳气食少属脾虚气滞者。

（2）党参与黄芪、补骨脂、白术、干姜等配伍，散剂服，用以治疗慢性结肠炎、溃疡性结肠炎，肠功能紊乱，症见大便不调，五更泄泻，时带黏液，伴腹痛、腹胀，胃脘不舒，小腹胀满属脾肾阳虚者。

（3）党参对防治冠心病、高脂血症、化疗所致造血功能障碍、功能性子宫出血、神经官能症以及对预防急性高山反应等均有显著效果。

（4）治疗银屑病、囊肿性痤疮：用党参50克，白术20克，茯苓25克，水煎，日1剂，早晚分服，连续1个月。

【效验方】

治疗功能性子宫出血：每日用党参30～60克，煎服，日1剂。

【用法用量】煎服，10～15克，大剂量可用至30克。

【注意事项】实证、热证禁服；正虚邪实证，不宜单独应用。不宜与藜芦同用。

太子参

本品为石竹科植物太子参的干燥块根。主产于江苏、安徽、山东等地。夏季茎叶大部分枯萎时采挖，置沸水中略烫后晒干或直接晒干。生用。

【性味归经】味甘、苦，性微寒。归脾、肺经。

【功能主治】益气生津，补脾润肺。主治脾虚体倦，食欲不振，气阴两伤，干咳痰少，自汗气短，内热口渴，神经衰弱，心悸失眠，头昏健忘，小儿夏季热。

【歌诀】太子参凉，补而能清，益气养胃，又可生津。

【经典应用】

（1）益气生津，用于气虚体弱，疲倦乏力，食欲减退，津少口干及儿童病后瘦弱无力，体虚自汗等证，常与补气健脾药同用。

【文献辑录】

《中国药用植物志》：治小儿虚汗为佳。

《江苏药材志》：补肺阴，健脾胃。

《饮片新参》：补脾肺元气，止汗生津，定虚悸。

【近代应用】

（1）本品与枸骨叶、元参、地骨皮配伍，水煎服，治疗功能性低热及体虚盗汗等证。

（2）用于脾气虚弱，胃阴不足的食少倦怠，常配山药、石斛等，但其补益脾气之力不及党参。

（3）能益气生津，用于气虚津伤的肺虚燥咳及心悸不眠，虚热汗多，常配北沙参、麦门冬等。

（4）治气阴两虚的心悸不眠，多汗，配酸枣仁、五味子等，但其补气益阴生津之力，均弱于西洋参。

【效验方】

治疗阴虚不眠盗汗方：太子参12克，炒酸枣仁15克，五味子6克，水煎服。睡前服2/3，早晨服1/3。

【用法用量】 煎服，10~30克。

【注意事项】 表实邪盛者不宜用。不与藜芦相伍。

黄　芪

本品为豆科植物蒙古黄芪或膜荚黄芪的干燥根。主产于内蒙古、山西、黑龙江等地。春、秋两季采挖，晒干。生用或蜜炙用。

【性味归经】 味甘，性温。归脾、肺、肝、肾经。

【功能主治】 益气升阳，固表止汗，利水消肿，托毒生肌。主治一切气虚血亏之证，如脾虚泄泻，肺虚咳嗽，脱肛，子宫下垂，自汗，盗汗，水肿，血痹，痈疽难溃，或久溃不敛。

【歌诀】 黄芪性温，收汗固表，托疮生肌，气虚莫少。

【经典应用】

（1）补气升阳，适用于气虚及气陷之证。须随不同的气虚表现而作相应的配伍，如用于病后气虚体弱之证，常与人参配伍；用于气虚阳衰，畏冷多汗，常与附子配伍，温阳固表；用于脾气虚弱，食少泄泻，常与白术配伍，健脾益气；对于气虚下陷所致的脱肛、子宫脱垂等证，常与升麻、柴胡、党参配伍，能升阳益气。

（2）固表止汗，用以治疗体虚多汗，常与白术、防风配伍；治盗汗可配牡蛎、熟地黄。

（3）托疮生肌，善治疮痈日久，气血亏虚，痈疽不溃或溃久不敛。多配补气养血药。

（4）利尿退肿，本品兼有补气和利水之功，常与防己、白术配伍，益气利水。现代用本品配党参治疗慢性肾炎的蛋白尿，有一定效果。

（5）补气生血，气血互根，如骤然大失血而血虚气脱，出现面白、出汗、气短、脉象细数等证，可用黄芪 60～120 克，当归 9～15 克，急煎服，以补气而生血。治气虚血滞不行的关节痹痛，肢体麻木或半身不遂，与当归、红花、地龙等活血通络药配伍，如"补阳还五汤"。

（6）益气生津，可单用熬膏服，或与地黄、麦门冬、天花粉等养阴生津药同用。

【文献辑录】

《神农本草经疏》：黄耆……无毒。主痈疽久败疮，排脓止痛，大风癞疾，五痔鼠瘘，补虚，小儿百病，妇人子脏风邪气，逐五脏间恶血，被丈夫虚损，五劳羸瘦，止渴，腹痛泻痢，益气，利阴气。

《汤液本草》：东垣云，黄芪既补三焦，实卫气，与桂同功，特比桂甘平，不辛热为异耳。但桂则通血脉，能破血实卫气，芪则益气也。黄芪与人参、甘草三味，为除烦热、肌热之圣药。脾胃一虚，肺气先绝，必用黄芪温分肉、益皮毛、实腠理，不令汗出，以益元气而补三焦。

《本草正义》：黄芪补益中土，温养脾胃，凡中气不振，脾土虚弱，清气下陷者最宜。其皮味浓质厚，力量皆在皮中，故能直达人之肤表肌肉，固护卫阳，充实表分，是其专长，所以表虚诸病，最为神效。

《医学衷中参西录》：黄芪性温，味微甘。能补气，兼能升气，善治胸中大气下陷。《本经》谓主大风者，以其与发表药同用，能祛外风，与养阴清热药同用，更能息内风也。谓主痈疽，久败疮者，以其补益之力能生肌肉，其溃脓自排出也。表虚自汗者，可用之以固外表气虚。小便不利而肿胀者，可用之以利小便。妇女气虚下陷而崩带者，可用之以固崩带。为其补气之功最优，故推为补药之长，而名之曰芪也。

【近代应用】

（1）本品单用 30 克以上，水煎服，用以治疗病毒性心肌炎，心功能不全，症见神疲乏力，心悸气短属心气虚损者。亦可用于脾虚湿困所致之肝炎。

（2）黄芪生脉饮：黄芪与党参、麦门冬、五味子配伍，水煎服，用以治疗冠心病，症见心悸气短，胸闷心痛，心烦倦怠属气阴两虚者。

（3）黄芪与当归、大枣、阿胶、鹿角胶配伍，水煎服，用以治疗血小板减少，贫血及放化疗后白细胞减少症，症见体虚羸弱，崩漏下血属气血两亏者。

（4）黄芪与乌贼骨、白及、白芷、浙贝母配伍，散剂服，用以治疗胃及十二指肠溃疡，症见胃脘疼痛，喜温喜按，食减形瘦，四肢倦怠，泛吐酸水，吐血，黑便属脾胃气虚者。

（5）治疗脏器下垂：黄芪与人参芦、党参、白术、升麻、柴胡、枳壳配伍，水煎服，用以治疗胃下垂，脱肛，子宫脱垂，症见神疲乏力，心悸气短，小腹坠胀，纳少，便溏属脾气不足，中气下陷者。

（6）治疗老年人高血压有下肢浮肿者，常用"防己黄芪汤"加葛根，有较好的消除水肿及降压作用。经验用量：黄芪30克，防己12克，白术12克，葛根30克，生姜3片，大枣10枚。如果伴有高血脂，可加泽泻20克；胸痛头晕者，加川芎10克，丹参12克。

（7）治疗缺血性心脏病：黄芪每日50克，水煎分3次服，有较好疗效。

（8）治疗急性肾小球肾炎：用黄芪30克，沸水冲泡代茶，日1剂，20天为1疗程，疗效佳。

（9）治疗幽门螺杆菌阳性胃溃疡：用黄芪50克，沸水冲泡30分钟代茶，日1剂，30天为1疗程，疗效好。

（10）治疗银屑病：用黄芪30克，当归、生地黄、白蒺藜各30克，水煎2次，早晚分服，有效。

（11）治疗糖尿病所致的下肢溃疡或深部血栓：黄芪60克，葛根30克，牛膝30克，石斛30克，赤芍30克，丹参20克。水煎，日1剂，分2次服。

（12）治疗系统性红斑狼疮：黄芪30～90克，水煎服，每日1剂。1～12个月为1疗程。同时可配以中、小剂量皮质激素。

（13）治疗前列腺肥大：黄芪100克，滑石30克，水煎2次分服，每次冲服琥珀粉1.5克。

【效验方】
治疗气虚易感方：生黄芪1～15克，开水冲泡代茶饮。

【用法用量】煎服，10～15克，大剂量可用至60克。炙用，补气力强；生用止汗、托疮生肌。

【注意事项】表实邪盛，气滞湿阻，食积停滞，痈疽初起或溃后热毒尚盛等实证，以及阴虚阳亢者，均禁服。不宜与藜芦同用。

山 药

本品为薯蓣科植物薯蓣的干燥根茎。主产于河南、江苏、湖南等地。冬季茎叶枯萎后采挖，切去根头，洗净，除去外皮和须根，干燥，或趁鲜切厚片，干燥；也有选择肥大顺直的干燥山药，置清水中，浸至无干心，闷透，切齐两端，用木板搓成圆柱状，晒干，打光，习称"光山药"。生用或麸炒用。

【性味归经】味甘，性温。归脾、肺、肾经。

【功能主治】补脾，养肺，固肾，益精。主治脾虚泄泻，食少浮肿，肺虚咳喘，消渴，遗精，带下，肾虚尿频。外用以治疗痈疽，瘰疬。

【歌诀】山药甘温，理脾止泻，益肾补中，诸虚可治。

【经典应用】

（1）补脾止泻，用于脾胃虚弱，食少体倦，或脾虚泄泻，常与党参、白术、茯苓等同用，如"参苓白术散"；若治小儿脾胃虚弱，消化不良，形体消瘦，大便不实等证，可与藿香、半夏、谷芽、建曲等同用，如"小儿调胃散"。

（2）养肺益阴，用于肺虚喘咳，虚痨咳嗽等证，常与党参、川贝母等同用，亦可单用煮汁，作茶常饮。

（3）益肾固精，用于肾虚遗精，或带下尿频等证，可与芡实、白术、党参、茯苓、枣仁、金樱子、远志、五味子、甘草等同用，如"秘元煎"；如肾阴虚损，又常与山茱肉、熟地黄等配伍，如"六味地黄丸"。

（4）养阴生津，用于消渴或阴虚津亏，烦热口渴之证。治轻型消渴，可每日单用本品150克煎水代茶，长期服用，或与黄芪、葛根、花粉、知母、五味子、鸡内金等配伍，如"玉液汤"。

【文献辑录】

《神农本草经疏》：山药……无毒。主伤中，补虚羸，除寒热邪气，补中益气力，长肌肉。主头面游风，头风眼眩，下气，治腰疼，补虚劳羸瘦，充五脏，除烦热，强阴。

《本草正》：山药能健脾补虚，滋精固肾，治诸虚百损，疗五劳七伤。第其气轻性缓，非堪专任。故补脾肺必主参、术；补肾水必君茱、地；涩带浊须补骨脂同研；固遗泄仗菟丝相济。

《医学衷中参西录》：山药，色白入肺，味甘归脾，液浓益肾，能滋润血脉，固摄气化，宁嗽定喘，强志育神，性平可以常服多服，宜用生者煮水饮之，不可炒用，以其含蛋白质甚多，炒之则其蛋白质焦枯，服之无效。若作丸散可轧细蒸熟用之。

【近代应用】

（1）本品与党参、薏苡仁等配伍，水煎服，用以治疗缺铁性贫血，症见面色萎黄，头晕，纳差，心悸气短，食后腹胀，神疲倦怠，失眠健忘，大便溏泻，舌淡或有齿痕，脉细弱属脾胃虚弱，气血两虚者。

（2）山药丸：山药与杜仲、牛膝、甘草等配伍，制成丸剂，治疗痹证，筋骨痿软，关节不利，跌打损伤，瘀血作痛。

（3）治疗斑秃：山药30克，枸杞24克，生地18克，山萸、制首乌各15克，水煎，日1剂，分2次服，效果良好。

（4）治疗便秘：山药30克，芡实、莲须各15克，白芍24克，水煎分3次服，治疗脾阴虚弱所致的便秘，小便频，效佳。

（5）治疗肺燥：山药、糯米、百合各30克，西洋参10克，冰糖60克，煮粥服，每天1次，治疗肺燥或鼻咽癌放疗引起的咽干、鼻干，或咳嗽无痰，或唇干发裂，均有良效。

（6）治疗气虚感冒：山药30克，黄芪45克，大枣6枚，水煎服，治疗肺气虚，经常感冒，效果良好。

【效验方】

治疗小儿秋季腹泻方：生山药粉5～10克，加适量水熬粥，分3次服，日1剂。

【用法用量】 煎服，10～30克，大剂量可用至60～120克；或入丸、散。外用捣敷。养阴宜生用，健脾止泻宜炒用。

【注意事项】 湿盛中满或有实邪、积滞者禁服。

白　术

本品为菊科植物白术的干燥根茎。主产于浙江、湖北、湖南等地。冬季下部叶枯黄、上部叶变脆时采挖，烘干或晒干。生用或土炒、麸炒用。

【性味归经】 味甘、苦，性微温。归脾、胃经。

【功能主治】 健脾益气，燥湿利水，止汗，安胎。主治脾气虚弱之乏力，食少腹胀，泄泻，便秘，水饮内停之小便不利，水肿，痰饮眩晕，寒湿痹，身痛，气虚自汗，胎动不安。

【歌诀】白术甘温，健脾强胃，止泻除湿，兼祛痰痞。

【经典应用】

（1）健脾燥湿。脾胃虚弱，中焦运化不健，消化不良，水湿不化，食欲不振，胃脘闷胀，大便泄泻，可用本品配党参、茯苓、甘草补益脾气，健脾燥湿；治脾胃虚寒，脘腹冷痛，呕吐泄泻等证，则与党参、干姜配伍，温中健脾。

（2）益气生血。脾胃为后天之本，是人体气血生化之源。本品能健脾益气，培补中焦，故能益气生血。

（3）安胎，治脾虚气弱，胎动不安之证。如有内热者，可配黄芩，以清热安胎；若兼气滞胸腹胀满者，可配陈皮、苏梗、砂仁等，以理气安胎；若兼胎气不固，腰酸腹痛者，又可与杜仲、续断、菟丝子等合用，以补肝肾固冲任而安胎。

（4）固表止汗，治脾虚气弱，肌表不固而自汗，可单用为散剂服，或与黄芪、防风等配伍，以益气固表止汗，如"玉屏风散"。

【文献辑录】

《神农本草经疏》：白术……无毒。主风寒湿痹，死肌，痉疸，止汗，除热，消食。主大风在身面，风眩头疼，目泪出，消痰水，逐皮间风水结肿，除心下急满，及霍乱吐下不止，利腰脐间血，益津液，暖胃消谷嗜食。作煎饵。久服，轻身延年，不饥。

《医学衷中参西录》：白术，性温而燥，气香不窜，味苦、微甘、微辛，善健脾胃，消痰水，止泄泻。治脾虚作胀，脾湿作渴，脾弱四肢运动无力，甚或作痛。与凉润药同用，又善补肺；与升散药同用，又善调肝；与镇安药同用，又善养心；与滋阴药同用，又善补肾。为其具土德之全，为后天滋生之要药，故能于肺、肝、肾、心四脏皆能有所补益也。

【近代应用】

（1）健脾消食：白术与枳实、木香、草豆蔻、焦三仙配伍，散剂服，治疗小儿脾胃不健引起的乳食停滞，脘腹胀满，食欲不振，面黄肌瘦，大便不调。

（2）治疗妇女产科手术后便秘：用生白术60克，生地黄30克，升麻3克，水煎服，日1剂，分2次服。

（3）治疗体虚多汗：生白术适量，研成细粉，每次2～3克，日服2次。

【效验方】

治疗白细胞减少症：用白术 30 克，水煎服，可益气生白。

【用法用量】 煎服，3～12 克。燥湿利水宜生用，健脾和胃宜炒用，健脾止泻宜炒焦用。

【注意事项】 本品温燥，阴虚内热或津液亏耗燥渴者不宜用。

甘 草

本品为豆科植物甘草、胀果甘草或光果甘草的干燥根和根茎。主产于内蒙古、新疆、甘肃等地。春、秋两季采挖，除去须根，晒干，切片，生用或蜜炙用。

【性味归经】 味甘，性平。归心、肺、脾、胃经。

【功能主治】 和中缓急，润肺，解毒，调和诸药。炙用以治疗脾胃虚弱，倦怠食少，腹痛便溏，四肢挛急疼痛，心悸，脏燥，肺痿咳嗽；生用以治疗咽喉肿痛，痈疮肿毒，小儿胎毒，及药物、食物中毒。

【歌诀】 甘草甘温，调和诸药，炙则温中，生则泻火。

【经典应用】

（1）补脾益气，治疗脾胃虚弱，中气不足，气短乏力，食少便溏，常用本品配党参、白术、茯苓、扁豆、陈皮等。治心气不足的心悸动脉结代，常与人参、阿胶、桂枝等配伍，以益气复脉，滋阴养血，如"炙甘草汤"。

（2）润肺止咳，用以治疗咳嗽气喘。本品配桔梗可祛痰利咽，治虚火上炎而致的咽喉肿痛，急性咽炎、急性扁桃体炎、急性喉炎等口腔咽喉疾病；配半夏、陈皮可燥湿祛痰，治湿痰咳嗽，痰多而稀。

（3）缓急止痛。"急"含有紧张、痉挛、收缩等意义。前人经验认为"甘能缓急"。每与白芍同用，治筋脉失养所致的腹痛转筋。

（4）调和诸药，可用于缓解某些药物的毒性和烈性，用以协调药物间的联合作用。例如，与当归、白芍、地黄、川芎、党参、白术、茯苓等补药同用，可使补药作用和缓持久而不骤；与大黄、芒硝、枳实等泻下药同用，可缓和泻药之性；与附子、干姜等热性药同用，可防热药伤阴；与麻黄、桂枝、杏仁等辛温发散药同用，可使药性和缓，并保护胃气。

此外，本品又有良好的解毒作用，用以治疗食物、药物、农药中毒。

【文献辑录】

《神农本草经疏》：甘草……无毒。主五脏六腑寒热邪气，坚筋骨，长肌肉，倍力，金疮，解毒，温中下气，烦满短气，伤脏咳嗽，止渴，通经脉，利气血，解百药毒。久服轻身延年。

《本草纲目》：甘草与藻、戟、遂、芫四物相反，而胡洽居士治痰澼，以十枣汤加甘草、大黄，乃是痰在膈上，欲令通泄，以拔去病根也。东垣李杲治项下结核，消肿溃坚汤加海藻。丹溪朱震亨治劳瘵，莲心饮用芫花。二方俱有甘草，皆本胡居士之意也。故陶弘景言古方亦有相恶、相反者，乃不为害。非妙达精微者，不知此理。

《医学衷中参西录》：甘草，性微温，其味至甘，得土气最全，万物由土而生，复归土而化，故能解一切毒性。甘者主和，故有调和脾胃之功；甘者主缓，故虽补脾胃而实非峻补。炙用则补力较大，是以方书谓胀满证忌之。若轧末生服，转能通利二便，消胀除满。若治疮疡亦宜生用，或用生者煎服亦可。其皮红兼入心，故仲景有甘草泻心汤，即用甘草以保护心主；白虎汤用之，是借其甘缓之性以缓寒药之侵下；通脉汤、四逆汤用之，是借其甘缓之性，以缓热药之僭上。

【近代应用】

（1）本品与浮小麦、大枣、首乌藤等配伍，水煎服，治神经衰弱，症见失眠，多梦，头晕，乏力属心血不足者。

（2）单用甘草治疗慢性乙型肝炎有效。

（3）本品与白芍配伍，煎服或散剂服，治疗急慢性病毒性肝炎。

（4）治疗房室传导阻滞：炙甘草20克，党参12克，生地黄12克，桂枝15克，麦门冬15克，加水800毫升，低度酒50毫升，煎服，日1剂。

（5）治疗血小板减少性紫癜：用生甘草30克，水煎2次，上下午分服，效果良好。

【效验方】

甘草汤（《伤寒杂病论》）：生甘草二两，水煎，每日分2次服。主治口腔、咽喉等处黏膜溃烂、红肿、疼痛者。

治疗心律不齐：生甘草、炙甘草、泽泻各30克，水煎，2次分服，日1剂。

治眉骨疼不可忍方（羌防汤）：炙甘草（夏月生用）、羌活、防风各10克，酒黄芩3克（冬不用），水煎服。

【用法用量】煎服，3～10克，作主药可用至15～30克。生用偏凉，可清热解毒；蜜炙药性微温，并可增强补益心脾之气和润肺止咳作用。

【注意事项】不宜与海藻、京大戟、红大戟、芫花、甘遂同用。本品有助湿壅气之弊，湿盛胀满、水肿者不宜用。大剂量久服可导致水钠潴留，引起浮肿。

大　枣

本品为鼠李科植物枣的干燥成熟果实。主产于河北、河南、山东等地。秋季果实成熟时采收，晒干，生用。

【性味归经】 味甘，性平。归脾、胃、心经。

【功能主治】 补脾胃，益气血，安心神，调营卫，和药性。主治脾胃虚弱，气血不足，食少便溏，倦怠乏力，心悸失眠，妇人脏躁，营卫不和。

【歌诀】 大枣味甘，调和百药，益气养脾，中满休嚼。

【经典应用】

（1）补脾益胃，治脾胃虚弱所致的倦怠无力，食少，泄泻等证，常与党参、白术配伍应用。

（2）养血安神，适用于血虚面色微黄及内伤肝脾，心失所养所致的脏躁证。与甘草、小麦同用，可增强疗效，如"甘麦大枣汤"。

（3）缓和药性。与祛邪药配伍，可缓其毒烈之性，以护正气。如"葶苈大枣泻肺汤"，泻肺而不伤正；又如"十枣汤"用大枣保护脾胃以达攻邪不伤正的目的。

【文献辑录】

《本草纲目》：按王好古云，中满者勿食甘，甘令人满。故张仲景建中汤心下痞者，减饧、枣，与甘草同例。此得用枣之方矣。

《医学衷中参西录》：大枣……性温，其津液浓厚滑润，最能滋养血脉，润泽肌肉，强健脾胃，固肠止泻，调和百药能缓猛药健悍之性，使不伤脾胃，如十枣汤、葶苈大枣汤。若与生姜并用，为调和营卫之妙品，如桂枝汤、小柴胡汤。虽为寻常食品，用之得当能建奇功。

【近代应用】

（1）大枣与干姜配伍，代茶饮，治疗风寒感冒，胃寒疼痛。

（2）预防输血反应：输血前15～30分钟服红枣汤（红枣20枚，地肤子、炒荆芥各10克），很少出现Ⅲ度反应。

（3）降低血清谷丙转氨酶水平：对于急性肝炎、肝硬化患者的血清转氨酶活力较高的病人，每晚睡前服红枣花生汤（红枣、花生、冰糖各30克，先煎花生后加红枣冰糖）1剂，30天为1疗程，有效。对合并胆道感染、风湿合并心肌炎的病人，应再配合清热利胆或祛风湿的药物。

（4）治疗血小板减少性紫癜：每日生嚼服大枣 3 次，每次 10 枚。

【效验方】

治疗气管炎咳嗽方：大枣 10 克，桔梗 3 克，杏仁 8 克，桑皮 8 克，麻黄 2 克，水煎，日 1 剂，分 3 次服。

【用法用量】 煎服，3～12 枚，大量可用 30～60 克。宜剪破入煎。

【注意事项】 湿盛、痰凝、湿滞、虫积及齿病者，禁服。

黄　精

本品为百合科植物滇黄精、黄精或多花黄精的干燥根茎，按形状不同，习称"大黄精""鸡头黄精""姜形黄精"。主产于河北、云南、贵州等地。春、秋两季采挖，除去须根，洗净，置沸水中略烫或蒸至透心，干燥，切厚片用。

【性味归经】 味甘，性平。归脾、肺、肾经。

【功能主治】 养阴润肺，补脾益气，滋肾填精。主治阴虚劳嗽，肺燥咳嗽；脾虚乏力，食少口干，消渴；肾亏腰膝酸软，阳痿遗精，耳鸣目暗，须发早白，体虚羸瘦，风癞癣疾。

【歌诀】 黄精味甘，能安脏腑，五劳七伤，此药大补。

【经典应用】

（1）润肺，可治肺阴不足，肺虚燥咳，常与北沙参、麦门冬、玉竹、贝母等配用。近年来，又用于肺结核咳嗽痰少，咯血，胸痛之症，常以本品同白及、黄芩、丹参、百部等配伍。

（2）滋阴，用于肾虚精亏，腰酸，头晕，足膝无力者。本品作用与熟地黄相近，可用于病后虚羸，阴血不足，如《奇效良方》补虚益精血，以本品与枸杞子作蜜丸服；亦可与当归、熟地黄之类配伍，以增强滋补阴血的作用。

（3）补脾，适用于脾胃虚弱，饮食减少，神疲体倦，舌干苔少等证，常与党参、山药、麦芽、石斛等配用。

【文献辑录】

《神农本草经疏》：黄精……无毒。主补中益气，除风湿，安五脏。久服轻身延年不饥。

《玉楸药解》：黄精滋润醇浓，善补脾精，不生胃气，未能益燥，但可助湿。上动胃逆，浊气充塞，故多服头痛。湿旺者不宜。

【近代应用】

（1）本品与党参、白术、山药、陈皮、茯苓等配伍，水煎服，用以治疗慢性萎缩性胃炎，慢性胃炎，症见胃脘灼热疼痛，痞胀不适，口干口苦，纳少消瘦，手足心热属脾胃气阴两虚者。

（2）黄精丸：黄精与当归、黄芪配伍，水煎服，治疗气血两亏，身体虚弱，腰腿无力，倦怠少食。

（3）治疗肺结核：用黄精12克，水煎，日1剂，2次分服。

（4）治疗水疱型足癣：用黄精捣碎，以95%酒精浸1~2天，蒸馏去大部分酒精，加3倍水，沉淀，取其滤液，蒸去酒精，浓缩至稀糊状，即成黄精液。用时直接涂患处，日涂2次，效佳。

（5）治疗糖尿病：黄精、山药、花粉、生地黄各15克，水煎服。

【效验方】

玉竹黄精饮：黄精、玉竹各10~15克，水煎服，日1剂。主治蛲虫证，见肛门瘙痒明显，影响睡眠，并伴有恶心呕吐、腹泻。

治疗足癣、体癣：黄精30克，丁香10克，百部10克，水煎熏洗。

【用法用量】 煎服，10~15克。熬膏或入丸、散服。

【注意事项】 痰湿壅滞，中寒便溏，气滞腹胀者不宜服。

刺五加

本品为五加科植物刺五加的干燥根和根茎或茎。主产于辽宁、吉林、黑龙江等地。春、秋两季采挖，洗净，干燥，润透，切片晒干。生用。

【性味归经】 味辛、微苦，性温。归脾、心、肾经。

【功能主治】 益气，补肾，安神，活血。主治脾虚乏力，气虚浮肿，失眠多梦，健忘，腰膝酸软，小儿迟行，胸痹疼痛，久咳，风湿痹痛。

【歌诀】 刺加苦温，补肾益筋，益气健脾，养血安神。

【经典应用】

（1）补益脾肺，治脾肺气虚，体倦乏力，食欲不振或咳嗽虚喘者，单用有效，也可与蛤蚧等配伍。

（2）强肾，治肾虚腰膝酸软，体虚乏力者，单用有效，或与杜仲、桑寄生等药同用。

（3）养心，治心脾两虚，血虚体弱，食欲不振，心神失养之失眠、健忘，单用酒浸服；也可与何首乌配伍，以增强养血安神之力。

【文献辑录】

《神农本草经》：主心腹疝气，腹痛，益气疗躄，小儿不能行，疽疮阴蚀。

《药性论》：能破逐恶风血，四肢不遂，贼风伤人，软脚瘀腰，主多年瘀血在皮肌，治痹湿内不足，主血羸，小儿三岁不能行。

《本草纲目》：治风湿痿痹，壮筋骨。

《东北药用植物志》：为强壮剂。有驱风、化湿、利尿、健胃之效，治阴痿、筋骨疼痛、四肢不遂及疝气腹痛等症。

《全国中成药产品集》：扶正固本，补肾健脾，益智安神。

【近代应用】

（1）治疗风湿痹痛，腰膝酸痛：可单用酒浸服，也可与羌活、秦艽、威灵仙等配伍水煎服。

（2）治疗肝肾不足，腰膝酸痛，脚膝痿弱无力，小儿行迟等：用刺五加、牛膝、木瓜、续断等配伍。

（3）治疗水肿小便不利：用刺五加配伍茯苓皮、大腹皮、生姜皮、地骨皮等。

（4）治疗心律失常：用刺五加研细粉，每次服 6 克，日服 3 次，30 天为1 疗程。

（5）治疗足跟痛：用刺五加 20 克，水煎服，日服 2 次，30 天为 1 疗程，直至痊愈。

【用法用量】 煎服，9~27 克。目前多作片剂、颗粒剂、口服液及注射剂使用。

【注意事项】 阴虚火旺者慎用。

红景天

本品为景天科植物大花红景天的干燥根和根茎。主产于西藏、四川、吉林等地。秋季花茎凋枯后采挖，除去粗皮，洗净，晒干，切段，生用。

【性味归经】 味甘、苦，性平。入心、肺经。

【功能主治】 清肺止血，散瘀，消肿。主治肺热咳嗽，咯血，胸痹心痛，类风湿关节炎，白带，腹泻，跌打损伤，汤火伤，神经麻痹症，高原反应。

【歌诀】 景天苦平，益气血融，心脑脉络，宣通不凝。

【经典应用】

（1）健脾，治脾虚体倦乏力，可单用，或与白术、芡实等配伍。

（2）清肺，治肺热咳嗽、咯血者，可单用，或与贝母、知母、阿胶等配伍。

（3）活血，内服能治疗胸痹心痛，脑卒中偏瘫；外用可治跌打损伤及烧烫伤。

【文献辑录】

《神农本草经疏》：红景天……无毒。主大热，火疮，身热烦，邪恶气，诸蛊毒，寒热风痹，诸不足。

《本草纲目》：红景天，《本经》上品，祛邪恶气，补诸不足，是已知补益药中所罕见。

《千金翼方》：红景天……主大热大疮，身热烦，邪恶气，诸蛊毒痂疕，寒热风痹，诸不足。花主女人漏下赤白，清身明目。久服通神不老。

《晶珠本草》：红景天活血清肺，止咳退烧，止痛，用于治疗肺炎，气管炎，身体虚弱，全身乏力，胸闷，难于透气，嘴唇和手心发紫。

《西藏常用中草药》：活血，止血，清肺止咳，解热。治咯血，肺炎咳嗽，妇女白带等症。外用以治疗跌打损伤。

【近代应用】

（1）红景天能改善脑供血不足，保护脑组织，能保护肾脏，用于慢性肾衰竭患者，能使蛋白尿减少，血尿素氮和肌酐下降，内生肌酐清除率上升。

（2）红景天对糖尿病肾病具有较好的保护作用，可延缓肾衰的进展。

【效验方】

养心益肾健脑养生酒：红景天25克，灵芝25克，白酒500毫升，半月后开始饮用，每次25毫升，睡前饮。

【用法用量】 煎服，3～6克，外用适量。

第二节　助阳药

本类药物性味多甘温或咸温，以补助阳气为主要功效，尤以温补肾阳为主，主要用于肾阳虚证，症见肾阳不足的形寒肢冷，腰膝酸软，性欲淡漠，阳痿早泄，遗精滑精，尿频遗尿，宫寒不孕；肾阳虚而不能纳气的呼多吸少，咳嗽喘促；肾阳衰微，火不生土，脾失温运的腹中冷痛，黎明泄泻；肾阳虚而精髓亦亏的头晕目眩，耳鸣耳聋，须发早白，筋骨痿软，小儿发育不良，囟门不合，齿迟行迟；肾阳虚而气化不行的水泛浮肿；下元虚冷，冲任失调之崩漏不止，带下清稀等。部分药物兼有祛风湿，强筋骨，固精，缩尿，止泻，固冲任，平喘，益精，补血等功效，还可用以治疗风湿痹证，筋骨痿软，遗精，遗尿，泄泻，胎动不安，咳喘，精血亏虚等兼有肾阳虚证者。

鹿　茸（附：鹿角、鹿角胶、鹿角霜）

本品为鹿科动物梅花鹿或马鹿的雄鹿未骨化密生绒毛的幼角，前者习称"花鹿茸"，后者习称"马鹿茸"。花鹿茸主产于东北，马鹿茸主产于东北、西北及西南地区。夏、秋两季锯取鹿茸，经加工后，阴干或烘干，切片，或研细粉用。

【性味归经】味甘、咸，性温。归肝、肾经。

【功能主治】壮肾阳，益精血，强筋骨，托疮毒。主治肾阳虚衰，阳痿滑精，宫冷不孕，虚劳羸瘦，神疲畏寒，眩晕，耳鸣耳聋，腰背酸痛，筋骨痿软，小儿五迟，女子崩漏带下，阴疽。

【歌诀】鹿茸甘温，益气补阳，泄精尿血，崩带堪尝。

【经典应用】

（1）补肾阳，益精血，主治肾阳不足，症见腰膝冷痛，遗精滑泄，阳痿早泄，小便频数等；妇女下焦虚寒，冲任不固，崩漏带下，宫寒不孕等证。本品配熟地黄，补肝肾益精血，可治肝肾不足，精血亏虚诸证；配人参，大补气血，益精填髓，治心肾不足，气血不足等证；配熟地黄、乌贼骨、肉苁蓉等，用以治疗崩漏不止。

（2）强筋骨，适用于精血不足，筋骨痿软，小儿发育迟缓，行迟，齿迟，囟门不合等症，可单用，或配山茱萸、熟地黄、五加皮等。

此外，用以治疗阴疽疮肿，又有温补内托之功，常与黄芪、当归、肉桂配伍应用。

【文献辑录】

《神农本草经疏》：鹿茸……无毒。主漏下恶血，寒热惊痫，益气，强志，生齿，不老。疗虚劳洒洒如疟，羸瘦，四肢酸痛，腰脊痛，小便利，泄精，尿血，破留血在腹，散石淋，痈肿，骨中热，疽痒。

《本经逢原》：鹿茸功用专主伤中劳绝，腰痛羸瘦，取其补火助阳，生精益髓，强筋建骨，固精摄便，下元虚人，头眩眼黑，皆宜用之。《本经》治漏下恶血，是阳虚不能统阴，即寒热惊痫，皆肝肾精血不足所致也。八味丸中加鹿茸、五味子，名十补丸，为峻补命门真元之专药。

【近代应用】

（1）本品与补骨脂、狗脊、附子等配伍，散剂服或装胶囊，用于治疗再生障碍性贫血、白细胞缺乏症、原发性血小板减少症、紫癜等，症见头晕目眩，面色无华，气短乏力属脾肾两虚者。

（2）治疗血液病：取鹿茸内骨髓，用白酒浸渍，制成 20% 的鹿茸血酒，治疗血小板减少症、白细胞减少症、再生障碍性贫血等症，其血象和症状均可得到不同程度的改善。

（3）治疗血尿：鹿茸、当归、生地黄各 60 克，冬葵子、蒲黄各 15 克共为细末，酒服 6～9 克，日服 3 次。忌芫荑。

【效验方】

治疗心脾肾阳虚药酒方：鹿茸 10 克，黄精 50 克，白酒 1000 毫升，浸泡半月后开始饮用，每次 5～10 毫升，睡前饮。

【用法用量】 研末冲服，0.6～1 克。宜入丸散，一般不入煎剂。

【注意事项】 凡发热者均当忌服。用本品宜从小剂量开始，缓缓增加，不可骤用大量，以免阳升动风，头晕目赤，或伤阴动血。

【附药】

鹿角 为鹿科动物梅花鹿或马鹿已骨化的角或锯茸后翌年春季脱落的角基。性味咸，温。归肾、肝经。功能温肾阳，强筋骨，行血消肿。用于治疗肾阳不足，阳痿遗精，腰脊冷痛，阴疽疮疡，乳痈初起，瘀血肿痛等证。煎服，6～15 克。

鹿角胶 为鹿角经煎煮、浓缩制成的固体胶。性味甘、咸，温。归肾、肝经。功能温补肝肾，益精养血。用于治疗肝肾不足所致的腰膝酸冷，阳痿遗精，虚劳羸瘦，崩漏下血，便血尿血，阴疽肿痛等证。烊化兑服，3～6 克。

鹿角霜 为鹿角去角质的角块。性味咸、涩，温。归肝、肾经。功能温肾助阳，收敛止血。用于治疗脾肾阳虚，白带过多，遗尿尿频，崩漏下血，疮疡不敛等证。煎服，9～15 克。宜先煎。

巴戟天

本品为茜草科藤状灌木巴戟天的干燥根。主产于广东、广西、福建等地。全年均可采挖，洗净，除去须根，晒至六七成干，轻轻捶扁，晒干。生用或盐炙用。

【性味归经】 味辛、甘，性微温。入肾、肝经。

【功能主治】补肾助阳，强筋壮骨，祛风除湿。主治肾虚阳痿，遗精早泄，少腹冷痛，小便不禁，宫冷不孕，风寒湿痹，腰膝酸软，风湿脚气。

【歌诀】巴戟辛甘，大补虚损，精滑梦遗，强筋固本。

【经典应用】

（1）补阳益精，主治肾虚阳痿，遗精早泄，常与肉苁蓉、菟丝子、覆盆子配伍应用；治妇女宫寒不孕，虚寒带下，常配山茱萸、补骨脂；治腰膝酸软或疼痛，常与川断、杜仲等配用。

（2）强筋骨，祛风湿，用以治疗肝肾不足所致的筋骨痿软，步行艰难，或久患风湿而肝肾虚损，前者常与肉苁蓉、杜仲、萆薢配用，如"金刚丸"；后者可配狗脊、淫羊藿、当归等。

【文献辑录】

《神农本草经》：巴戟天……主大风邪气，阴痿不起，强筋骨，安五脏，补中，增志，益气。生山谷。

《本草新编》：夫命门火衰，则脾胃寒虚，即不能大进饮食，用附子、肉桂以温命门，未免过于太热，何如用巴戟天之甘温，补其火而又不烁其水之为妙耶。夫巴戟天虽入心肾，而不入脾胃，然入心则必生脾胃之气，故脾胃受其益，汤剂用之其效易速，心开胃气，多能加餐，及至多餐，而脾乃善消，又固肾气之补熏蒸脾胃之气也。夫巴戟天补水火之不足，盖心肾之有余，实补药之翘楚也。用之补气之中，可以健脾以开胃气；用之补血之中，可以润肝以养肺阴。

【近代应用】

（1）本品与淫羊藿、黄芪、锁阳等配伍，水煎服，用以治疗轻型原发性血小板减少性紫癜，症见畏寒股冷，腰酸乏力，尿清便溏，皮下紫斑，其色淡暗属阳气虚损，血失固摄者。

（2）在治疗骨质疏松症的方剂中加入本品，疗效优于未加本品者。

【效验方】

治疗老年人足膝痿痹步履困难方：巴戟天 10 克，熟地 10 克，人参 4 克，菟丝子 6 克，补骨脂 5 克，小茴香 2 克，水煎，日 1 剂，分 3 次服。

【用法用量】煎服，6～12 克。

【注意事项】阴虚火旺或有湿热者忌用。

淫羊藿

本品为小檗科多年生草本植物淫羊藿、箭叶淫羊藿、柔毛淫羊藿或朝鲜淫羊藿的干燥叶。淫羊藿主产于陕西、山西、甘肃等地，箭叶淫羊藿主产于华东（除山东）等地，朝鲜淫羊藿主产于吉林省东部和辽宁省东部等地。夏、秋两季茎叶茂盛时采收，晒干或阴干。生用或以羊脂油炙用。

【性味归经】味辛，性温。归肺、肾经。

【功能主治】补肾壮阳，强筋健骨，祛风除湿。主治阳痿遗精，虚冷不育，尿频失禁，肾虚喘咳，腰膝酸软，风湿痹痛，半身不遂，四肢不仁。

【歌诀】淫羊藿辛，阴起阳兴，坚筋益骨，志强力增。

【经典应用】

（1）补肾阳，强筋骨，用以治疗肾阳不足，腰痛阳痿，宫冷不孕等证，常与仙茅、巴戟天、肉苁蓉配伍应用。

（2）祛风湿，适用于风寒痹证，肢节冷痛，常配威灵仙、川芎等。

（3）止咳喘，用以治疗阳虚喘咳，可单用，或与补骨脂、胡桃仁、五味子同用。

此外，本品尚有降低血压的作用。"二仙汤"加当归、知母等，可治阴阳两虚的妇女更年期高血压。

【文献辑录】

《神农本草经疏》：淫羊藿……无毒。主阴痿绝阳，茎中痛，利小便，益气力，强志坚筋骨，消瘰疬赤痈，下部有疮，洗出虫。丈夫久服，令人无子。

《本草纲目》：生精补髓，养血益阳，强筋健骨，治一切虚损，耳聋目暗，眩晕虚痢。

【近代应用】

（1）本品与黄芪、补骨脂、制附子等配伍，水煎服，用以治疗放化疗引起的白细胞减少，症见神疲乏力，少气懒言，畏寒肢冷，纳差便溏，腰膝酸软属脾肾阳虚，气血不足证者。

（2）本品与续断、赤芍、川芎等配伍，水煎服或散剂服，用以治疗骨性关节炎、骨质疏松症，症见背痛，腰痛，膝软，骨脆易折属肝肾不足者。

（3）本品与黄芪、川牛膝、蒲黄、车前子配伍，水煎服或散剂服，用以治疗前列腺增生症、慢性前列腺炎，症见腰膝酸软，神疲乏力，小腹坠胀，小便频数，淋漓不爽，尿道涩痛属肾脾两虚，血瘀湿阻者。

（4）治疗小儿麻痹症：取淫羊藿、桑寄生等量，水煎制成糖浆服。疗效显著。

（5）治疗慢性气管炎：以单味淫羊藿煎服或代茶饮。有效。

（6）二仙汤：仙灵脾 15 克，仙茅 15 克，巴戟天 10 克，水煎服。主治气血两虚型风疹，反复发病，迁延数月或数年，劳累后加重，伴心悸、胸闷及神疲乏力。

【效验方】

治疗冠心病心绞痛方：淫羊藿 15 克，水煎服。

【用法用量】 煎服，6～12 克。

【注意事项】 阴虚而相火易动者禁服。

仙 茅

本品为石蒜科多年生草本植物仙茅的干燥根茎。主产于西南及长江以南各省，四川产量甚大。秋、冬两季采挖，晒干，切片。生用，或经米泔水浸泡切片。

【性味归经】 味辛，性温。有小毒。归肝、肾、脾经。

【功能主治】 温肾壮阳，祛寒除湿。主治阳痿精冷，小便失禁，脘腹冷痛，腰膝酸痛，筋骨软弱，下肢拘挛。

【歌诀】 仙茅味辛，腰足挛痹，虚损劳伤，阳道兴起。

【经典应用】

（1）补肾阳，适用于肾阳不足，命门火衰所致的阳痿精冷，小便频数或遗尿等证，常与淫羊藿、菟丝子、五味子配伍，共奏补肾固涩之功。

（2）温脾阳，用于脾肾阳虚所致的脘腹冷痛，少食腹泻等证，常与补骨脂、肉豆蔻、白术等配伍。

（3）强筋骨，祛寒湿，适用于肾阳不足，筋骨不健所致的腰膝冷痛，四肢无力，或寒湿痹痛，拘挛等证。用于前者，可配淫羊藿、杜仲、桑寄生等；后者，可配巴戟天、独活、川芎等。

【文献辑录】

《滇南本草》：治妇人红崩下血，攻痈疽，排脓。

《本草纲目》：仙茅，性热，补三焦、命门之药也。惟阳弱精寒、禀赋素怯者宜之。若体壮相火炽盛者，服之反能动火。

【近代应用】

（1）本品与熟地黄、补骨脂、仙灵脾配伍，水煎服或散剂服，用以治疗骨质增生，症见腰膝骨节疼痛，屈伸不利，手足麻木属肝肾不足者。

（2）治疗男性不育症：仙茅、熟地黄各 60 克，山药、巴戟、枸杞各 45

克，山萸、茯苓、牛膝、寸云、楮实、小茴香、远志、五味子各30克，石菖蒲15克。共为细粉，用大枣100枚，生姜30克，煮去核，炼蜜为丸。每次10克，日2次，淡盐汤送下。

（3）治疗硬皮病：用仙茅、仙灵脾、鬼箭羽、茯苓、熟地黄各15克，丹参、黄芪各30克，川芎、红花、威灵仙、丝瓜络各10克，上药为基础方。局限性硬皮病，重用活血通络药如鸡血藤、桑枝，软坚药如夏枯草、川贝；系统性硬皮病加温肾壮阳药如制附子、肉桂、鹿角霜。

（4）二仙汤合导赤散加减治疗白塞氏综合征：仙茅、仙灵脾、元参、生地黄、当归、赤芍各12克，竹叶15克，知母、黄柏、木通各9克，生甘草6克，生大黄4.5克（后下）。

（5）二仙汤合逍遥散加减治疗不孕症：仙茅、仙灵脾、巴戟肉、知母、黄柏、白芍、白术、茯苓、柴胡各9克，当归12克，鹿角粉6克（分吞），炙甘草4.5克。

（6）二仙温肾汤（仙茅、仙灵脾、巴戟天、鹿角胶、知母、人参、黄芪、甘草、五味子、丹参）治疗原发性血小板减少症，疗效满意。

（7）二仙二子汤治疗阳痿：用仙茅6克，仙灵脾15克，枸杞子、菟丝子各9克，水煎服。

（8）复方仙茅汤治疗高脂血症：用仙茅、徐长卿、五指毛桃、何首乌各15克，水煎，日1剂，分2次服。

【效验方】
治疗阳痿方：仙茅10克，仙灵脾8克，枸杞子10克，甘草3克，水煎，分3次服。

【用法用量】 煎服，3~10克。

【注意事项】 阴虚火旺者忌服。本品燥烈有毒，不宜久服。

肉苁蓉

本品为列当科多年生肉质寄生草本植物肉苁蓉或管花肉苁蓉的干燥带鳞叶的肉质茎。主产于内蒙古、甘肃、青海等地。春季苗刚出土或秋季冻土之前采，晒干。生用，或酒炙用。

【性味归经】 味甘、咸，性温。归肾、大肠经。

【功能主治】 补肾阳，益精血，润肠道。主治肾阳虚衰，精血不足之阳痿、遗精、白浊、尿频余沥、腰痛脚弱、耳鸣目花、月经延期、宫寒不孕，肠燥便秘。

【歌诀】苁蓉味甘，竣补精血，若骤用之，更动便滑。

【经典应用】

（1）补肾益精，用以治疗肾虚阳痿，遗精早泄，女子不孕等证。常与其他补肝肾药同用，如"肉苁蓉丸"。治宫冷不孕，可与鹿角胶、当归、紫河车等配伍，以补肝肾，益精血，暖胞宫；治腰膝酸软，筋骨无力，常与杜仲、巴戟天等配伍，以温补肝肾，壮腰膝，强筋骨，如"金刚丸"。

（2）润肠通便，适用于老年虚弱及病后、产后血虚或津液不足，肠燥便秘，常与火麻仁、当归、枳壳等配伍，如"润肠丸"，亦可大剂量煎服。

【文献辑录】

《神农本草经疏》：肉苁蓉……无毒。主五劳七伤，补中，除茎中寒热痛，养五脏，强阴，益精气多子，妇人癥瘕，除膀胱邪气，腰痛，止痢。久服轻身。……滋肾补精血之要药。气本微温，相传以为热者误也。甘能除热补中，酸能入肝，咸能滋肾，肝肾为阴，阴气滋长，则五脏之劳热自退，阴茎中寒热痛自愈；肝肾足则精血日盛，精血盛则子多。

【近代应用】

（1）本品与淫羊藿、白附片、党参等配伍，水煎服，用以治疗更年期综合征，症见腰膝酸软，烘热汗出，神疲乏力，畏寒肢冷属脾肾阳虚者。

（2）补肾填精方：五味子（酒制）、肉苁蓉（酒制）、菟丝子（酒炒）、茯苓、车前子（盐制）、巴戟天（制），水煎服，用于肾气不足，腰膝酸软，记忆力减退，头晕耳鸣，四肢无力。

（3）治疗消中易饥：肉苁蓉、山茱萸、五味子等量，共为细粉，每次9克，淡盐汤送下。

（4）本品可作为功能食品用于提高免疫功能，抗疲劳，抗氧化，预防老年痴呆，抗衰老等。

【效验方】

治疗性功能障碍方：肉苁蓉10克，山茱萸5克，石菖蒲4克，茯苓6克，菟丝子8克，水煎，分3次服。

【用法用量】煎服，6～10克。

【注意事项】相火偏旺，大便泄泻，实热便结者禁服。

锁　阳

本品为锁阳科多年生寄生草本植物锁阳的干燥肉质茎。主产于内蒙古、甘肃、青海等地。春季采挖，除去花序，切段，晒干，生用。

【性味归经】味甘，性温，归肝、肾、大肠经。

【功能主治】补肾阳，益精血，润肠。主治肾虚阳痿，遗精早泄，下肢痿软，虚人便秘。

【歌诀】锁阳甘温，益肾壮阳，补益精血，通便润肠。

【经典应用】

（1）补肾填精，治肾阳不足，精血亏虚之阳痿滑精，不孕，常与巴戟天、补骨脂、菟丝子等补肾阳，益精血药配伍；治腰膝酸软，筋骨无力，常与熟地黄、龟甲等补益精血，益肾健骨药配伍。

（2）润肠通便，治肠燥便秘，尤宜于老人或病后肠燥便秘而属于肾阳不足，精血亏虚者，常与肉苁蓉、火麻仁、当归等补益精血，润肠通便药配伍。

【文献辑录】

《本草衍义补遗》：补阴气。治虚大便燥结用。

《本草纲目》：润燥养筋，治痿弱。

《本草原始》：补阴血虚火，兴阳固精，强阴益髓。

《内蒙古中草药》：治阳痿遗精，腰腿酸软，神经衰弱，老年便秘。

【近代应用】

近年来用锁阳治疗前列腺肥大、白血病、糖尿病、哮喘等，都取得了很好的效果。

【效验方】

治疗肾阳不足阳痿早泄方：锁阳、炙龟甲、牛膝各10克，熟地黄12克，菟丝子6克，水煎，分3次服。

【用法用量】煎服，5～10克。

【注意事项】阴虚阳旺，脾虚泄泻，实热便秘者均忌服。

补骨脂

本品为豆科一年生草本植物补骨脂的干燥成熟果实。主产于河南、四川、陕西等地。秋季果实成熟时采收果序，晒干，搓出果实，除去杂质。生用，酒炒或盐水炒用。

【性味归经】味辛、苦，性大热。归脾、肾经。

【功能主治】补肾助阳，固精缩尿，暖脾止泻。主治虚寒腰痛，阳痿滑精，遗尿，尿频，久泻，虚喘，白癜风，斑秃，银屑病。

【歌诀】补骨脂温，腰膝酸痛，兴阳固精，盐酒炒用。

【经典应用】

（1）补肾助阳，主治肾阳不足，命门火衰所致的腰膝冷痛，小便频数，遗尿，阳痿，遗精等证。常与其他补肾药同用，如《和剂局方》之"青娥丸"；配菟丝子、淫羊藿、枸杞子，可治尿频或阳痿遗精；配胡桃肉、沉香，用于肾不纳气的气喘。

（2）温脾止泻，用以治疗脾肾阳虚，久泻便溏或五更泻，常与肉豆蔻配伍，以增强疗效，如"二神丸"。久泻难止，《百一选方》以之与罂粟壳配用，补涩兼施，亦属良法。

【文献辑录】

《药性论》：主男子腰痛、膝冷、囊湿，逐诸冷痹顽，止小便利，腹中冷。

《日华子本草》：兴阳事，治冷劳，明耳目。

《开宝本草》：主五劳七伤，风虚冷，骨髓伤败，肾冷精流及妇人血气堕胎。

《本草纲目》：治肾泄，通命门，暖丹田，敛精神。

《玉楸药解》：温暖水土，消化饮食，升达肝脾，收敛滑泄，遗精、带下、尿多、便滑诸证。

【近代应用】

（1）治疗子宫出血：以补骨脂、赤石脂散剂内服，止血效果良好，但对严重者须并用其他措施。

（2）治疗遗尿：用补骨脂、益智仁各30克，研末分包，每包6克，晨起以米汤送服。

（3）本品制成20%酊剂外用，治疗白癜风有效。

（4）治疗白细胞减少症：炒补骨脂研细粉，每次6克，日服3次。

（5）治疗子宫出血：补骨脂18克，水煎分3次服，连服3日。

此外，本品外用能消风祛斑，用于斑秃等皮肤疾患。

【效验方】

治疗遗尿、尿频方：补骨脂（酒蒸炒）、炒小茴香等量，共研细粉，炼蜜为丸，或散剂服。每次2~5克，日服3次。

【用法用量】煎服，3~10克。

【注意事项】阴虚内热者禁服。大剂量可见进行性肾损害。

益智仁

本品为姜科多年生草本植物益智的干燥成熟果实。主产于海南、广东、广西等地。夏、秋间果实由绿变红时采收，晒干或低温干燥。生用，用时捣碎。

【性味归经】味辛，性温。入脾、肾经。

【功能主治】温脾止泻，暖肾固精，缩尿。主治脾肾虚寒，口多唾涎，遗精，遗尿。

【歌诀】益智辛温，安神益气，遗尿遗精，呕逆皆治。

【经典应用】

（1）温脾暖中，用以治疗脾虚泄泻，唾液过多，呃逆等证。本品配白术、干姜，能温脾止泻；配党参、白术，能温脾摄唾，治口多涎唾或小儿流涎不禁。

（2）固肾涩精，治遗精和滑精，可配金樱子、龙骨、山萸肉；治遗尿，夜尿，尿频，可配山药、乌药，如"缩泉丸"。

【文献辑录】

《医学启源》：治脾胃中之寒邪，和中益气。治人多唾，当于补中药内兼用之。

《本草纲目》：益智仁，行阳退阴之药也。三焦、命门气弱者宜之。按杨士瀛《直指方》云：心者脾之母，进食不止于和脾，火能生土，当使心药入脾胃药中，庶几相得。故古人进食药中多用益智，土中益火也。

【近代应用】

何首乌、石菖蒲、葛根、银杏叶、川芎、赤芍，共研细粉，每服6克，日服2次，能改善记忆，提高大脑记忆功能。

【效验方】

缩泉茶：益智仁10克，山药10克，乌药5克，白果5克（去红膜），开水冲泡代茶饮。主治老年人尿频、尿无力、夜尿多。

【用法用量】煎服，3～10克。

【注意事项】阴虚火旺及大便秘结者忌服。

狗　脊

本品为蚌壳蕨科多年生植物金毛狗脊的干燥根茎。主产于云南、广西、浙江等地。秋、冬两季采挖，除去泥沙，干燥；或去硬根、叶柄及金黄色绒毛，切厚片，干燥，为"生狗脊片"；蒸后，晒至六七成干，切厚片，干燥，为"熟狗脊片"。原药或生狗脊片砂烫用。

【性味归经】 味苦、甘，性温。归肝、肾经。

【功能主治】 强腰膝，祛风湿，利关节。主治肾虚腰痛脊强，足膝软弱无力，风湿痹痛，小便过多，遗精，妇女白带过多。

【歌诀】 狗脊味甘，酒蒸入剂，腰背膝痛，风寒湿痹。

【经典应用】

（1）补肝肾，强腰膝，用以治疗风湿日久，足膝无力等证，常与杜仲、牛膝、薏苡仁、木瓜等同用；治肾虚尿频、遗尿，可配益智仁、桑螵蛸；治冲任虚寒带下，可配鹿茸、白薇，能温经止带。

此外，狗脊的绒毛有止血作用，外敷可用于金疮出血。

【文献辑录】

《神农本草经》：狗脊……主腰背强，关机缓急，周痹，寒湿膝痛，颇利老人。

《本草纲目》：强肝肾，健骨，治风虚。

《本草用法研究》：狗脊苦温性燥，长于治风寒湿痹，利机关、强腰膝是其本功。性温而燥，其色紫如肝，肾虚而有风寒湿邪痹着关节者最为相宜，若纯虚无邪，亦非其治也。

【近代应用】

（1）用狗脊绒毛外敷，每日 2 ~ 3 次，治疗因烫伤、创伤或手术创口不愈所致的体部溃疡以及下肢慢性溃疡，效佳。

（2）治疗五种腰痛，轻身，利腰膝：狗脊 60 克，草薢 60 克，菟丝子 30 克（酒浸 3 日）共为细粉，炼蜜为丸，如桐子大，早晚各服 30 丸。

【效验方】

治疗腰及坐骨神经痛方：金毛狗脊 15 克，杜仲 10 克，牛膝 10 克，生薏苡仁 12 克，木瓜 6 克。水煎，分 3 次服，加入黄酒 20 毫升更佳。

【用法用量】 煎服，3 ~ 10 克。

【注意事项】 肾虚有热，小便不利，或短涩黄赤，口苦舌干者均禁服。

杜　仲

本品为杜仲科落叶乔木杜仲的干燥树皮。主产于河北、四川、贵州等地。

4~6月剥取，刮去粗皮，堆置"发汗"至内皮呈紫褐色，晒干，切块或切丝。生用或盐水炒用。

【性味归经】味甘、微辛，性温。入肝、肾经。

【功能主治】补肝肾，强筋骨，安胎。主治腰膝酸痛，阳痿，尿频，小便余沥，风湿痹痛，胎动不安，习惯性流产。

【歌诀】杜仲甘温，腰痛脚弱，阳痿尿频，安胎良药。

【经典应用】

（1）补肝肾，强筋骨，用于肝肾不足，腰膝酸痛，筋骨无力及阳痿，尿频等证，通常与牛膝、熟地黄、山萸肉、鹿茸、山药、菟丝子、枸杞、麦门冬、五味子等补肝肾药配伍，如"十补丸"；治寒湿腰痛，可与桂枝、独活、秦艽等配合；治妇女经期腰痛，可与当归、川芎、白芍等同用。

（2）固经安胎，用于妇女崩漏，或孕妇体虚，胎漏胎动等证，常用杜仲炭、续断及其他补肾益精固经药同用，如"杜仲丸"。

（3）降血压，用于高血压病有肾虚见症者，可与桑寄生、牛膝及夏枯草配伍。

【文献辑录】

《神农本草经疏》：杜仲……无毒。主腰脊痛，补中益精气，坚筋骨，强志，除阴下痒湿，小便余沥，脚中酸痛不欲践地，久服轻身耐老。

《本草纲目》：杜仲，古方只知滋肾，惟王好古言是肝经气分药，润肝燥，补肝虚，发昔人所未发也。盖肝主筋，肾主骨，肾充则骨强，肝充则筋健，屈伸利用，皆属于筋。杜仲色紫而润，味甘微辛，其气温平，甘温能补，微辛能润，故能入肝而补肾，子能令母实也。

《本草汇言》：方氏《直指》云，凡下焦之虚，非杜仲不补；下焦之湿，非杜仲不利；腰膝之疼，非杜仲不除；足胫之酸，非杜仲不去。然色紫而燥，质绵而韧，气温而补，补肝益肾，诚为要剂。

【近代应用】

（1）本品与鹿茸、人参、补骨脂、枸杞子、女贞子配伍，泡酒服，用以治疗阴阳两虚所致的肾虚水肿，腰痛，遗精，阳痿，早泄，夜尿频数；慢性肾炎和久治不愈的肾盂肾炎见上述证候者。

（2）杜仲与天麻、川牛膝、槲寄生、元参配伍，水煎服，用以治疗肝阳化风，寒湿阻络所致的脑卒中，症见筋脉挛痛，肢体麻木，行走不便，腰腿酸痛，头昏头痛者。

（3）杜仲与普洱茶、山楂、荷叶、丹参配伍，水煎服或代茶饮，用以治疗痰浊内阻，气血不足所致的动脉硬化症、高脂血症。

（4）单用本品煎服或代茶饮，长期饮用，治疗高血压有效。

（5）治疗小儿麻痹后遗症：用杜仲45克，猪蹄1只，加水适量，文火熬4小时，取汁每日2次分服。次日将药渣另加猪蹄1只再行煎服，隔日1剂，共服10剂。服药同时进行肌肉按摩及功能训练。

【效验方】

治疗高血压：杜仲、黄芩、夏枯草各15克，水煎服。

【用法用量】煎服，6~15克。大剂量可用至30~60克。

【注意事项】阴虚火旺者慎用。

续　断

本品为川续断科多年生草本植物川续断的干燥根。主产于四川、湖北、湖南等地。秋季采挖，除去根和须根，用微火烘制半干，堆置"发汗"至内部变绿色时，再烘干。生用。

【性味归经】味苦，性温。归肝、肾经。

【功能主治】补肝肾，强筋骨，调血脉，止崩漏。主治腰背酸痛，肢节痿痹，跌扑创伤，损筋折骨，胎动漏红，血崩，遗精，带下，痈疽疮肿。

【歌诀】续断味辛，接骨续筋，跌扑折伤，且固遗精。

【经典应用】

（1）补肾安胎，主用以治疗肾虚腰痛，筋骨软弱，遗精滑泄及胎动不安，崩漏出血等证。用于补肝肾强筋骨，多与杜仲、牛膝、狗脊、桑寄生配伍；用于冲任不固的崩漏及胎漏下血，常与熟地黄、阿胶、艾叶配伍。

（2）和血疗伤，善治外伤跌扑，骨折筋伤及痈疽疮疡等，常与骨碎补、当归、赤芍等配伍。

【文献辑录】

《神农本草经疏》：续断……无毒。主伤中，补不足，金疮痈伤，折跌续筋骨，妇人乳难，崩中漏血，金疮血内漏，止痛生肌肉，及崴伤恶血腰痛，关节缓急。

《滇南本草》：补肝，强筋骨，走经络，止经中（筋骨）酸痛，安胎，治妇人白带，生新血，破瘀血，落死胎，止咳嗽咳血，治赤白便浊。

《本草汇言》：续断，补续血脉之药也，大抵所断之血脉非此不续，所伤之筋骨非此不养，所滞之关节非此不利，所损之胎非此不安。久服常服，能益气力。有补伤生血之妙，补而不滞，行而不泄，故女科、外科取用恒多。

【近代应用】

（1）本品与淫羊藿、赤芍、川芎、杜仲配伍，水煎服，用以治疗骨性关节炎、骨质疏松症，症见背痛，腰痛膝软，骨脆易折属肝肾不足者。

（2）治疗骨性关节炎、骨质疏松方：续断 12 克，淫羊藿 15 克，赤芍 10 克，川芎 6 克，牡蛎 15 克，水煎服，日 1 剂。

（3）治疗骨质疏松、腰背酸痛方：淫羊藿 15 克，续断 10 克，赤芍 10 克，骨碎补 10 克，川芎 6 克，牡蛎 15 克，水煎服，日 1 剂。

【效验方】

预防怀孕两三个月流产方：川续断（酒浸）、杜仲（姜汁炒去丝）各 60 克，枣肉为丸桐子大，每服 30 丸，米汤饮下。

【用法用量】 煎服，10～15 克。治痹痛宜生用，治崩漏宜炒用。

【注意事项】 阴虚火旺者慎用。

骨碎补

本品为水龙骨科植物槲蕨的根茎。主产于浙江、湖南、广东等地。全年均可采挖，以冬、春两季为主，除去叶及鳞片，洗净，切片干燥。生用或砂炒用。

【性味归经】 味苦，性温。归肝、肾经。

【功能主治】 补肾强骨，活血止痛。主治肾虚腰痛，足膝痿弱，耳鸣，耳聋，牙疼，久泻，遗尿，跌打骨折及斑秃。

【歌诀】 骨碎补温，折伤骨节，风血积痛，最能破血。

【经典应用】

（1）补肾，可用以治疗肾虚腰痛，步履乏力，如《证治要诀》将本品与虎骨配入"独活寄生汤"中，治两足痿软或痛或痹之证。治肾虚牙痛，可配熟地黄、山茱萸、茯苓、牡丹皮等。

（2）接骨，用于跌打损伤，筋断骨折，瘀肿疼痛，内服、外用均可，常与续断、自然铜、乳香、没药配伍。

此外，外用有消风祛斑作用，可用以治疗斑秃、白癜风等。

【文献辑录】

《神农本草经疏》：……无毒。主破血，止血，补折伤。

《本草求真》：骨碎补，虽与补骨脂相似，然总不如补骨脂性专固肾通心，而无逐瘀破血之治也。

【近代应用】

（1）本品与熟地黄、菟丝子、牛膝、续断、木瓜，水煎服或散剂服，治疗膝骨关节病，颈椎、腰椎骨质增生，足跟骨骨质增生，腰脊劳损，属肝肾不足所致的痹病，症见腰膝骨节疼痛，屈伸不利，手足麻木。

（2）治疗传染性软疣：以 70% 乙醇浸泡骨碎补，48 小时后过滤，涂于疣体上，每日 2 次，有效。

（3）治肾虚腰痛、风湿性腰腿疼：骨碎补、桑寄生各 15 克，秦艽、豨莶草各 9 克，水煎服。

（4）治肾虚久泻：骨碎补 15 克，补骨脂 9 克，山药 15 克，五味子 6 克，水煎服。

【效验方】

治疗各型骨关节增生方：骨碎补 12 克，熟地黄 15 克，菟丝子 10 克，牛膝 12 克，川芎 6 克，水煎服，日 1 剂。

治疗斑秃方：骨碎补 10 克，斑蝥 5 只，白酒 10 毫升，浸泡 10 天后，去渣。用小毛刷蘸药酒频频刷患处。

【用法用量】煎服，或泡酒服，10～15 克。外用适量。

【注意事项】阴虚内热，血虚风燥及无瘀滞者慎用。

菟丝子

本品为旋花科一年生寄生缠绕性草本植物南方菟丝子或菟丝子的干燥成熟种子。中国大部分地区均产。秋季果实成熟时采收植株。晒干打下种子，除去杂质。生用，或盐炙。

【性味归经】味辛、甘，性平。入肝、肾、脾经。

【功能主治】补肾益精，养肝明目，固胎止泄。主治腰膝酸痛，遗精，阳痿，早泄，不育，消渴，淋浊，遗尿，目昏耳鸣，胎动不安，流产，泄泻。

【歌诀】菟丝甘平，梦遗滑精，腰痛膝冷，添髓壮筋。

【经典应用】

（1）补肾益精，本品既能补肾阳，又能益阴精，可用以治疗肾虚阳痿，遗精早泄，耳鸣，头昏，小便频数，以及肾虚腰痛，常配枸杞子、覆盆子、五味子、车前子等。

（2）养肝明目，可治肝肾阴虚，目暗不明，常配熟地黄、车前子；亦可配枸杞子、菊花之类养肝明目药。

（3）温脾止泻，适用于脾虚便溏，常与茯苓、山药、莲子等配用，如"菟丝子丸"。

此外，还可用于治疗肾虚胎动不安及消渴。

【文献辑录】

《神农本草经疏》：菟丝子……无毒。主续绝伤，补不足，益气力，肥健。汁，去面皯，养肌，强阴，坚筋骨。主茎中寒，精自出，尿有余沥，口苦燥渴，寒血为积。久服明目，轻身延年。

《本草汇言》：菟丝子，补养肝肾，温助脾胃之药也。但补而不峻，温而不燥，故入肾经。虚可以补，实可以利，寒可以温，热可以凉，湿可以燥，燥可以润。非若黄柏、知母，苦寒而不温，有泄肾经之气；非若肉桂、益智，辛热而不凉，有动肾经之燥；非若苁蓉、锁阳，甘咸而滞气，有生肾经之湿者比也。如汉人集《神农本草》称为续绝伤，益气力，明目精，皆由补肝肾，温理脾胃之征验也。……主男子阳道衰微，阴茎痿弱，或遗精梦泄，小便滑涩；治女子腰脊酸疼，小腹常疼，或子宫虚冷、带下淋漓，或饮食减少，大便不实，是皆男妇足三阴不足之证。

【近代应用】

（1）本品与熟地黄、枸杞子、山茱萸、络石藤配伍，水煎服，用以治疗早、中期年龄相关性白内障，症见眼睛干涩不舒，单眼复视，腰膝酸软或轻度视力下降属肝肾不足者。

（2）用菟丝子治疗隐匿性肾炎，有效。

（3）用菟丝子汤治疗多种男科疾病疗效较好。

（4）补肾气，壮阳道，助精神，轻腰脚：菟丝子500克（淘洗，酒煮，捣碎，焙干），制附子60克，共为细粉，酒糊为丸，桐子大。酒下50丸。（《扁鹊心书》菟丝子丸）

（5）治疗精气不足，肾水涸燥，咽干多渴，耳鸣头晕，目视昏，面色黧黑，腰膝疼痛，脚膝酸软，屡服药不得痊者：菟丝子60克（淘净，酒蒸，搐），五味子30克，研细粉，蜜为丸，桐子大，每服70丸，盐汤或酒送下。

（6）治疗带状疱疹：取菟丝子炒至微鼓起时取出，凉后磨成细粉，过120目筛，瓶贮备用。用时将菟丝子粉用麻油调成糊状，外涂于疮面上，每日6～8次，3天为1疗程。

（7）治疗关节炎：菟丝子6份，鸡蛋壳9份，牛骨粉15份，共为细粉，每次6克，日服3次。

【效验方】

治疗夜尿频、遗精方：菟丝子7克，覆盆子4克，韭菜籽3克，金樱子6克，水煎，睡前顿服。

【用法用量】 煎服，10～15克。外用适量。

【注意事项】 阴虚火旺，大便燥结，小便短赤者不宜服。

蛇床子

本品为伞形科植物蛇床的成熟果实。全国各地均产，以河北、山东、广东、广西等地产量较大，均为野生。夏、秋两季果实成熟时采收，晒干，生用。

【性味归经】 味辛、苦，性温。归肾经。

【功能主治】 温助肾阳，燥湿杀虫，止痒。主治虚肾阳证，寒湿带下，肾虚腰痛，阳痿，不孕，湿疹痒疮等证。

【歌诀】 蛇床辛苦，下气温中，恶疮疥癞，逐瘀祛风。

【经典应用】

（1）温肾壮阳，用以治疗肾虚阳痿，腰膝酸软，尿频，以及宫寒不孕等证，可配五味子、菟丝子。

（2）燥湿杀虫，适用于寒湿带下，湿疮湿疹，阴部湿疹，疥癣等证。治白带阴痒，单用外洗即有效验，亦可配百部、苦参、花椒煎汤外洗。

【文献辑录】

《神农本草经疏》：蛇床子……无毒。主妇人阴中肿痛，男子阴痿，湿痒，除痹气，利关节，癫痫恶创。久服轻身。

《药性考》：散寒、补肾、强阳、益阴，祛风燥湿，除痹腰痛，疗疥癣癞，专益命门。

【近代应用】

（1）蛇床子配当归、乌梢蛇、苦参、黄柏，散剂服，可养血祛风，燥湿止痒，用于风湿热邪蕴于肌肤所致的隐疹、慢性荨麻疹、症见皮肤色红，疹时隐时现，皮肤瘙痒等。

（2）蛇床子配淫羊藿、制附子、狗肾、鹿茸，散剂服，可补肾壮阳，用于肾阳虚衰所致的腰膝酸软、阳痿、遗精。

（3）治疗急性渗出性皮肤病：取蛇床子60克，用纱布包好，加水1500毫升，煮沸半小时，以棉垫浸透后拧半干，温敷局部，以塑料薄膜保湿，持续0.5~1小时，每日4~6次。一般治疗5~10天即可痊愈。

【效验方】

治疗阳痿方：蛇床子10克，淫羊藿8克，小茴香2克，山茱萸10克，水煎，分3次服。

【用法用量】 煎服，5~10克。

【注意事项】 阴虚火旺及小便不利者慎用。

核桃仁

本品为胡桃科落叶乔木胡桃的干燥成熟种子。中国各地广泛栽培，华北、西北、东北地区尤多。秋季果实成熟时采收，除去肉质果皮，晒干，再除去核壳和木质隔膜，生用或炒用。

【性味归经】 味甘，性温。归肺、肾、大肠经。

【功能主治】 补肾固精，主治肾阳不足，腰膝酸软，阳痿遗精；温肺定喘，治虚寒喘嗽；润肠通便。

【歌诀】 核桃甘温，补肾强筋，温肺纳气，润肠增津。

【经典应用】

（1）补肾固精，治肾阳不足之腰膝酸软，常与杜仲、补骨脂配伍，如胡桃汤；治阳痿遗精，常与益智仁、菟丝子等配伍。

（2）温肺定喘，治肺肾不足，肾不纳气之虚寒喘嗽，常与人参、生姜等配伍，以补肾纳气，如人参胡桃汤。

（3）润肠通便，治老人、虚人血少津亏之肠燥便秘，单用即可，亦可与肉苁蓉、当归、火麻仁等配伍。

【文献辑录】

《神农本草经》：胡桃……食之令人肥健，润肌，黑发。

《本草经疏》：肺家有痰热，命门火炽，阴虚吐衄等症皆不得施。

《医学衷中参西录》：核桃……多含油脂，将油榨出，须臾即变黑色。为滋补肝肾、强健筋骨之要药，故善治腰痛腿痛，一切筋骨疼痛。为其能补肾，故能固牙齿、乌须发，治虚劳喘嗽，气不归元，下焦虚寒，小便频数，女子崩带诸证。其性又能消坚开瘀，治心腹疼痛，沙淋、石淋杜塞作痛，肾败不能滤水，小便不利。或误吞铜物，多食亦能消化。又善消疮疽及皮肤疥癣头上白秃，又能治疮毒深入骨髓，软弱不能步履。

【近代应用】

（1）治疗尿路结石：核桃仁 120 克，用食用油炸酥，加糖适量混合研磨，使成乳剂或膏状，于 1 ~ 2 天内分次服完（儿童酌减）。连续服至结石排出、症状消失为止。

（2）治疗皮炎、湿疹：核桃仁捣碎，炒至完全焦黑出油为度，用研钵研成糊状备用。对一般皮炎、湿疹的渗出糜烂或亚急性期，可用 30% ~ 50% 核桃肉焦油氧化锌糊膏均匀薄敷，如渗出液多时，核桃肉焦油宜多加，每日换药 1 ~ 2 次，数日可愈。

【效验方】

治咳嗽方：核桃仁 15 克，杏仁 15 克，冰糖、生蜜各 15 克，混合捣烂，每晚睡前服 15 克，温水冲服。

【用法用量】 煎服，6 ~ 9 克。

【注意事项】 阴虚火旺，痰热咳嗽及便溏者不宜用。

韭菜籽

本品为百合科多年生草本植物韭菜的干燥成熟种子。中国各地均产，秋季果实成熟时采收果序，晒干，搓出种子。生用或盐水炙用。

【性味归经】 味辛、甘，性温。归肝、肾经。

【功能主治】 补益肝肾，壮阳固精。主治肾虚阳痿，腰膝酸软，遗精，尿频，尿浊，带下清稀以及顽固性呃逆。

【歌诀】 韭味辛温，祛除胃寒，汁清血瘀，子医梦泄。

【经典应用】

（1）温中行气，可用以治疗胃肠寒郁气滞，脘胀闷痛。

（2）助阳固精，主治肾阳不足，精关不固，遗精滑泄等证，常与茴香、补骨脂、益智仁等配伍应用。

（3）腰膝酸痛，治肝肾亏虚之腰膝酸痛，常与杜仲、补骨脂、巴戟天等配伍，以补肝肾，强筋骨。

【文献辑录】

《神农本草经疏》：韭菜籽……无毒。主梦中泄精，尿血。

《滇南本草》：补肝肾，暖腰膝，兴阳道，治阳痿。

《本草纲目》：补肝及命门。治小便频数、遗尿，女人白淫、白带。

《本草汇言》：通淋浊，利小便。

【近代应用】

治疗肾阳虚型阳痿：口服韭菜籽粉，每天3次，每次10克，治疗30天。

【效验方】

治疗顽固性呃逆方：韭菜籽粉3克或6克，日服2次，皆有良效。

【用法用量】 煎服，5～10克。外用适量。

【注意事项】 阴虚火旺者忌用。

楮 实

本品为落叶乔木楮实的干燥种子。主产于河南、湖南、湖北、山西、甘肃等地。秋季果实呈橙红色时采收，晒干，打出种子。生用。

【性味归经】 味甘，性平。归肝、脾、肾经。

【功能主治】 滋肾益阴，清肝明目，健脾利水。主治肾虚腰膝酸软，阳痿，目昏，目翳，水肿，尿少。

【歌诀】 楮实味甘，壮筋明目，益气补虚，阳痿当服。

【经典应用】 补肝肾强筋骨，主治肝肾亏虚，腰膝酸软，遗精阳痿以及头晕眼花，目暗等证。

【文献辑录】

《神农本草经疏》：楮实……无毒。主阴痿，水肿，益气，充肌肤，明目。久服不饥，不老，轻身。

《药性通考》：楮实子，阴痿能强，水肿可退，充肌肤，助腰膝，益气力，补虚劳，悦颜色，壮筋骨，明目。久服滑肠。补阴妙品，益髓神膏。世人弃而不用者，因久服滑肠之语也，楮实滑肠者，因其润泽之故，非嫌其下行之速也，防其滑而以茯苓、薏苡仁、山药同施，何惧其滑乎？

《本草求真》：楮实，书言味甘气寒，虽于脏腑阴血有补。得此颜色润，筋骨壮，腰膝健，肌肉充，水肿消，以致阴痿起，阳气助，是明指其阳旺阴弱，得此阴血有补，故能使阳不胜而助，非云阳痿由于阳衰，得此可以助阳也。

【近代应用】

（1）本品能养肝阴，清肝热，对眼目虚实疾患，皆有良效，为养阴清肝明目要药。治肝肾阴虚有热之目生翳障，轻者单味研末，蜜汤调下，即楮实散；重者配枸杞子、车前子、菟丝子等。治风热上攻，目翳流泪，眼目昏花，则以本品配荆芥穗、菊花、谷精草等。

（2）楮实散：楮实子研细粉，蜜汤调下，食后服。治疗肝热生翳，气翳细点，小儿翳眼。

【效验方】

治疗老人尿频、足肿方：楮实子 12 克，茯苓、杜仲、枸杞、白术各 10 克，淮牛膝 8 克，小茴香 3 克，水煎，分 3 次服。

【用法用量】 煎服，6～9 克。或入丸、散。

【注意事项】 脾胃虚寒，大便泄泻者慎用。

第三节　养血药

本类药物性味多甘温或甘平，以补血为主要功效，主要用于血虚证，症见面色苍白无华或萎黄，舌质较淡，脉细或细数无力等。偏于血虚心失所养者，可见心悸、怔忡、心烦、失眠、健忘。偏于血虚肝失所养者可见眩晕、耳鸣、两目干涩、视力减退，或肢体麻木、拘急、震颤；妇女肝血不足，不能充盈冲任之脉，可见月经延期，量少色淡，甚至经闭。部分药物兼有滋肾、润肺、补脾等功效，还可用以治疗肝肾阴虚证，阴虚肺燥证或心脾气虚、气血不足等。

熟地黄

本品为生地黄的炮制加工品。

【性味归经】 味甘、微苦，性微温。入肝、肾经。

【功能主治】 补血滋阴，益精填髓。主治血虚萎黄，眩晕心悸，月经不调，崩漏不止，肝肾阴亏，潮热盗汗，遗精阳痿，不育不孕，腰膝酸软，耳鸣耳聋，头目昏花，须发早白，消渴，便秘，肾虚喘促。

【歌诀】 熟地微温，滋肾补血，益髓填精，乌须黑发。

【经典应用】

（1）补血，主治血虚诸证及妇女月经不调，血虚萎黄，头晕目眩，心悸失眠。本品配当归、黄芪、党参、阿胶等治各种贫血，妇女血虚，月经不调，崩漏失血等证。本品配当归、川芎、白芍，治月经不调；配阿胶、艾叶，治崩漏失血。

（2）滋阴，适用于肝肾阴虚，症见腰膝酸软，头晕目眩，失眠健忘，遗精盗汗者，常配山药、山茱萸、牡丹皮、泽泻、茯苓，名"六味地黄丸（汤）"。若阴虚火旺，骨蒸劳热者，可配龟甲、黄柏、地骨皮、知母等，如"大补阴丸"。若内热消渴，烦热饮多者，常配山药、五味子、太子参，亦可配生地黄、天门冬、麦门冬、石斛等。

【文献辑录】

《本草纲目》：填骨髓，长肌肉，生精血，补五脏，内伤不足，通血脉，利耳目，黑须发，男子五劳七伤，女子伤中胞漏，经候不调，胎产百病。

《本草汇言》：熟地黄入少阴肾经，为阴分之药，宜熟而不宜生。是以阴虚不足，气血有亏，情欲丧，精髓耗竭，肾水干涸，或血虚劳热，或产后血分亏损，或大病之后足膝乏力，诸症当以补血滋阴、益肾填精之剂，熟地黄足以补之。

【近代应用】

（1）熟地黄煎剂治疗高血压，能使血压、血清胆固醇和甘油三酯均下降，脑血流图和心电图也有所改善。

（2）治疗白塞氏病：用枸杞子、女贞子、熟地黄、首乌、杜仲、茯苓、知母、双花、黄连、甘草，水煎服，有效。

（3）补血汤：熟地黄、制首乌、当归、黄芪、鸡血藤、党参、肉桂、白芍、大枣，用于面色萎黄，眩晕心悸等血虚证。

（4）治疗早搏：熟地黄 30~60 克，五味子 15~30 克，水煎服，日 1 剂。

【效验方】

治疗皮肤瘙痒：熟地黄、丹参各 30 克，蝉蜕 450 克，共研细粉，每次服 3 克，日服 3 次。

【用法用量】 水煎，9~15 克。酒炒可增强活血通经之力。

【注意事项】 脾胃虚弱，中满便溏，气滞痰多者慎用。

何首乌

本品为蓼科多年生缠绕草本植物何首乌的干燥块茎。主产于湖北、贵州、四川等地。秋、冬两季叶枯萎时采挖，削去两端，洗净，切块，干燥，称"何首乌"；以黑豆汁为辅料，用炖法或蒸法炮制，为"制何首乌"。

【性味归经】 味甘、苦、涩，性微温。归肝、肾经。

【功能主治】 养血滋阴，润肠通便，祛风，解毒。主治头昏目眩，心悸，失眠，腰膝酸软，须发早白，耳鸣，遗精，肠燥便秘，久疟体虚，风疹瘙痒，疮痈，瘰疬，痔疮。

【歌诀】 何首乌甘，添精种子，黑发悦颜，强身延纪。

【经典应用】

（1）补肝肾，益精血，用以治疗肝肾两虚，精血不足所致的头昏眼花、耳鸣重听，失眠健忘，心悸怔忡，须发早白，腰膝酸软，梦遗滑精等证，单用有一定疗效，若配入复方效果更佳。治血虚萎黄，以制何首乌与熟地黄、当归等配伍；治肝血不足，目失涵养，两目干涩，视力减退，以制何首乌与熟地黄、枸杞子等养血益精之品同用。

（2）通便，用于虚人、老人大便秘结，常与当归、肉苁蓉、胡麻仁等配伍。

（3）解毒，用以治疗瘰疬、疮痈及皮肤瘙痒等证，常与其他散结、解毒或祛风止痒药合用。

此外，尚可用于疟疾久发不止，气血虚亏之证。本品还具有化浊降脂作用，用于治疗高脂血症。

【文献辑录】

《神农本草经疏》：何首乌……无毒。主瘰疬，消痈肿，疗头面风疮，五痔。主心痛，益气血，黑髭鬓，悦颜色，久服长筋骨，益精髓，延年不老。亦治女子产后及带下诸疾。

《滇南本草》：治赤白癫风，疮疥顽癣，皮肤瘙痒。截疟，治痰疟。

《本草纲目》：肾主闭藏，肝主疏泄。此物气温，味苦涩。苦补肾，温补肝，涩能收敛精气。所以能养血益肝，固精益肾，健筋骨，乌髭发，为滋补良药。不寒不燥，功在地黄、天门冬诸药之上。

【近代应用】

（1）制首乌与红参配伍，散剂服，用以治疗神经衰弱，须发早白，健忘失眠，食欲不振，体倦乏力属气血两虚者。

（2）首乌汤：制首乌与桑葚、墨旱莲、女贞子配伍，水煎服。用以治疗高脂血症，症见头晕眼花，耳鸣，腰酸，肢麻，须发早白属肝肾两虚者。

（3）制首乌与桑葚、女贞子、菟丝子、天麻配伍，散剂服，用以治疗原发性高血压，症见头晕目眩，耳鸣，心悸失眠，腰膝酸软，属肝肾亏虚者。

（4）治疗疟疾：取何首乌18～24克，甘草1.5～3克（小儿酌减），每日1剂，浓煎2小时，分3次餐前服用，连用2天。一般服药后症状渐消除，停止发作。

（5）治疗百日咳：取何首乌6～12克，甘草1.5～3克，水煎，每日1剂，分4～6次口服，效佳。

（6）治疗疖肿：取新鲜何首乌1千克，切片，放锅内（勿用铁锅）加水煎2次，再浓缩成250毫升，外搽患处，每日1～3次，约3天可痊愈。

【效验方】

降脂益寿代茶饮：制首乌、山楂各10克，白菊花5克，开水冲泡代茶饮。

治疗精神分裂症：何首乌、夜交藤各30克，大枣2～6枚，水煎服，早晚各服1次。15天为1疗程。

【用法用量】制何首乌，煎服，6～12克；生何首乌，煎服，18～30克。补血益精宜制用。

【注意事项】制何首乌，痰湿壅盛者慎用。生何首乌，大便溏薄者忌用。

当 归

本品为伞形科多年生草本植物当归的干燥根。主产于甘肃、四川、陕西等地。产于甘肃岷县（古称秦州）者，质量好，习称"秦归"。秋末采挖。生用或酒炒用。

【性味归经】味甘、辛，性温。入肝、心、脾经。

【功能主治】补血活血，调经止痛，润燥滑肠。主治血虚诸证，月经不调，经闭，痛经，癥瘕结聚，崩漏，虚寒腹痛，痿痹，肌肤麻木，肠燥便秘，赤痢后重，痈疽疮疡，跌扑损伤。

【歌诀】当归甘温，生血补心，扶虚益损，逐瘀生新。

【经典应用】

（1）补血调经，适用于血虚证及月经病。治疗血虚，症见面色萎黄，头晕耳鸣，心悸失眠，舌淡脉细，常以本品配黄芪，名"当归补血汤"；配白芍、熟地黄、川芎，名"四物汤"；配阿胶，能养血止血。月经不调，痛经，闭经，不论寒热虚实，配伍得当，均可见效。本品配川芎，养血活血，可治血虚挟瘀之头痛，痛经，产后瘀血腹痛；配红花，活血祛瘀，可治血瘀而致的腹痛、经闭；配柴胡，调经疏肝，治肝郁血虚而致的寒热往来，胸胁疼痛，月经不调。

（2）活血止痛，本品配川芎、红花，或配桃仁、红花、苏木、乳香等，善治跌打损伤，瘀血诸痛。本品配羌活、独活、威灵仙、桂枝等，可治风寒痹证，肢体疼痛。本品配生姜、羊肉，名曰"当归生姜羊肉汤"，可治气血虚寒，腹中冷痛。

（3）润肠通便，本品常配生地黄、火麻仁，治疗血虚肠燥便秘。治阳虚燥结之便秘，常配肉苁蓉。

【文献辑录】

《神农本草经疏》：当归……无毒。主咳逆上气，温疟寒热洗洗在皮肤中，妇人漏下绝子，诸恶疮疡，金疮，煮饮之。温中止痛，除客血，内塞，中风痉，汗不出，湿痹，中恶，客气虚冷，补五脏，生肌肉。

《本草纲目》：治头痛，心腹诸痛，润肠胃、筋骨、皮肤。治痈疽，排脓止痛，和血补血。

《医学衷中参西录》：当归……为生血活血之主药，而又能宣通气分，使气血各有所归，故名当归。其力能生能降，内润脏腑，外达肌表。能润肺金之燥，故《本经》谓其主咳逆上气；能缓肝木之急，故《金匮》当归芍药散，治妇人腹中诸疼痛；能补益脾血，使人肌肤华泽；生新血兼能化瘀血，故能治周身麻痹、肢体疼痛、疮疡肿痛；活血兼能止血，故能治吐血、衄血、二便下血；调大便兼能利小便，举凡血虚血枯、阴分亏损之证皆宜用之。惟虚劳多汗、大便滑泻者，皆禁用。

【近代应用】

（1）治疗带状疱疹：将当归研粉，以年龄大小每服 0.5～1 克，4～6 小时 1 次。有一定疗效。

（2）用当归与白芍、川芎、茯苓、白术、泽泻配伍，散剂服，每服 6 克，日服 3 次。治疗头晕目眩，心悸，小便不利，头面及足跗浮肿，舌质淡红苔白腻，脉濡细缓或有弦滑之象。

【效验方】

治疗黄褐斑方：当归、黄精各 6 克（黄精丸），制丸或代茶饮。

【用法用量】 煎汤，6～12 克；或入丸、散，或浸酒，或熬膏。补血用当归身，破血用当归尾，和血用全当归，止血用当归炭；用酒制能增强活血功能。

【注意事项】 痰湿中阻，肺热痰火，阴虚阳亢等不宜应用；大便溏泄者慎用。

白 芍

本品为毛茛科多年生草本植物芍药的干燥根。主产于浙江、江苏、山东等地。夏、秋两季采挖，刮去外皮，水煮，晒干，生用或炒用。

【性味归经】 味酸、苦，性微寒。主入肝、脾经。

【功能主治】 养血和营，缓急止痛，敛阴平肝。主治血虚寒热，脘腹疼痛，胁痛，肢体痉挛疼痛，痛经，月经不调，崩漏，自汗，盗汗，下痢泄泻，头疼眩晕。

【歌诀】 白芍酸寒，能收能补，泻痢腹痛，虚寒勿予。

【经典应用】

（1）养血敛阴，适用于血虚阴亏证，如面色萎黄，月经不调，血虚肠燥等。本品配当归养血补血，用以治疗头晕眼花，月经不调。配龙骨、牡蛎、浮小麦治疗阴虚盗汗；配桂枝、甘草、生姜、大枣（桂枝汤），治表虚自汗。

（2）平肝抑阳，适用于阴虚肝旺证。本品配石决明、钩藤、生地黄、女贞子等，用于肝阴不足，肝阳上亢所致的头胀，头痛，眩晕，耳鸣或烦躁易怒等证；配代赭石、生牡蛎、牛膝治疗肝阳上亢所致的头痛，眩晕等证。

（3）缓急止痛，本品配炙甘草（芍药甘草汤）可治腹痛，四肢挛急。

（4）柔肝安脾，本品配白术、防风、陈皮调和肝脾，可治肝脾不和之腹痛腹泻，痛泻并作；配柴胡、枳实（四逆散）可疏理肝脾，主治肝郁脾滞之热厥，四肢厥冷，脘腹痞胀。

【文献辑录】

《神农本草经疏》：味苦……有小毒。主邪气腹痛，除血痹，破坚积，寒热疝瘕。止痛利小便，益气通顺血脉，缓中散恶血，逐贼血，去水气，利膀胱大小肠。消痈肿，时行寒热，中恶腹痛，腰痛。

《本草纲目》：白芍药益脾，能于土中泻木。赤芍药散邪，能行血中之滞。

《医学衷中参西录》：白芍，味苦微酸，性凉多液，善滋阴养血，退热除烦，能收敛上焦浮越之热下行自小便泄出，为阴虚有热小便不利者之要药。为其味酸，故能入肝以生肝血；为其味苦，故能入胆而益胆汁；为其味酸而兼苦，且又性凉，又善泄肝胆之热，以除痢疾后重，疗目疾肿痛；与当归、地黄同用，则生新血；与桃仁、红花同用，则消瘀血；与甘草同用，则调和气血，善治腹痛；与竹茹同用，则善止吐衄；与附子同用，则翕收元阳下归宅窟。惟力近和缓，必重用之始能建功。

【近代应用】

（1）本品与红参、淫羊藿、山楂配伍，散剂服。用以治疗冠心病心绞痛，症见心胸刺痛或闷痛，痛有定处，心悸气短或兼有神疲自汗、咽干心烦属气滞血瘀者。

（2）白芍具有保肝、降酶的作用，常与柴胡、当归、生地黄等配伍。

（3）治疗三叉神经痛，用芍药甘草汤：芍药 40 克，甘草 10 克，水煎服，日 1 剂。

（4）治疗习惯性便秘：用生白芍 24～40 克，生甘草 10～15 克，水煎服，一般不需加减，2～4 剂即可畅排软便。对燥热、气滞、阴血虚之肠燥便秘尤宜。

【效验方】

治疗病毒性肝炎：白芍 210 克，甘草 140 克，共为细粉，每服 30 克，日服 2 次。

【用法用量】 煎汤，5～12 克，大剂量可用 15～30 克；或入丸、散。平肝阳宜生用，养肝柔肝宜炒用。

【注意事项】 虚寒之证不宜单独使用。不与藜芦同用。

阿　胶（附：新阿胶）

本品为马科动物驴的干燥皮或鲜皮经煎煮、浓缩制成的固体胶。主产于山东、浙江等地，以山东省东阿县出产者最著名。捣成碎块或以蛤粉炒成阿胶珠用。

【性味归经】 味甘，性平。入肺、肝、肾经。

【功能主治】 补血止血，滋阴润肺。主治血虚眩晕，吐血，衄血，便血，血痢，妊娠下血，崩漏，虚烦失眠，肺虚燥咳。

【歌诀】 阿胶甘平，止咳血脓，吐血胎漏，虚羸可啜。

【经典应用】

（1）补血，用以治疗血虚萎黄，眩晕，心悸，常与当归、熟地黄、白芍、黄芪配伍。

（2）止血，适用于虚痨咯血、吐血、尿血、便血崩漏等多种出血证。治吐血、衄血，常与蒲黄、生地黄配伍；治妇女血崩及胎漏下血，常与艾叶、生地黄、白芍等配伍，如"胶艾汤"。

（3）滋阴润燥，用于热病伤阴，内风欲动，虚烦不眠等证，常与黄连、白芍同用，如"黄连阿胶鸡子黄汤"。

（4）润肺止咳，用于阴虚咳嗽、咯血之证，常与马兜铃、牛蒡子、杏仁等配用，如"补肺阿胶汤"。

【文献辑录】

《神农本草经疏》：阿胶……无毒。主心腹内崩，劳极洒洒如疟状，腰腹痛，四肢酸疼，女子下血，安胎，丈夫小腹痛，虚劳羸瘦，阴气不足，脚酸不能久立，养肝气。久服轻身益气。一名傅致胶。

《本草纲目》：疗吐血、衄血、血淋、尿血、肠风下痢，女人血枯，经水不调，无子，崩中带下，胎前产后诸疾。大要只是补血与液，故能清肺益阴而治诸症。按陈自明云补虚用牛皮胶，去风用驴皮胶。成无己云阴不足者，补之以味，阿胶之甘，以补阴血。杨士瀛云凡治喘嗽，不论肺虚、肺实，可下可温，须用阿胶以安肺润肺，其性和平，为肺经要药。小儿惊风后瞳仁不正者，以阿胶倍人参煎服最良。阿胶育神，人参益气也。又痢疾多因伤暑伏热而成，阿胶乃大肠之要药，有热毒留滞者则能疏导，无热毒留滞者则能平安。数说足以发明阿胶之蕴矣。

【近代应用】

（1）本品与熟地黄、人参、党参同用，水煎服，用以治疗白细胞减少症和贫血，症见头晕目眩，心悸失眠，食欲不振属气血两虚者。

（2）治疗肺结核咯血：每次 20～30 克烊化服，每日 2～3 次。

【效验方】

治疗便血、子宫出血方（白头翁加甘草阿胶汤）：白头翁 6 克，黄连 6克，黄柏 6 克，阿胶 8 克，甘草 4 克，水煎，分 3 次服。

【用法用量】 3～9 克，烊化兑服。

【注意事项】 脾胃虚弱，消化不良，便溏者慎用。

【附药】

新阿胶为猪皮熬制而成的固体胶，功能与阿胶相似。

龙眼肉

本品为无患子科常绿乔木龙眼的假种皮。主产于广东、广西、福建等地。夏、秋两季采收成熟果实，干燥，除去壳、核，晒至不黏。

【性味归经】 味甘，性温。主入心、脾经。

【功能主治】 补心脾，益气血，安神。主治虚劳，惊悸，怔忡，失眠，健忘，血虚萎黄，月经不调，崩漏。

【歌诀】 龙眼味甘，归脾益智，健忘怔忡，聪明广记。

【经典应用】

（1）补益心脾，主要用于心脾两虚，气血双亏，失眠健忘，食少倦怠及妇女崩漏出血等症，常与当归、枣仁、黄芪、茯苓等同用，如"归脾汤"。亦可单用本品持续服用，对于病后康复，产后调补等有一定帮助。

【文献辑录】

《本草求真》：龙眼，气味甘温，多有似于大枣，但此甘味更重，润气尤多，于补气之中，又更存有补血之力。故书载能益脾长智，养心保血，为心脾要药。是以心思劳伤，而见健忘怔忡惊悸，及肠风下血，俱可用此为治。

《医学衷中参西录》：龙眼肉……液浓而润，为心脾要药。能滋生心血，兼能保合心气，能滋补脾血，兼能强健脾胃，故能治思虑过度，心脾两伤。或心虚怔忡，寝不成寐，或脾虚泄泻，或脾虚不能统血，致二便下血。为其味甘能培补脾土，即能有益肺金，故又治肺虚劳嗽，痰中带血，食之甘香适口，以治小儿最佳。

【近代应用】

（1）龙眼肉、淫羊藿等，米酒泡服，治疗男性不育症，疗效满意。

（2）龙眼肉、石菖蒲配伍，水煎服，治疗冠心病心绞痛有效。

【效验方】

治疗失眠代茶饮：龙眼肉2克，枣仁2克，合欢皮1克，夜交藤1克。

【用法用量】煎服，9～15克。

【注意事项】内有郁火，痰饮气滞，湿阻中满者忌服。

桑葚子

本品为桑科植物桑的干燥果穗。主产于江苏、浙江、湖南等地。4～6月果实变红时采收，晒干，或略蒸后晒干用。

【性味归经】味甘，性微寒。入肝、肾经。

【功能主治】滋阴养血，生津，润肠。主治肝肾不足和血虚精亏的头晕目眩，耳鸣，须发早白，失眠，消渴，腰酸，肠燥便秘，秃疮。

【歌诀】桑葚子甘，解金石燥，清除热渴，染须发皓。

【经典应用】

（1）滋阴补血，主治肝肾不足，精血亏虚，头晕目暗，耳鸣失眠，须发早白等证，单用熬膏，持续服用，颇有疗效。亦常配合何首乌、旱莲草、女贞子等，用于肾阴血虚所致的头发早白、头发脱落等症。

（2）润肠通便，可用以治疗津伤内热消渴，阴虚肺燥干咳，肠燥便秘等证。治消渴可与麦门冬、石斛、玉竹、天花粉合用；治便秘常与火麻仁、生首乌、生地黄、枳壳配用。

【文献辑录】

《滇南本草》：益肾脏而固精，久服黑发明目。

《本草蒙筌》：葚收曝干，蜜和丸服，开关利窍，安魂镇神，久服不饥，聪耳明目。黑椹绞汁，系桑精英，入锅熬稀膏，加蜜搅稠浊，退火毒，贮瓷瓶，夜卧将临，沸汤调下，解金石燥热止渴，染须发皓白成乌。

【近代应用】

（1）本品与制首乌、女贞子、决明子配伍，水煎服，用以治疗原发性高血压，症见头晕目眩，耳鸣，心悸失眠，腰膝酸软属肝肾亏虚者。

（2）单用桑葚，水煎服或代茶饮，治疗阴亏血燥引起的腰膝酸软，眩晕失眠，肠燥便秘，口干舌燥，须发早白。

（3）桑葚 500 克，蜂蜜 500 克，熬成膏，每服 10～20 克，日服 2 次。功能滋阴、补肝，治疗神经衰弱，头晕目眩，腰酸耳鸣，血虚便秘，遗精失眠。

【效验方】

利尿消肿方（桑葚酒）：桑葚 100 克，白酒 1000 毫升，泡酒，10 天后开始饮用，每次 25 毫升，睡前饮。

【用法用量】 煎汤，10～15 克；熬膏，酒浸，生啖，或入丸、散。

【注意事项】 脾胃虚寒便溏者慎服。

第四节　养阴药

本类药物性味多甘寒（凉），以滋阴、润燥为主要功效，主要用于肺、胃、肝、肾等阴虚证，临床表现主要为皮肤、咽喉、口鼻、眼目干燥，肠燥便秘等阴液不足和午后潮热、盗汗、五心烦热、两颧发红等阴虚内热症状。

西洋参

本品为五加科植物西洋参的干燥根。主产于美国、加拿大，我国北京、吉林、辽宁等地亦有栽培。秋季采挖生长 3～6 年的根，晒干或烘干，切片生用。

【性味归经】 味甘、辛，性凉，无毒。入心、肺、肾经。

【功能主治】补气养阴，清火生津。主治气虚阴亏火旺，咳喘痰血，虚热烦倦，内热消渴，口燥咽干。

【歌诀】洋参甘辛，补气养阴，清火生津，心肺肾根。

【经典应用】

（1）益气养阴，用于气阴两虚之证，如术后低热不退，可以本品配麦门冬、生地黄、元参；气阴两虚之久咳痰黏，干咳少痰，用西洋参合沙参麦门冬汤；气阴两虚之盗汗、自汗，可配相应药物，如当归六黄汤配入西洋参；气阴两虚之食欲不振，体倦神疲，用本品配白术、茯苓；用于气阴两虚之频发早搏，可单用本品煎服或散剂服。

【文献辑录】

《本草求原》：肺气本于肾，凡益肺之药，多带微寒，但西洋参苦寒，唯火盛伤气，咳嗽痰血，劳伤失精者宜之。

《本草便读》：西洋参，清养之力有余，补助之力不足，大抵肺部虚热者宜之。

《医学衷中参西录》：西洋参，性凉而补，凡欲用人参而不受人参之温补者，皆可以此代之。

【近代应用】

（1）本品与五味子、川贝母、陈皮配伍，散剂服，治疗阴虚肺热引起的咳嗽痰喘，胸闷气短，口燥咽干，睡卧不宁。

（2）本品与麦门冬、天门冬、知母、贝母、阿胶配伍，水煎服，能够养阴润肺，清热化痰，治疗肺肾阴虚火旺所致的咳嗽痰少或痰中带血等证。

（3）治疗外感内伤病久气阴两伤的烦倦口渴等证：用西洋参 3 克，煎服或散剂服，日 1 剂。

（4）单用本品煎服，对防治放疗所致的咽干、胃口不佳等症有较好的效果。

（5）治疗冠心病：西洋参 30 克，灵芝 60～90 克，三七 30 克，丹参 45 克，共研细末，每次 3 克，日服 2 次，温水送服。

（6）治疗鼻咽癌放疗反应：于放疗前 2 周至放疗结束，用西洋参 3 克煎服，每日 1 剂。

【效验方】

治夏伤暑热，口燥咽干，用西洋参、麦门冬、五味子，代茶饮。

治气阴两虚，气滞血瘀之冠心病心绞痛，用西洋参 2 份，三七 3 份，散剂冲服。

【用法用量】3～6克，另煎兑服。

【注意事项】中阳虚损，寒湿中阻及湿热郁火者慎服。不宜与藜芦同用。

北沙参

本品为伞形科植物珊瑚菜的干燥根。主产于山东、江苏、福建等地。夏、秋两季采挖，洗净，置沸水中烫后，除去外皮，干燥，或洗净后直接干燥。切段，生用。

【性味归经】味甘、苦，性微寒。入肺、胃经。

【功能主治】养阴清肺，益胃生津。主治肺燥干咳，虚劳咳血，胃阴不足，津伤口干。

【歌诀】沙参甘苦，养肺胃阴，肺胃燥热，痰黏可清。

【经典应用】

（1）养阴润肺，用以治疗阴虚肺热、干咳少痰，舌红咽干及劳热咳嗽、咯血等证，可配麦门冬、桑叶、天花粉等，如"沙参麦冬汤"。

（2）益胃生津，适用于热病伤津，口干口渴，食少干呕及内热消渴等证。本品配麦门冬、玉竹，能养胃生津，如"益胃汤"。

【文献辑录】

《神农本草经疏》：沙参……无毒。主血积，惊气，除寒热，补中，益肺气，疗胸痹，心腹痛，结热邪气头疼，皮间邪热，安五脏，补中。久服利人。

《本草纲目》：人参甘苦温，其体重实，专补脾胃元气，因而益肺与肾，故内伤元气者宜之。沙参甘淡而寒，其体轻虚，专补肺气，因而益脾与肾，故金受火克者宜之。一补阳而生阴，一补阴而制阳不可不辨之也。

《医学衷中参西录》：沙参，味淡微甘，性凉，色白，质松中空，故能入肺清热，滋阴，补益肺气，兼能宣通肺郁，故《本经》谓其主血积，肺气平而血之上逆者自消也。人之魂藏于肝，魄藏于肺，沙参能清补肺脏以定魄，更能使肺金之气化清肃下行，镇辑肝木以安魂，魂魄安定，惊恐自化，故《本经》又谓主惊气也。

【近代应用】

（1）本品与麦门冬、石斛配伍，水煎服，用以治疗慢性胃炎，消化性溃疡，症见胃脘隐隐灼痛、口干舌燥、纳呆干呕属胃阴不足者。

（2）沙参与麦门冬、枇杷叶、鱼腥草配伍，水煎服，治疗肺燥咳嗽，急、慢性支气管炎。

（3）益胃汤：北沙参 30 克，麦门冬 15 克，玉竹 10 克，生地黄 20 克，白芍 30 克，乌梅 10 克，白术 15 克，陈皮 10 克，甘草 6 克，水煎服。加减治疗慢性浅表性胃炎胃阴虚证，疗效显著。

（4）晚期肺癌用沙参麦冬汤，疗效满意。

（5）用沙参生脉饮治疗气阴两虚 2 型糖尿病，有很好的疗效。

（6）治疗小儿迁延性肺炎：北沙参、生山药各 15 克，水煎服。

【效验方】

治疗咳嗽痰黏方：沙参 8 克，甘草 2 克，开水冲泡，代茶饮。

【用法用量】煎汤，5～15 克，鲜品 15～30 克；或入丸、散。

【注意事项】风寒作咳及肺胃虚寒者禁服；痰热咳嗽者慎服。不宜与藜芦同用。

南沙参

本品为桔梗科植物轮叶沙参或沙参的干燥根。主产于安徽、贵州、江苏、浙江等地。春、秋两季采挖，除去须根，洗净趁鲜刮去粗皮，干燥，切厚片或短段，生用。

【性味归经】味甘，性微寒。归肺、胃经。

【功能主治】清肺胃热，养肺胃阴，益气化痰。主治气阴两伤的干咳痰黏，气短喘促；养胃阴，治气阴两伤的咽干口渴，乏力等。

【歌诀】南沙甘凉，养肺胃阴，益气化痰，虚热可清。

【经典应用】

（1）清肺化痰，治肺阴虚燥热之干咳痰少，或痰黏不易咳出者，常与北沙参、麦门冬、杏仁、知母、川贝母等配伍。

（2）益胃养阴，治胃阴虚有热之口燥咽干，大便秘结、舌红少津及饥不欲食，胃脘灼热隐痛等证，可与玉竹、麦门冬、地黄等配伍，如"益胃汤"。

此外，本品略有补脾肺之气的功效，可用于热病后期，气阴两虚者。

【文献辑录】

《神农本草经》：补中，益肺气。

《本草纲目》：清肺火，治久咳肺痿。

《饮片新参》：清肺养阴，治虚劳咳呛痰血。

【近代应用】

（1）本品与白芍、石斛、黄精配伍，散剂服，用以治疗萎缩性胃炎，证见胃脘隐痛，纳少嘈杂，咽干口燥，舌红少津，脉细数属肝胃阴虚，胃气不和者。

（2）治疗慢性支气管炎，干咳无痰或痰少而黏：南沙参9克，麦门冬10克，杏仁9克，川贝母9克，枇杷叶9克。水煎服，日1剂。

（3）治疗百日咳：南沙参9克，百部9克，麦门冬10克，水煎服，日1剂，有缓解痉挛性咳嗽作用。

（4）治疗肺结核，干咳无痰：南沙参9克，麦门冬6克，甘草3克，代茶饮，有强壮止咳作用。

【效验方】

治疗小儿口疮方：南沙参6克，玉竹6克，天花粉6克，扁豆6克，大青叶6克。水煎服，日1剂。一般2~5剂，溃疡面可愈合。

【用法用量】 煎服，9~15克；或入丸散。

【注意事项】 风寒作嗽者忌服。不宜与藜芦同用。

天门冬

本品为百合科植物天门冬的干燥块根。主产于贵州、四川、广西等地。秋、冬两季采挖，洗净，除去茎基和须根，置沸水中煮或蒸至透心，趁热除去外皮，洗净，干燥，切片或段，生用。

【性味归经】 味甘、苦，性大寒。主入肺、肾经。

【功能主治】 滋阴润燥，清肺降火。主治燥热咳嗽，阴虚劳嗽，热病伤阴，内热消渴，肠燥便秘，咽喉肿痛。

【歌诀】 天冬甘寒，肺痈劳倦，消痰止嗽，喘热立蠲。

【经典应用】

（1）清肺降火，主治肺肾阴虚火旺，燥咳痰黏，劳嗽咯血等证，每与麦门冬同用。

（2）滋阴润燥，适用于津伤燥热证。治热伤气阴，口干口渴，心烦体倦，以本品配人参、熟地黄、天花粉；治津伤肠燥，大便秘结，以本品配玄参、生地黄、火麻仁等。

【文献辑录】

《神农本草经疏》：天门冬……无毒。主诸暴风湿偏痹，强骨髓，杀三虫，去伏尸，保定肺气，去寒热，养肌肤，益气力，利小便，冷而能补。久服轻身，益气延年。

《本草汇言》：润燥滋阴，降火清肺之药也。统理肺肾火燥为病，如肺热叶焦，发为肺痈，吐血咳嗽，烦渴传为肾消，骨蒸热劳诸证，在所必需者也。

《医学衷中参西录》：天门冬……津液浓厚滑润。其色黄兼白，能入肺以清燥热，故善利痰宁嗽；入胃以消实热，故善生津止渴。津浓液滑之性，能通利二便，流通血脉，畅达经络，虽为滋阴之品，实兼能补益气分。

【近代应用】

（1）本品与黄芪、天花粉、人参、葛根配伍，水煎服，用以治疗 2 型糖尿病，症见口渴喜饮，多食，多尿，消瘦，气短，乏力，手足心热属阴虚燥热，气阴两虚者。

（2）天门冬、麦门冬、元参、金银花、甘草配伍，水煎服，治疗阴虚火旺所致的口腔炎症。

（3）治疗乳腺小叶增生和纤维腺瘤：每日用天门冬 60 克，剥去外皮，隔水蒸熟，3 次分服，效显。对乳腺癌也有一定的近期效果，表现为肿块缩小，质地变软。

【效验方】

补气养阴生津方（三才汤）：天门冬 10 克，人参 5 克，生地黄或熟地黄 10 克，水煎，分 3 次服。

【用法用量】煎汤，6 ~ 15 克；或入丸散。

【注意事项】脾虚便溏，虚寒泄泻及外感风寒咳嗽者忌用。

麦门冬

本品为百合科植物麦冬的干燥块根。主产于四川、浙江、江苏等地。夏季采挖，洗净，干燥，打破生用。

【性味归经】味甘、微苦，性微寒。入心、肺、胃经。

【功能主治】滋阴润肺，益胃生津，清心除烦。主治肺燥干咳，肺痈，阴虚劳嗽，津伤口渴，消渴，心烦失眠，咽喉疼痛，肠燥便秘，血热吐衄。

【歌诀】麦冬甘寒，解渴除烦，补心清肺，虚热自安。

【经典应用】

（1）清心降火，用于心烦不安，心悸，心慌，失眠，舌红脉细数等，常以本品配黄连、阿胶、贝母、生地黄、玄参、丹参、珍珠母、远志等；心气心阴两虚，气短倦怠，口渴出汗，脉微弱欲绝而虚脱者，可配人参、五味子益气养阴，敛汗固脱。

（2）润肺止咳，用于肺阴受伤，燥咳等肺虚热咳之证，常用本品配桑叶、杏仁、沙参、麻仁、阿胶珠、枇杷叶、天门冬等。

（3）养胃生津，用于阴虚内热，胃阴耗伤，津少口渴等证。本品配玄参、生地黄、玉竹，可养胃生津润燥，如"增液汤"。

【文献辑录】

《神农本草经疏》：麦门冬……无毒。主心腹结气，伤中伤饱，胃络脉绝，羸瘦短气，身重目黄，心下支满，虚劳客热，口干燥渴，止呕吐，愈痿蹶，强阴益精消谷，调中，保神，定肺气，安五脏，令人肥健，美颜色，有子。久服轻身，不老不饥。

《医学衷中参西录》：麦冬，津液浓厚，能入胃以养胃液，开胃进食。更能入脾，以助脾散精于肺，定喘宁嗽。即引肺气清肃下行，通调水道以归膀胱。盖因其性凉、液浓、气香，而升降濡润之中，兼开通之力，故有种种诸效也，用者不宜去心。

【近代应用】

（1）本品与葛根、天花粉、生地黄、五味子、甘草、党参、黄芪配伍，水煎服。用以治疗 2 型糖尿病，症见多饮、多尿属阴虚内热者。

（2）麦门冬与红参配伍，水煎服，治疗气阴两虚型之休克、冠心病、病毒性心肌炎、慢性肺心病、粒细胞减少症。

（3）用沙参、麦门冬，煎服或散剂服，治疗萎缩性胃炎，有效。

（4）麦门冬补肺汤：党参、麦门冬、五味子、黄芪、紫菀、桑皮、鱼腥草、川贝母，水煎服，每日 1 剂，疗程 7 天，治疗久咳不愈。

（5）治疗胃酸缺乏症方：麦门冬、石斛、牡蛎各 6 克，糯稻根 9 克，水煎服。

【效验方】

治疗冠心病方：麦门冬 15 克，水煎分 3 次服。

【用法用量】 水煎，6~15 克；或入丸、散、膏剂。

【注意事项】 脾胃虚寒泄泻及胃有痰饮湿浊与暴感风寒咳嗽者均忌用。

玄　参

本品为玄参科多年生草本植物玄参的干燥根。主产于浙江、江苏、四川等地，多为栽培。冬季茎叶枯萎时采挖，晒或烘至半干，堆放 3~6 天，反复数次至干燥。切片生用。

【性味归经】　味甘、苦、咸，性寒。归肺、肾、大肠经。

【功能主治】　清热养阴，解毒散结。主治阴虚火旺，肠燥便秘，血分热毒，痰火郁结，瘿瘤，瘰疬。

【歌诀】　玄参苦寒，清无根火，消肿骨蒸，补肾亦可。

【经典应用】

（1）清热养阴，本品既能清热泻火，又能养阴凉血，因而热毒实火或阴虚内热均可使用。用以治疗热伤营血，发斑、发疹，或心烦、神昏等证，常配生地黄、黄连、金银花等，能清热养阴，如"清营汤"；用以治疗阴虚肺燥，咳嗽痰少，咳血潮热等证，可配贝母、百合、生地黄等，能养阴润燥，如"百合固金汤"；虚火上炎，咽喉肿痛之证，常与麦门冬、生地黄同用；如属外感风热者，可与薄荷、牛蒡子配伍。

（2）解毒散结，本品作用较强，适用于阴虚火旺，痰火郁结所致的瘰疬、痰核、瘿瘤等病症，常与浙贝母、牡蛎配伍，共奏清热化痰、软坚散结之效，如"消瘰丸"。

此外，本品能润肠通便，常配生地黄、麦门冬，如"增液汤"。

【文献辑录】

《神农本草经疏》：玄参……无毒。主腹中寒热积聚，女人产乳余疾，补肾气，令人目明。主暴中风伤寒，身热支满，狂邪忽忽不知人，温疟洒洒，血瘕，下寒血，除胸中气，下水止烦渴，散颈下核，痈肿，心腹痛，坚癥，定五脏。久服补虚明目，强阴益精。

《汤液本草》：易老云，玄参乃枢机之（剂），管领诸气上下，肃清而不浊，风药中多用之。故《活人书》治伤寒毒用玄参升麻汤，治汗下吐后毒不散，则知为肃清枢机之剂。以此论之，治空中氤氲之气，无根之火，以玄参为圣药。

《本草纲目》：滋阴降火，解斑毒，利咽喉，通小便血滞。

《医学衷中参西录》：玄参，色黑，味甘微苦，性凉多液，原为清补肾经之药，中心空而色白，故又能入肺以清肺家燥热，解毒消火，最宜于肺病结核、肺热咳嗽。《本经》谓其治产乳余疾，因其性凉而不寒，又善滋阴，且具有补性故产后血虚生热及产后寒温诸疾，热入阳明者，用之最宜。愚生平治产后外感实热，其重者用白虎加人参汤以玄参代方中知母；其轻者用拙拟滋阴清胃汤，亦可治愈。

【近代应用】

（1）本品与麦门冬、桔梗、甘草配伍，水煎服或代茶饮，用以治疗慢性咽炎、慢性扁桃体炎，症见口鼻干燥，咽喉肿痛属阴虚火旺，虚火上炎。

（2）元参与地黄、金银花、连翘、桔梗、甘草配伍，水煎服，用以治疗慢性咽炎，症见咽喉疼痛，咽痒咽干，有异物感，属肺胃阴虚或痰热蕴肺者。

（3）用玄参、麦门冬、草决明，开水泡服，治疗慢性咽炎，效果良好。

（4）用玄参、当归、天花粉、莱菔子，制为散剂内服，治习惯性便秘。

【效验方】

治疗阴虚发热：玄参、生地黄、麦门冬，水煎服，日1剂。

【用法用量】 水煎，9～15克；或入丸、散。

【注意事项】 脾胃虚寒，食少便溏者不宜用。不宜与藜芦同用。

石　斛

本品为兰科植物金钗石斛、鼓槌石斛或流苏石斛的栽培品及其同属植物近似种的新鲜或干燥茎。主产于四川、贵州、云南等地。全年均可采收，以秋季采收为佳。鲜用者除去根和泥沙；干用者采收后，除去杂质，用开水略烫或烘软，再边搓边烘晒，至叶鞘搓净，干燥，切段，生用。

【性味归经】 味甘、淡，性微寒。入胃、肾经。

【功能主治】 生津益胃，养阴清热。主治热病伤津，烦渴，阴虚胃痛，病后烦热，阴伤目暗。

【歌诀】 石斛甘淡，低热口干，胃肾阴亏，脚膝痿软。

【经典应用】

（1）养胃生津，用以治疗胃阴不足，虚火上炎所致的烦渴，干呕，胃脘作痛，舌干而红或光剥无苔等证。常与麦门冬、生地黄、天花粉等同用。

（2）养阴清热，适用于热病后期，虚热微烦，口干，自汗等证，可与白薇、知母、白芍等配伍。

（3）滋肾阴，治肾阴亏虚，目暗不明，常与枸杞子、熟地黄、菟丝子等配伍，如"石斛夜光丸"；治肾阴亏虚，筋骨痿弱，常与熟地黄、山茱萸、杜仲等补肝肾强筋骨药配伍；治肾虚火旺，骨蒸劳热，可与生地黄、枸杞子、黄柏等滋肾阴，退虚热药配伍。

【文献辑录】

《神农本草经疏》：石斛……无毒。主伤中，除痹，下气，补五脏虚劳羸瘦，强阴益精，补内绝不足，平胃气，长肌肉，逐皮肤邪热，痱气，脚膝疼冷痹弱。久服厚肠胃，轻身延年。

《本草通玄》：石斛，甘可悦脾，咸能益肾，故多功于水土二脏。但气性宽缓，无捷奏之功，古人以此代茶，甚清膈上。

《药性切用》：石斛平胃气而除虚热，益肾阴而安神志，为胃虚夹热伤阴专药。

【近代应用】

（1）本品与知母、黄芪、茯苓、沙参、玉竹配伍，水煎服，用以治疗慢性萎缩性胃炎，症见胃脘痞满或疼痛，胃中灼热，恶心呕吐，泛酸呕苦，口臭不爽，便干属郁热蕴胃，伤及气阴者。

（2）本品与地黄、黄芪、当归、元参、麦门冬配伍，水煎服，用以治疗肿瘤患者放疗之诸不适，如口干咽燥，食欲减退，倦怠无力属阴虚内热，气虚不足者。

（3）铁皮石斛可用于恶性肿瘤的辅助治疗，改善患者的症状，减轻放化疗引起的副作用，提高患者的生活质量，对癌症疼痛有缓解作用。

【效验方】

治疗肾炎蛋白尿方：金银花 15 克，莲须 15 克，石斛 15 克，代茶饮或煎服。

治疗雀目方：石斛（去根）、仙灵脾各 30 克，苍术 15 克，研细末，每次 10 克，饭前米饮调下，早晚各服 1 次。

【用法用量】水煎，6～12 克，鲜品加倍，干品宜先煎。或入丸、散剂。

【注意事项】能敛邪，故温热病不宜早用；又能助湿，若湿温病尚未化燥伤津者，以及脾胃虚寒，大便溏薄，舌苔厚腻者均不宜用。

玉　竹

本品为百合科植物玉竹的干燥根茎。主产于湖南、河南、江苏等地。秋季采挖，洗净，晒至柔软后，反复揉搓，晾晒至无硬心，晒干；或蒸透后，揉至半透明，晒干。切厚片或段用。

【性味归经】味甘，性微寒。入肺、胃经。

【功能主治】滋阴润肺，养胃生津。主治燥咳，劳嗽，热病伤阴，咽干，口渴，消渴，阴虚外感，头昏眩晕，筋脉挛痛。

【歌诀】玉竹微寒，养阴生津，燥热咳嗽，烦渴皆平。

【经典应用】

（1）养阴润燥，生津止渴，用于肺燥咳嗽，咽干痰稠，常与沙参、麦门冬等同用，如"沙参麦门冬汤"；用于肺胃燥热，津伤口渴，或胃热炽盛，烦渴之证，常与沙参、麦门冬、甘草同用，如"玉竹麦门冬汤"；用于阴虚感冒，头痛发热，咳嗽，口干咽痛等证，常与白薇、桔梗、薄荷、葱白等同用，如"加减葳蕤汤"。

此外，还可用于热伤心阴之烦热多汗、惊悸等证，可与麦门冬、酸枣仁等清热养阴安神药配伍。

【文献辑录】

《神农本草经疏》：葳蕤……无毒。主中风暴热，不能动摇，跌筋结肉，诸不足，心腹结气，虚热，湿毒腰痛，茎中寒及目疼眦烂泪出。久服，去面黑䵓，好颜色，润泽，轻身不老。

《本草新编》：人参、玉竹焉可同日而论。人参有近功，更有后力，岂玉竹之可比。惟是玉竹功缓，久服实有奇效。中风痿证，人参为调理之药，殊有益耳。又玉竹补阴，必得人参补阳，则阴阳有既济之妙，而所收之功用实奇。故中风之证，玉竹与人参并用，必无痿废之忧；惊狂之病，玉竹与人参同饮，断少死亡之痛。盖人参得玉竹而益力，玉竹得人参而鼓勇也。

【近代应用】

（1）本品与地黄、知母、人参配伍，治2型糖尿病，症见口渴多饮，多食易饥，五心烦热，大便秘结，倦怠乏力，自汗属阴虚燥热兼气虚血瘀者。

（2）西洋参、麦门冬、五味子、玉竹配伍，水煎服，治疗心动过速，日1剂。

（3）治疗心力衰竭：玉竹15克，水煎服，治疗风湿性心脏病、冠状动脉粥样硬化性心脏病等引起的Ⅱ～Ⅲ度心力衰竭，一般在服药后5～10天内心衰得到控制。

（4）玉桂汤：治疗多种心血管病，玉竹15克，桂枝10克，炒白芍12克，当归12克，川芎10克，太子参15克，麦门冬10克，五味子10克，半夏12克，茯苓12克，桑寄生15克，远志10克，连翘12克，路路通10克，甘草6克，水煎服，日1剂。

【效验方】

治疗糖尿病方：玉竹 15 克，煎汤代茶饮。

治疗嗜睡方：玉竹 25 克，木通 10 克，水煎服。

治疗高脂血症方：玉竹、党参等量，共为细粉，每次 12 克，日服 2 次，45 天为 1 疗程。

【用法用量】 水煎，6～12 克；熬膏、浸酒或入丸、散。

【注意事项】 本品能助湿，脾胃虚寒，寒湿内盛，大便溏薄，舌苔厚腻者均不宜用。

百 合

本品为百合科植物卷丹、百合或细叶百合的鳞叶。采挖后置沸水中略烫，干燥。生用或蜜炙用。

【性味归经】 味甘，性微寒。入肺、胃、心经。

【功能主治】 养阴润肺，清心安神。主治阴虚久咳，痰中带血，热病后期，余热未清，或情志不遂所致的虚烦惊悸，失眠多梦，精神恍惚，痈肿，湿疮。

【歌诀】 百合味甘，安心定胆，止嗽消浮，痈疽可啖。

【经典应用】

（1）润肺止咳，本品配款冬花，能养阴润燥止咳，治肺热咳嗽，痰中带血；配生地黄、熟地黄、玄参、贝母等，养阴润肺止咳，可治肺虚久咳，劳嗽咯血。

（2）清心安神，主治热病之后，余热未清，虚烦不安，失眠多梦，常与知母、生地黄配用，如"百合知母汤""百合地黄汤"。

【文献辑录】

《神农本草经疏》：……无毒。主邪气腹胀，心痛，利大小便，补中益气，除浮肿胪胀，痞满寒热，通身疼痛，及乳难喉痹，止涕泪。

《本草纲目拾遗》：清痰火，补虚损。

【近代应用】

（1）百合固金丸：本品与地黄、麦门冬、当归、元参、贝母、桔梗、甘草、白芍配伍，水煎服。用以治疗孕妇气血不调，胎动不安，预防流产。

（2）治疗支气管扩张，咯血：百合 60 克，白及 120 克，蛤粉 60 克，百部 30 克，共为细粉，每服 6 克，日服 3 次。

【效验方】

百花膏：百合200克，款冬花100克，制成蜜膏，早晚各1匙。主治咳嗽带血。

【用法用量】水煎，6～12克，或入丸、散，亦可蒸食、煮粥。

【注意事项】本品能助湿，脾胃虚寒，寒湿内盛，大便溏薄，舌苔厚腻者均不宜用。

枸杞子

本品为茄科植物宁夏枸杞的干燥成熟果实。主产于宁夏、甘肃、新疆等地。夏、秋两季果实呈红色时采收，热风烘干，除去果梗，或晾至皮皱后，晒干，除去果梗。生用。

【性味归经】味甘，性平。入肝、肾经。

【功能主治】养肝，滋肾，润肺。主治肝肾亏虚，头晕目眩，目视不清，腰膝酸软，阳痿遗精，虚劳咳嗽，消渴引饮。

【歌诀】枸杞甘平，补髓添精，明目祛风，阴阳俱兴。

【经典应用】

（1）养阴补血，主治肝肾虚损，精血不足所致的腰膝酸软，头昏，耳鸣，遗精等证，如《古今录验方》之"枸杞丸"，以之与地黄、天门冬配伍应用。

（2）益精明目，用以治疗肝肾不足，精血不能上济于目所致的眼目昏花，视力减退等证。单用有效。复方中常与熟地黄、山茱萸、菊花等药合用，如"杞菊地黄丸"。

（3）阴虚劳热，治阴虚劳嗽，常与麦门冬、知母、贝母等养阴润肺止咳药配伍。

【文献辑录】

《神农本草经疏》：主五内邪气，热中消渴，周痹风湿，下胸胁气，客热头疼，补内伤大劳嘘吸，坚筋骨，强阴，利大小肠。久服坚筋骨，轻身不老，耐寒暑。

《本草正》：枸杞，味重而纯，故能补阴，阴中有阳，故能补气。所以滋阴而不致阴盛，助阳而不使阳旺。虽谚云：离家千里，勿食枸杞，不过谓其助阳耳，似亦未必然也。此物微助阳而无动性，故用之以助熟地最妙。其功则明耳目，添精髓，健骨强筋，善补虚劳，尤止消渴，真阴虚而脐腹疼痛不止者，多用神效。

《医学衷中参西录》：枸杞子，味甘多液，性微凉，为滋补肝肾最良之药，故其性善明目，退虚热，壮筋骨，除腰痛，久久服之，延年益寿，此皆滋补肝肾之功也。……遂以其能助阳道，性或偏于温热。而愚则谓其性绝不热，且确有退热之效，此从细心体验而得，原非凭空拟议也。

【近代应用】

（1）本品与沙参、地黄、当归、麦门冬、川楝子配伍，水煎服，用以治疗慢性肝炎，症见胁痛，乏力，腰酸，目涩属肝肾阴虚者。

（2）枸杞子与何首乌、淫羊藿、红花、桃仁配伍，水煎服，治疗冠心病心绞痛。

（3）治疗慢性萎缩性胃炎：枸杞子10克，嚼服，日2次，2个月为1疗程。

（4）枸杞子烘脆研末，麻油熬沸，待冷加少许冰片，再调入枸杞粉，敷疮面，治疗皮肤病，如褥疮、冻疮、烫伤等。

（5）治疗心力衰竭：红参10克，枸杞子10克，桂圆肉10克，大枣9枚。先煎人参20分钟，再加入其他药物，再煎煮10分钟即可。日1剂，分两次连药渣服下。

【效验方】

治疗男性不育症：每晚嚼服枸杞子15克，连服1个月为1疗程，一般精液常规检查正常后再服1个疗程。服药期间忌房事。

【用法用量】水煎，5～15克，或入丸、散、膏、酒剂。

【注意事项】脾虚便溏者不宜用。

女贞子

本品为木犀科植物女贞的干燥成熟果实。主产于浙江、江苏、湖南等地。冬季果实成熟时采收，除去枝叶，稍蒸或置沸水中略烫后，干燥，或直接干燥，生用或酒制用。

【性味归经】味甘、苦，性凉。归肝、肾经。

【功能主治】补益肝肾，清虚热，明目。主治头昏目眩，腰膝酸软，遗精，耳鸣，须发早白，骨蒸潮热，目暗不明。

【歌诀】女贞子苦，黑发乌须，强筋壮力，祛风补虚。

【经典应用】

（1）滋补肝肾，适用于肝肾阴虚所致的头昏目眩，视物不清及腰膝酸软，须发早白等证。常与其他补养肝肾药同用，如《证治准绳》之"二至丸"，以本品与旱莲草同用。若见阴虚阳亢，耳鸣，头痛，烦躁不眠者，亦可用本品配白芍、珍珠母等平肝潜阳药。

（2）明目，可配枸杞子、菟丝子、覆盆子等益肾养肝药。

【文献辑录】

《神农本草经疏》：女贞子……无毒。主补中，安五脏，养精神，除百疾。久服肥健，轻身不老。……《经》曰精不足者，补之以味。盖肾本寒，因虚则热而软。此药气味俱阴，正入肾除热补精之要品，肾得补，则五脏自安，精神自足，百疾去而身肥健矣。此药有变白明目之功，累试辄验，而经文不载，为阙略也。

【近代应用】

（1）治疗神经性皮炎：女贞子、决明子、青葙子各30克，水煎服。

（2）治疗慢性气管炎：每日用女贞子树皮120克，或枝叶180克，水煎分3次服，10天为1疗程，有效。

（3）治疗慢性萎缩性胃炎：用女贞子、黄芪，散剂服，每次20克，日服2次，2个月为1疗程，有效。

（4）治疗脂溢性脱发：女贞子10克，何首乌10克，菟丝子10克，当归10克，水煎服，日1剂，连服2个月。

【效验方】

治疗口腔炎：女贞子9克，金银花12克，煎服。

治疗虚热型复发性口疮：女贞子30克，水煎分3次服。

【用法用量】 水煎，6～15克，或入丸、散。外用熬膏点眼。

【注意事项】 脾胃虚寒，寒湿内盛者慎用。

龟 板

本品为龟科动物乌龟的背甲及腹甲。主产于浙江、湖北、湖南等地。全年均可捕捉，以秋、冬两季为多，捕捉后杀死，或用沸水烫死，剥取背甲和腹甲，除去残肉，晒干，以砂炒后醋淬用。

【性味归经】 味咸、甘，性平。入肝、肾、心经。

【功能主治】 滋阴潜阳，补肾健骨，补心安神，固经止血。主治阴虚潮热，骨蒸盗汗，头晕目眩，虚风内动，手足蠕动，筋骨痿弱，小儿囟门不合，惊悸失眠，健忘，月经过多，崩中漏下。

【歌诀】龟甲味甘，滋阴补肾，逐瘀续筋，更医颅囟。

【经典应用】

（1）滋阴潜阳，主治阴虚阳亢内热证。肝肾阴虚，肝阳上亢，眩晕头痛，以本品配代赭石，如"镇肝息风汤"；阴虚火旺，骨蒸劳热，盗汗遗精，可配知母、黄柏，如"大补阴丸"；阴虚血热，崩漏出血，可配生地黄、黄柏、地榆、藕节等。

（2）补肾健骨，主治肝肾亏虚，筋骨痿软，心悸失眠，健忘及小儿囟门不合、牙齿迟生等证，常与熟地黄、锁阳、虎骨等同用，如"虎潜丸"；配龙骨、远志，养血补心安神，治疗心虚惊悸，失眠，健忘。

【文献辑录】

《神农本草经疏》：龟板……有毒。主漏下赤白，破癥瘕，痎疟，五痔，阴蚀，湿痹四肢重弱，小儿囟不合，头疮难燥，女子阴疮，惊恚气，心腹痛，不可久立，骨中寒热，伤寒复劳，或肌体寒热欲死，以做汤良。久服轻身不饥，益气资智，亦使人能食，勿令中湿，中湿即有毒。……龟、鳖二甲，《本经》所主大略相似。今人有喜用鳖甲，恶用龟甲者，皆一偏之见也。二者咸至阴之物，鳖甲走肝益肾以除热，龟甲通心入肾以滋阴，用者不可不详辨也。

【近代应用】

（1）本品与白芍、天麻、钩藤配伍，散剂服，用以治疗高血压，症见头晕，头痛，颈项不适，目眩，耳鸣，烦躁易怒，失眠多梦，属肝肾阴虚，肝阳上亢者。

（2）治疗善忘：龟板、远志、石菖蒲等量，共研细粉，每次3克，日服2次，酒送下。

（3）治疗烧伤：用龟板炭、地榆炭等量，研细粉，加适量香油调成稀糊药膏，涂患处。

【效验方】

治疗肺结核、淋巴结核方：龟板（炙脆），党参（焙干），共研细粉，每服1~2克，饭后服。

【用法用量】水煎，10~30克，宜打碎先煎，或熬膏，或入丸、散。外用适量，烧灰研末敷。

【注意事项】孕妇及胃有寒湿者忌用。

鳖　甲

本品为鳖科动物鳖的背甲。主产于湖北、湖南、安徽等地。全年均可捕捉，以秋、冬两季为多，捕捉后杀死，置沸水中烫至背甲上硬皮能剥落时，取出，剥取背甲，除去残肉，晒干，以砂炒后醋淬用。

【性味归经】味咸，性平。入肝、肾经。

【功能主治】滋阴清热，潜阳息风，软坚散结。主治阴虚发热，劳热骨蒸，热病伤阴，虚风内动，小儿惊痫，久疟，疟母，癥瘕，经闭。

【歌诀】鳖甲咸平，劳嗽骨蒸，散瘀消肿，祛痞除崩。

【经典应用】

（1）滋阴潜阳，主治阴虚阳亢内热证。肝肾阴虚，肝阳上亢，眩晕头痛，以本品配生地黄、菊花；阴虚火旺，骨蒸劳热，盗汗，以本品配青蒿、地骨皮；热病伤阴，余热未尽，夜热早凉，或热病后期，阴虚虚风内动，可配龟板、牡蛎、白芍、地黄等滋阴潜阳药，如"大定风珠"。

（2）软坚散结，可治瘀血闭经，癥瘕积聚及久疟、疟母等证，常配三棱、土元、莪术等，如"鳖甲煎丸"。

【文献辑录】

《药性论》：主宿食，癥块，痃癖气，冷瘕，劳瘦，下气，除骨热，骨节间劳热，结实壅塞。治妇人漏下五色羸瘦者。

《本草汇言》：除阴虚热疟，解劳热骨蒸之药也。厥阴血闭邪结，渐至寒热，为癥瘕，为痞胀，为疟疾，为淋漓，为骨蒸者，咸得主之。

【近代应用】

（1）鳖甲为治肿瘤常用的中药，既能抗癌，又能提高免疫功能，常用于各种癌症病人长期虚热者。

（2）治疗慢性肝炎，肝脾肿大，转氨酶偏高：鳖甲30克，丹参、垂盆草各15克，水煎，日1剂，2次分服。

（3）二甲复脉汤：鳖甲、牡蛎、生地、阿胶、麦门冬、麻仁、白芍、炙甘草，用于阴虚风动，手足瘛疭。

【用法用量】水煎，10～30克。打碎先煎。或熬膏，或入丸、散。滋阴潜阳宜生用，软坚散结宜醋炙用。

【注意事项】孕妇及脾胃虚寒，食少便溏者忌用。

小 结

本章药物共分四类，分别具有补益人体气血阴阳的不足，适用于各种虚弱病证。

人参味甘微温，能大补元气，生津安神，一切气血津液不足之证皆可应用。党参甘平，亦能补中益气，生津止渴，虽可作人参之代用品，但药力薄弱缓慢。太子参甘微苦寒，亦能益气生津，惟补力较党参又差。三药均不宜与黎芦、五灵脂同用。

黄芪甘温，生用能固表止汗，托疮生肌，利尿退肿。炙用补中益气，升举清阳，还可助以生血。人参、黄芪均为补气主药，惟补益元气，人参为优，温升走表，黄芪为胜。

山药与白术皆能健脾止泻，同可用以治疗脾虚泄泻。但山药既能补气，又能养阴，并兼补益肺肾；白术苦温性燥，为补中益气、燥湿健脾、利水之品，兼能固表止汗。

甘草甘平，生用清火解毒，炙用能补脾益气，润肺止咳，缓急止痛；大枣甘温，为补脾和胃，益气调营之品，并能益血止血，养心安神，且能解毒。

黄精甘平，功能补脾润肺，兼以养阴益精，常作脾胃气虚，病后调补品，亦用以治疗肺结核。刺五加功能益气健脾，养心安神，补肾强腰，健骨强筋。红景天功能补脾肺气虚，肺热咳嗽，又有活血化瘀作用，治心脑血管疾病亦为常用。

鹿茸甘温，为峻补肾阳之品，并能益精血，强筋骨。鹿角生用能活血散瘀消肿，熟用能助肾阳，强筋骨。鹿角霜益肾助阳，但药力较微。

巴戟天、淫羊藿、仙茅三药，均能温补肾阳，强筋壮骨，祛风寒湿，均可用于阳痿不举，腰膝无力，风寒湿痹等证。惟巴戟天温燥助阳，性较和缓，淫羊藿壮阳温燥之性较强，故二药常同用以治疗阳痿、不孕。仙茅辛热性猛，且有小毒，一般不作补药常服。此外，淫羊藿尚有降压作用，常与仙茅配合用于妇女更年期高血压病。

肉苁蓉能温补肾阳，兼润肠通便，可治阳痿益精，腰膝冷弱，肠燥便秘等证。然肉苁蓉温而不燥，补而不峻，用量宜大。锁阳功能补肾助阳，补益精血，润肠通便，强筋壮骨之常用品。补骨脂与益智仁均能温补脾肾，固精缩尿，但补骨脂主在温肾壮阳，兼以温脾止泻；益智仁主在温中散寒，兼以益肾固精。

狗脊苦甘而温，善于补肝肾，强腰脊，且能祛风湿，利关节。

杜仲与续断均能补益肝肾，固经安胎，常同用于腰痛脚弱，胎漏胎动等证。骨碎补亦能续筋骨，疗折伤，又善坚骨固齿。

菟丝子为平补肝肾之品，能补益肝肾、固精、缩尿、明目，兼能益脾止泻。

蛇床子功能温肾助阳，杀虫止痒，多为外用，较少内服。韭子能温肾助阳，固精缩尿。核桃仁功能温补肾阳，温肺止咳平喘，治疗老人及虚人肠燥便秘。楮实能补肝肾，强筋骨，用以治疗肝肾虚损，骨软，目暗等证。

熟地为养血滋阴，填精补髓的常用要药，凡肝血亏虚，肾阴不足以及精血两亏之证，用之均有良效。何首乌制者功近熟地而力较逊，但不腻滞，又兼涩性，均为熟地所不及。生者补力弱，兼有祛风润肠通便之功。

当归养血调经，活血止痛，兼能行气，为妇科要药。白芍养血敛阴，缓急止痛，且能平肝。当归适用于血虚有寒者，又能活血行气；白芍适用于血虚有热者，且可敛阴缓急。二药均能止痛。

阿胶为养血滋阴良药，且可润肺止血。桂圆肉甘平，既能补脾气，又能养心血而安神。桑葚子有滋阴养血之功，凡阴血虚少，眩晕失眠及津少消渴、便秘等证，均可用之。

西洋参能补气养阴，清火生津。主治气虚阴亏火旺，咳喘痰血，虚热痰喘，内热消渴，口燥咽干。北沙参能润肺止咳，养胃生津。南沙参功似北沙参，也能清肺热养肺阴，养阴清热之力不及北沙参，但还能益肺气，化痰，用于治疗气阴两伤的干咳痰黏，气短喘促等。

天门冬、麦门冬均有清肺滋阴润燥之功，但天门冬大寒，清热之力较强，兼滋肾阴；麦门冬微寒滋阴润燥之力不及天门冬，而能清心除烦，养胃生津。

玄参入肺肾，滋阴降火，又能润燥，常用于热病伤阴，舌绛口渴。石斛为养胃生津，滋阴除热之良药。玉竹甘平质柔润，故有养阴润燥，生津止渴之功。百合功能润肺止咳，清心安神，又治虚烦惊悸，失眠多梦。

枸杞子、女贞子功效相近，均为滋补肝肾之药。然补阴之力，枸杞为胜；女贞补中有清，可治虚火内动骨蒸劳热，又能乌须发。

龟板、鳖甲均为滋阴潜阳之要药。但龟板补肾益阴之力较强，又能益肾固崩；鳖甲退热功胜，又能软坚散结。

第十五章　收涩药

以收敛固涩为主要功效，用于治疗各种滑脱病证的药物称为收涩药。

"散者收之""涩可固脱"，本类药物大多味酸涩，性温或平，主归肺、脾、肾、大肠经。可敛其耗散，固其滑脱，主要具有固表止汗，敛肺止咳，涩肠止泻，固精缩尿，固崩止带等作用，用于久病体虚，正气不固，脏腑功能衰退所致的自汗盗汗，久咳虚喘，久泻久痢，遗精滑精，遗尿尿频，崩漏不止等滑脱不禁的病证。

滑脱病证的根本原因是正气虚弱，而收涩药偏重于治病之标，目的在于及时敛其耗散，防止因滑脱不禁而导致正气衰竭，变生他证，故临床运用时多需配伍相应的补虚药以治其正虚之本。如气虚自汗、阴虚盗汗者，应分别配伍补气固表药、滋阴降火药；脾肾阳虚之久泻、久痢者，应配伍温补脾肾药；肾虚遗精滑精、遗尿尿频者，根据阴虚、阳虚不同，选择配伍补肾滋阴药或温肾壮阳之品；冲任不固，崩漏不止者，应配伍补肝肾，固冲任药；肺肾虚损，久咳虚喘者，宜配伍补肺益肾纳气药等。总之，应根据具体证候，寻求根本，适当配伍，标本兼治，才能取得较好的疗效。

本类药物为酸涩之品，有敛邪之弊，故表邪未解，实邪未尽，如外邪犯肺之咳嗽，里热蒸迫之多汗，湿热积滞之泻痢，湿热下注之尿频或带下，热扰精室之遗精等皆不宜用，以免"闭门留寇"。

山茱萸

本品为山茱萸科落叶灌木或乔木山茱萸的成熟果实。主产于浙江、安徽、河南等地。秋末冬初采收。用文火烘焙或置沸水中略烫，及时挤出果核，晒干或烘干用。

【性味归经】味甘、酸，性温。归肝、肾经。

【功能主治】补益肝肾，收敛固脱。主治头晕目眩，耳聋，耳鸣，腰膝酸软，遗精滑精，小便频数，虚汗不止，妇女崩漏。

【歌诀】山茱性温，涩精益髓，肾虚耳鸣，腰膝酸痛。

【经典应用】

（1）补益肝肾，主治肝肾不足，精血亏虚，头晕目眩，腰膝酸软，阳痿等证。如"草还丹"，用本品配补骨脂、当归等，治肾虚阳痿，滑精，腰酸；再如"十补丸"，以本品配鹿茸、熟地黄、五味子等，治肾虚阳衰，阳痿，遗精，尿频等证。

（2）收敛固涩，可用以治疗遗精，遗尿，虚汗不止，月经量多，崩漏等证。常需随证配伍应用。如遗精遗尿，可配覆盆子、菟丝子、补骨脂；大汗虚脱，可配人参、附子；阴虚盗汗，可配知母、黄柏；妇女体虚，崩漏失血，可配白芍、阿胶。

此外，本品亦治消渴证，多与地黄、天花粉等同用。

【文献辑录】

《神农本草经疏》：山茱萸……无毒。主心下邪气寒热，温中，逐寒湿痹，祛三虫，肠胃风邪寒热，疝瘕，头风风气去来，鼻塞，目黄，耳聋，面疱，温中下气，出汗，强阴益精，安五脏，通九窍，止小便利。久服轻身，明目，强力长年。

《医学衷中参西录》：山茱萸，大能收敛元气，振作精神，固涩滑脱。收敛之中兼具条畅之性。故又通利九窍，流通血脉，治肝虚自汗，肝虚胁痛腰痛，肝虚内风萌动，且敛正气而不敛邪气，与其他酸敛之药不同。

【近代应用】

（1）本品与金樱子、蛤蚧、淫羊藿、韭菜子配伍，散剂服，补肾壮阳，固精，用于肾阳虚引起的性欲减退，阳痿，遗精，早泄，夜尿，小便余沥，白带过多，腰膝酸软。

（2）六味地黄丸：山茱萸与熟地黄、山药、茯苓、丹皮、泽泻配伍，滋阴补肾，用于肾阴亏损，头晕耳鸣、腰膝酸软，骨蒸潮热，盗汗遗精，消渴。

（3）山茱萸与人参、鹿茸、淫羊藿、菟丝子、阳起石配伍，水煎服，补肾壮阳，生精益脑，用于肾阳不足，肾精亏损引起的阳痿不举，滑精早泄，失眠健忘，肾虚腰痛。

（4）肩凝证（肩周炎）：山茱萸35克，水煎，日1剂，分2次服。病情好转后，剂量减为10～15克，煎汤或代茶泡服。一般服药4～5剂就开始见效。

（5）体虚多汗：山茱萸、党参各15克，五味子9克，水煎服，每日1剂，对体虚多汗，容易患感冒者有效。大汗不止，四肢发冷，脉搏微弱，体虚欲脱：山茱萸 50～100 克，水煎服，有较好的补虚敛汗固脱之功。如与人参、附子同用，则效果更好。

（6）肾虚眩晕：山茱萸 20 克，枸杞子 10 克，女贞子 12 克，水煎服，每日 1 剂。对老年人颇有效验。

（7）肾虚腰痛，阳痿遗精：山茱萸、补骨脂、菟丝子、金樱子各 12 克，当归 9 克，水煎服，每日 1 剂，有补肾壮腰，固精止遗之功。

（8）功能性子宫出血或月经过多：山茱萸 30 克，白术 30 克，生黄芪 15 克，煅龙骨 25 克，生白芍 15 克，茜草 10 克。水煎服，每日 1 剂，有益气摄血，固冲止血之功。

（9）糖尿病：山茱萸 15 克，乌梅 10 克，五味子 15 克，苍术 10 克，水煎服，每日 1 剂，有生津止渴之功效。

【效验方】

治疗老人尿频方：山茱萸 10 克，覆盆子 5 克，桑螵蛸 6 克，山药 8 克，水煎，日 1 剂，分 3 次服。

【用法用量】水煎，5～10 克；急救固脱 20～30 克。或入丸、散。

【注意事项】素有湿热而致小便淋涩者不宜用。

覆盆子

本品为蔷薇科落叶灌木华东覆盆子的未成熟果实。主产于浙江、福建等地。夏初果实含青时采收，沸水略烫，晒干生用。

【性味归经】味甘、酸，性微温。入肝、肾、膀胱经。

【功能主治】补肝益肾，固精缩尿，明目。主治阳痿早泄，遗精滑精，宫冷不孕，带下清稀，尿频遗尿，目视昏暗，须发早白。

【歌诀】覆盆子甘，肾损精竭，黑须明眸，补虚续绝。

【经典应用】

（1）补肾固精，主治肾虚所致的阳痿早泄，遗精，尿频，宫冷不孕等证。临床可灵活配伍，如配枸杞子、菟丝子，能补肾固精，治肾虚遗精，滑精，阳痿，早泄；配桑螵蛸、益智仁，能缩尿止遗，治肾虚遗尿，尿频等。

（2）养肝明目，可治肝肾不足，目暗不明，可单用久服，或与枸杞子、菟丝子、桑葚子等药同用。

【文献辑录】

《本草衍义》：益肾脏，缩小便。

《本草新编》：覆盆子，入五脏命门。治肾伤精竭流滑，明目黑发，耐老轻身，男子久服轻身，女子多服结孕，益人不浅。医家止入于丸散之中，而不用于汤剂之内，谁知覆盆子用之于汤剂，更效应如响。其功不亚肉桂，且肉桂过热，而覆盆子微热，既无阳旺之虞，且有阴衰之益。虽不可全倚之为君，而实可大用之为臣，不可视之为佐使之具也。或疑覆盆子一味为末酒送，亦能兴阳，非君药乎？曰：单味服之，终觉效轻，止可兴阳微衰者，为助阳之汤，而不可兴阳大衰者，为起阳之剂。盖覆盆子必佐参、芪，增桂、附而功乃弘，实可臣而不可君也。

【近代应用】

（1）本品与五味子、车前子、枸杞子、菟丝子配伍，水煎服或散剂服，补肾益精，用于肾虚腰痛，尿后余沥，遗精早泄，阳痿不育。

（2）治疗男性不育症，用八仙种玉汤（菟丝子、枸杞子、覆盆子、五味子、车前子、女贞子、熟地、黄精），有效。

（3）补肾益精汤：熟地、黄芪、仙灵脾、菟丝子各15克，枸杞子、山茱萸、巴戟天、茯苓、覆盆子、当归各10克，五味子、车前子各6克，治疗男性不育，有效。

【效验方】

治疗阳事不起方：覆盆子，酒浸，焙研为末，每旦酒服10克。

治疗小儿肾虚遗尿方：覆盆子30克，水煎取汤，用汤煮瘦猪肉60～90克，不加佐料，吃肉喝汤。每日1次，一般2～3次可愈。

【用法用量】 水煎，5～10克，或入丸、散，亦可浸酒或熬膏。

【注意事项】 肾虚有火，小便短涩者慎用。

金樱子

本品为蔷薇科常绿攀缘灌木金樱子的成熟果实。主产于山东、四川、云南等地。9～10月采收，去刺及核，晒干用。

【性味归经】 味甘、涩，性平。入肾、膀胱、大肠经。

【功能主治】 固精，缩尿，涩肠，止带。主治遗精，滑精，遗尿，尿频，久泻，久痢，白浊，带下，崩漏。

【歌诀】 金樱子涩，梦遗精滑，禁止遗尿，杀寸白虫。

【经典应用】

（1）固精缩尿，用以治疗肾气不固所致的遗精、白浊、小便频数、遗尿等症，可与芡实同用，如《证治准绳》之"水陆二仙丹"。

（2）涩肠止泻，适用于久泻久痢属肠滑不固者，常与罂粟壳、芡实配伍应用。

此外，取其收涩固敛之功，本品还可用于脱肛、子宫脱垂等症。

【文献辑录】

《神农本草经疏》：金樱子……无毒。疗脾泻下痢，止小便利，涩精气。久服令人耐寒轻身。

《滇南本草》：治日久下痢，血崩带下，涩精遗泄。

《本草新编》：金樱子，世人竞用以涩精，谁知精滑非止涩之药可止也。遗精遗尿之证，皆尿窍闭而精窍开，不兼用利尿之药以开尿窍，而仅用涩精之味以固精门，故欲涩而愈遗也。所以用金樱子，必须兼用芡实、山药、莲子、薏苡仁之类，不单止遗精而精滑反涩，用涩于利之中，用补于遗之内，此用药之秘，而实知药之深也。

【近代应用】

（1）金樱子与墓头回、苦参、苍术、知母配伍，水煎服，清利湿热，止带，用于湿热下注，赤带、白带、黄带。

（2）治疗子宫脱垂：金樱子120克，水煎，日1剂，2次分服，连服3天。隔3天后，再服3天。有效。

【效验方】

治疗男子遗精、妇女白带方（水陆二仙丹）：金樱子、芡实等量，共研细粉，炼蜜为丸。每服3~5克，日服3次。

【用法用量】 水煎，3~6克，或入丸、散，或熬膏。

【注意事项】 功专收涩，有实火、邪实者不宜使用。

五味子

本品为木兰科落叶木质藤本植物五味子、华中五味子的干燥成熟果实。前者习称"北五味子"，主产于辽宁、黑龙江、吉林等地；后者习称"南五味子"，主产于西南及长江流域以南各省。秋季果实成熟时采收，晒干，生用或经醋、蜜拌蒸晒干用。

【性味归经】 味酸、涩、甘，性温。归肺、心、肾经。

【功能主治】 收敛固涩，益气生津，宁心安神。主治久咳虚喘，梦遗滑精，尿频遗尿，久泻不止，自汗盗汗，津伤口渴，心悸失眠。

【歌诀】 五味酸温，生津止渴，久嗽虚痨，肺肾枯竭。

【经典应用】

（1）益气生津，用以治疗气虚津伤所致的体倦汗多，短气心悸，如"生脉散"，即以本品与人参、麦门冬配伍；"补肺汤"以之与人参、黄芪、紫菀配伍。治阴虚内热，口渴多饮之消渴证，多与山药、知母、天花粉等养阴生津药同用，如"玉液汤"。

（2）补肾养心，治肺肾两虚之咳嗽气喘，腰痛，滑精，以本品配山茱萸、熟地黄，如"都气丸"；若治寒饮喘咳，肺气耗伤者，常以本品与干姜、细辛同用，如"小青龙汤""苓甘五味姜辛汤"；治心悸怔忡，可配地黄、酸枣仁等。治阴血亏损，心神失养或心肾不交之虚烦心悸，失眠多梦，常与麦门冬、丹参、酸枣仁等滋阴养血安神药同用，如"天王补心丹"。

（3）固表止汗，治自汗盗汗，常与柏子仁、牡蛎配用。

（4）遗精滑精，治滑精，可与桑螵蛸、附子、龙骨等同用，以温阳益肾，固精止遗；治梦遗，常与麦门冬、山茱萸、熟地黄等同用，以滋阴固精，如"麦味地黄丸"。

（5）久泻不止，治脾肾虚寒久泻不止，可与吴茱萸同炒研末，米汤送服，如"四神丸"。

【文献辑录】

《神农本草经疏》：五味子……无毒。主益气，咳逆上气，劳伤羸瘦，补不足，强阴，益男子精，养五脏，除热，生阴中肌。

《汤液本草》：孙真人云，五月常服五味子以补五脏气，遇夏月季百般之间，困乏无力，无气以动，与黄芪、人参、麦门冬，少加黄柏煎汤服，使人精神顿加，两足筋力涌出。生用。……六月常服五味子，以益肺金之气，在上则滋源，在下则补肾。

《医学衷中参西录》：五味子，其酸收之力，又能固摄下焦气化，治五更泄泻，梦遗失精及消渴小便频数，或饮一溲一，或饮一溲二。其至酸之味，又善入肝，肝开窍于目，故五味子能收敛瞳子散大。然其酸收之力甚大，若咳逆上气挟有外感者，须与辛散之药同用，方能服后不至留邪。凡入煎剂宜捣碎，以其仁之味辛与皮之味酸相济，自不至酸敛过甚，服之作胀满也。

【近代应用】

（1）本品与灵芝、丹参配伍，散剂服，具有降低谷丙转氨酶的作用，用于急性、迁延性、慢性肝炎。

（2）五味子与太子参、白花蛇舌草配伍，水煎服，降谷丙转氨酶，用于急、慢性肝炎早期肝硬化和肝功能不良。

（3）五味子与刺五加、灵芝配伍，泡酒饮，用于治疗神经衰弱，食欲不振，全身无力等。

（4）治疗无黄疸型传染性肝炎：将五味子烘干研细粉，成人每次 3 克，日服 3 次，30 天为 1 疗程。亦可制成蜜丸服。

（5）治疗盗汗：用五味子、五倍子等量，研细末，加入 70% 乙醇适量，调成厚糊状，敷于肚脐上，盖以塑料薄膜固定，3 天换药 1 次。

（6）治疗哮喘：五味子 30～50 克，地龙 9～15 克，鱼腥草 30～80 克，浸泡 2～4 天，用文火煎 15～20 分钟，水煎两次，于下午 4 时、8 时各服一半。

【效验方】

治疗神经衰弱方：五味子 40 克，浸入 500 毫升白酒内，7 天后，睡前服25 毫升。

【用法用量】水煎，3～6 克；研末 1～3 克；熬膏或入丸、散，或浸酒。

【注意事项】内服剂量不宜过大。凡表邪未解，内有实热，咳嗽初起，麻疹初期均不宜用。

五倍子

本品为漆树科落叶乔木盐肤木、青麸杨或红麸杨叶上的虫瘿，主要由五倍子蚜寄生而形成。中国大部分地区均有，而以四川为主。秋季摘下虫瘿。煮死内中寄生虫，干燥。生用。

【性味归经】味酸、涩，性寒。归肺、大肠、肾经。

【功能主治】敛肺，止汗，涩肠，固精，止血，解毒。主治肺虚久咳，自汗，盗汗，久痢久泻，脱肛，遗精，白浊，各种出血，痈肿疮疖。

【歌诀】五倍苦酸，疗齿疳慝，痔痈疮脓，兼除风热。

【经典应用】

（1）敛肺降火，可治肺虚久咳及痰火咳嗽。治肺虚久咳，常与五味子、罂粟壳同用；治肺热咳嗽，可配天花粉、贝母。

（2）涩肠止泻，用以治疗久痢久泻，单用本品或同诃子、白矾配伍，如"玉关丸"。

（3）固肾涩精，适用于肾虚不固，遗精滑精。

（4）敛汗止血，用以治疗自汗，盗汗，崩漏等。

此外，本品外用，可治湿疮流水，疮疖肿毒，溃疡不敛，子宫下垂等。

【文献辑录】

《神农本草经疏》：五倍子……无毒。疗齿宣疳䘌，肺脏风毒流溢皮肤，作风湿癣疮，瘙痒脓水，五痔下血不止，小儿面鼻疳疮。

《本草纲目》：敛肺降火，化痰饮，止咳嗽、消渴、盗汗、呕吐、失血、久痢……治眼赤、湿烂，消肿毒、喉痹，敛溃疮、金疮，收脱肛子肠坠下。其味酸咸，能敛肺止血，化痰止咳收汗；其气寒，能散热毒疮肿；其性收，能除泻痢湿烂。

【近代应用】

（1）本品与桔梗、杏仁、远志、冰片、甘草配伍，散剂服，通窍顺气，消炎镇咳，促进排痰，用于急、慢性支气管炎，胸闷，咽喉炎，肺气肿等引起的咳嗽痰多、气促、气喘等症。

（2）五倍子与黄柏、紫草、碳酸钠、生石灰配伍，配成软膏，功能祛腐生新，清热解毒，主治毛囊炎、结节性痒疹、寻常疣、神经性皮炎等。

（3）防治水田皮炎：五倍子 100 克，研成细粉，放入 160 克白醋中，下田前将药液涂抹于四肢受水浸泡处，用药后患处渗出停止，疼痛减轻。

（4）治疗盗汗：五倍子研成细粉，用冷开水调成糊状，敷于脐窝，纱布覆盖，胶布固定。

（5）治疗足癣：五倍子（细粉）20 克，枯矾（细粉）10 克。将两药置于研钵中混匀，慢慢加入 50% 醋酸溶液 100 毫升，随加随研，研匀备用。用时，先将脚用温水洗净，擦干，以棉签蘸药液涂于患处。每日 1 次，重者 2 次。

【效验方】

治疗顽癣、牛皮癣方：五倍子 30 克，米醋 120 克。将五倍子放入醋内，煮数沸，去五倍子，用药醋涂患处。

【用法用量】 水煎，3~6 克；研末，1~1.5 克；或入丸、散。外用适量，研末外敷或煎汤熏洗。

【注意事项】 外感风寒或肺有实热之咳嗽，以及积滞未尽之泻痢禁服。

乌 梅

本品为蔷薇科落叶乔木梅的近成熟果实。主产于浙江、福建、云南等地。夏季果实近成熟时采收，低温烘干后闷至皱皮，色变黑时即成。去核生用或炒炭用。

【性味归经】味酸、涩，性温。归肝、脾、肺、大肠经。

【功能主治】敛肺止咳，涩肠止泻，止血，生津，安蛔。主治久咳不止，久泻久痢，尿血便血，崩漏，虚热烦渴，蛔厥腹痛，疮痈胬肉。

【歌诀】乌梅酸温，收敛肺气，止渴生津，安蛔止痢。

【经典应用】

（1）敛肺止咳，主治肺虚久咳，痰液稀少而无寒热燥湿诸实邪者，常与罂粟壳、半夏、杏仁等配伍，如"一服散"。

（2）涩肠止泻，用以治疗久泻久痢，肠滑不禁，本品配肉豆蔻、诃子、党参、白术，能涩肠止泻，如"固肠丸"。

（3）生津止渴，为内热消渴所常用，常与天花粉、葛根、麦门冬等同用，如"玉泉丸"。

（4）安蛔，用于蛔虫腹痛，胆道蛔虫等证，常与干姜、细辛、黄柏等同用，如"乌梅丸"。

此外，还有收敛止血作用，用以治疗便血、崩漏等。

【文献辑录】

《神农本草经疏》：乌梅……无毒。主下气，除热烦满，安心，肢体痛，偏枯不仁，死肌，祛青黑痣，恶疾，止下痢，好唾口干。

《本草纲目》：敛肺涩肠，止久嗽泻痢，反胃噎膈，蛔虫吐痢。

《本草求原》：治溲血，下血，诸血证，自汗，口燥咽干。

【近代应用】

（1）本品与薄荷、紫苏叶、葛根配伍，水煎代茶饮，清解暑热，生津止渴，用于感冒风热引起的口渴，咽干，胸中满闷，头目眩晕。

（2）乌梅与金银花、淡竹叶、甘草配伍，水煎代茶饮，清暑解毒，生津止渴，用于夏季暑热，口渴多汗，头昏心烦，小便短赤，并防治痧痱，暑证。

（3）固肠止泻丸（结肠炎丸）：乌梅与黄连、干姜、木香、罂粟壳、延胡索配伍，散剂服，调和肝脾，涩肠止痛，用于肝脾不和，泻痢腹痛，慢性非特异性溃疡性结肠炎见上述症候者。

（4）治疗细菌性痢疾：乌梅18克，香附12克，水煎2次分服，效佳。

（5）治疗牛皮癣：取乌梅2.5千克水煎，去渣浓缩成膏约500克，每服10克，日服3次。

（6）治疗复发性口腔溃疡：乌梅、生山楂、生甘草等量浸泡漱口，每日

3～4次。重者加服二陈汤，每日1剂。

【效验方】

夏季代茶饮方：枸杞10克，乌梅6克，甘草3克，开水冲泡代茶饮。

【用法用量】 水煎，3～10克，大量可至30克；或入丸、散。外用适量，烧存性研末撒，或调敷。止泻止血宜炒炭用。

【注意事项】 外有表邪或内有实热积滞者均不宜用。

肉豆蔻

本品为肉豆蔻科常绿乔木肉豆蔻的成熟种仁。主产于马来西亚、印度尼西亚；中国广东、广西、云南等地亦有栽培。冬春两季果实成熟时采收，除去皮壳后，干燥，煨制去油用。

【性味归经】 味辛，性温。归脾、胃、大肠经。

【功能主治】 温中涩肠，行气消食。主治虚泻，冷痢，脘腹胀痛，食少呕吐，宿食不消。

【歌诀】 肉蔻辛温，脾胃虚冷，泻痢不休，功可立等。

【经典应用】

（1）温中行气，用以治疗中焦虚寒气滞，脘腹胀痛。本品配木香、半夏、干姜，能温中行气，治胃寒气滞之脘腹胀痛、食少呕吐等证。

（2）涩肠止泻，主治中焦虚寒，脾虚久泻及脾肾虚寒，五更泄泻等，常与补骨脂、吴茱萸、五味子等同用，如"四神丸"。

【文献辑录】

《神农本草经疏》：……主鬼气，温中，治积冷心腹胀痛，霍乱中恶，冷痓，呕沫冷气，消食止泻，小儿乳霍。

《本草纲目》：暖脾胃，固大肠。

《本草正义》：肉豆蔻，除寒燥湿，解结行气，专理脾胃，颇与草果相近。则辛温之功效本同，惟涩味较甚，并能固及大肠之滑脱，四神丸中有之。温脾即以温肾，是为中下两焦之药，与草果之专主中焦者微别。香、砂、蔻仁之类，温煦芳香，足以振动阳气，故醒脾健运，最有近功，则所谓消食下气，已胀泄满者，皆其助消化之力，固不可与克削破气作一例观。

【近代应用】

（1）本品与木香、六神曲、麦芽、胡黄连、槟榔、使君子仁配伍，散剂服，健胃消积，驱虫，用于小儿消化不良，虫积腹痛，面黄肌瘦，食少腹胀泄泻。

（2）肉豆蔻与吴茱萸、补骨脂、五味子、干姜、大枣配伍，水煎服或散剂服，温肾散寒，止泻，消胀，用于肾虚受寒，肠鸣肚胀，五更泄泻，食物不化，久泻不止，面黄体弱。

【效验方】

健胃方：肉豆蔻5克，肉桂5克，丁香2克，共研细粉，加入白糖10克混匀，分为30包，每次1包，日服3次。

【用法用量】水煎，1.5～6克；入丸、散剂，每次0.5～1克。内服须煨熟去油用。

【注意事项】湿热泻痢及阴虚火旺者禁服。用量不宜过大，过量会引起中毒，出现神昏、瞳孔散大及惊厥。有报道称服肉豆蔻粉7.5克，可引起眩晕，甚至谵语、昏睡，大量可致死亡。

莲　子（附：莲须、莲房、荷叶）

本品为睡莲科多年生水生草本植物莲的成熟种子。主产于湖南、福建、江苏等池沼湖塘中。秋季采收，剥去硬皮外壳，晒干，生用。

【性味归经】味甘、涩，性平。归心、肾、脾经。

【功能主治】补脾止泻，益肾固精。主治脾虚久泻久痢，肾虚遗精滑泄，小便不禁，妇女崩漏带下，心神不宁，惊悸，不眠。

【歌诀】莲子味甘，健脾理胃，止泻涩精，清心养气。

【经典应用】

（1）健脾止泻，主治脾虚久泻，如"参苓白术散"。

（2）益肾固精，用以治疗下元虚损小便白浊，遗精滑泄，可与沙苑子、蒺藜、芡实、龙骨、牡蛎、莲须等同用。

（3）养心安神，善治气阴不足，心失所养，失眠多梦等证，可与酸枣仁、远志、茯苓等同用。

（4）止带，治脾虚带下，常与茯苓、白术等药同用，以健脾渗湿止带；治脾肾两虚，带下清稀，腰膝酸软，可与山茱萸、山药、芡实等同用，以补益脾肾，固涩止带。

【文献辑录】

《本草纲目》：莲子味甘，气温而性涩，禀清芳之气，得稼穑之味，乃脾之果也。土为元气之母，母气既和，津液相成神乃自生，久视耐老，以其权舆也。昔人治心肾不交，劳伤白浊，有清心莲子饮，补心肾，益精血，有瑞莲丸，皆得此理。

《玉楸药解》：莲子甘平，甚益脾胃，而固涩之性，最宜滑泄之家，遗精、便溏，极有良效。

《医林纂要》：去心连皮生嚼，最宜人，能除烦、止渴、涩精、和血、止梦遗、调寒热。煮食仅治脾泄、久痢、厚肠胃，而交心肾之功减矣。更去皮，则无涩味，其功止于补脾胃而已。

【近代应用】

（1）本品与沙苑子、芡实、莲须、煅龙骨、煅牡蛎配伍，水煎服，固精涩精，用于肾虚不固，遗精滑泄，神疲乏力，四肢酸软、腰痛耳鸣。

（2）莲子与茯苓、五味子、山药、菟丝子配伍，散剂服，消炎生肌，制酸止痛，用于治疗胃及十二指肠溃疡、浅表性胃炎、胃窦炎。

【用法用量】 水煎，6～15克，去心捣碎用；或入丸、散。

【注意事项】 中满痞胀，大便燥结者不宜用。

【附药】

莲须 为莲花中的雄蕊。味甘、涩，性平。功能固肾涩精。用于治疗遗精、滑精、带下、尿频。煎服，1.5～5克。

莲房 为莲的成熟花托。味苦、涩，性温。功能止血化瘀。用于治疗崩漏、尿血、痔疮出血、产后瘀阻、恶露不尽。炒炭用。煎服，5～10克。

荷叶 为莲的叶片。味苦、涩，性平。功能清暑利湿，升阳止血。用于治疗暑热病症，脾虚泄泻和多种出血证。煎服，3～10克。

芡　实

本品为睡莲科一年生大型水生草本植物芡的成熟种仁。主产于湖南、江西、安徽等地。秋末冬初采收成熟果实，除去果皮取出种仁，再除去硬壳，晒干，捣碎生用或炒用。

【性味归经】 味甘、涩，性平。归脾、肾经。

【功能主治】 固肾涩精，补脾止泻。主治遗精，白浊，带下，小便不禁，大便泄泻。

【歌诀】 芡实味甘，能益精气，腰膝酸痛，固精止遗。

【经典应用】

（1）益肾固精，主治肾虚不固，滑精，尿频。治遗精常与金樱子同用，如"水陆二仙丹"；治尿频可与桑螵蛸、益智仁同用。

（2）健脾止泻，可治脾虚不运，久泻不止，常与益气健脾的党参、白术、茯苓等同用。

（3）除湿止带，可广泛用于湿热带下或脾肾虚弱的带下。治湿热带下可配白果、山药、黄柏，如"易黄汤"；脾虚有湿带下，多与白术、党参、金樱子、泽泻等配用。

【文献辑录】

《本草纲目》：止咳益肾，治小便不禁，遗精，白浊，带下。

《本草求真》：芡实如何补脾？以其味甘之故。芡实如何固肾？以其味涩之故。惟其味甘补脾，故能利湿，而使泄泻腹痛可治。惟其味涩固肾，故能闭气，而使遗、带、小便不禁皆愈。功与山药相似，然山药之阴，本有过于芡实，而芡实之涩，更有甚于山药；且山药兼补肺阴，而芡实则止于脾肾而不及于肺。

【近代应用】

（1）本品与金樱子配伍，散剂服，涩精，止带，用于肾虚，精关不固，男子滑精，妇女白带。

（2）治疗慢性前列腺炎：芡实、熟地黄、金樱子各15克，覆盆子、仙灵脾、锁阳各12克，五味子、山萸肉、刺猬皮各10克，制首乌30克，随证加减，水煎服，治疗肾阳损伤型慢性前列腺炎，效果良好。

（3）治疗遗精：锁阳、芡实、沙苑、蒺藜、莲须、金樱子各31克，煅龙骨、煅牡蛎各21克，知母、黄柏各15克，水煎服，每日1剂。

（4）治疗带下证：白果、芡实、薏苡仁、山药各30克，土茯苓20克，地骨皮、车前子各12克，黄柏9克，水煎服，治疗湿热下注型带下。

（5）治疗婴幼儿腹泻：泽泻、芡实、滑石、炒车前子各20克，焦山楂15克，炒苍术5克，砂仁3克，实热证见便脓血，加黄连6克，蒲公英、白头翁各15克；腹胀加草果6克；虚寒型加肉桂、制附子各3克。散剂服。

【效验方】

治疗白带方：白术、苍术、薏苡仁、山药各30克，芡实、乌贼骨各15克，杜仲10克，茜草8克。水煎，日1剂，分3次服。

【用法用量】煎服，9~12克。

【注意事项】大小便不利者禁服；食滞不化者慎服。

罂粟壳

本品为罂粟科一年生或二年生草本植物罂粟成熟蒴果的外壳。原产于西亚地区，中国部分地区由国家指定的种植场有少量栽培，以供药用。夏季采收，去蒂及种子，晒干。蜜炙或醋炒用。

【性味归经】 味涩，性平。有毒。归肺、大肠经。

【功能主治】 敛肺涩肠，固肾，止痛。主治久咳劳嗽，喘息，泄泻，痢疾，脱肛，遗精，白带，心腹及筋骨疼痛。

【歌诀】 粟壳性涩，泻痢速怯，劫病如神，杀人如剑。

【经典应用】

（1）敛肺止咳，用以治疗肺虚久咳，纯虚无邪者，可配合乌梅应用，如"百劳丸"。

（2）涩肠止泻，可治久泻久痢，水泻不止。可单用，或与木香、黄连、生姜配伍，如《经验方》治久泻不止，以本品配乌梅和大枣。

（3）止痛，用于胃痛、腹痛、筋骨痛、癌症疼痛。可单用，亦可随症配伍应用。

【文献辑录】

《本草纲目》：罂粟壳，酸主收涩，故初病不可用之。泄泻下痢既久，则气败不固而肠滑肛脱，咳嗽诸病既久，则气散不收而肺胀痛剧，故俱宜此涩之、固之、收之、敛之。

《医学衷中参西录》：罂粟壳治久嗽、久痢，诚有效验，如虚劳咳嗽症，但用山药、地黄、枸杞、玄参诸药以滋阴养肺，其嗽不止者，加罂粟壳二三钱，则其嗽立见减轻，或少佐以通利之品，若牛蒡、射干诸药尤为稳妥。至于久痢，其肠中或有腐烂，若用三七、鸦胆子，化其腐烂，而其痢仍不止者，当将罂粟壳数钱，与山药、芍药诸药并用，连服数剂，其痢可痊愈。

【近代应用】

（1）本品与桔梗、麻黄、甘草配伍，散剂服，止咳定喘，用于咳嗽，哮喘。

（2）罂粟壳与满山红、百部、桔梗、远志配伍，水煎服或散剂服，止咳、祛痰、平喘，用于支气管炎及咳嗽、哮喘等。

（3）罂粟壳与山药、白术、车前子、枣树皮、白矾配伍，散剂服，健脾利水，涩肠止泻，用于脾胃虚弱，腹泻，腹痛。

（4）治疗小儿腹泻：炒苍术、焦山楂、车前子各 5 份，罂粟壳 2.5 份，共研细末，过筛备用。按年龄大小决定用量。

（5）治疗冻伤、烧伤：用罂粟壳、紫草各 25 克，黄蜡、冰片各 15 克，香油 500 克制成"紫罂冻灼膏"，涂于伤处。配制方法：将香油加热至 150℃ 时，加入罂粟壳、紫草，炸至药酥，将油过滤去渣，倒入黄蜡之中稍冷却则加入冰片搅拌，凝固后备用。

（6）治疗急性支气管炎、治疗咳喘（炙粟壳汤加减）：炙粟壳 30 克，炙麻黄 15 克，杏仁、陈皮各 9 克，牡蛎 12 克，炙冬花 15 克，胆南星、甘草各 3 克，水煎服。肾虚加熟地、山茱萸；食欲不振加鸡内金、扁豆，去牡蛎；风邪犯肺加荆芥、防风。

【效验方】

治疗癌症疼痛方：用杜冷丁不效者，用罂粟壳适量（根据疼痛程度逐渐加量），水煎服。

【用法用量】 水煎，3 ~ 10 克；或入丸、散。止咳嗽，蜜炙用；止泻痢，醋炙用。

【注意事项】 罂粟壳的毒性主要为所含的吗啡、可待因、罂粟碱等成分所致，不宜常用，常用易成瘾！孕妇、儿童及运动员禁用。

乌贼骨

本品为乌贼科动物无针乌贼或金乌贼的内壳。主产于辽宁、江苏等沿海地区。收集其骨状内壳，洗净，干燥。生用。

【性味归经】 味涩、咸，性温。归脾、胃、大肠经。

【功能主治】 收敛止血，固精止带，制酸止痛，收湿敛疮。主治吐血，呕血，崩漏，便血，衄血，创伤出血，肾虚遗精滑精，赤白带下，胃痛嘈杂，嗳气反酸，湿疹溃疡。

【歌诀】 乌贼骨咸，漏下赤白，癥瘕疝气，阴肿可得。

【经典应用】

（1）收敛止血，用于妇女崩漏，常与茜草、棕榈炭、五倍子、黄芪、山茱萸、白术、龙骨、牡蛎、白芍等同用，如"固冲汤"；用于肺胃出血，可单用研末，每服 6 克，温开水送下，日服 3 次；用于创伤出血，可单用研粉外用。

（2）固精止带，用于遗精早泄之症，可与其他益肾固精药配用；若治妇女赤白带下，可用本品 60 克，白芷 60 克，血余炭 15 克（白芷散），共为细末，每次 6 克，日服 2 次。

（3）制酸止痛，用于胃炎、溃疡病胃酸过多者，可与浙贝等量（乌贝散），共研细末，每服 3 克，日服 3 次，饭前服；若治溃疡穿孔，亦可与白及同用（乌及合剂）。

（4）生肌祛湿，用于疮面多脓，皮肤湿疹，下肢溃疡等症，单用为末外敷，或酌配石膏、血竭、枯矾、龙骨、白芷、红升、冰片（祛湿排脓散）。

此外，本品尚能退翳明目，眼科药多与冰片配合外点。

【文献辑录】

《神农本草经疏》：乌贼鱼骨……无毒。主女子漏下赤白，经汁血闭，阴蚀肿痛，寒热癥瘕，无子，惊气入腹，腹痛环脐，阴中寒肿。又止疮多脓汁不燥。……入足厥阴、少阴经。厥阴为藏血之脏，女人以血为主，虚则漏下赤白，或经止血闭，寒热癥瘕；少阴为藏血之脏，主隐曲之地，虚而有湿，则阴蚀肿痛，虚而寒客之则阴中寒肿；男子肾虚，则精竭无子，女子肝伤，则血枯无孕；咸温入肝肾，通血脉而去寒湿，则诸症除，精血足，令人有子也。其主惊气入腹，腹痛环脐也。入肝胆，舒营气，故亦主之。温而燥湿，故又主疮多脓汁也。

【近代应用】

（1）本品与延胡索、白矾配伍，散剂服，行气活血，制酸止痛，用于胃及十二指肠溃疡、慢性胃炎。

（2）乌贼骨与茯苓、鸡内金、使君子等配伍，水煎服或散剂服，健脾导滞，化积除疳，用于脾胃虚弱所致的疳积。

（3）治疗胃出血：乌贼骨 15 克，白及 18 克，共研细末，每服 5 克，日服 3 次。

（4）治疗吐血及鼻衄：乌贼骨研末，不计时，以清粥温饮 6 克。

（5）治疗支气管哮喘：乌贼骨 500 克（焙干研细粉），砂糖 1000 克，混匀。成人每服 15～24 克，日服 3 次，效佳。

【效验方】

治胃痛、胃酸方：乌贼骨粉 50 克，浙贝母粉 10 克，混匀，饭前白水送服 3 克，溃疡病加倍，5 天为 1 疗程。

【用法用量】水煎，5～10 克；研末，1.5～3 克。外用适量，研末撒，或调敷，或吹耳、鼻。

【注意事项】久服易致便秘，可适当配润肠药。阴虚多热者不宜多用。

麻黄根

本品为麻黄科植物草麻黄或中麻黄的根及根茎。主产于河北、山西、内蒙古等地。立秋后采收，剪去须根，干燥切段。生用。

【性味归经】味甘、涩，性平。归心、肺经。

【功能主治】止汗。主治自汗，盗汗。

【歌诀】麻根甘涩，固表止汗，实卫固腠，收敛汗腺。

【经典应用】

（1）固表止汗，治气虚自汗，常与黄芪、牡蛎同用，以益气固表止汗，如"牡蛎散"；治阴虚盗汗，常与熟地、当归、黄柏等同用，以滋阴降火止汗，如"当归六黄汤"；治产后虚汗不止，常与当归、黄芪等配伍，共奏益气养血止汗之功，如"麻黄根散"。

此外，本品配伍牡蛎，共研细末，扑于身上，也可治各种虚汗证。

【文献辑录】

《本草纲目》：麻黄发汗之气，驶不能御，而根节止汗，效如影响。

《滇南本草》：止汗，实表气，固虚，消肺气、梅核气。

【近代应用】

（1）本品与黄芪、党参、白术、煅牡蛎、五味子配伍，水煎服，益气，固表，敛汗，用于多汗证，对气虚型者尤佳。

（2）治脚气：麻黄根30%，牡蛎30%，乌洛托品15%，滑石粉25%，共研细粉，用适量撒在脚上即可。一般能保持10~15天脚不出汗。

【效验方】

止汗方：麻黄根、五味子等量，共研细粉，每服2克。自汗早晨服，盗汗晚上服。

【用法用量】水煎服，3~9克。外用适量。

【注意事项】有表邪者忌用。

小　结

本章药物主要具有固涩收敛作用，适用于滑脱不禁之证。

山茱萸、覆盆子、金樱子均能固精缩尿，其中山茱萸、覆盆子酸温又能补益肝肾，但山茱萸补益之力不及固涩；覆盆子补而兼固，适用于肾虚不能固摄之小便频数、遗尿、遗精、阳痿等证。

五味子、五倍子均能敛肺、止汗、涩精、止泻，前者偏于止咳止遗，后者偏于止汗止痢。但五味子为温补固涩之品，又能滋肾；五倍子收敛降火，兼治虚热，且可外用以治湿热疮癣溃烂不合。

乌梅主要作用为敛肺涩肠，可治久咳、久泻、久痢、便血之证，并能生津止渴以治虚热之消渴，尤为安蛔良药。肉豆蔻既能涩肠止泻，又可温中行气。

莲子、芡实均能健脾止泻，益肾固精，而莲子又能养心安神，芡实兼有祛湿之功。

罂粟壳功能敛肺止咳，涩肠止泻，并有止痛之效。

乌贼骨能止崩漏带下，为妇科良药，又能治胃酸。

麻黄根功能固表止汗，收敛汗腺。

第十六章　消导药

以消积导滞，促进消化为主要功效，用于治疗饮食积滞证的药物，称为消导药。

本类药物性味多甘平，主归脾胃二经，具有消积导滞，运脾开胃的作用。适用于饮食积滞引起的脘腹胀满，嗳腐吞酸，恶心呕吐，不思饮食，大便失常，以及脾胃虚弱之消化不良等证。

本类药物多属渐消缓散之品，适用于病情较缓，积滞不甚者。朱震亨云：凡积病不可用下药，徒损真气，病亦不去，当用消积药使之融化，则根除矣。可见食积之证，除病势急重，需酌情使用攻下之品外，病情轻缓者，不可轻投攻下之品，当以消导药治之。

由于引起食积的原因不同，且有轻重缓急之别，故使用本类药，应根据不同的病情作适当的选择，并进行相应的配伍。若宿食停滞，脾胃气滞者，需配伍理气宽中药，以行气导滞；若脾胃虚弱，运化无力者，则应配伍健脾养胃药，以标本兼顾，消补并用；若积滞化热者，则当配伍清热药，以泄热化积；若兼有寒象者，当配以温中散寒药，以散寒消食；若湿浊中阻者，当配以芳香化湿药，以化湿醒脾；若兼有表证者，当配伍解表药；若因肝郁气滞而致食积者，当配伍疏肝理气药；若有便秘或大便不爽者，宜配伍轻下之品。

消导药虽作用缓和，但部分药物也有耗气之弊，不宜过用久服，对于气虚食积者当调养脾胃为主，以免耗伤正气。对于病情急重者，消导药缓不济急，应用其他药物或方法予以治疗。

莱菔子

本品为十字花科一年生或两年生草本植物萝卜的干燥成熟种子。中国各地均产。夏季果实成熟时采割植株，晒干，搓出种子，除去杂质，再晒干。生用或炒用，用时捣碎。

【性味归经】味辛、甘，性平。入脾、胃经。

【功能主治】消食导滞，降气化痰。主治食积气滞，脘腹胀满，腹泻，下痢后重，咳嗽多痰，气逆喘满。

【歌诀】莱菔子辛，喘咳下气，倒壁冲墙，胀满消祛。

【经典应用】

（1）消食除胀，主治食积气滞，脘腹胀满，呕吐，腹泻等证，常与山楂、神曲、陈皮、半夏等同用，如"保和丸"。

（2）下气化痰，多用于痰涎壅盛，气喘咳嗽的实证。单用有效，亦可配白芥子、苏子同用，如"三子养亲汤"。

【文献辑录】

《本草纲目》：莱菔子之功，长于利气。生能升，熟能降，升则吐风痰，散风寒，发疮疹；降则定痰喘咳嗽，调下痢后重，止内痛，皆是利气之效。

《医学衷中参西录》：莱菔子生用味微辛，性平，炒用气香性温。其力能升能降，生用则升多于降，炒用则降多于升。取其升气化痰宜用生者，取其降气消食宜用炒者。究之，无论或生或炒，皆能顺气开郁，消胀除满，此乃化气之品，非破气之品。而医者多谓其能破气，不宜多服、久服，殊非确当之论。盖凡理气之药，单服久服未有不伤气者，而莱菔子炒熟为末，每饭后移时服钱许，借以消食顺气，转不伤气，因其能多进饮食，气分自得其养也。若用以除满开郁，而以参、芪、术诸药佐之，虽多服久服，亦何至伤气分乎？

【近代应用】

（1）将炒莱菔子散剂服，治疗高血压病，有效。

（2）用炒莱菔子研末，每次 20～30 克，加醋调敷神阙穴，治疗小儿疳积，有效。

（3）治疗膝关节创伤性滑膜炎，莱菔子 50 克，捣碎后加醋 25 毫升调糊摊纱布上外敷患处，隔日换药 1 次，有效。

【效验方】

治疗老年人咳嗽痰多方：炒莱菔子、炒苏子各 10 克，炒白芥子 3 克，共研细粉，每服 3 克，日服 3 次。

【用法用量】水煎，5～10 克；或入丸、散剂。生用长于祛痰；炒用长于消食除胀。

【注意事项】辛散耗气，气虚及无食积、痰滞者慎用；脾虚而无食积者不宜服用；不宜与人参同用，以免降低人参补气之力。

山　楂

本品为蔷薇科落叶灌木或小乔木山里红或山楂的果实。主产于山东、河南、河北等地，以山东产量最大，质佳。秋季果实成熟时采收，切片，干燥。生用或炒用。

【性味归经】味酸、甘，性微温。入肝、脾、胃经。

【功能主治】消食健胃，行气散瘀。主治饮食积滞，脘腹胀痛，泄泻痢疾，血瘀痛经、经闭，产后腹痛，恶露不尽，疝气或睾丸肿痛，高脂血症。

【歌诀】山楂酸甘，磨消肉食，疗疝催疮，消胀健胃。

【经典应用】

（1）消食化积，用以治疗肉食积滞，脘腹胀满，呕恶腹泻等证。单用有效，亦可配木香、枳壳，行气消滞，既能治食滞，又能消除腹胀腹痛。

（2）活血化瘀，适用于血分瘀滞引起的多种疼痛。如产后瘀滞腹痛，恶露不下者，内服能收缩子宫，使宫腔内血块易于排出，促进产后子宫复原而奏止痛止血之效，可单用煎水加糖服，配当归、川芎、益母草等，则功效更著；配蒲黄、茜草，可治瘀滞出血；配橘核、小茴香，能消胀散结，治疝气胀痛。

【文献辑录】

《本草纲目》：凡脾弱食物不克化，胸腹胀、闷、痛者，于每食后嚼二三枚，绝佳。但不可多用，恐反克伐也。按《物类相感志》言，煮老鸡，入山楂数颗即易烂，则其消肉积之功，益可推矣。

《医学衷中参西录》：山楂，味至酸微甘，性平，皮赤肉红黄，故善入血分为化瘀血之要药。能除疹癖癥瘕，女子月闭，产后瘀血作痛，为其味酸而微甘，能补助胃中酸汁，故能消化饮食积聚，以治肉积最效。其化瘀之力更能蠲除肠中瘀滞，下痢脓血，且兼入气分以开气郁痰结，疗心腹疼痛。若以甘药佐之，化瘀血而不伤新血，开郁气而不伤正气，其性尤和平也。

【近代应用】

（1）单用山楂果经常食用，每日2~3枚，治疗高脂血症，症见胸闷肢麻，体胖乏力，纳呆脘痞，神疲倦怠属痰浊瘀阻者。

（2）山楂与丹参、三七、葛根配伍，散剂服，用以治疗冠心病心绞痛，高血脂，高血压，心律失常，症见胸闷，心悸，头晕，头痛，颈项疼痛属气滞血瘀者。

（3）山楂与山药、神曲、麦芽、鸡内金配伍，散剂服，用以治疗小儿厌食，症见停食，停乳，呕吐泄泻，消化不良属脾虚食滞者。

（4）治疗绦虫病：用鲜山楂1000克，下午3点开始零食，至晚10点吃完，不吃晚饭。次晨用槟榔60克，水煎1次服完，卧床休息。有大便感觉时，尽量坚持一段时间，即可排出完整的绦虫。

（5）用于降低血清胆固醇：山楂30克，毛冬青60克，水煎2次分服。

【效验方】

治疗脂肪肝方：炒山楂3克，荷叶6克，沙参3克，陈皮2克。代茶饮。

【用法用量】 水煎，9～15克，大剂量可用至30克；或入丸、散剂。生山楂可用于消食散瘀；焦山楂多用于止泻止痢。

【注意事项】 脾胃虚弱而无积滞者或胃酸分泌过多者及孕妇忌服。

神　曲（附：建曲）

本品为面粉和其他药物混合后经发酵而成的加工品，又叫六神曲、六曲。中国各地均产。其制法是以面粉或麸皮与苦杏仁泥、赤小豆粉，以及鲜青蒿、鲜苍耳、鲜辣蓼自然汁混合搅匀，使干湿适宜，放入筐内，覆以麻叶或楮叶，保温发酵1周，长出白霉衣时取出，切成小块，晒干即成。生用或炒用。

【性味归经】 味甘、辛，性温。归脾、胃经。

【功能主治】 消食化积，健脾和胃。主治饮食停滞，消化不良，脘腹胀满，食欲不振，呕吐泻痢。

【歌诀】 神曲味甘，开胃进食，破积逐痰，调中下气。

【经典应用】

（1）消食健胃，用以治疗胃积不化，脘闷纳呆，食少泄泻之症，本品可配山楂、莱菔子等，如"保和丸"；脾胃虚弱者，可配伍党参、白术等健脾补气药，如"健脾丸"；治积滞日久，脘腹攻痛胀满，当配木香、厚朴、三棱等行气消积之品，如"木香神曲丸"。

此外，方剂中有金石药品，难以消化吸收者，可佐用一些神曲，既能助运化吸收，又能保护消化功能。例如古方"磁朱丸"即是将磁石、朱砂为细末，用神曲糊为丸。

【文献辑录】

《本草经疏》：脾阴虚，胃火盛者不宜用；能落胎，孕妇宜少食。

《本草求真》：神曲辛甘气温，其物本于白面、杏仁、赤小豆、青蒿、苍耳、红蓼六味，做饼蒸熟而成，其性六味为一，故能散气调中，温胃化痰，逐水消滞。小儿补脾，医多用此以为调治，盖取辛不甚散，甘不甚壅，温不见燥也。然必合以补脾等药并使则佳。

【近代应用】

本品善治饮食停滞，消化不良，脘腹胀满，食欲不振，呕吐泄泻。

【效验方】

小儿消食散：神曲、炒麦芽各 20 克，山楂肉、炒鸡内金各 15 克，共研细粉，每服 3 克，日服 3 次。

【用法用量】 水煎，10 ~ 15 克；或入丸、散。消食宜炒焦用。

【注意事项】 脾阴不足，胃火盛及孕妇慎用。

【附药】

建曲　又名泉州神曲。为麦粉、麸皮、紫苏、荆芥、防风、厚朴、青皮、白术、木香、枳实等数十种药物经发酵而成的制品，主产于福建泉州。味苦性微温。消食化积功效与神曲相似，兼能理气化湿，发散风寒，常用于食积不化或兼风寒表证者。用法用量与神曲相同。

麦　芽

本品为禾本科一年生草本植物大麦的成熟果实，经发芽后干燥的炮制加工品。中国各地均有生产。将麦粒用水浸泡后，保持适宜温度和湿度，待幼芽长至 0.5 厘米时，晒干或低温干燥。生用，炒黄或炒焦用。

【性味归经】 味甘、性平。入脾、胃经。

【功能主治】 消食化积，回乳。主治食积，腹满泄泻，恶心呕吐，食欲不振，乳汁郁积，乳房胀痛。

【歌诀】 麦芽甘温，能消宿食，心腹膨胀，行血散滞。

【经典应用】

（1）消食健胃，用以治疗饮食积滞不消，食少纳呆脘胀；或脾胃虚弱，消化力差，纳谷不香等证。前者常配山楂、神曲，消食健胃，治食积停滞，脘腹胀满；后者可配党参、山药、茯苓等补脾益气药，治疗脾虚不运，食欲不振等。

（2）回乳消肿，常用于妇科断奶，或乳汁淤积引起的乳房胀痛等症。用生麦芽 60 ~ 120 克，水煎服，有回乳消胀之功效。

此外，本品兼有疏肝行气作用，可用以治疗肝郁气滞，肝胃不和之胁痛，脘腹胀痛等症。但其疏肝之力弱,仅作辅助药应用。

【文献辑录】

《本草纲目》:麦蘖、谷芽、粟蘖,皆能消导米面诸果食积。观造饧者用之,可以类推。但有积者能消化,无积而久服,则消人元气也,不可不知。若久服者,须同白术诸药兼用,则无害。

《医学衷中参西录》:大麦芽,能入脾胃,消化一切饮食积聚,为补助脾胃之辅助品,若与参、术、芪并用,能运化其补力,不至胀满,为其性善消化,兼能通利二便,虽为脾胃之药,而实善疏肝气。夫肝主疏泄,为肾行气,为其力能疏肝,善助肝木疏泄以行肾气,故又善于催生。至妇人乳汁为血所化,因其善于消化,微兼破血之性,故又善回乳。

【近代应用】

(1)本品与山楂、神曲、大黄、鸡内金配伍,散剂服,用以治疗小儿胃肠功能紊乱,症见厌食,烦躁,恶心呕吐,口渴,脘腹胀满,大便干燥属宿食久停,郁滞化热者。

【效验方】

回乳方:炒麦芽100克,熟地、当归、白芍、川芎各20克,甘草10克。水煎,日1剂,分3次服。

【用法用量】水煎,10~15克,大剂量可用30~120克。健脾消食、疏肝和胃宜生用;回乳炒用、生用均可;止泻多炒用。

【注意事项】哺乳期妇女禁服,孕妇、无积滞者慎服。《食疗本草》:久食消肾,不可多食。

鸡内金

本品为雉科动物家鸡的干燥砂囊内壁。杀鸡后,取出鸡肫,立即剥下内壁,洗净,干燥。生用、炒用或醋制入药。

【性味归经】味甘,性平。入脾、胃经。

【功能主治】健脾胃,消食积,化石。主治食积,泄泻,小儿疳积,胆石症,石淋,砂淋,癥瘕经闭,喉痹乳蛾,牙疳口疮。

【歌诀】鸡内金寒,尿遗精泄,禁痢漏崩,更除烦热。

【经典应用】

(1)消食积,主要用以治疗多种饮食积滞,消化不良,小儿疳积发热等证,本品可单用,如《千金方》载,单用以治消化不良的反胃吐酸;或配入复方，如用以治疗小儿脾虚疳积，多与补脾益气的茯苓、山药、白术等同用；用以治疗脾胃虚寒，饮食不消，食欲不振者，可与白术、干姜配用。

（2）止遗尿，常用以治疗小儿遗尿，常配桑螵蛸、黄芪、牡蛎等药，以增强疗效。治遗精可配芡实、莲子肉、菟丝子。

（3）化结石。本品有化坚消石的作用，可用以治疗泌尿系结石，多与车前子、海金沙、川牛膝等同用；治胆结石，多与金钱草、郁金、硝石等配伍应用。

【文献辑录】

《本草纲目》：治小儿食疟，疗大人淋漓、反胃，消酒积，主喉痹、乳蛾，一切口疮，牙疳诸疮。

《医学衷中参西录》：鸡内金，其味酸而性微温，中有瓷、石、铁皆能消化，其善化瘀积可知。《内经》谓：诸湿肿满，皆属于脾。盖脾中多回血管，原为通彻玲珑之体，是以居中焦以升降气化。若有瘀积，气化不能升降，是以易致胀满。用鸡内金为脏器疗法，若再与白术等分同用，为消化瘀积之要药，更为健补脾胃之妙品，脾胃健壮，益能运化药力以消积也。不但能消脾胃之积，无论脏腑何处有积，鸡内金皆能消之，是以男子疝癖，女子癥瘕，久久服之皆能治愈。又凡虚劳之证，其经络多淤滞，加鸡内金于滋补药中，以化其经络之淤滞而病始可愈。至以治室女月信一次未见者，尤为要药，盖以通经，又能助健补脾胃之药，多进饮食以生血也。盖鸡内金善化瘀血，即能催月信速于下行也。然月信通者服之，或至过通；而月信之不通者服之，即不难下通。

【近代应用】

（1）本品与山楂、神曲、麦芽、白糖配伍，散剂服，治疗胃炎，胃肠功能紊乱，症见脘腹胀满，食后疼痛属饮食积滞者。

（2）鸡内金与海螵蛸、木香配伍，散剂服，用以治疗胃及十二指肠球部溃疡，慢性胃炎所致的脘部疼痛，饭后尤甚，泛吐酸水，食欲不佳，心烦易怒等症。

（3）炙鸡内金、枯矾各等分，散剂服，以淡盐糖水送服，治疗婴幼儿腹泻，效果满意。

（4）用鸡内金50克，青皮、陈皮各20克，研细末，每次服10克，日3次，治疗胃石症，效果显著。

（5）治疗泌尿系结石：琥珀、生鸡内金、滑石以1:4:6比例共研细末。

每次服 6 克，早晚各 1 次，同时用金钱草适量代茶送服。

（6）治疗胆结石：鸡内金、鱼脑石、广郁金、生大黄按 6：15：2：1 加工成粉末，散剂服。每日 3 次，每次 6～8 克，饭后服。1 个月为 1 疗程。

【效验方】

治疗口腔内一切炎症与溃疡方：鸡内金炒黑，研细粉，用细管吹患处。

【用法用量】 水煎，3～10 克；研末，1.5～3 克，效果优于煎汤。或入丸、散。

【注意事项】 无积滞者慎服。

小 结

本章药物具有消食导滞健胃的作用，主治食积不化，脘腹胀痛泻痢，或脾胃虚弱，食欲不振等证。炒焦用能增强消导之功。

莱菔子消食除胀，降气化痰，可治食积不化，脘腹胀闷，腹痛泄泻和咳嗽痰喘。

山楂长于消肉积，炒炭能止泻痢，兼可破气散结，活血化瘀治痛经，产后瘀滞腹痛，恶露不下等证，并能降血压、降血脂。神曲偏于消谷积，其消导之力较强。麦芽偏于消面积，兼能疏肝开胃，生用又可回乳。鸡内金为健胃消食之良药，并为治疗结石之有效药。

第十七章　驱虫药

以驱除或杀灭人体寄生虫为主要功效，用于治疗虫证的药物，称为驱虫药。

本类药物多具毒性，主要入脾、胃、大肠经。对人体内的寄生虫，特别是肠道寄生虫，有杀灭或麻痹作用，能促使其排出体外。主要用于治疗肠道寄生虫病，如蛔虫病、蛲虫病、绦虫病、钩虫病、姜片虫病等。

肠道寄生虫病多由湿热内蕴或饮食不洁，食入或感染寄生虫卵所致。虫居肠道，壅滞气机，久则伤及气血，损伤脾胃。因此，患者症见绕脐腹痛，时发时止，不思饮食或多食善饥，嗜食异物，迁延日久则可见面色萎黄，形体消瘦，腹大胀满，青筋暴露，浮肿等症状。部分病人症状较轻，只在查验大便时才被发现。此外，消化道内不同的寄生虫往往具有其特殊的症状表现，如：唇内有红白点为蛔虫病见症，肛门瘙痒为蛲虫病特点，便下虫体节片为绦虫病特征，嗜食异物、面黄虚肿则多为钩虫所致。凡此，均当服用驱虫药物，以求根治。

某些驱虫药对机体其他部位的寄生虫，如血吸虫、阴道滴虫等亦有驱杀作用。此外，部分驱虫药既可驱虫，又能健脾和胃，消积化滞，可用于治疗小儿疳积。

应用驱虫药时，应根据寄生虫的种类、患者体质强弱、证情缓急，选用适宜的药物，并根据患者的不同兼证进行适当的配伍。如大便秘结者，当配伍泻下药；兼有积滞者，可与消积导滞药同用；应用无泻下作用的驱虫药，常配伍泻下药以促进虫体排出；脾胃虚弱者，配伍健脾和胃之品；体质虚弱者，须先补后攻或攻补兼施。

驱虫药一般应在空腹时服用，使药物充分作用于虫体而保证疗效。驱虫药对人体正气多有损伤，且多有毒，故要注意用量、用法，以免中毒或损伤正气；素体虚弱、年老体衰者及孕妇更当慎用。对发热或腹痛剧烈者，暂时不宜驱虫，待症状缓解后，再行施用驱虫药物。

使君子

本品为使君子科落叶攀缘状灌木使君子的干燥成熟果实。主产于四川、广东、广西等地。秋季果皮变紫色时采收，晒干。用时捣碎，或去壳，取种仁生用或炒香用。

【性味归经】味甘，性温。入脾、胃经。

【功能主治】杀虫，消积，健脾。主治虫积腹痛，小儿疳积，乳食停滞，泻痢。

【歌诀】使君甘温，消疳消浊，泻痢诸虫，总能除却。

【经典应用】

（1）杀虫，主要用以治疗蛔虫及蛲虫证，单用使君子仁炒香嚼服有效。如蛔虫较多，病情较重者，可与苦楝皮、槟榔等驱虫药同用。

（2）消积，适用于小儿疳积，面黄肌瘦，腹大青筋，低烧腹痛者，须配党参、白术、当归等益气补血药，攻补兼施。

【文献辑录】

《开宝本草》：主小儿五疳，小便白浊，疗泻痢。

《本草纲目》：健脾胃，除虚热。治小儿百病疮癣。此物味甘性温，既能杀虫，又益脾胃，所以能敛虚热而止泻痢，为小儿诸病要药。忌饮热茶，犯之即泻。

【近代应用】

（1）使君子与神曲、麦芽、木香配伍，散剂服，用于治疗小儿消化不良，虫积腹痛，面黄肌瘦，食少腹胀泄泻。

（2）使君子15克，炒黄研细，制成散剂，空服顿服，治疗蛔虫病，有效。

（3）使君子、百部各30克，米醋25毫升，水煎灌肠，治疗蛲虫病。

【效验方】

治疗小儿蛔虫方：使君子6克，槟榔6克，水煎，分3次饭前服。

【用法用量】水煎，6~15克，捣碎入煎；取仁炒香嚼服，6~9克。小儿每岁1~1.5粒，1日总量不超过20粒。空腹服用，每日1次，连服3天。

【注意事项】大量服用或与热茶同服，可引起呃逆、眩晕、呕吐、腹泻等反应。

槟　榔

本品为棕榈科常绿乔木槟榔的干燥成熟种子。主产于海南、福建、云南等地。春末至秋初采收成熟果实，用水煮后，干燥，除去果皮，取出种子，晒干。浸透切片或捣碎用。

【性味归经】味辛、苦，性温。归胃、大肠经。

【功能主治】驱虫消积，下气行水，截疟。主治虫积，食滞，脘腹胀痛，泻痢后重，脚气，水肿，疟疾。

【歌诀】槟榔辛温，破气杀虫，祛痰逐水，专除后重。

【经典应用】

（1）杀虫消积，本品能驱杀肠内多种寄生虫，并有轻泻作用，有助于虫体排出。本品配南瓜子，能驱杀绦虫，可治绦虫病；配使君子、苦楝皮，可治蛔虫、蛲虫证；配木香，能行气消积导滞，可治食积气滞，泻痢后重等。

（2）行气利水，适用于水肿实证及脚气肿痛。配商陆、泽泻、木通，可治水肿属实证者；配吴茱萸、木瓜、紫苏，能治脚气肿痛。

（3）行气导滞，治食积气滞，腹胀便秘及泻痢里急后重等证，常与木香、青皮、香附等行气药配伍，如木香槟榔丸；治湿热泻痢里急后重，可与白芍、木香、黄连、大黄等同用，以清热燥湿、行气，如"芍药汤"。

此外，本品与常山配伍治疟疾，能减轻常山引起的恶心呕吐副作用。

【文献辑录】

《药性论》：宣利五脏六腑壅滞，破坚满气，下水肿。治心痛，风血积聚。

《唐本草》：主腹胀，生捣末服，利水谷。敷疮，生肌肉止痛。烧为灰，主口吻白疮。

《本草纲目》：治泻痢后重，心腹诸痛，大小便气秘，痰气喘急。疗诸疟，御瘴疠。

【近代应用】

（1）槟榔 30~120 克，带皮南瓜子 50~150 克，煎煮取汁，清晨空腹服，30~60 分钟后冲服硫酸镁粉 5~30 克，治疗绦虫病，有良效。

（2）治疗幽门螺旋杆菌感染、十二指肠球部溃疡：新鲜干槟榔果 8 克，水 150 毫升浸 1 小时，文火煎至 50~70 毫升，上午空腹服 1 次，2 周为 1 疗程，有效。

【效验方】

治疗腿脚肿方：槟榔、苏叶各 10 克，吴茱萸、陈皮、桔梗各 5 克，木瓜、生姜各 6 克，水煎，分 2 次冷服。

【用法用量】水煎，6~15 克。驱绦虫、姜片虫，可用 30~60 克。焦槟榔消食导滞，用于治疗食积不消，泻痢后重。

【注意事项】气虚下陷，脾胃虚寒泄泻者慎用。

小　结

本章药物的主要作用是驱除或杀灭体内寄生虫，但临床应用，各有所长。使君子为驱蛔虫、蛲虫之要药，且有益脾胃消积之功。槟榔驱绦虫有良效。

第十八章　催吐药

以促使呕吐为主要功效，用于治疗毒物、宿食、痰凝等停滞于胃脘或胸膈以上所致病证为主的药物，称为催吐药。

本类药物味多酸苦辛，归胃经，长于升散涌泄，具有涌吐毒物、痰凝、宿食积滞之功，能使病邪从口涌泄而去。可用于误食毒物，停留胃中，未被吸收；或食积不化，堵塞胃脘，胀满疼痛；或痰涎壅盛，咽喉堵塞，呼吸急促；或痰浊上涌，清窍闭塞，癫痫发狂等证。通过催吐药的应用，可以因势利导，迅速祛除病邪，达到治愈疾病的目的。

本类药物药力峻猛，刺激性强，且多具毒性，故为确保临床用药的安全，宜从小量开始，逐渐增加剂量，中病即止，谨防过量中毒或涌吐太过，导致不良反应。服药后宜多饮温开水或辅以探吐之法，以助药力。若服药后呕吐不止，应立即停药，采取措施积极解救。

服用催吐药引起的剧烈呕吐，极易败胃伤中，故吐后应适当休息，不宜立即进食。待胃肠功能恢复，方可食入少量流质或半流质易消化的食物，以养胃气。

催吐药作用剧烈，仅适用于体壮邪实者。凡年老体弱、小儿、妇女胎前产后，以及素患失血、咳嗽虚喘、心悸、头晕者，切当忌用。

瓜　蒂

本品为葫芦科植物甜瓜的果柄。中国各地均产。取尚未成熟的果实切取果蒂，阴干入药。生用。

【性味归经】 味苦，性寒，有小毒。归胃经。

【功能主治】 涌吐热痰，宿食，黄疸。主治痰热郁积胸中之癫痫惊狂，或宿食、毒物停积胃脘而致之胸脘痞硬等症，湿热黄疸。

【歌诀】 瓜蒂苦寒，善能吐痰，消身肿胀，并治黄疸。

【经典应用】

（1）涌吐痰食，用于癫痫，喉痹（急性咽炎），喉风（喉白喉），热痰壅盛，咽喉闭塞，可与郁金等分为末，每次 3 克温开水调服；若治胃中宿食，胸痞胀满，可与赤小豆等分为末（瓜蒂散），每次 3 克，豆豉煎汤调服，得吐即止。

（2）祛湿退黄，用于湿热黄疸，如急性传染性黄疸型肝炎，可单用瓜蒂研末（一物瓜蒂散），少许吹鼻内，待鼻中流出黄水即停止吹入，日 2～3 次。

【文献辑录】

《本草再新》：泄心火，健脾土，利湿消水，止头疼衄血。

《本草纲目》：瓜蒂，乃阳明经除湿热之药，故能引去胸脘痰涎，头目湿气，皮肤水气，黄疸湿热诸证。凡胃弱人及病后、产后，用吐药皆宜加慎，何独瓜蒂为然。……吐风热痰涎，治风眩头疼，癫痫喉痹，头目有湿气。

【近代应用】

治疗急性黄疸型传染性肝炎：生瓜蒂 50 克，元胡、公丁香各 350 克，共研细粉，制成蜜丸，制丸 200 粒，每次半粒，日服 2 次，小儿酌减。

【效验方】

瓜蒂 3 克，黄连粉 0.9 克，冰片 0.3 克组成鼻炎散，治疗鼻炎有一定疗效。

【用法用量】煎服，2.5～5 克；入丸散剂，0.3～1 克。外用少量，研末吹鼻，待鼻中流出黄水即停药。

【注意事项】体虚，吐血，咯血，胃弱，孕妇及上焦无实邪者忌服。

胆 矾

本品为天然的硫酸盐类矿物胆矾或人工制成的含水硫酸铜。主产于云南。采挖后，研末生用或煅用。

【性味归经】味酸、涩、辛，性寒，有毒。归胃经。

【功能主治】涌吐，解毒，祛腐。主治中风，癫痫，喉痹，喉风，痰涎壅塞，牙疳，口疮，烂弦风眼，痔疮，肿毒。

【歌诀】胆矾酸寒，涌吐风痰，癫痫喉痹，烂眼牙疳。

【经典应用】

（1）吐痰开闭，用于喉痹、喉风及癫痫等证，单用为末，温醋汤调服，即可催吐；亦可用于食物中毒或误吞其他有害物质，应予吐出者。

（2）燥湿收敛，外用以治风眼赤烂、牙疳（棱形螺旋体齿龈炎）等证。治风眼赤烂，煅研泡汤洗目；治牙疳，可用胆矾 1.5 克，儿茶 3 克，胡黄连 3

克，研末外敷（胆矾散）；亦可用以治疗鼻息肉及口疮等证。

【文献辑录】

《本草纲目》：石胆，其性收敛上行，能涌风热痰涎，发散风木相火，又能杀虫，故治咽喉口齿疮毒有奇功也。

《玉楸药解》：治脚疽、痔瘘、杨梅、金疮、白癜，一切肿痛，带下，崩中，上气，眼疼弦烂，疯狗咬伤，百虫入耳，腋下狐臭。

【近代应用】

（1）临床常外用治霉菌性阴道炎、宫颈炎，拔牙后出血等。

（2）治疗疮痈初起：胆矾、藤黄、朱砂等分研细，醋调涂，每天 7～8 次。

（3）治疗皮肤肿瘤：胆矾、磁石、丹砂、白矾、雄黄各 30 克，用升华法煅烧 72 小时，外用以治疗各种皮肤肿瘤。

【效验方】

治疗痔疮肿痛方：胆矾煅研细粉，蜂蜜调涂患处。

【用法用量】 温汤化服，0.1～0.3 克。外用适量，研末撒或调敷，或以水溶化后外洗。

【注意事项】 本品无论内服或外用都应控制剂量，体虚者忌服，严防中毒。

小　结

本章催吐药有引起和促使呕吐的作用，多用于急症实证。

瓜蒂性寒极苦，善引吐，为催吐专药。胆矾涌吐风热痰涎，性颇猛烈，可治喉痹、喉风及癫痫等证。

第十九章　外用药

外用药以攻毒疗疮，杀虫止痒为主要作用，治疗疮疡、湿疹、疥癣等为主的疾病。

本类药物以外用为主，具有攻毒杀虫止痒等功效。适用于疥癣、湿疹、疮疡肿毒、虫蛇咬伤、癌肿等。有些药物内服兼有温肾壮阳，止泻止痢，祛风止痛等作用，可用于肾阳不足所致的阳痿，虚寒哮喘，虚冷便秘，久泻久痢，风湿痹痛等病证。外用方法有研末外敷，用香油和茶水等液体调敷，或制成软膏涂抹，或热敷，或制成药捻、栓剂塞于患处，或煎汤熏洗患处等。个别有毒药物需要内服时，宜作丸、散剂使用，以利于药物缓慢溶解吸收。

本类药物多具有不同程度的毒性，无论外用或内服，均应严格控制剂量并掌握用法，不宜过量或持续使用，以防发生毒性反应。制剂时，应严格遵守炮制及制剂法度，以降低毒性，确保用药安全。

铅　丹

本品又名广丹、黄丹、彰丹，为铅的氧化物（主要含 Pb_3O_4）加工制成品。主产于广东、河南、重庆等地。生用或炒用。

【性味归经】味辛，性微寒，有毒。归心、肝经。

【功能主治】解毒祛腐，收湿敛疮，坠痰镇惊。主治痈疽疮疡，外痔，湿疹，烧烫伤。

【歌诀】铅丹微寒，解毒生肌，疮疡溃烂，外敷颇宜。

【经典应用】

（1）拔毒生肌，主要与植物油化合为制外贴膏药的基础剂，如"拔毒膏"。

（2）坠痰镇惊，用于惊痫，心悸，胸闷，失眠等证，可与龙骨、牡蛎、柴胡、黄芩、茯苓、桂枝、半夏、党参、大黄、生姜、大枣等同用，如"柴胡加龙骨牡蛎汤"。

【文献辑录】

《神农本草经疏》：主吐逆胃反，惊痫癫疾，除热下气，止小便利，除毒热脐挛，金疮溢血。

《药性论》：治惊悸狂走，呕逆，消渴。煎膏用，止痛生肌。

《日华子本草》：镇心安神，疗反胃，止吐血及嗽，敷金疮，长肉，及汤火疮，染须发，可熬膏。

《本草衍义》：治疟及久积。

【近代应用】

（1）治疗肩关节周围炎：用铅丹 20 克，松香粉 50 克，和匀后摊在油纸或塑料布上，白酒喷湿，敷患处，一般 4 次即可治愈。

（2）治疗慢性溃疡：用黄丹、制炉甘石、熟石膏各等分，共研细粉，加凡士林，调成糊状，清洗伤口后，涂药膏于纱布上，敷贴患处，胶布固定，3 天换药 1 次。有效。

（3）治疗下肢慢性溃疡：用铅丹 100 克，制炉甘石 200 克，血竭 30 克，共研细粉，高压消毒，外撒于患处，用敷料覆盖，配合三妙丸加赤小豆、牛膝、制乳香，煎服。

（4）治疗急性湿疹：用黄丹、黄柏各 30 克，共研细粉，香油调敷。效果显著。

（5）治疗足癣：用黄丹、五倍子（煅）各等分，共研细粉，装瓶备用。用时洗净患处，外撒药粉，一般 2~3 天治愈。

【效验方】

治疗癫痫、惊悸、失眠方：铅丹 0.6 克，桂枝、甘草、人参各 3 克，龙骨、白芍药、黄芩、半夏各 5 克，牡蛎 20 克，茯苓 10 克，柴胡 4 克，水煎，分 3 次服。

【用法用量】 外用适量，研末撒布或熬膏贴敷。内服每次 0.3~0.6 克，入丸、散服。

【注意事项】 本品有毒，用之不当可引起铅的蓄积中毒，外敷不宜大面积、长时间使用，以防引起中毒。一般不作内服。孕妇禁用。

轻　粉

本品又名汞粉、水银粉、腻粉，为水银、白矾（或胆矾）、食盐等用升华法制成的氯化亚汞结晶性粉末。主产于湖北、湖南、山西等地。避光保存，研细末用。

【**性味归经**】味辛，性寒。有毒。归肝、肾经。

【**功能主治**】外用攻毒，祛腐，杀虫，止痒；内服祛痰，逐水，通便。外用主治疮疡溃烂，梅毒，疳疮，疥癣痒疹，酒皶鼻，痤疮；内服用于急慢惊风，痰壅喘逆，水肿胀满，二便不利。

【**歌诀**】轻粉性燥，外科要药，杨梅诸疮，杀虫可靠。

【**经典应用**】

(1) 攻毒杀虫，用以治疗疥癣、梅毒等症。治疥癣常与大枫子、硫黄等配伍；治黄水疮多配入其他清热解毒和收湿止痒药，如"蛤粉散"系由本品同蛤粉、石膏、黄柏等配制而成。若用于梅毒恶疮，可同青黛、炉甘石等合用。

(2) 缓泻利尿，用以治疗水肿臌胀，二便不利，常与大戟、芫花、牵牛子等峻下逐水药配伍，如"三花丸"。

【**文献辑录**】

《本草纲目》：水银乃至阴毒物，因火煅丹砂而出，加以盐、矾炼而为轻粉，加以硫黄升而为银珠，轻飞灵变，化纯阴为燥烈，其性走而不守，善劫痰涎，消积滞，故水肿风痰湿热毒疮被劫，涎从齿龈而出，邪郁为之暂开，而疾因之而愈。若服之过剂，或不得法，则毒气被蒸，窜入经络筋骨，莫之能出，痰涎既祛，血液耗亡，筋失所养，营卫不从，变为筋挛骨痛，发为痈肿疳漏，或手足皲裂，虫癣顽痹，经年累月，遂成废痼，其害无穷。

《医学衷中参西录》：轻粉……可谓骄将悍卒矣，用之以攻邪或有伤正之虞，而竟能信其有益无损者，因所以驾驭之者周且善也。人之畏轻粉……以其为金石之药，与脾胃不益，且畏其燥烈之性，是伤骨损髓也。故方中用枣肉为丸，以保肠胃，又多用核桃肉为佐，以补骨髓，更用露蜂房以引毒外出，不使服药之后药随毒气内陷。

【**近代应用**】

(1) 治疗狐臭：用轻粉、滑石粉等量制成狐臭散，局部外用以治疗狐臭，效果良好。

(2) 治疗阴茎癌：用红粉9克，轻粉6克，水银3克，红枣适量，共研末为丸，如绿豆大，每日10丸，不可超过2次。又可用以治疗早期宫颈癌、瘘管、慢性泪囊炎等。

(3) 治疗顽固性湿疹：轻粉、冰片、雄黄、地肤子、苍术各5克，密陀僧 15 克，硫黄、蛇床子、黄柏各 10 克，研末，用酒或醋调和涂患处，每天 2~3 次，疗效满意。

（4）治疗黄水疮：用穿粉散（穿山甲、轻粉、铅粉、黄丹各 10 克，研细末）香油调搽。此方也可治外耳道湿疹。

【用法用量】外用适量，研末调涂，或干搽，或制膏外贴。内服每次 0.1~0.2 克，1 日 1~2 次，多入丸、散或装胶囊内服，服后漱口。

【注意事项】本品为汞制剂，不可过量，以防中毒。内服宜慎，且服后应漱口，以免口腔糜烂，牙齿受损。体虚及孕妇禁用。汞是一种原浆毒，可损害肾、肝等器官及组织，也可引起中枢神经和植物神经功能紊乱，并可抑制多种酶的活性。外用也可致接触性皮炎。

硼　砂

本品为天然硼酸盐类硼砂族矿物硼砂，经提炼精制而成的结晶体。主产于青海、西藏、陕西等地。一般 8~11 月间采挖。生用或煅用。

【性味归经】味甘、咸，性凉。归肺、胃经。

【功能主治】清热解毒，疗疮。主治咽喉肿痛，口舌生疮，目赤翳障；内服可清肺化痰，治疗痰热咳嗽，但临床较少应用。

【歌诀】硼砂味辛，疗喉肿痛，膈上热痰，噙化立中。

【经典应用】

（1）清热消痰，可治痰火壅滞，咳痰不利及久嗽声嘶喉肿等证。

（2）解毒防腐，适用于肺胃火盛，口舌生疮，咽喉肿烂及目赤肿痛，目生翳膜等。

【文献辑录】

《本草纲目》：硼砂……色白而质轻，故能祛胸膈上焦之热。《素问》云，热淫于内，治以咸寒，以甘缓之是也。其性能柔五金而去垢腻，故治噎膈积聚，骨哽结核。恶肉阴溃用之者，取其柔物也；治痰热，眼目障翳用之者，取其去垢也。

《本草经疏》：硼砂，色白而体轻，能解上焦胸膈肺分之痰热。辛能散，苦能泄，咸能软，故主消痰，止嗽，喉痹及破癥结也。其性柔五金，祛垢腻，克削为用，消散为能，宜攻有余，难施不足，此暂用之药，非久服之剂。

《本草汇言》：化痰结，通喉痹，去目中翳障之药也。此剂淡渗清化，如病属气闭而呼吸不利，痰结火结者，用此立清。

【近代应用】

（1）硼砂配玄明粉、地黄、人工牛黄、冰片，蜜制软膏含咽，可清热生津，开音利咽。治疗肺热伤阴所致的咽喉红肿、疼痛，失音及慢性咽炎、慢性喉炎见上述症状者。

（3）治疗霉菌性阴道炎：取97%硼砂与3%冰片混合后，再加入约占总药量50%~60%的冷霜调匀备用。用时取窥阴器扩张阴道，然后将冰硼霜均匀涂于阴道四周及外阴，每天1次，5天为1疗程。有效。

【效验方】

治疗咽喉炎方：硼砂、乌梅等量，捣为丸，如芡实大，每次含化1丸。

【用法用量】外用适量，研极细末干撒或调敷患处；或化水漱口，1.5~3克。

【注意事项】本品以外用为主，内服宜慎。

炉甘石

本品为碳酸盐类矿物方解石族菱锌矿，主含碳酸锌。主产于广西、四川、湖南等地。全年可采挖。水飞用。

【性味归经】味甘，性平。归胃经。

【功能主治】明目祛翳，收湿止痒，敛疮生肌。主治目赤肿痛，烂弦风眼，多泪畏光，翳膜胬肉，溃疡不敛，皮肤湿疮，阴部湿痒。

【歌诀】炉甘石平，祛翳明目，生肌敛疮，燥湿解毒。

【经典应用】

（1）退翳明目，用于目赤翳障，如结膜炎、睑缘炎、泪囊炎、角膜炎等。治一切眼炎及翳膜胬肉，可用炉甘石3克，冰片0.3克，硼砂0.9克，元明粉1.5克（白龙丹），共研细粉，点眼。治翳状胬肉，用炉甘石15克，火硝2.4克，冰片0.3克（炉硝散），共研细粉，点眼，治暴发火眼，目赤肿痛，眼睑溃烂及一切外障，用炉甘石（黄连水制）3克，冰片0.3克，黄连0.5克，共研细末，乳汁调和点眼及眼睑溃烂处。

（2）收湿生肌，用于慢性溃疡，脓水淋漓，久不收口及皮肤湿疹等证。治漏疮久不收口，用炉甘石（火煅童便淬制）、煅牡蛎各30克，共研细末，塞于患处。治下疳，用炉甘石（火煅醋淬）30克、儿茶10克，共为细末，香油调敷。治皮肤湿疮，久不收口，脚痒流水等证，用炉甘石15克，煅石膏30克，轻粉10克，共研细末，敷撒患处。

【文献辑录】

《本草纲目》：止血，消肿毒，生肌、明目、去翳退赤，收湿除烂。

《本草逢原》：点眼皮湿烂及阴囊湿肿。

【近代应用】

（1）治疗创伤感染：用苍术、炉甘石、大黄粉各 50 克，制成膏状外敷，有效。

（2）治疗乳头皲裂：用炉甘石、花蕊石、寒水石各 9 克，研细加少许冰片、香油滴敷患处，一般用药 2~4 天。

【效验方】

治疗肛门瘙痒方：用炉甘石粉 30 克，青黛粉 3 克，混匀，双层纱布包之，外扑患处，每日 3~5 次。

【用法用量】外用适量，研末撒布或调敷；水飞点眼。

【注意事项】宜炮制后用，一般不内服。

不良反应：有些炉甘石含铅及镉，有相当大毒性。该品口服后在胃内可生成氯化锌，会刺激腐蚀胃肠道。

砒 霜

本品砒石又名信石、人言，为砒华矿石，或由毒砂（硫砷铁矿）、雄黄等含砷矿物为原料的加工制成品。主产于江西、湖南、广东等地。药材分白砒与红砒，二者三氧化二砷的含量均在 96% 以上，但前者更纯，后者尚含少量硫化砷等红色矿物质，药用以红砒为主。砒石升华的精制品即为白色粉末砒霜（三氧化二砷），其毒性更剧。

【性味归经】味辛，性大热。有剧毒。归脾、肺、肝经。

【功能主治】蚀疮，杀虫，劫痰，截疟。主治痔疮，瘰疬，痈疽恶疮，走马牙疳，癣疮，寒痰哮喘，疟疾，休息痢。

【歌诀】砒霜大毒，风痰可吐，截疟除哮，能消沉痼。

【经典应用】

（1）蚀疮祛腐，外用可治痔疮，瘰疬，痈疽，死肌，瘘管及牙疳等证。如，腐蚀痔核的"枯痔散"，系本品同朱砂、白矾、乌梅肉等配制而成。《灵苑方》治瘰疬，以砒石同浓墨汁捣合为丸，针破患处贴之。若治走马牙疳，以本品同枣肉煅为末用，如"金枣散"。

（2）平喘，截疟，可用于寒痰哮喘，奏效甚快，但只可暂用而不可多服，并多与豆类配伍或以绿豆、大豆之类为赋形剂，以减缓毒性。如《本事方》之"紫金丹"治寒痰哮喘，气急不能平卧之证，用与淡豆豉捣合为丸服。内服截疟有效，如《卫生宝鉴》之"一蔫金"；用本品配硫黄（醋煮）合绿豆为丸服。不过大毒之品，毕竟难以推广应用，故现代用者已少。

【文献辑录】

《本草纲目》：蚀痈疽败肉，枯痔，杀虫。

《本草图经》：大热大毒，主老痰，主疟，吼喘癖积，蚀瘀腐瘰疬。……炼成霜其毒尤烈，人服至七八分即死，得酒顷刻杀人，虽绿豆冷水亦难解矣。入丸药中，劫吼喘，痰疟喘，诚有立地奇功，须冷水吞之，不可饮食，静卧一日即不作吐，少物引发即作吐也。惟宜生用，不可经火。

【近代应用】

（1）姜春华老善施毒剧中药治顽病痼疾，在使用砒石方面亦有一定经验，如报道用紫金丹（以砒石为主）治疗顽固性哮喘，其治愈率可达20%，症状明显减轻者达70%，并有5～8年不发者。

（2）治膝关节炎（鹤膝风）及阴寒凝结的各种关节疾病：每次用独头蒜捣烂，调砒霜0.6克，轻粉1.2克，冰片1.2克，千夫土（即行人经常践踏的泥土）1小撮，做成两个小圆饼，敷在肿起的内外膝眼上，用纱布盖好固定。敷药24小时，可见起泡，肿势随之减退。水泡可用针挑破，再敷以消炎药粉，不挑破亦可，过1周后可自行消退。

（3）三氧化二砷注射液用于治疗急性早幼粒细胞白血病。

【用法用量】 外用适量，研末撒敷，宜作复方散剂，或入膏药、药捻用。内服1次0.002～0.004克，入丸、散服。

【注意事项】 本品剧毒，须严格掌握用量，内服宜慎，不可持续服用；外用亦不可过量，以防吸收中毒。体虚及孕妇禁用。肝、肾功能不全者禁服。不可作酒剂服。忌火煅。不宜与水银配伍。

雄 黄

本品为硫化物类矿物雄黄族雄黄，主含二硫化二砷。主产于湖南、湖北、贵州等地。随时可采。研细或水飞用。

【性味归经】 味辛，性温。有毒。归心、肝、胃经。

【功能主治】 解毒，杀虫，燥湿，祛风痰。主治痈疽疔疮，疥癣，丹毒，湿疮，痔疮，蛇虫咬伤，喉风喉痹，癫痫，疟疾，积聚癖块，鼻中息肉，咳喘。

【歌诀】雄黄苦辛，辟邪解毒，更治蛇虺，喉风息肉。

【经典应用】

（1）解毒，常外用以治疗疮疖疔毒，疥癣及虫蛇咬伤等证，也可内服。《医宗金鉴》的"二味拔毒散"即以之配伍白矾外用于上述诸证。若治疗毒恶疮，可配蟾酥；治虫蛇咬伤，配五灵脂，共研细末，酒调服。

（2）杀虫，主治蛔虫等肠道寄生虫，常与槟榔、牵牛子等配伍应用。

此外，本品内服能祛痰截疟，可与瓜蒂、赤小豆等，以吐为度配伍；治癫痫与胆南星等共研细末为丸服用；还可用于预防和治疗时疫。

【文献辑录】

《神农本草经疏》：雄黄……有毒。主寒热，鼠瘘恶疮，疽痔死肌，疗疥虫，恶疮，目疼，鼻中息肉，及绝筋破骨，百节中大风，积聚癖气，中恶腹痛，鬼疰，杀精物恶鬼邪气，百虫毒，胜五兵，杀诸蛇虺毒，解藜芦毒。

《本草纲目》：雄黄，乃治疮杀毒要药也，而入肝经气分，故肝风、肝气、惊痫、痰涎，头疼眩晕，暑疟泻痢，积聚诸病，用之有殊功；又能化血为水。而方士乃炼制服饵，神异其说，被其毒者多矣。

【近代应用】

（1）治疗破伤风：用雄黄15克，豆腐250克（为成人1日量），儿童酌减。用时将豆腐中间挖1孔，将雄黄填于孔内，用挖出的豆腐覆盖，水煮1小时。待患者痉挛停止时将豆腐连汤分3次服下，连服5天，效佳。

（2）治疗流行性腮腺炎：用明矾50克，雄黄45克，冰片4克，共研细末，装入可密封的有色瓶中。用时，将散剂倒出3~5克于小酒杯中，酌加75%酒精，调成稀糊状，涂于肿大处（不宜太稠，以免干后脱落）。每日涂2~3次，3天即愈。

（3）治疗脚癣：用雄黄10克，滑石30克，共研细末擦患处，效果理想。

（4）治疗白癜风：用雄黄、硫黄、黄丹、密陀僧、生南星等分，共研细末，将生姜剖开，以其剖面蘸药粉搽患处至黑，次日再搽，至黑色变愈。治疗中忌食鱼、酒，效果颇佳。

【效验方】

治疗牙龈溃疡方：取雄黄如豆大7粒，每粒用大枣去核包裹，木炭火上煅存性，研细粉，搽患处。

【用法用量】外用适量，研末调敷。内服入丸散剂，0.05~0.1克。

【注意事项】有毒之品内服宜慎，不可久服。外用不宜大面积涂擦及长期使用。阴亏血虚者及孕妇禁用。切忌火煅。其中毒症状主要为上吐下泻。

白 矾

本品为硫酸盐类矿物明矾石经加工提炼制成，主含含水硫酸铝钾。主产于安徽、浙江、湖北等地。全年均可采挖。将采得的明矾石用水溶解，滤过，滤液加热浓缩，放冷后所得结晶即为白矾。生用或煅用。煅后称"枯矾"。

【性味归经】 味酸、涩，性寒。有毒。归肺、脾、肝、大肠、膀胱经。

【功能主治】 祛痰燥湿，解毒杀虫，止血止泻。主治痰饮中风，癫痫，喉痹，疥癣湿疮，痈疽肿毒，水火烫伤，口舌生疮，烂弦风眼，聤耳流脓，鼻中息肉，痔疮，崩漏，衄血，外伤出血，久泻久痢，带下阴痒，脱肛，子宫下垂。

【歌诀】 白矾味酸，化痰解毒，治症多能，难以尽述。

【经典应用】

（1）涩肠止泻，治久泻不止，可与诃子配伍，如《圣惠方》之"诃黎勒散"。

（2）开窍醒神，治痰迷心窍癫痫，配郁金为末，薄荷糊为丸，如"白金丸"；治脑卒中不语，牙关紧闭，痰厥昏迷，配皂角、灯芯等，煎汤灌服，如"稀涎散"。

（3）燥湿止痒，主治湿疮湿疹，痈肿恶疮，疥癣及毒蛇咬伤等证，多外用。

（4）止血，可治吐血、衄血、便血。

此外，还可用以治疗湿热黄疸、女劳疸，可配硝石，如"硝石矾石散"。

【文献辑录】

《神农本草经疏》：味酸，寒，无毒。主寒热泻痢，白沃，阴蚀恶疮，目疼。坚骨齿，除固热在骨髓，祛鼻中息肉。

《本草纲目》云矾石之用有四：吐利风热之痰涎，取其酸苦涌泄也；治诸血痛、脱肛、阴挺、疮疡，取其酸涩而收也；治痰饮、泻痢、崩带、风眼，取其收而燥湿也；治喉痹、痈疽、中蛊、蛇虫伤螫，取其解毒也。

【近代应用】

（1）治疗慢性中耳炎：用10%明矾液滴耳，每日1次。用药2~15次后，效果显著。

（2）治疗慢性细菌性痢疾：服用10%明矾溶液，每次15毫升，日服4

次，10 天为 1 疗程。

（3）治疗胃及十二指肠溃疡：用明矾 500 克，乌贼骨粉 375 克，元胡粉 125 克，蜂蜜 200 克，制成丸剂，每丸 6 克。一般日服 3 次，每次 1 丸。1 个月为 1 疗程。

（4）白矾配冰片、青黛，制成漱口液，可清热消肿，止痛，治疗口疮，症见口腔黏膜充血水肿、破溃，局部疼痛，舌红苔黄，脉弦数。

【效验方】

治疗肺结核咯血方：用明矾 24 克，儿茶 30 克，共研细粉，每次 0.1 ～ 0.2 克，日服 3 ～ 4 次。

【用法用量】 外用适量，研末调敷或化水洗患处。内服 0.6 ～ 1.5 克，入丸、散剂服。

【注意事项】 体虚胃弱及无湿热痰火者忌服。

青　黛

本品为爵床科多年生草本植物马兰、蓼科一年生草本植物蓼蓝或十字花科二年生草本植物菘蓝的叶或茎叶经加工制得的干燥粉末或团块。主产于福建、河北、云南等地，以福建所产品质最优，称"建青黛"。夏、秋两季采收茎叶，加水浸泡，至叶腐烂、茎脱皮时，将茎枝捞出，加入石灰搅拌，待浸液转为紫红色时，捞出液面泡沫状物，晒干而成，研细用。从青黛中可提炼出靛玉红，是治疗白血病的有效成分。

【性味归经】 味咸，性寒。入肝、肺经。

【功能主治】 清热，凉血，解毒。主治瘟毒斑疹，吐血，衄血，咯血，小儿惊痫，肝火犯肺咳嗽，咽喉肿痛，丹毒，痄腮，疮肿，蛇虫咬伤。

【歌诀】 青黛咸寒，能平肝木，惊痫疳痢，兼除热毒。

【经典应用】

（1）清热解毒，用以治疗湿毒疱疹，口疮咽痛，腮腺炎等。单用有效，或配复方应用。如以本品配甘草、滑石，共研细粉，洗净患处外敷，可治皮肤或阴囊湿疹，天疱疮；配黄柏，治口舌生疮；配马勃，治咽喉肿痛。

（2）凉血化斑，常以本品配黄芩，治热毒发斑、血热吐衄及口舌生疮等证。

（3）清泄肝火，用以治疗肝火犯肺，咳嗽痰血。

【文献辑录】

《神农本草经疏》：……主解诸药毒，小儿诸热，惊痫发热，天行头痛寒热。

《本草纲目》：祛热烦，吐血，咯血，斑疮，阴疮，杀恶虫。

《本经逢原》：泻肝胆，散郁火，治瘟毒发斑及产后热痢下重。

【近代应用】

（1）本品与白矾、冰片配伍，研细粉，用以治疗复发性口疮，急性口炎，症见口舌生疮，黏膜破溃，红肿灼痛等属火热内蕴者。

（2）本品与硼砂、黄连、冰片配伍，研细粉，用以治疗急性咽炎，复发性口疮，急性疱疹性口炎，急性牙龈炎等，症见口疮，咽喉肿痛，牙疳出血等属火毒内盛者。

（3）用青黛粉15克，以大黄水煎液冲洗后保留灌肠，治疗急性盆腔炎，均获痊愈。

（4）用青黛、冰片、沉香等研末混合，蜂蜜调匀，置舌根部以唾液徐徐咽下，缓解食道贲门癌梗阻，有助于改善症状。

（5）用青黛与白矾以6:1之比例组方，炼蜜为丸，口服，治疗急性黄疸型肝炎、慢性活动性肝炎，临床效果显著，未见毒副反应。

【效验方】

治疗咽炎、口腔溃疡方：青黛5克，硼砂5克，牛黄1克，冰片0.5克，共研极细粉，用小管吹入患处。

【用法用量】入丸散，1~3克。外用适量。

【注意事项】胃寒者慎用。

不良反应：靛玉红可引起强烈腹泻和便血。

樟　脑

本品为樟科常绿乔木樟的枝、干、叶及根部，经提炼制成的颗粒状结晶。主产于台湾及长江以南地区，以台湾产量最大，多为栽培品。因易挥发，应密封保存。

【性味归经】味辛，性热，有毒，气芳香。归心、脾经。

【功能主治】通窍辟秽，杀虫止痒，消肿止痛。主治热病神昏，中恶卒倒，痧胀吐泻腹痛，寒湿脚气，疥疮顽癣，秃疮，冻疮，臁疮，水火烫伤，跌打伤痛，牙疼，风火赤眼。

【歌诀】樟脑辛热，开窍杀虫，理气辟浊，除痒止痛。

【经典应用】

（1）杀虫疗疮，用于小儿秃疮（黄癣）、皮肤疥癣，或局部瘙痒，可用樟脑 3 克，花椒 6 克，芝麻 60 克，共研细末，凡士林调膏，擦患处；用于虫牙（龋齿）痛，可用樟脑、朱砂等分（樟脑散），研细末，擦患处。

（2）辟秽开窍，用于寒痧秽气，吐泻腹痛，甚至神志昏迷者可用樟脑 0.3 克，乳香 1 克，没药 0.6 克（痧症散），共研细末，每次 1 克，温开水送服；或用樟脑、乳糖等分为末，每次 1～1.5 克，装胶囊吞服。

（3）燥湿止痛，用于寒湿脚气关节疼痛，以及闪跌肿痛，可用樟脑 3 克，白酒 30 毫升（樟脑酒），涂擦患处；用于扭伤及冻疮未溃者，樟脑、松节油（樟脑油），调匀，擦患处。

【文献辑录】

《普济方》：作膏治诸恶疮及打扑损伤，风湿脚气等疾。

《品汇精要》：主杀虫，除疥癣，疗汤火疮，敌秽气。

《本草纲目》：通关窍，利滞气，治邪气，霍乱，心腹痛，寒湿脚气，疥癣，风瘙，龋齿，杀虫，着鞋中去脚气。

【近代应用】

（1）王杰林用牙痛霜（主要成分为樟脑、川椒、细辛，用升华法制成），治疗龋齿牙痛和风火牙痛有确切疗效。

（2）治小儿秃疮：樟脑 3 克，花椒 6 克，芝麻 60 克。为末，洗后搽之。

（3）治大人小儿满口糜烂：樟脑 10 克，花椒 6 克，共研细末，用升华法制霜。用时将药吹入口中。

（4）治多年烂脚，皮蛀作痒，臭腐疼痛，难以收敛：用樟脑、黄柏（末）各等分，豆豉粉 1 撮，和匀涂患处，用布扎紧 7 日，患处作痒忍之，数日则愈。

【效验方】

治疗夏季中暑方：樟脑 10 克，白酒 50 毫升，浸泡 1 天。用时取 1 毫升兑水服。

【用法用量】 外用适量，研末撒布或调敷。内服 0.1～0.2 克，入散剂或用酒溶化服。

【注意事项】 气虚阴亏有热及孕妇忌服。皮肤过敏者慎用。

儿 茶

本品为豆科植物儿茶的去皮枝、干的干燥煎膏。主产于云南、广西等地。

冬季采收枝、干，除去外皮，砍成大块，加水煎煮，浓缩，干燥。打碎生用。

【性味归经】味苦、涩，性微寒。归肺、心经。

【功能主治】活血疗伤，收敛止血，生肌敛疮。主治外伤瘀肿出血，疮疡久不收口。内服，清肺化痰，治肺热咳嗽。

【歌诀】儿茶性凉，收湿清热，生肌敛疮，定痛止血。

【经典应用】

（1）清热收湿，敛疮止血，用于湿疮、口疳（棱形螺旋体口炎）、牙疳、下疳及金疮出血等证。治湿疮，可用儿茶1.5克，煅龙骨3克，轻粉1克，冰片1克，共研细末掺敷患处。治口疳、牙疳，用人中白（煅）60克，儿茶30克，黄柏、青黛、薄荷各18克，冰片1.5克，共研细末，吹患处。治下疳，用儿茶3克，轻粉0.3克，冰片0.5克，共研末，敷患处。治金疮出血，可用本品为末掺之。

【文献辑录】

《本草纲目》：清上膈热，化痰生津，涂金疮、一切诸疮，生肌定痛，止血，收湿。

《本草求真》：治时行瘟瘴。

【近代应用】

治疗小儿消化不良：用儿茶研细粉口服，1岁左右服0.15克，2岁以上0.2克，每日3次，疗程3～7天。同时配合输液纠正脱水及酸中毒。

【效验方】

治疗宫颈炎方：将儿茶研成细粉，均匀撒布于炎症溃疡面，每天1次。

【用法用量】水煎，1～3克，宜包煎。多入丸散服。外用适量，研末撒或调敷。

血　竭

本品为棕榈科常绿藤本植物麒麟竭的果实或树干中的树脂。主产于印度、马来西亚、伊朗等国，中国广东、台湾等地亦有种植。秋季采收果实，置蒸笼内蒸煮，使树脂渗出；或将树干砍破或钻以若干小孔，使树脂自然渗出，凝固而成。打碎研末用。

【性味归经】味甘、咸，性平。归心、肝经。

【功能主治】散瘀定痛，止血，生肌敛疮。主治跌打损伤，内伤瘀痛，痛经，产后瘀阻腹痛，外伤出血不止，瘰疬，臁疮溃久不合及痔疮。

【歌诀】血竭味咸，跌扑损伤，恶毒疮痈，破血甚良。

【经典应用】

（1）活血止痛，常用于跌打损伤，瘀滞作痛，瘀血痛经，产后瘀阻腹痛及血瘀心腹诸痛。本品既能化瘀定痛，又能止血，即可内服，又可外用。常与乳香、没药、红花同用，如"七厘散"。

（2）止血生肌，善治痈疽恶疮，久不收口及外伤出血，常与儿茶、乳香、没药同用，如"生肌散"。

【文献辑录】

《海药本草》：主伤折打损，一切疼痛，补虚及血气搅刺，内伤血聚，并宜酒服。

《新修本草》：主五脏邪气，带下，心痛，破积血，金疮生肉。

《日华子本草》：治一切恶疮疥癣，久不合者，敷。此药性急，亦不可多使，却引脓。

【近代应用】

（1）治疗上消化道出血：用血竭粉口服，每次1克，日服4次，温开水调服。有效。

（2）用复方血竭注射液治疗陈久性心肌梗死兼心绞痛，有效。

【效验方】

治疗跌打损伤，心腹疼痛方：血竭、炒土元、乳香、没药各1克，共研细粉，热黄酒冲服（1次顿服）。

【用法用量】内服研末，每次1~2克；外用适量，研末调敷或入膏药内敷贴。

【注意事项】凡无瘀血者慎服。

松　香

本品为松科松属若干种植物中渗出的油树脂，经蒸馏或提取除去挥发油后所余的固体树脂。主产于广东，其他各地亦产。

【性味归经】味苦、甘，性温。归肝、脾经。

【功能主治】燥湿，拔毒，生肌，止痛。主治痈疽，恶疮，痔瘘，瘰疬，疥癣湿疮，臁疮，白秃，疬风，金疮，风湿痹痛，脱肛。

【歌诀】松香味甘，滋阴补阳，驱风安脏，膏可贴疮。

【经典应用】

（1）祛湿杀虫，生肌排脓，用于一切疮疖肿毒溃疡。可用松香240克，蓖麻仁120克，铜绿15克，共捣为膏，加热软化摊布上，贴患处，如"松麻膏"；若治新久秃疮，可用松香、黄芩、苦参、蛇床子、大黄、枯矾各15克，黄连、铅粉各10克，水银6克，共研细末，猪脂调膏，涂患处，如"松脂膏"。

（2）止血定痛，用于跌打损伤及刀创之皮破出血，用松香、白及、煅石膏各30克，煅龙骨、枯矾、海螵蛸、黄丹各15克，共研细末，瓶贮备用，如"止血散"。

【文献辑录】

《神农本草经》：主痈疽恶疮，头疡白秃，疥瘙风气，安五脏，除热。

《日华子本草》：润心肺，下气除邪；煎膏主瘘烂，排脓。

《药性论》：杀虫，用之主耳聋；牙有蛀孔，少许咬之不落；能贴诸疮脓血，煎膏生肌止痛，祛风。

【近代应用】

（1）治疗淋巴结核溃烂：松香30克研为细粉，有脓水者干撒，干者用猪油调敷。

（2）治疗神经性皮炎：松香、猪油适量，煮成糊状，涂患处，日数次。

（3）治耳久聋方：松脂（炼）、巴豆2:1相合捣丸，薄棉裹入耳，日一度易。

（4）治疗银屑病方：用纯松香粉口服（也可装入胶囊），每次3克，日服2次，饭后凉开水冲服。如服后有消化道反应，可减量增次。

【效验方】

治疗血栓、脉管炎方：用炮制好的松香粉装胶囊口服。每次3～5克。日服3次。从小剂量开始。最大剂量不能超过5克。

【用法用量】 外用，研末干撒。内服，煎汤3～5克，或入丸、散服。亦可浸酒服。

【注意事项】 不可久服。未经严格炮制者不可服。血虚者，内热实火者禁服。

斑　蝥

本品为芫青科昆虫南方大斑蝥或黄黑小斑蝥的干燥全体。中国大部分地区均产，主产于辽宁、河南、广西等地。夏、秋两季捕捉，闷死或烫死，去头、足、翅、晒干生用或与糯米同炒至黑色，去米，研末用。

【性味归经】味辛，性寒，有毒。归大肠、小肠、肝、肾经。

【功能主治】攻毒蚀疮，逐瘀散结。主治痈疽，瘰疬，顽癣，经闭，癥瘕，癌肿。

【歌诀】斑蝥有毒，破血通经，诸疮瘰疬，水道能行。

【经典应用】

（1）蚀肌疗癣，治疗各种顽癣及牛皮癣。

（2）散疬疗疮，治疗瘰疬疮瘘。

（3）利尿解毒，可治疗狂犬咬伤。

【文献辑录】

《神农本草经》：主寒热，鬼疰蛊毒，鼠瘘，疥癣，恶疮疽，蚀死肌，破石癃血积，伤人肌，堕胎。

《药性论》：治瘰疬，通利水道。

【近代应用】

（1）斑蝥与紫草、糯米配伍，散剂服。用于热毒郁滞所致的急、慢性肝炎，肝硬化，症见胁肋刺痛。

（2）用斑蝥、巴豆各等分，研成细末，净水调敷患侧下关、太阳、四白、迎香或面神经运动点，治疗周围性面瘫，效果显著。

（3）治疗梅核气：取斑蝥膏（斑蝥3克，蜈蚣、全蝎各1克，冰片0.5克，研细，凡士林调）如火柴头大小，贴敷天突、单侧曲池，外盖以1.5厘米×1.5厘米大小的胶布，每次贴3天，贴后生成小水泡，脱痂后再贴1次。

（4）治疗甲沟炎：用生斑蝥全体研细末，取如米粒大1小撮，均匀地撒于患处1薄层，外盖黑膏药。8~20小时后患处有微黄色液体渗出，即可揭去黑膏药，清除药泥，外涂龙胆紫溶液。

（5）用斑蝥1只，放入鸡蛋内蒸熟，去斑蝥食鸡蛋，并用斑蝥粉贴于足三里引起发泡，治食道癌、胃癌有一定疗效。

（6）治体癣、花斑癣等非暴露部位的浅部霉菌所致的各种皮癣，先用斑蝥酒（斑蝥50克加75%酒精200毫升浸泡7天）涂搽患处3~5次，待局部起水泡后，挑破水泡以复方狼毒酒（狼毒100克，地肤子、苦参、蛇床子各50克，加75%酒精750毫升浸泡7天）纱布外敷，每次约2小时，每日3~4次，3天为1疗程，轻者1~2个疗程即愈。

【用法用量】 内服多入丸散，0.03～0.06克。外用适量，酒、醋浸涂，或研末敷贴，或作发泡用。内服宜与糯米同炒，或配青黛、丹参以缓其毒。

【注意事项】 本品有大毒，内服宜慎。体弱者及孕妇忌服。外用可刺激皮肤发红发泡，甚至腐烂，不宜久敷和大面积使用。正常人口服斑蝥的中毒剂量为0.6克，致死量为1.3～3克。中毒表现为消化道、泌尿系统及中枢神经系统症状，如口腔烧灼感、口渴、吞咽困难、舌肿胀起泡、气喘、多涎、恶心、呕吐、胃出血、肠绞痛，尿急、尿频、蛋白尿、血尿、排尿困难以及头痛、头晕、高热、休克等。斑蝥素对人的致死量为30毫克。

小　结

本章外用药主要用于外科方面的疾患，其中虽然有些药物可以内服，但以外用为主。

铅丹系黑铅加工而成，有解毒生肌之效，常外用以治溃疡不敛及疮毒等证。

轻粉外用攻毒杀虫，内服逐水退肿，常用以治疗疥癣及水肿胀满二便不利等病症。

硼砂、炉甘石均为眼科要药，都有防腐作用，治疗肿痛，翳障昏花等证。硼砂又为喉科常用之品。炉甘石尚能收湿生肌。

砒石有大毒，毒性尤烈，能蚀肉化腐。雄黄有毒，外治痈肿疔疮，湿疹疥癣，虫蛇咬伤。白矾能解毒收湿，化痰止血，外用可治痈疽疮毒，脓耳，湿疹；内服可治癫痫。

青黛能吸湿解毒，常用于湿疹、湿疮、口舌溃疡等证；内服能清肝凉血。樟脑能杀虫燥湿，外治秃疮、冻疮、湿痹、闪跌扭伤肿痛等证；内服能辟秽开窍。

儿茶、血竭、松香皆能生肌止血，以治溃疡不敛，金创出血。惟儿茶性燥而涩，松香性燥质润；儿茶长于外治口疮、牙疳、下疳、湿疹等证；松香适于恶疮疖肿；血竭尚能活血散瘀止痛，善治跌打损伤，瘀血肿痛，内服外敷，功效皆宜，为外科伤科常用之良药。

斑蝥有大毒，能刺激皮肤发泡，多用以治疗皮癣瘰疬。

第二十章 抗癌药

半个世纪以来，随着癌症患者越来越多，医务工作者也渴望找到治疗癌症的好方法。目前医务工作者经过多年实践，已发现了不少有抗癌作用的药物，本章选取几种临床常用的收录，以期为临床中药防治肿瘤提供参考。

本类药物大多属于寒凉性，均具清热解毒，散瘀消肿，消肿散结等功效。与具有以上功能的同类药物相比，抗癌作用比较显著。

白花蛇舌草

本品为茜草科一年生草本植物白花蛇舌草的干燥或新鲜全草。主产于福建、广东、广西等地。夏、秋两季采收，鲜用或晒干，生用。

【性味归经】 味甘淡，性凉。入胃、大肠、小肠经。

【功能主治】 清热解毒，活血消肿，利湿退黄。主治肺热喘咳，肺痈，咽喉肿痛，肠痈，疖肿疮疡，毒蛇咬伤，热淋涩痛，水肿，痢疾肠炎，湿热黄疸，癌肿。

【歌诀】 白花蛇草，消炎解毒，利尿活血，癌肿恶瘤。

【经典应用】

（1）清热解毒，散瘀消痈，用于各种癌肿、疔疮、痈疖等，常与半枝莲同用。治肺癌、肝癌，可配鲜茅根120克，煎水兑红糖内服；治单纯性阑尾炎，可单用本品60克，煎服，日2～3次；用于蛇咬伤，可单用本品15～30克，白酒250毫升煎服，2～3次服完。

（2）利尿通淋，用于尿道感染，小便淋涩热痛（如膀胱炎、尿道炎、盆腔炎等），可与金银花、车前草、黄柏、石韦等配用。如治急性肾炎浮肿，尿有蛋白，可用本品配车前草、白茅根、山栀子等。

【文献辑录】

《潮州志·物产志》：茎叶榨汁次服，治盲肠炎，又可治一切肠病。

《广西中药志》：治小儿疳积，毒蛇咬伤，癌肿，外治白泡疮，蛇癞疮。

《闽南民间草药》：清热解毒，消炎止痛。

《泉州本草》：清热散结，消痈解毒。治痈疽疮疡，瘰疬。又能清肺火，泄肺热。治肺热喘促，嗽逆胸闷。

《广西中草药》：清热解毒，活血利尿。治扁桃体炎，咽喉炎，阑尾炎，肝炎，痢疾，尿路感染，小儿疳积。

【近代应用】

（1）本品与鹿茸草、鸭跖草配伍，水煎服，用以治疗上呼吸道感染、扁桃体炎、尿路感染、急性菌痢、肠炎等，症见发热头痛，咽部红肿，咽痛，喉核肿大，小便淋漓涩痛，泻痢腹痛等属外感风热，湿毒蕴结者。

（2）本品与半枝莲、珍珠菜、香茶菜配伍，水煎服，用以治疗胃癌、食管癌、贲门癌、直肠癌等消化道肿瘤属热毒瘀血壅滞者。

（3）以本品与西洋参、灵芝、黄芪、蛇莓配伍，水煎服，治疗慢性乙肝，有良效；另用本品与虎杖、板蓝根、黄精、黄芪并配合西药，治疗慢性乙肝，亦有效。

（4）单用或制成各种制剂广泛用于食管癌、胃癌、直肠癌、肝癌、宫颈癌、绒毛膜癌、膀胱癌、鼻咽癌、肺癌、淋巴肉瘤等多种癌症以及白血病，均可使临床症状得到改善或基本消失。

（5）本品尚可用于类风湿性关节炎、慢性肾炎、复发性口腔炎、副睾郁积症以及痤疮等。

【效验方】

治疗早期肺癌、肝癌、直肠癌方：半枝莲、白花蛇舌草各30克，煎服。

【用法用量】水煎，15～30克。

【注意事项】孕妇慎用。

半枝莲

本品为唇形科黄芩属植物半枝莲的全草。全国大部分地区均产。夏、秋两季均可采收，切碎，晒干，生用。

【性味归经】味辛，性平。归肺、肝、肾经。

【功能主治】清热解毒，止血，消肿。主治热毒痈肿，咽喉肿痛，肺痈肠痈，瘰疬，毒蛇咬伤，跌打损伤，各种出血，水肿。

【歌诀】半枝莲辛，热毒能清，利水消肿，恶疮痈疔。

【经典应用】

（1）清热解毒，用于各种癌肿，可配白花蛇舌草各30克，长期煎服；治肝炎、肝肿大，可用本品 60 克，煎服，连服 1～2 个月，如有腹泻，剂量酌减，亦可与红枣、鲜柳条、麦芽配用煎服；用于痈疮肿毒，可单用 30 克，煎服；用于蛇虫咬伤，可取鲜品与鲜半边莲共捣烂敷患处。

（2）利尿消肿，用于肝硬化腹水，可用本品 30 克，开水冲泡，代茶饮。

【文献辑录】

《广西药植图志》：消炎，散瘀，止血。治跌打伤，血痢。

《南宁市药物志》：消肿，止痛。治跌打，刀伤，疮疡。

《泉州本草》：清热，解毒，祛风，散血，行气，利水，通络，破瘀，止痛。内服主血淋，吐血，衄血；外用以治疗毒蛇咬伤，痈疽，疔疮，无名肿毒。

【近代应用】

（1）治疗胃癌：以半枝莲、白花蛇舌草、陈皮配伍，水煎服或散剂服。并用地骨皮、枸杞子各 10 克煎汤冲服。

（2）治疗食道癌：以半枝莲、白花蛇舌草、刘寄奴、郁金配伍，水煎服。每日 1 剂，同时加用开道散 3 克，分 3 次冲服。能缓解症状，减少患者痛苦，延长生存期。部分患者经治疗后，可顺利进食，恢复体力，生活自理，生存期超过 5 年。

（3）治疗肝癌：以半枝莲、七叶一枝花、牛黄、山慈菇、田七、蜈蚣、莪术配伍，治疗中晚期原发性肝癌，可显著延长患者生存期。

（4）治疗膀胱癌：用半枝莲复方辨证加减进行治疗，可延长患者生存期。

（5）以半枝莲、白花蛇舌草为主组成的"清肠消肿汤"治疗大肠癌，疗效较好。

（6）治疗多发性骨髓瘤：用半枝莲等组成基本方，并配合化疗，效果显著。

（7）治疗鼻咽癌：用半枝莲、山豆根、石上柏配伍水煎服，有效；又有学者用白花蛇舌草、半枝莲、半边莲、鸡血藤、生地黄、女贞子、雪梨干配伍，水煎服。

【效验方】

治疗鼻咽癌、宫颈癌放化疗后的热性反应：用半枝莲 30 克，白英 30 克，金银花 15 克，煎水代茶。

治疗癌性腹水：用半枝莲 60 克，泽兰 30 克，薏苡仁 30 克，水煎 3 次，分 3 次服，日 1 剂。30 天为 1 疗程。

【用法用量】水煎，15～30 克，生用加倍；或入丸、散服。

【注意事项】体虚及孕妇慎服。

山慈菇

本品为兰科多年生草本植物杜鹃兰、独蒜兰或云南独蒜兰的干燥假鳞茎，前者习称"毛慈菇"，后者习称"冰球子"。主产于四川、贵州等地。夏、秋两季采挖，分开大小，置沸水中煮至透心，切片或捣碎，生用。

【性味归经】味甘、苦、微辛，性寒。有小毒。入肝、胃、脾经。

【功能主治】清热解毒，消肿散结。主治痈疽恶疮，瘰疬结核，咽痛喉痹，肺热咳嗽，蛇、虫咬伤。

【歌诀】慈菇辛苦，疗肿痈疽，恶疮瘰疬，蛇虺并服。

【经典应用】

（1）解毒消痈，治恶疮，痈疽，瘰疬，常与雄黄、朱砂、麝香等解毒疗疮药配伍，如"紫金锭"，内服外用皆宜。近年常用于多种癌肿。

（2）消肿散结，治肝硬化，可与穿山甲、蝼蛄等破血消癥，利水消肿之品配伍。治疗甲状腺瘤，可与丹参、浙贝母等活血，散结之品配伍。

【文献辑录】

《神农本草经疏》：根有小毒。主痈肿疮瘘，瘰疬结核等。醋磨敷之。

《滇南本草》：治疮毒，攻痈疽，敷诸疮肿毒，有脓者溃，无脓者消。

《本草新编》：山慈菇，玉枢丹中为君，可治怪病。大约怪病多起于痰，山慈菇正消痰之药，治痰而怪病自除也。或疑山慈菇非消痰之药，乃解毒之药也。不知毒之未成者为痰，而痰之已结者为毒，是痰与毒，正未可二视也。

《本草正义》：山慈菇味甘，微辛，能散坚消结，化痰解毒，其力颇竣。

【近代应用】

（1）本品与丹参、鸦胆子、莪术配伍，散剂服，用以治疗原发性肝癌，症见右胁下肿块，右胁胀痛或刺痛等属湿热下注者。

（2）用鲜山慈菇25克洗净捣烂，米醋调敷，可治疗化脓性指头炎。

（3）用山慈菇、大戟、朱砂、麝香、千金子霜共研细末，外敷阴道中，治疗老年性阴道炎，疗效显著。

（4）用山慈菇与猫爪草、海藻、黄药子、木蝴蝶同用，水煎服，治疗甲状腺囊肿。此外还多用于急性扁桃体炎、口腔炎、淋巴结核及蛇虫咬伤等。

【效验方】

治疗淋巴结核，毒蛇咬伤方：用山慈菇9～15克，水煎服。外用适量捣烂敷。

治疗食道癌方：山慈菇 120 克（捣碎），蜂蜜 120 克。将山慈菇水煎 2 次，浓缩。加入蜂蜜收膏。每次 1 汤匙含服，日服 2 次。

治疗食管癌方：用山慈菇、公丁香各 9 克，柿蒂 5 个。水煎服。

【用法用量】煎服 3～9 克。外用适量。

【注意事项】山慈菇含有大量的秋水仙碱，内服后在体内氧化成氧化二秋水仙碱，有剧毒，在消化系、泌尿系均可产生严重的刺激症状，对神经系统有抑制作用，产生上行性麻痹，如累及膈肌则引起呼吸运动障碍。严重者可产生水与电解质平衡紊乱，引起低氯、低钾、碱中毒或酸中毒，出现不同程度的休克症状，甚者可因呼吸衰竭而死。秋水仙碱 24 小时体内总量不得超过 6 毫克，其致死量约为 10～20 毫克。若经抢救脱险者，后期仍可出现骨髓造血功能障碍，白细胞下降。急救时应对症处理、防治各种并发症，即洗胃、导泻、输液、调整电解质平衡、抗休克、给氧等。后期则以促细胞生长药物为主，可望恢复。因其中毒症状与阿托品作用类似，故阿托品以不用为妥。

土贝母

本品为攀缘性蔓性草本植物土贝母的块茎，其鳞茎肥厚，肉质，白色，扁球形或不规则球形，径达 3 厘米。主产于河南、陕西、山西、河北等地。秋、冬两季采挖，洗净，用蒸笼蒸透，晒干。用时打碎。

【性味归经】味苦，性平，无毒。归肺、脾经。

【功能主治】清热化痰，散结拔毒。主治乳痈，瘰疬痰核，肿瘤疮疡肿毒，疣赘，蛇虫咬伤。

【歌诀】土母苦平，清热化痰，散结拔毒，肿瘤疮毒。

【经典应用】

（1）解毒消肿，主治乳痈，乳癌，痰核，瘰疬，疮疡肿毒，蛇虫毒及刀伤出血。

（2）主治淋巴结核、骨结核。

（3）用于癌症。

【文献辑录】

《本草从新》：治外科痰毒。

《百草镜》：能散痈毒，化脓行滞，解广疮结毒，除风湿，利痰，敷恶疮，敛疮口。

【近代应用】

（1）本品清热化痰，用于痰核、瘰疬，如消瘰丸加入土贝母可提升疗效。治疗骨结核溃烂流脓，用土贝母、蜈蚣等量，研细末，每次3克，日服2次。

（2）治疗乳腺癌：熟地黄30克，白芥子6克，鹿角胶、土贝母各10克，肉桂、生甘草各3克，炮姜炭、麻黄各2克（阳和汤加土贝母）。水煎服。

【用法用量】 水煎，9～30克；或入丸、散。外用研末调敷或熬膏贴敷。

猫爪草

本品为毛茛科毛茛属植物小毛茛的块根或全草。主产于江苏、浙江、安徽、福建、江西、河南、湖北、湖南、广西、台湾等地。于秋末或早春采挖，晒干。

【性味归经】 味辛、甘，性温。有小毒。归肝、肺经。

【功能主治】 化痰，散结，解毒。主治瘰疬，结核，疔疮，偏头痛，疟疾，牙疼，毒蛇咬伤。

【歌诀】 猫爪辛甘，解毒结散，瘰疬痰核，用之可蠲。

【经典应用】

（1）治疗瘰疬，常与夏枯草，熬膏贴患处。也可单用猫爪草120克，水煎加黄酒为引（不可用白酒），分4次服。第2天，将原药再煎，不加黄酒服。两天1剂，连服4剂。间隔3～5天再续服。

（2）治疗肺结核，用猫爪草60克，水煎，日1剂，分2次服。

（3）治疗恶性淋巴瘤、甲状腺肿瘤和乳腺肿瘤：猫爪草、蛇莓、牡蛎各30克，夏枯草9克，水煎，日1剂，分2次服。

【文献辑录】

《中药材手册》：治颈上瘰疬结核。

《广西中药志》：去火化痰结。治痰火瘰疬。

《河南中草药手册》：清热解毒，消肿，截疟，治瘰疬。

《广西中草药》：治淋巴结核，淋巴结炎，咽喉炎。

【近代应用】

（1）治疗颈淋巴结核：用猫爪蜈蚣散（猫爪草10克，蜈蚣1条，共研细粉，为1次量），早晨空腹服，开水送下。儿童减半。

（2）治疗慢性咽炎：猫爪草5克，麦门冬10克，开水冲泡，代茶饮。每日1剂，10天为1疗程。有效。

【效验方】

治疗男子乳房发育方：猫爪草、生麦芽各50克，水煎代茶饮，每日1剂。

【用法用量】水煎，9~15克。外用研末敷，或鲜品捣敷。

壁 虎

本品为壁虎科壁虎属动物无蹼壁虎、多疣壁虎、蹼趾壁虎等的全体，又称守宫。分布于陕西、江苏、浙江、安徽、福建、江西、山东、湖北、湖南、四川、贵州、陕西、甘肃。夏秋两季捕捉，去除内脏，烘干。

【性味归经】咸，寒，有小毒。归心、肝经。

【功能主治】祛风定惊，解毒散结。主治中风惊痫，历节风疼痛不可忍，瘫痪，手足走痛不止，破伤风，角弓反张，筋脉拘急，瘰疬恶疮。

【歌诀】壁虎咸寒，祛风定惊，解毒散结，抗癌有功。

【经典应用】

（1）通络除痹，治瘫痪，手足走痛不止，罂粟壳（蜜炒）3克，陈皮15克，壁虎（炙黄）、乳香、没药、甘草各7.5克（如神救苦散），共为粗末，每用10克，煎服。

（2）祛风定惊，治破伤风，角弓反张，筋脉拘急，口噤，以壁虎（微炙）7枚，天南星（炮裂）30克，腻粉30克，白附子（炮裂）30克（《圣惠方》），共为细粉，炼蜜为丸，如绿豆大。不计时服，以温酒研下7丸。以汗出为效，未汗再服。

【文献辑录】

《本草纲目》：守宫善捕蝎、蝇，故得虎名。……盖守宫食蝎蛊，蝎蛊乃治风要药，故守宫所治风痉惊痫诸病亦犹蜈、蝎之性能透经络也。且入血分，故又治血病疮疡。

《得配本草》：守宫咸寒，有小毒，入手少阴经血分。治中风惊痫，疬风瘰疬。配蚕砂，麦面炒研，柏叶汤下，治风癫。童便、盐、酒随方法制。

【近代应用】

（1）治疗食道癌：用壁虎1~2条，和米适量炒至焦黄，研成细粉，分2~3次以少量黄酒调服。

（2）治疗肝癌：用壁虎每次2只，研末吞服，疗效满意。

（3）治疗白血病：用壁虎1只，放入鸡蛋内，泥裹焙熟，吃鸡蛋与壁虎。每3天吃1次，连吃6个月。

（4）有消炎解毒、生肌敛疮的作用，可用以治疗慢性窦道。

【用法用量】 水煎，1.5～4.5 克，或研粉，每次 0.9～1.5 克吞服。外用适量，研细撒布患处或香油调敷患处。

【注意事项】 属气血虚弱，非关风痰、风毒所感者，宜慎用。

小　结

本章抗癌药，是目前常用于癌症治疗的代表性药物。

白花蛇舌草、半枝莲、山慈菇均可用于各种癌症，但效用范围亦各有不同。白花蛇舌草与半枝莲皆能清热解毒，治癌，利水，用以治疗肺癌、肝癌等各种肿瘤及疮痈之证，但白花蛇舌草利水通淋，善治肾炎水肿及尿路感染，而半枝莲利水消肿，多用于肝硬化腹水之证。山慈菇清热解毒，散结消肿，用以治疗各种肿瘤、痈肿、蛇伤，内服外敷均可应用。

土贝母、猫爪草，清热化痰，散结拔毒，主治乳痈，瘰疬痰核，肿瘤疮疡肿毒，疣赘，蛇虫咬伤。

壁虎可解毒治癌。

附 录

中药基本理论

一、中药的炮制

一般来讲，按照不同的药性和治疗要求有多种炮制方法，有些药材的炮制还要加入适宜的辅料，并且注意操作技术和讲究火候，正如前人所说"不及则功效难求，太过则性味反失"。炮制是否得当，直接关系到药效，而少数毒性和烈性药物的合理炮制，更是确保用药安全的重要措施。

二、炮制的目的

不同的药物，有不同的炮制目的。在炮制某一具体药物时，又往往有多方面的目的。总的说来，炮制的目的大致可归纳为以下六个方面：

（一）降低或消除药物的毒副作用，保证用药安全。

（二）增强药物的作用，提高临床疗效。

（三）改变药物的性能和功效，使之更能适应病情的需要。

（四）改变药物的某些性状，便于贮存和制剂。

（五）纯净药材，保证药材品质和用量准确。

（六）矫臭、矫味，便于服用。

三、常用炮制方法

（一）净制

即净选加工。净制药材可根据其具体情况，分别选用挑选、风选、水选、筛选、剪、切、刮、削、剔除、刷、酶法、剥离、擦、碾串、𤌎、火燎等方法处理，除去灰屑、杂质及非药用部分或分离不同药用部位，达到药用净度标准。药材必须净制后方可进行切制或炮制等处理。

（二）切制

将净制后的药材经软化处理（鲜切或干切除外），采用适合的切制工具或机械把药物切制成一定类型规格的饮片。目的是便于进行其他炮制，也利于干燥、贮藏和调剂时称量。根据药材的性质和医疗需要，切片有很多规格。如天麻、槟榔宜切薄片，泽泻、白术宜切厚片，黄芪、鸡血藤宜切斜片，桑皮、枇杷叶宜切丝，白茅根、麻黄宜铡成段，茯苓、葛根宜切成块等。

（三）炮炙

（1）炒　有炒黄、炒焦、炒炭等程度不同的清炒法。用文火炒至药物表面萎黄称炒黄；用武火炒至药材表面焦黄或焦褐色，内部颜色加深，并有焦香气者称炒焦；用武火炒至药材表面焦黑，部分炭化，内部焦黄，但仍保留有药材固有气味（即存性）者称炒炭。炒黄、炒焦使药物易于粉碎加工，并缓和药性。种子类药物炒后煎煮时有效成分易于溶出。炒炭能缓和药物的烈性、副作用，或增强收敛止血功效。除清炒外，还可拌固体辅料如土、麸、米炒，可减少药物的刺激性，增强疗效，如土炒白术、麸炒枳壳、米炒斑蝥等。与砂或滑石、蛤粉同炒的方法习称烫，药物受热均匀酥脆，易于煎出有效成分或便于服用，如砂炒穿山甲、蛤粉炒阿胶等。

（2）炙　将药物与定量的液体辅料拌润并炒至一定程度，使辅料逐渐渗入药物内部的方法称为炙。通常使用的液体辅料有蜜、酒、醋、姜汁、盐水及食用油等。如蜜炙黄芪、蜜炙甘草、酒炙川芎、醋炙香附、盐水炙杜仲等。炙可以改变药性，增强疗效或减少副作用。

（3）煅　将药物直接放入无烟炉火中或置于适当的耐火容器内煅烧的方法，称为煅法。其中直接放炉火上或容器内而不密闭加热者，称为明煅，此法多用于矿物药或动物甲壳类药，如煅牡蛎、煅石膏等。药物在高温有氧条件下煅烧至红透后，立即投入规定的液体辅料，如醋、酒、药汁或水中骤然冷却的方法称煅淬法，主要适用于质地坚硬，经过高温仍不能酥脆的矿物类药物和临床上因特殊需要而必须煅淬的药物。药物置于密闭容器内加热煅烧成炭的方法，称为煅炭、密闭煅或焖煅，适用于质地轻松、可炭化的药材，如煅血余炭、煅棕榈炭。

（4）煨　是取净药物用湿面皮或湿纸包裹，或用吸油纸均匀地隔层分放，进行加热处理，或将药物与麦麸同置于炒制容器内，用文火炒至规定程度的方法。其中以面糊包裹者，称为面裹煨；以湿草纸包裹者，称纸裹煨；以草纸分层隔开者，称隔纸煨；将药物与麦麸同炒者，称麦麸煨。

（5）煮　是用清水或液体辅料与药物共同加热的方法，如醋煮芫花、酒煮黄芩。

（6）蒸　是利用水蒸汽或隔水加热的方法。不加辅料者，称为清蒸；加辅料者，称为辅料蒸。加热的时间，视炮制的目的而定。如改变药物性味功效者，宜久蒸或反复蒸晒，如蒸制地黄、何首乌；为便于干燥杀死虫卵，以利于保存者，加热蒸至"圆气"，即可取出晒干，如蒸银杏、女贞子、桑螵蛸等。

四、中药的性能

中药的性能是中药作用的基本性质和特征的高度概括，又称为药性。药性理论是中药理论的核心，主要包括四气、五味、归经、升降浮沉、毒性等。

（一）四气

四气，即寒、热、温、凉四种药性。中医学认为，病证寒热根本上讲是由于人体阴阳偏盛、偏衰而引起的。四气反映了药物在影响人体阴阳盛衰、寒热变化方面的作用倾向，是说明药物作用性质的重要概念之一。

（二）五味

五味即辛、甘、酸、苦、咸五种味。药物的味不止五种，但辛、甘、酸、苦、咸是五种最基本的滋味，此外还有淡味和涩味等，由于长期以来将涩附于酸，淡附于甘，故习称五味。至于其阴阳属性，则辛、甘、淡属阳，酸、苦、咸属阴。

（三）升降浮沉

升降浮沉反应药物作用的趋向性，是说明药物作用性质的概念之一。

气机升降出入是人体生命活动基础。气机升降出入发生障碍，机体便处于疾病状态，产生不同的病势趋向。病势趋向常表现为向上（如呕吐、喘咳）、向下（如泄利、脱肛）、向外（如自汗、盗汗）、向内（如表证不解）。能够针对病情，改善或消除这些病证的药物，相对来说也就分别具有向上、向下、向内、向外的作用趋向。

（四）归经

归经是药物作用的定位概念，即表示药物作用部位。归是作用的归属，经是脏腑经络的概称。

归经是以脏腑经络理论为基础，以所治病证为依据而确定的。由于经络能沟通人体内外表里，所以体表病变可通过经络影响在内的脏腑，脏腑病变亦可反映到体表。通过疾病过程中出现的症候以确定病位，是辨证的主要内容。归经是药物作用的定位概念，因而与疾病定位有着密不可分的关系。经络与脏腑虽有密切联系，但各成系统，故有经络辨证和脏腑辨证的不同。经络辨证体系的形成早于脏腑辨证，因而历史上不同时期，不同医家，在确定药物的归经时，或侧重于经络系统，或侧重于脏腑系统。这样一来，便造成有些药物归经含义有所不同。例如，本草文献记载，羌活、泽泻皆归膀胱经。羌活能疗外感风寒湿邪所致的头痛身痛，肢体关节酸楚之证，其归膀胱经，是依据经络辨证，盖足太阳膀胱经主表，为一身之藩篱。泽泻利水渗湿，其归膀胱经，是指膀胱之腑。羌活与泽泻，一为解表药，一为利水药，虽都归膀胱经，但两者包含的意义是不同的。至于有的药物只归一经，有的药物则归数经，这正说明不同药物的作用范围有广狭之分。

此外还须注意，勿将中医脏腑经络定位与现代医学的解剖部位混为一谈，因两者的含义与认识方法都不相同。归经主要是指用药后的机体效应所在，不能简单等同于药物成分在体内的分布。

五、古今计量单位及换算

中药的计量单位，古今有别。明清以来，普遍采用 16 位进制，即 1 斤（500 克）＝ 16 两 ＝ 160 钱。现今我国对中药计量采用公制，即 1 千克 ＝ 1000 克。为了方便处方和配药，特别是古方计量的换算，通常按规定以近似值进行换算，即 1 两（16 进制）≈30 克，1 钱≈3 克，1 分≈0.3 克，1 厘≈0.03 克。

用量系指单味中药成人一日的常用剂量，除峻烈药、毒性药和某些精制品外，一般干品药为 3～10 克，部分为 15～30 克。各单味药后所标用量即此。

药物索引

参考资料

1. 北京中医医院，北京市中医学校．中医原著选读．北京：人民出版社，1978.

2. 〔清〕吴谦等．医宗金鉴．北京：人民卫生出版社，1993.

3. 山东省卫生厅．山东省中医验方汇编．济南：山东人民出版社，1959.

4. 〔清〕黄元御著，孙洽熙校注．四圣心源．北京：中国中医药出版社，2009.

5. 周仲瑛．常见病中医临床手册（修订版）．北京：人民卫生出版社1995.

6. 岳鑫，张弘．中国历代名医名方全书．北京：中国画报出版社，2003.

7. 李秋艳．翁维良活血化瘀十二法．北京：人民卫生出版社，2016.

8. 吴大真等．名中医肿瘤科绝技良方．北京：科学技术文献出版社，2010.

9. 大塚敬节等著，唐正有译．中医诊疗要览．北京：人民卫生出版社，1955.

10. 叶橘泉．现代实用中药（增订本）．上海：上海千顷堂书局，1955.

11. 陆渊雷．伤寒论今释．北京：人民卫生出版社，1957.

12. 山东中医学院中药方剂教研室．方剂学．济南：山东人民出版社，1976.

13. 胡定邦．温病学．北京：中医古籍出版社，1987.

14. 张丰强，郑英．首批国家级名老中医效验秘方精选．北京：国际文化出版公司，1996.

15. 杨仓良等．毒剧中药古今用．北京：中国医药科技出版社，1993.

16. 李志更等．名中医老年常见病特效方．北京：化学工业出版社，2017.

17. 李可．李可老中医急危重症疑难病经验专辑．太原：山西科学技术出版社，2002.

18. 中医研究院中药研究所．中药制剂手册．北京：人民卫生出版社，1978.

19. 南京中医药大学编著．中药大辞典（第二版）．上海：上海科学技术出版社，1977.

20. 〔明〕缪希雍著，李玉清等校注．神农本草经疏．北京：中国医药科技出版社，2011.

21. 夏桂成．夏桂成实用中医妇科学．北京：中国中医药出版社，2009.

22. 陈蔚文主编．中药学（第2版）．北京：人民卫生出版社，2013.

23. 吴玉生，柳青，陈琳主编．常见病中医处方手册．北京：化学工业出版社，2013.

24. 北京中医学院中药方剂教研组．药性歌括四百味白话解．北京：人民卫生出版社，1972.

25. 论敏．黄帝内经（文白对照本）．北京：宗教文化出版社，2003.

26. 章恪. 内经名言三百句. 北京：学苑出版社，2005.

27. 汪文娟. 中医常用方药点津. 上海：同济大学出版社，2005.

28. 单书健，陈子华. 古今名医临床金鉴·心悸怔忡卷. 北京：中国中医药出版社，1999.

29. 张弘. 名医效方999. 北京：中国中医药出版社，2003.

30. 韩学杰，李成卫. 沈绍功验案精选. 北京：学苑出版社，2007.

31. 北京中医医院. 赵炳南临床经验集. 北京：人民卫生出版社，1975.

32. 窦志芳. 医林改错注释及临床应用. 太原：山西科学技术出版社，2006.

33. 陆渊雷. 金匮要略今释. 北京：人民卫生出版社，1957.

34. 〔魏〕吴普等述，〔清〕孙星衍等辑，曹瑛注. 神农本草经. 北京：中国医药科技出版社，2020.

35. 〔明〕李时珍. 本草纲目. 重庆：重庆大学出版社，2004.

36. 〔民国〕张锡纯. 医学衷中参西录. 保定：河北人民出版社，1959.

37. 〔清〕邹澍. 本经疏证. 北京：中国中医药出版社，2015.

38. 〔明〕倪朱谟. 本草汇言. 上海：上海科技出版社，2005.

39. 〔唐〕甄权撰，尚志钧辑释. 药性论〔辑释本〕. 合肥：安徽科学技术出版社，2006.

40. 〔清〕黄元御. 长沙药解. 北京：中国医药科技出版社，2017.

41. 〔清〕徐灵胎. 神农本草经百种录. 北京：中国医药科技出版社，2017.

42. 〔清〕张山雷. 本草正义. 太原：山西科学技术出版社，2013.

43. 〔明〕贾所学. 药品化义. 北京：中国中医药出版社，2013.

44. 〔清〕汪绂. 医林纂要探源. 北京：中国中医药出版社，2015.

45. 〔清〕陈士铎著，柳长华等校注. 本草新编. 北京：中国中医药出版社，2018.

46. 马继兴主编. 本草经辑注. 北京：人民卫生出版社，2013.

47. 〔金〕李东垣著，靳国印校注. 脾胃论（第二版）. 北京：中国医药科技出版社，2019.

48. 〔明〕王肯堂著，江一平，戴祖铭点注. 灵兰要览. 南京：江苏科学技术出版社，1987.

49. 〔清〕黄宫绣著. 本草求真. 北京：中国中医药出版社，2008.

50. 〔明〕蒋仪撰，丁兆平校注. 药镜. 北京：中国中医药出版社，2015.

51. 〔宋〕苏颂. 本草图经. 北京：学苑出版社，2017.

52. 〔明〕李梴. 医学入门. 北京：人民卫生出版社，2006.

53. 〔南朝〕陶弘景. 名医别录辑校本. 北京：中国中医药出版社，2013.

54. 〔明〕李中立. 本草原始. 北京：人民卫生出版社，2007.

55. 〔明〕张景岳. 本草正. 北京：中国医药科技出版社，2017.

56. 常敏毅. 日华子本草辑注. 北京：中国医药科技出版社，2016.

57. 无名氏. 分类草药性. 北京：中国中医药出版社，2016.

58. 〔清〕周学海. 读医随笔. 北京：中国中医药出版社，2019.

59. 〔唐〕苏敬等. 新修本草. 贵阳：贵州科技出版社，2018.

60. 〔清〕黄元御. 玉楸药解. 北京：中国医药科技出版社，2017.

61. 〔清〕汪昂撰. 本草备要. 北京：人民卫生出版社，2005.

62. 〔宋〕卢多逊，李昉撰，尚志钧辑校. 开宝本草辑复本. 合肥：安徽科学技术出版社，1998.

63. 〔民国〕萧步丹. 岭南采药录. 广州：广东科技出版社，2018.

64. 〔清〕帝玛尔·丹增彭措著，毛继祖译. 晶珠本草. 上海：上海科学技术出版社，2012.

65. 〔元〕忽思慧. 饮膳正要译注. 上海：上海古籍出版社，2014.

66. 〔明〕龚廷贤. 寿世保元. 北京：人民卫生出版社，2014.

67. 〔金〕李东垣著，〔清〕王晋三重订，常章富编著. 珍珠囊补遗药性赋白话解读本. 北京：中国医药科技出版社，2018.

68. 〔元〕王好古. 汤液本草. 北京：中国中医药出版社，2018.

69. 〔金〕张元素著，郑洪新校注. 医学启源. 北京：中国中医药出版社，2007.

70. 〔唐〕孙思邈. 千金方. 北京：中国文史出版社，2003.

71. 〔五代〕李珣著，尚志钧辑校. 海药本草（辑校本）. 北京：人民卫生出版社，1997.

72. 〔清〕张璐撰，刘从明校注. 本经逢原. 北京：中医古籍出版社，2017.

73. 〔明〕李中梓. 本草通玄. 北京：中国中医药出版社，2015.

74. 〔清〕郭佩兰. 本草汇. 北京：中医古籍出版社，2012.

75. 〔清〕赵其光. 本草求原. 广州：广东科技出版社，2018.

76. 〔清〕徐大椿. 医学源流论. 北京：人民卫生出版社，2007.

77. 〔唐〕孙思邈. 千金翼方. 北京：中国医药出版社，2007.

78. 程宝书. 程氏药性歌括. 北京：中国中医药出版社，2014.

79. 高学敏. 药性赋白话解（第四版）. 北京：人民卫生出版社，2013.

80. 〔明〕陈嘉谟. 本草蒙筌. 北京：中医古籍出版社，2009.

81. 周仲瑛，于文明. 活人书. 长沙：湖南科技出版社，2013.

82. 彭用光. 简易普济良方. 北京：中国中医药出版社，2015.

83. 〔明〕刘文泰. 品汇精要. 北京：北京科学技术出版社，2019.

84. 广西僮族自治区卫生厅. 广西中药志. 南宁：广西僮族自治区人民卫生出版社，1959.

85. 龙溪专区中医药研究所. 闽南民间草药. 漳州：闽南人民出版社，1959.

86. 泉州市科学技术委员会卫生局．泉州市医学科学研究所．泉州本草（第一集）．泉州：泉州报印刷厂，1961.

87. 广西壮族自治区革命委员会卫生管理服务站．广西中草药．南宁：广西人民出版社，1971.

88. 南宁市中医药研究所．南宁市药物志（第二辑）．南宁：南宁中医药研究所，1960.

89. 〔清〕吴仪洛撰，陆拯等校点．本草从新．北京：中国中医药出版社，2018.

90. 刘小玲．常用中药材手册．呼伦贝尔：内蒙古人民出版社，2014.

91. 周仲瑛，于文明．得配本草．长沙：湖南科学技术出版社，2014.

92. 张谷才．张谷才临证集．石家庄：河北科学技术出版社，2004.